U0121329

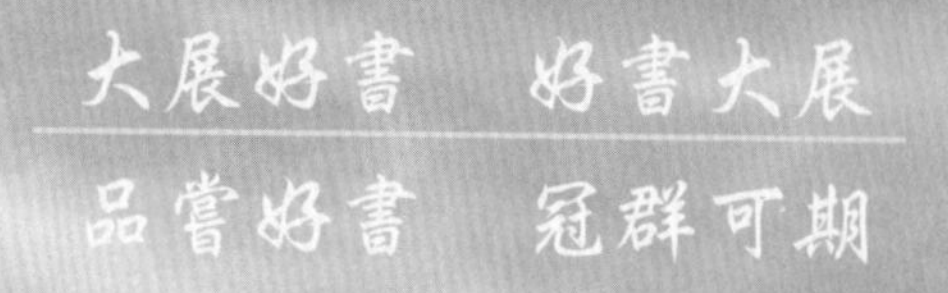
大展好書　好書大展
品嘗好書　冠群可期

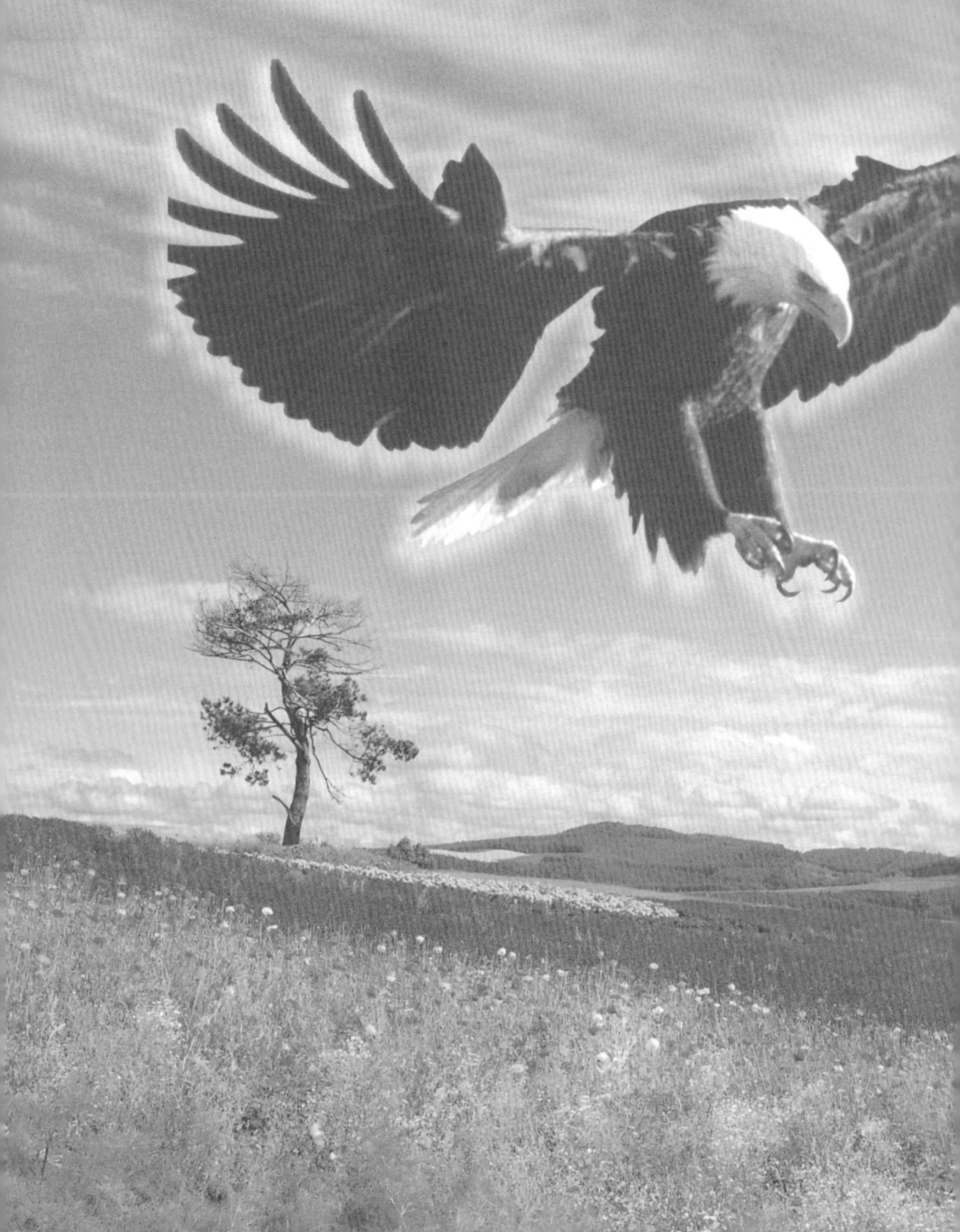

大展好書　好書大展

品嘗好書　冠群可期

主　　編	王富春		
副主編	李　鐵	周　丹	段曉英
	張紅石	高　穎	
編　　者	劉　磊	岳公雷	嚴興科
	徐曉紅	鄭　鵬	田　巍
	高　穎	張紅石	段曉英
	周　丹	李　鐵	武玉和
攝　　製	劉立克	林　玉	等
動作指導	王　劍	顧悅善	
參錄者	劉大中	季　南	等

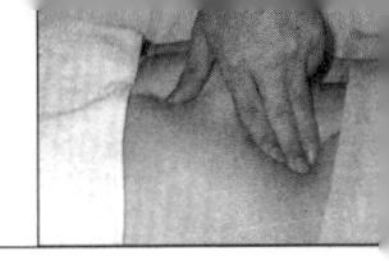

主編簡介

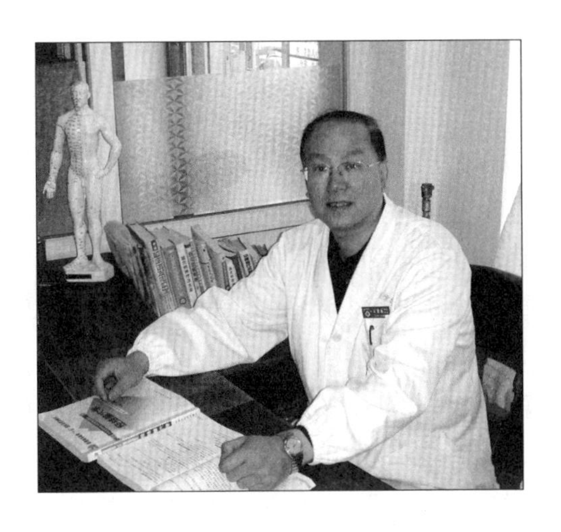

王富春，男，1961年生，現任長春中醫藥大學針灸推拿學院院長、教授、博士研究生導師。中國針灸學會理事、吉林省針灸學會常務副會長，吉林省重點學科帶頭人，吉林省有突出貢獻專家，全國優秀教師、《針刺研究》雜誌編委、《中華推拿療法雜誌》專家編委、《中國中醫骨傷科雜誌》專家編委、《亞太傳統醫藥》雜誌專家編委、美國《TCM》雜誌編委。

曾主編學術專著60餘部，代表作有「中國新針灸大系叢書」、「現代中醫臨床必備叢書」、《腧穴類編》、《針方類輯》、《臨床針方》、《刮痧療法》、《中國手針療法》等，發表學術論文百餘篇。完成科研成果10餘項，有6項成果獲得國家和吉林省科技進步獎。

王富春教授在全國首先提出了「合募配穴治療六腑疾病」、「俞原配穴治療五臟病」、「郄會配穴治療急症」等新的特定穴配穴理論，並且取得了良好的臨床療效。

在頸椎病、腰椎間盤突出症、肩關節周圍炎等臨床常見病、多發病的治療過程中，他強調治療方案的規範和儘量縮短治療周期，儘可能地減少病人的痛苦。對於頑固性呃逆、股骨頭無菌性壞死、胸椎間盤突出症、性功能障礙等疑難雜症，在治療手法和取穴方面均有獨特創新，如治療胸椎間盤突出症的「胸椎側搬法」和在治療性功能障礙過程中發現的經外新穴「振陽穴」等，均取得了滿意的臨床療效。

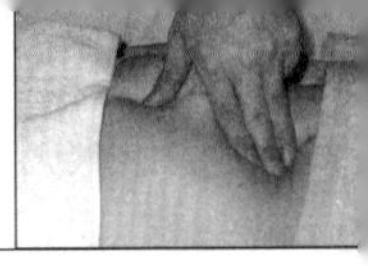

前 言

全息按摩療法是中醫傳統理論與現代醫學理論相結合而產生的一種反射療法，是由各種按摩手法刺激人體局部反射區，達到治病、保健目的的方法。

隨著社會的進步，人們物質生活水平的不斷提高，人們更加嚮往回歸自然、嚮往各種綠色的醫療保健養生方法。全息按摩療法具有操作簡便、經濟實用、安全有效、作用迅速、適用性廣等優點，受到廣大人民群眾的喜愛。

為了推廣和普及這一新穎而時尚的醫療保健方法，我們編寫了《百病全息按摩療法圖解》這本書。

本書系統介紹了人體各部位的全息療法，包括面部、耳部、手部、足部的反射區定位、主治、適應證、禁忌證、注意事項等。還對按摩基本手法以及按摩治療的辨證等進行了闡述。

重點介紹了內科疾病、外科疾病、婦科疾病、兒科疾病、五官科疾病以及養生美容方面的100餘種常見病症，對這些病症的常規穴位按摩治療、足部全息按摩治療等進行了詳細的介紹，還介紹了疾病的自我保健方法及注意事項。

書中配有動態VCD光碟，光碟中錄製了面部、耳部、手部、足部的全息按摩範例。書中所介紹的按摩方法是結合我們在臨床實踐中的經驗和體會、並按照標準的按摩操作規範進行的，具有很強的可操作性和實用性。全書圖文並茂，通俗易懂。本書既可作為各級各類醫療工作者、按摩師、美容師的參考書，也可作為家庭保健之用。

由於我們水平有限，書中肯定存在許多不足之處，希望廣大讀者批評指正。

王富春

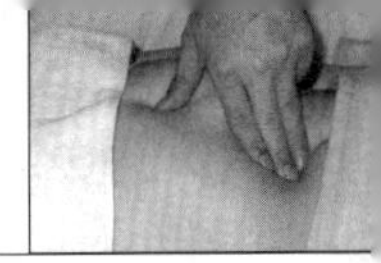

目　　錄

第一章 全息療法概述

「全息」就是「全部信息」的簡稱，它出自於「物理學」，指的是一種「鐳射全息攝影技術」，這種鐳射照相技術不僅能拍攝到物體的全方位立體影像，而且底片的任何碎片仍能復原整體的原像。這種局部包含整體信息，整體又是各個局部組成的現象就叫全息現象。

從古代就已經有了醫學全息治療的思想。西元前 5～4 世紀，現代醫學的鼻祖希波克拉底就提出：「如果有人即使是身體很小部分引起損害，全息共感痛苦，其所以如此，是因為在人體最大部分中存在的，也同樣存在於最小部分之中，……這個最小部分本身具有一切部分。」這一精闢的論述，實質就是「部分包含整體，部分是整體的縮影」的人體全息思想真諦。

中國的先賢們也早在 2000 年前就注意到了局部與整體的關係。中國傳統醫學經典著作《黃帝內經》中，就論述了陰陽學說、臟腑學說、經絡學說，闡明了人體臟腑之間、臟腑與體表之間、局部與整體之間以及人體與環境之間在生理、病理、診斷及治療諸方面的全息對應關係。

《靈樞・五色》篇中對面部反射區與身體臟腑肢節的對應關係的精彩描述，蘊涵著全息思想。面部的各個部位與人體臟腑肢節都有一一對應關係，使面部彷彿是人體臟腑肢節的縮影，透過觀察面部各個部位的色澤變化，可以獲得人體內臟生理和病理信息，診斷疾病。

到了 20 世紀 70 年代，山東大學全息生物學研究所所長張穎清教授，經過的長期的觀察和深入的研究，提出了全息胚學說，創立了全息生物學。全息胚學說既看到全息胚實體的獨立性，更強調這些實體之間聯繫的內在性和聯繫形式的多樣性。

生物整體絕不是全息胚的簡單相加，整體與部分之間存在著全息相關和全息對應的關係。整體的功能不是等於而是大於各全息胚功能之和。由此可見，全息胚學說所表達的是系統論的整體觀，是辨證的生物統一觀。而全息按摩療法就是建立在全息胚理論的基礎上，結合中醫特色按摩療法而產生的一種新興的治療方法。

1989 年 5 月首屆北美反射學者會議在美國丹佛舉行，對反射區療法（Reflexology）作了如下的定義：

「足部和手部反射區療法的基點是，在足部和手部存在著與人體各部分相對應的反射區。在不使用油膏和液劑的情況下，運用拇指、手指與手的技巧（對反射區）施加特定壓力的這種物理行為能緩解（人體內部的）緊張狀態，引起人體的某種生理變化。」

隨著臨床和科研工作的開展，全息按摩療法由手足擴展到面部和耳部，大大豐富了全息按摩的理論基礎和臨床實踐。

全息按摩與其他治療方法比較有著非常突出的優勢和特點。主要表現在：

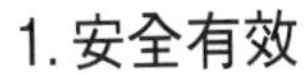

1.安全有效

長期臨床實踐證明，安全有效是全息按摩療法的最大優點。這一療法不用打針吃藥，無創傷性，無任何副作用，有病治病，無病可以強身，完全符合當今醫學界推崇的「無創傷醫學」和「自然療法」的要求。

2.作用迅速

在患者身體各部的反射區或穴位上，經常可以找到相應臟腑病變所產生的毒素沉積的硬塊。

初步研究表明，這種沉積物是由尿酸晶體和其他毒素長期沉積而形成的，它嚴重地影響著人體的血液循環，從而影響了相應臟器的功能和人體的健康。

3.經濟實用

全息按摩療法既不必服用藥物，也不必備有醫療器械，只要一支按摩棒或一雙手就可以防病治病了。因此，學會全息按摩療法，可以極大地節約醫療開支，節省許多寶貴時間，可以說是省錢又實用。

4.簡便直觀

全息按摩療法不需任何藥物和醫療器械，也不講究診治場所，只憑視覺、觸覺和痛覺，就可直接從全息反射區得知各臟腑、組織、器官的生理病理變化，及時作出診斷。治療時用雙手或簡單的按摩工具，甚至用我們日常生活的一些器具，如鋼筆、筷子、硬幣、鑰匙等都可以進行。每日利用空餘時間，按照書上所提供的處方，自我按摩或相互按摩30分鐘，就可以達到防病治病的目的。

5.易於推廣

全息按摩療法對一些慢性病症和疼痛性疾病的治療，

能顯示出其獨特的療效。不但不受時間、地點、環境、條件的限制，而且具有易學、易掌握、易操作、方便靈活、見效快的優點，全息反射區及穴位立體感明顯、接受刺激面大、產生的生物功能多、向體內傳導的信息量大。因此，全息按摩療法適應社會各階層人士學習、掌握和應用，非常容易推廣和普及。

全息按摩的現代應用十分的廣泛，特別是最近一二十年來，人們日益認識到過分依賴化學合成的藥物帶來的弊端，加之環境污染，工作壓力、生活緊張，出現不少疑難怪病，各種醫源性疾病和藥源性疾病的發病率逐年上升，由於細菌產生耐藥性，一些已被消滅的傳染病又死灰復燃，這些促使人們在尋求某種替代療法或補充療法，特別是不使用化學合成藥物和不造成開放性創傷的自然療法。

這就是為什麼歐美等眾多國家紛紛承認中醫這種古老而又神奇的醫術，並允許開設中醫診所，使更多的病患者受益。

在這種形勢下，全息按摩療法的應用將越來越引起廣泛的重視。將傳統醫學與現代醫學結合起來，全息按摩一定會有非常廣闊的前景。

第一節　面部全息療法

一、簡　介

面部全息療法是刺激面部的全息穴位，透過全息反射、經絡傳導，以調整臟腑組織器官的功能，激發和調整機體內在的抗病能力的一種治療方法。面部是人體的重要部位，上部為額頭，中部為顴骨，兩旁為頰。人體五官分佈於面部。面部肌肉有發達的表情肌、咀嚼肌，有豐富的毛細血管和神經末梢分佈其間，使面部對外界環境和內環境的刺激更敏感，這樣由刺激面部的全息反射區，就可以達到治療全身臟腑器官、組織的疾病，

二、反射區

面部全息反射區包括正中 7 個單區和其他部位 17 對雙區（圖 1-1-1，圖 1-1-2）。

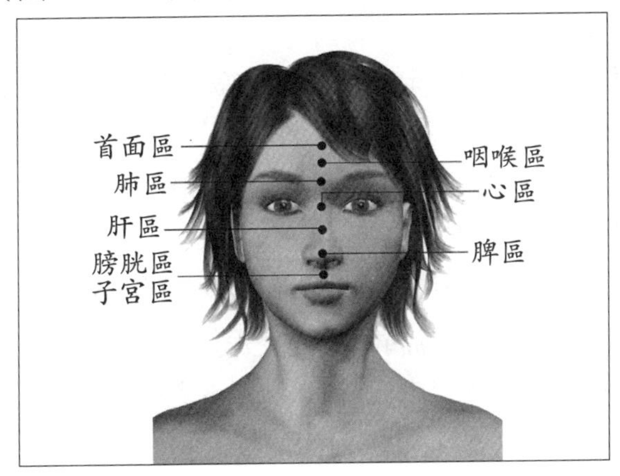

圖 1-1-1

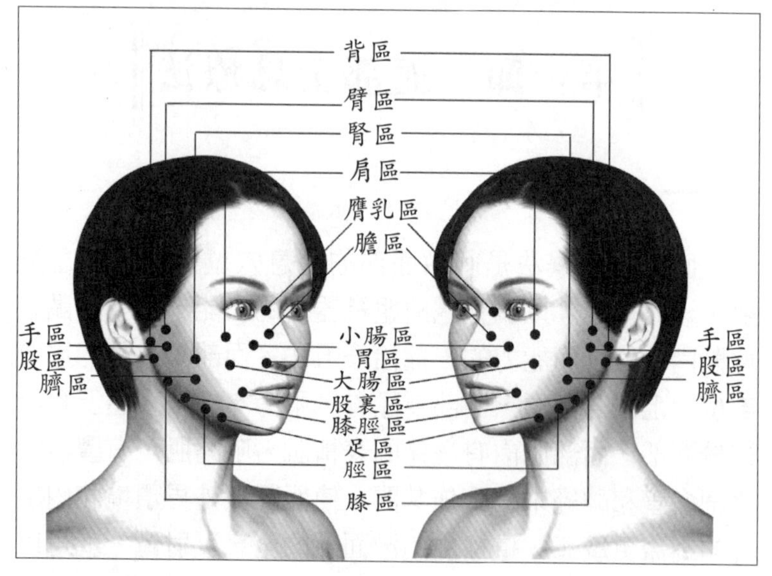

圖 1-1-2

1. **首面區**：位於額正中點。主治輸尿管結石、腎積水、排尿困難和毒血症等。

2. **肺區**：兩眉內端連線中點。主治感冒、咳嗽、哮喘等呼吸道疾病。

3. **咽喉區**：位於首面區、肺區連線中點。主治咽喉腫痛、扁桃體炎、咳嗽等。

4. **心區**：位於鼻梁上，兩側目內眥連線中點。主治心臟疾患，心絞痛、心肌缺血等。

5. **肝區**：心區之下，兩顴之間，鼻骨與鼻軟骨交界處。主治黃疸、眩暈、脇痛、膽囊炎等。

6. **脾區**：位於鼻尖處。主治食少、納呆、泄瀉、水腫、痰飲等。

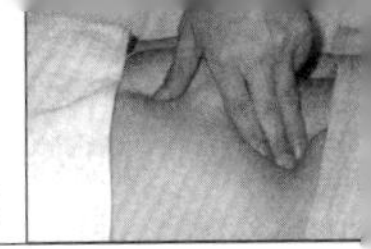

7.膀胱區、子宮區：人中溝中點。主治痛經、閉經、月經不調、癃閉、淋證等。

8.膽區（雙）：肝區兩旁。主治黃疸、脇痛、膽囊炎、噁心、嘔吐、失眠等。

9.胃區（雙）：脾區兩旁，膽區之下，當鼻翼中央處。主治胃痛、呃逆、嘔吐等。

10.膺乳區（雙）：位於心區與目內眥連線之中點。主治乳汁缺少、乳腺增生、胸悶等。

11.小腸區（雙）：膽區、胃區連線中點外方，眶孔直下。主治泄瀉、淋證等。

12.大腸區（雙）：目外眥直下方，顴骨下緣。主治便秘、腹痛、腹瀉、痔瘡、痢疾等。

13.腎區（雙）：大腸區外方頰部。主治腎虛諸證以及尿痛、少尿、陽痿等。

14.臍區（雙）：位於腎區下3分處。主治腹痛、泄瀉等。

15.背區（雙）：頰部中央外後方1寸處。主治腰痛、頸背痛等。

16.肩區（雙）：目外眥直下方，膽區外方。主治肩臂疼痛、扭傷，肩周炎等。

17.臂區（雙）：位於肩區外與下關穴直上交點處。主治肩臂腫痛、麻木、痿軟無力等。

18.手區（雙）：位於臂區下方，顴骨弓下緣處。主治手腫而痛、手關節風濕、類風濕等。

19.股裏區（雙）：口角旁開5分，近地倉穴。主治股內側痛，肌肉拉傷等。

20. 股區（雙）：位於耳垂與下頜角連線中上 1 / 3 交界處。主治大腿扭傷、坐骨神經痛等。

21. 膝區（雙）：耳垂與下頜角連線中下 1 / 3 交界處。主治膝腫、膝痛、風濕性膝關節炎等。

22. 膝脛區（雙）：位於下頜角上方凹陷處。主治大腿扭傷、膝關節痛、膝關節炎等。

23. 脛區（雙）：位於下頜角前方，下頜骨上緣。主治踝關節扭傷、腓腸肌痙攣等。

24. 足區（雙）：位於脛區前方、目外眥直下之下頜骨上緣。主治足部腫痛、足跟痛、足弓損傷等。

三、適應證

1. 疼痛性疾病

如神經性疼痛，包括血管性頭痛，高血壓性頭痛、神經衰弱性頭痛以及三叉神經痛、肋間神經痛、疱疹後神經痛、閉孔神經痛、坐骨神經痛。

創傷性疼痛，包括扭傷、挫傷、落枕、骨折、分娩性疼痛及各種手術後疼痛。炎症性疼痛，包括中耳炎、牙周炎、膽囊炎、闌尾炎、腫瘤壓迫神經所致的疼痛。

多種絞痛，包括結石引起的膽絞痛與腎絞痛、腸絞痛（屬功能性的）等。

2. 功能性疾病

如神經衰弱、性功能紊亂、多汗症、腸胃功能紊亂、癔症、功能性心律失常、心膽綜合徵等。

3. 代謝性疾病

包括糖尿病、高血脂症、單純性甲狀腺腫，甲狀腺功

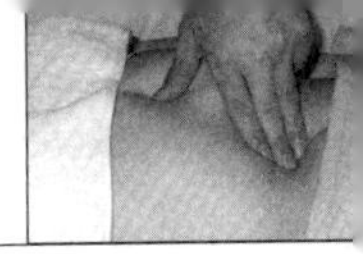

能亢進以及過敏性疾病。

四、禁忌證

（1）嚴重心臟病人不宜使用。如需採用，手法要輕，防止強刺激。

（2）面部穴點處如有紅腫、瘡癤或潰瘍、外傷時，暫不宜按摩。

（3）孕婦在懷孕 40 天至 3 個月間不宜按摩，以免引起流產，特別是子宮等穴，要減小刺激強度。

（4）如患有出血性疾病或有高熱、心衰等病患者，宜慎用面部全息按摩療法。

五、注意事項

（1）因面部居於身體首要部位，血管又非常密集，應注意嚴格消毒，防止感染；要避開瘢痕組織，以免引起出血或疼痛。

（2）由於面部皮膚細嫩，按摩時最好採用按摩介質以減少對皮膚的損傷。

（3）面部神經豐富，非常敏感，按摩刺激手法應儘量輕柔，避免手法過重和刺激過強，以減少疼痛，以患者適宜為度。

第二節 耳部全息療法

一、簡　介

耳部全息療法是指根據耳廓上的陽性反應點所反映出來的人體疾病的信息來進行診斷治療的簡稱。這種信息既可反映在疾病發生的部位，又可反映以往發生的病變，同時有些反應點還可預示將要發生的病症。

這些陽性反應主要是在當人體發生生理、病理變化時相關的反射區會出現皮膚色澤、形態的變化以及痛閾下降及皮膚電阻下降等特異性變化。

耳部是耳廓皮膚表面與人體臟腑、經絡、組織、器官、四肢百骸相互溝通的部位，可以反應相應臟腑器官的生理、病理狀態，可理解為「有諸內必形諸外」。耳廓皮膚不僅是全身體表的一部分，而且被認為是一個具有獨特的局部反映整體全息的微觀世界。

耳部全息按摩療法古今醫書也記載很多，如古人有「以手按耳輪，不拘遍數，補其腎氣，以防聾職」。耳廓按摩是以按、摩、捏、搓、揉、掐、點、提、拉等手法作用於耳部特定的反射區達到防治疾病的外治法。

此法綜合了耳穴、氣功、按摩三者為一體，能激發經穴效應，以氣功調神（心）、調身和調息，在意識主導下進行自我按摩，由經絡、神經、體液、淋巴等來改善血液循環，增加和調理體內免疫機能，達到扶正祛邪、防病治病、延年益壽的目的。

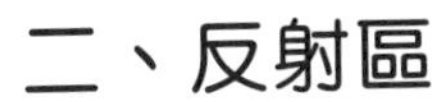

二、反射區

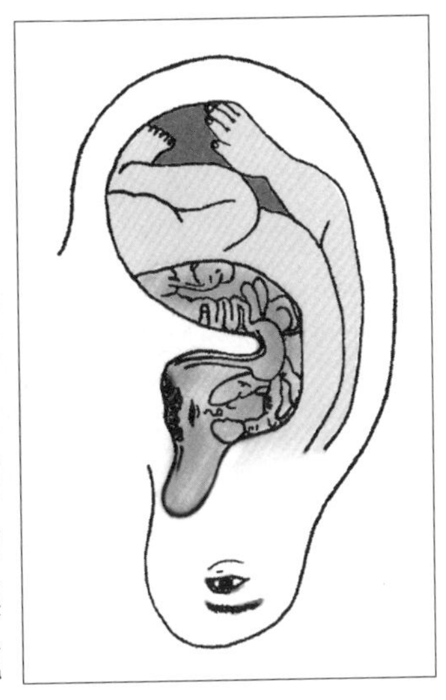

圖 1-2-1

耳廓就像一個頭朝下、臀向上的倒縮在母體子宮中的「胎兒縮影」（圖 1-2-1）。其分佈規律是頭面部相對應全息穴區在耳垂或耳垂鄰近，與上肢對應的全息穴區在耳舟；與軀幹或下肢相應的全息穴區在對耳輪和對耳輪上、下腳；與內臟相應的穴位集中在耳甲艇與耳甲腔；消化系統在耳輪腳周圍環形排列。

1. 耳垂部

相當於人體頭面部，為準確定位，將耳垂分成九個區，從耳垂上線至耳垂下線最低點之間畫兩條等距離平等線，於上平行線上引兩條垂直等分線，上部由前到後依次為耳垂 1 區、2 區、3 區；中部由前到後依次為耳垂 4 區、5 區、6 區；下部由前到後依次為耳垂 7 區、8 區、9 區（圖 1-2-2）。

（1）牙：位於 1 區中央。主治牙痛，拔牙麻醉等。

（2）升壓點：在屏間切跡下方。主治低血壓、虛脫等。

（3）上頜：耳垂 3 區上部橫線中央。主治上牙痛，上頜關節痛。觸診凹陷則為缺齒，壓痛則為牙痛。

（4）下頜：在耳垂 3 區中央。主治下牙痛，下頜關節痛。

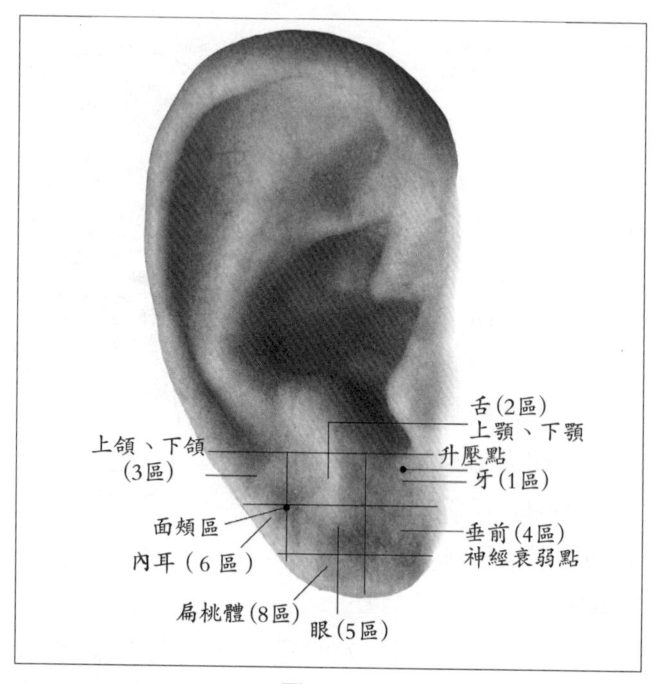

圖 1-2-2

(5) 舌：在耳垂 2 區中點。主治舌炎，口腔潰瘍；診斷舌部疾病。

(6) 垂前（神經衰弱點）：在耳垂 4 區中央。主治失眠。

(7) 上顎：在 2 區上線中內 1/3 交界處。主治口腔疾患。

(8) 下顎：在 2 區外線下1 / 4上3 / 4交界處。主治口腔疾患，壓痛明顯為三叉神經痛。

(9) 眼：耳垂 5 區中央。主治急性結膜炎、近視等眼病。

（10）內耳：在6區中央。主治耳聾、耳鳴、失眠、眩暈。

（11）扁桃體：在8區中央。主治扁桃體炎。

（12）面頰區：耳垂3區、5區、6區區交界線周圍。主治三叉神經痛、面癱、痤瘡等面部疾病。

（13）冠心溝：自屏間切跡向下至扁桃體。主治冠心病、心絞痛。

（14）耳鳴溝：自屏間切跡外側至外耳。主治耳聾、耳鳴。

（15）腫瘤特異區Ⅰ：在耳輪尾至耳垂8區之間弧形條狀區域。主治用於診斷腫瘤。

2. 對耳屏部

相當於人體的頭和腦部（圖1–2–3）。

（1）腮腺：對耳屏尖部。主治腮腺炎、皮膚瘙癢、神經性皮炎。

（2）平喘穴：腮腺穴外下0.2公分處。主治咳喘、遺尿。

（3）顳：對耳屏外側下緣中點。主治偏頭痛、耳聾、耳鳴、近視。

（4）額：對耳屏外側面前下方下緣中點。主治頭痛、頭暈、嗜睡、記憶力減退。

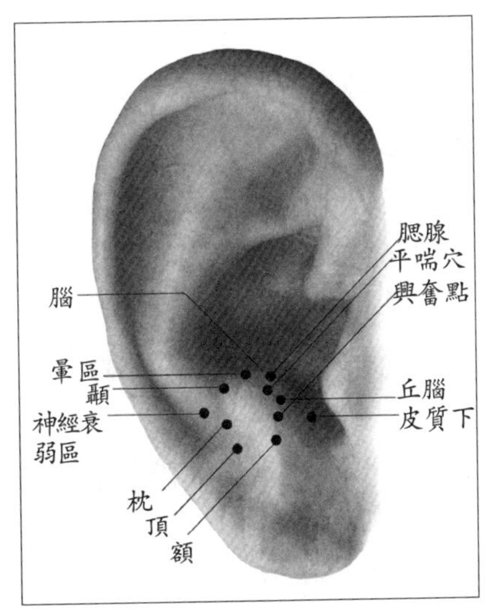

圖1–2–3

（5）頂：枕穴直下 0.2 公分處。主治頭頂痛。

（6）枕：對耳屏外側面的後下方。主治止咳、頭暈、頭痛、癲癇。

（7）緣中（腦點）：對耳屏外上方上緣中點。主治遺尿、崩漏、月經不調、陽痿。

（8）腦：對耳屏內側面上 1 / 2 處。主治失眠、多夢、眩暈、耳鳴、哮喘、疼痛性疾病。

（9）暈區：對耳屏外側面外上方，緣中、腦幹之間。主治頭暈、條索、凹陷、紅暈提示頭暈。

（10）神經衰弱區：頸椎與枕頂穴之間。主治神經衰弱。

（11）睾丸（卵巢）：對耳屏內側前下方。腮腺穴向下 0.2 公分處。主治生殖系統疾病、頭痛。陽性反應多提示睾丸病變，如伴有盆腔、腎、內分泌反應陽性提示陽痿。

（12）丘腦：對耳屏內側面中線下端。主治單純性肥胖、嗜睡、水腫、內分泌紊亂。

（13）興奮點：睾丸與丘腦之間。主治嗜睡、遺尿、陽痿、肥胖病。

（14）皮質下：對耳屏內側面。主治神經、心血管、消化系統等疾病。可協助診斷消化、神經、心血管系統疾病。

3. 輪屏切跡

該部分相當於人體腦幹（圖 1–2–4）。

（1）腦幹：在輪屏切跡處。主治精神分裂症、神經官能症、支氣管炎、發熱、癲癇。

（2）喉牙：輪屏切跡外下，腦幹穴下 2 毫米處。主治

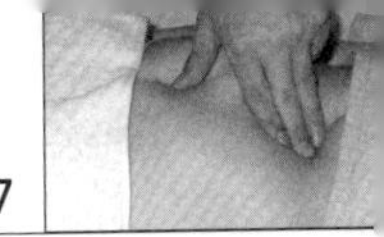

喉部疾病、牙痛。

4.耳屏部

相當於人體咽喉、內鼻、腎上腺（圖 1–2–4）。

（1）屏尖：耳屏外側面上 1 / 2 隆起平面的中點。主治炎症、疼痛性疾病。

（2）腎上腺：在耳屏側面下 1 / 2 隆起的中點。主治低血壓、無脈症、咳嗽、感冒、乳腺炎。

（3）外鼻：耳屏外側面與屏尖、腎上腺呈等邊三角形。主治鼻炎。

（4）饑點：外鼻與腎上腺連線中點。主治肥胖症、甲亢。

（5）渴點：外鼻與屏尖連線中點。主治糖尿病、尿崩症、神經性多尿症。

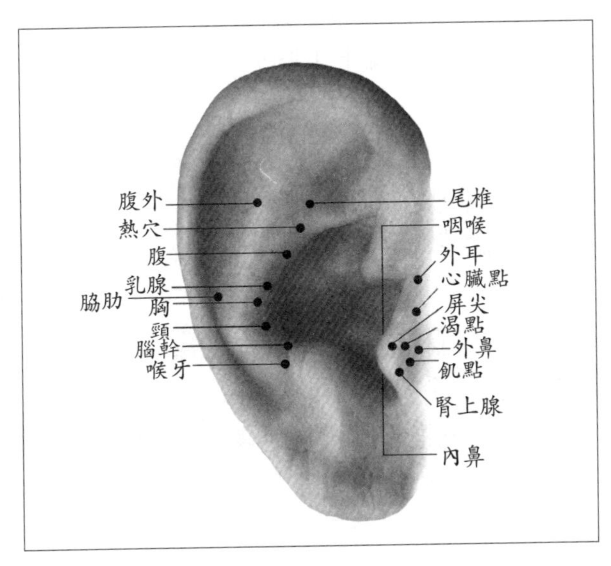

圖 1–2–4

（6）心臟點：渴點、外耳連線中點。主治心臟病。該穴和皮質下均呈陽性反應則提示心動過速。

（7）咽喉：耳屏內面上 1/2 中點。主治咽喉腫痛、扁桃體炎。

（8）內鼻：耳屏內側面下 1/2 中點。主治鼻炎、感冒。

（9）外耳：在屏上切跡前凹陷中。主治眩暈、耳聾、耳鳴。

5. 對耳輪

對耳輪相當於人體軀幹（圖 1–2–4）。

（1）脊柱：從輪屏切跡至對耳輪下、上腳分叉處。共分 5 份，自上而下依次為：上 1/5 為骶椎，上 2/5 為腰椎，下 2/5 及中 3/5 處為胸椎，下 1/5 為頸椎。主治相應部位疾病，亦可診斷相應部位疾病。

（2）尾椎：對耳輪上下腳分叉處外緣。主治骶椎痛等。

（3）頸：頸椎內側緣，近耳甲腔緣。主治落枕、頸部扭傷、單純性甲狀腺腫。

（4）胸：胸椎內側緣、近耳甲腔緣。主治胸痛、肋間神經痛、帶狀疱疹。

（5）腹：腰骶椎內側緣、近耳腔緣。主治腹痛、腹瀉等腹部疾病及消化系統、婦科疾病。

（6）腹外：骶椎外側。主治腸炎、腸梗阻、痛經。

（7）熱穴：尾椎與腹連線中點。主治發熱、血栓性脈管炎、靜脈炎。

（8）乳腺：胸與胸椎連線中點為對側乳腺；胸椎與肋

脇連線中點為同側乳腺。主治乳腺炎、乳腺增生、少乳。

（9）肋脇：胸椎外側緣近耳舟處。主治胸肋部扭挫傷、帶狀疱疹。

6. 對耳輪下腳

相當於人體臀部（圖 1-2-5）。

（1）臀：對耳輪下腳外 1 / 3 處。主治坐骨神經痛。

（2）坐骨神經：對耳輪下腳中 1 / 3 處。主治坐骨神經痛。

（3）交感：對耳輪下腳內 1 / 3 的內上方。主治循環、消化系統功能失調、哮喘、痛經等。

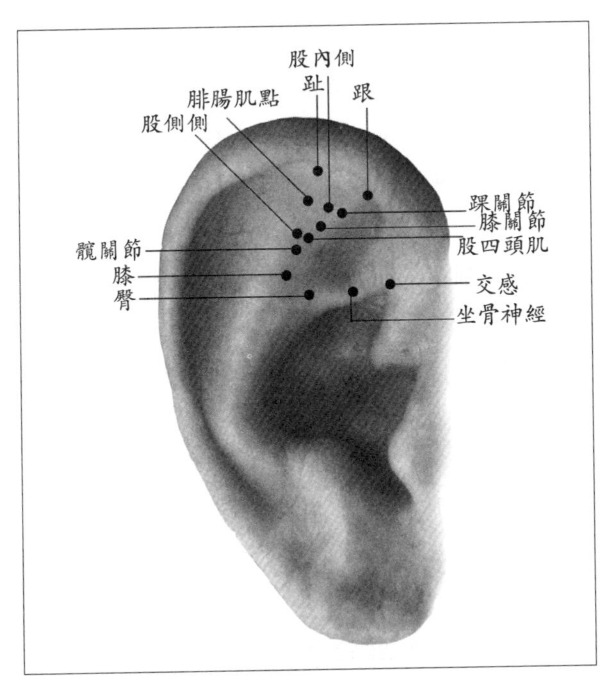

圖 1-2-5

7.對耳輪上腳

相當於人體下肢部。

（1）趾：對耳輪上腳的外上角。主治足趾麻木疼痛。

（2）跟：對耳輪上腳的內上角。主治跟部疾病。觸及條索診斷跟骨骨質增生。

（3）膝關節：對耳輪上腳中點。主治關節炎、膝關節扭傷、膝關節痛。

（4）踝關節：跟與膝關節連線中點。主治踝關節扭傷。

（5）髖關節：對耳輪上腳起始部中點。主治髖關節疾患。

（6）膝：對耳輪上腳起始部外緣。主治膝關節炎。呈陽性反應可診斷為良性關節痛、軟組織損傷。

（7）腓腸肌點：趾、膝連線中點。主治腓腸肌痙攣。

（8）股四頭肌：在膝關節與髖關節之間。主治股部疼痛。

（9）股外側：股四頭肌上側緣。主治股外側皮神經炎。

（10）股內側：髖關節與對耳輪上腳起始部內側連線中點。主治股內側疼痛。

8.耳舟

相當於人體上肢（圖 1-2-6）。

（1）指：耳舟頂部，耳輪結節上方。主治指關節疾病。

（2）腕：在耳輪結節突起處的耳舟部。主治腕關節腫痛、扭傷。

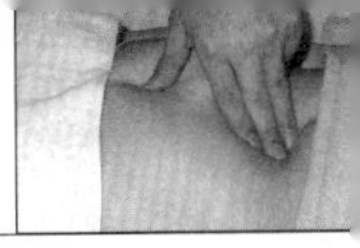

（3）肘：腕與肩穴之間。主治肘關節扭傷、網球肘、風濕性關節炎等。

（4）肩：與屏上切跡同水平的耳舟部。主治肩痹，肩周炎等。

（5）肩關節：肩與屏上切跡之間。主治肩周炎、關節扭傷。可診斷肩關節周圍炎。

（6）鎖骨：與輪屏切跡同水平的耳舟部，與心穴平行。主治肩周炎、頸肩部疼痛、無脈症等。

（7）風谿（蕁麻疹點）：指腕兩穴內緣。又稱過敏區。主治過敏性疾病。可診斷過敏性疾病。

（8）腎炎點：肩關節、鎖骨外緣中點。主治腎炎。結合內分泌、腎區診斷腎炎。

（9）風濕線：指、鎖骨兩穴連線。主治風濕性疾患。

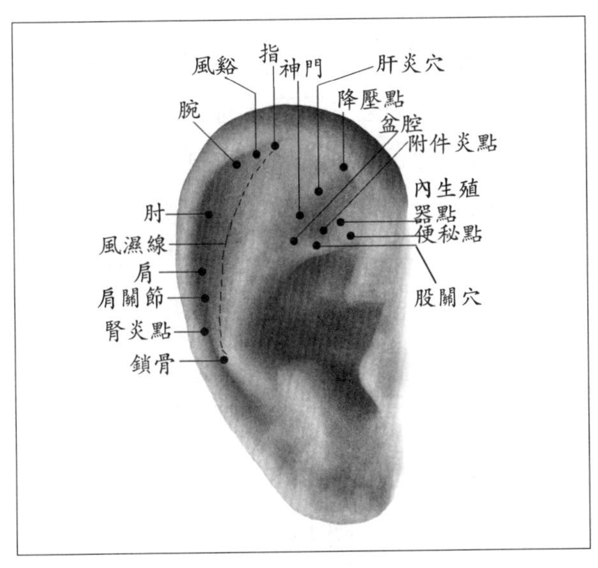

圖 1-2-6

9.三角窩區

相當於人體內生殖器（圖 1–2–6）。

（1）降壓點（角窩上）：三角窩的前上角。主治高血壓。診斷高血壓、低血壓。

（2）盆腔：對耳輪上下腳分叉處內緣。主治盆腔炎、前列腺炎、下肢部疼痛。若紅潤充血、電測陽性則提示盆腔炎。

（3）神門：降壓點與盆腔穴連線中下 1 / 3 交界處。主治神經、心血管、消化系統疾患。可診斷神經衰弱及疼痛性疾病，是止痛要穴。

（4）肝炎穴：降壓點與盆腔穴連線中上 1 / 3 交界處。主治肝膽疾患。如肝、肝炎穴呈陽性反應則揭示肝功能異常；若膽、膽道、肝炎穴呈陽性反性應則提示膽或膽道疾病；肝炎點呈陽性反應，提示既往有肝功能異常病史。

（5）內生殖器點：三角窩凹陷處前緣。主治月經不調、痛經、閉經、功能性子宮出血、性功能減退。如盆腔、前列腺、內生殖器呈陽性，則提示前列腺炎。

（6）附件炎點：內生殖器點與盆腔連線中上 1 / 3 交界處。主治附件炎，未婚女性多為痛經，男性為前列腺炎。

（7）股關穴：與臀、坐骨神經穴呈等邊三角形的對耳輪下腳的上緣。主治下肢疼痛。

（8）便秘點：與坐骨神經、交感呈等邊三角形的對耳輪下腳上緣處。主治便秘。

10.耳輪腳周圍部

相當於人體消化道（圖 1–2–7）。

（1）口：外耳道口的上緣和後緣。主治口腔潰瘍、舌

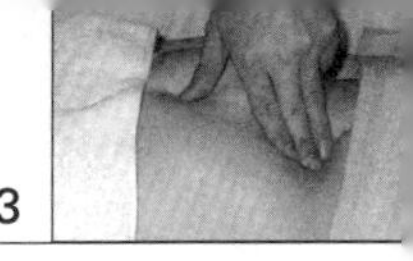

炎、牙周炎、咽炎、急慢性支氣管炎、失眠等。可診斷口腔疾患。

（2）食道：耳輪腳下方中 1/3 處。主治食道炎、梅核氣、呼吸不暢、噁心、嘔吐。強陽性伴觸痛提示食道腫物。

（3）賁門：耳輪腳下方外 1/3 處。主治噁心、嘔吐、胸痛。陽性反應多為噁心、嘔吐。賁門、腫瘤Ⅰ區呈強陽性提示賁門癌。

（4）胃：耳輪腳消失處。主治噁心、嘔吐、胃痛、消化不良等。診斷胃部疾病。

（5）十二指腸：耳輪腳上方外 1/3 處。主治十二指腸潰瘍。診斷潰瘍病的參考穴。

（6）小腸：耳輪腳上方中 1/3 處。主治消化不良、腹瀉、腹脹、口舌生瘡。

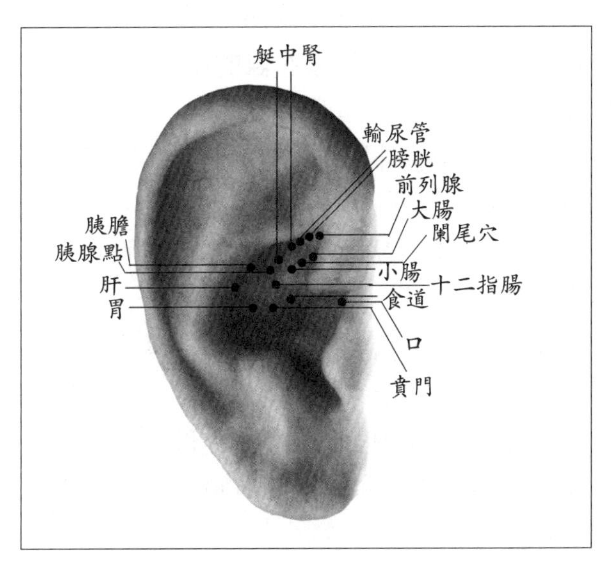

圖 1-2-7

（7）大腸：耳輪腳上方的內 1/3 處。主治痢疾、泄瀉、便秘、咽痛等。可診斷腹瀉、便秘。

（8）闌尾穴：大、小腸穴之間。主治急、慢性闌尾炎。診斷闌尾炎。

11. 耳甲艇

相當於人體的腹腔（圖 1–2–7）。

（1）腎：對耳輪上、下腳分叉處下方。主治腎炎、腰膝酸軟、神經衰弱、耳鳴、眼疾、浮腫。腎、內分泌、腎炎點呈陽性反應提示腎小球腎炎。腎、尿道陽性反應則提示腎盂腎炎。

（2）前列腺：耳甲艇內上角。主治前列腺炎、前列腺肥大、性功能障礙。

（3）輸尿管：腎、前列腺連線的中外 1/3 交界處。主治輸尿管結石。診斷泌尿系疾病。

（4）膀胱：腎、前列腺連線的中內 1/3 處交界處。主治膀胱炎，尿閉、遺尿、腰腿痛。

（5）肝：耳甲艇外下方。主治眩暈、眼疾、肋痛、痛經。呈陽性反應揭示肝病或肝腫大。

（6）胰膽：肝、腎兩穴之間。主治胰腺炎、糖尿病、膽道疾病。

（7）艇中：耳甲艇中央。主治臍周疼痛。

（8）膽道：膽與十二指腸兩穴之間。主治膽道結石。

（9）胰腺點：胰膽與十二指腸之間。主治胰腺炎。

（10）肝腫大區：在肋緣下內側、胃外側和脾腫大區處。主治肝腫大。

（11）腹脹區：在腎、十二指腸、輸尿管、大腸等處。主治腹脹。

12.耳甲腔

相當於人體胸腔（圖 1-2-8）。

（1）心：耳甲腔中心凹陷部。主治心血管系統疾病，中暑、驚風。如有水腫、凹陷、條索狀或片狀隆起提示冠心病。

（2）肺：心區的上、下方。主治呼吸系統疾病、皮膚病、水腫等。肺、內鼻、咽喉呈陽性提示感冒；肺、支氣管平喘穴、過敏區呈陽性反應揭示哮喘。

（3）氣管：口、心穴之間。主治咳喘、急慢性咽炎。診斷咽炎、支氣管炎參考穴。

（4）支氣管：氣管與肺的中點。主治急慢性支氣管

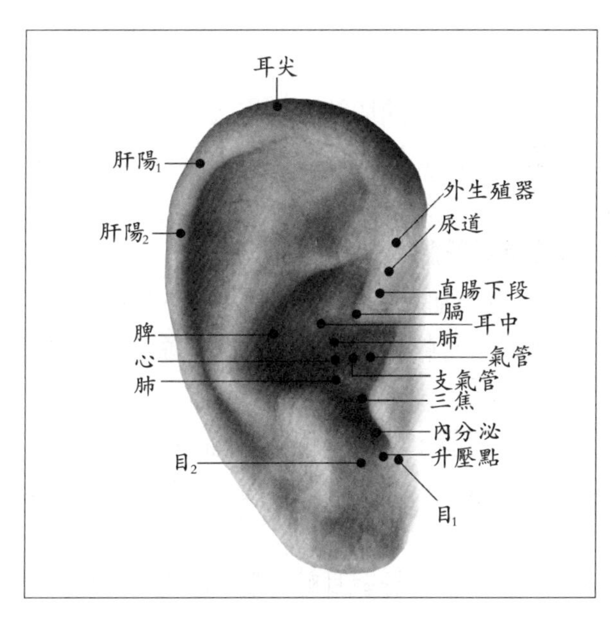

圖 1-2-8

炎、支氣管哮喘。

（5）脾：耳甲腔外上方，耳輪腳消失處與輪屏切跡連線中點。主治腹脹、腹瀉、胃病、崩漏、血液病、水腫。

（6）三焦：外耳道孔後下方與耳屏下 1/2 連線中點。主治泌尿、生殖、消化系統疾病。

（7）脾腫大區：脾穴、胃穴及連線與耳輪內緣組成的區域。主治診斷脾臟腫大參考區。

13. 屏間切跡

相當於人體內分泌系統（圖 1–2–8）。

（1）內分泌：耳甲腔底部，屏間切跡內 0.5 公分處。主治泌尿、生殖、消化、內分泌系統疾病。

（2）目$_1$：屏間切跡前下方。主治青光眼、近視。

（3）目$_2$：屏間切跡後下方。主治屈光不正、外眼炎症。

（4）升壓點：屏間切跡外下方。主治低血壓。

（5）卵巢：屏間切跡外緣與對耳屏內側緣之間。主治不孕症。

14. 耳輪及耳輪腳

相當於人體膈肌及相應部位（圖 1–2–8）。

（1）耳尖：耳輪頂端。主治發熱、頭暈、高血壓、眼疾。

（2）外生殖器：與對耳輪下腳相平的耳輪處。主治陽痿、外生殖器炎症、會陰部皮膚病。診斷外生殖器疾病參考穴。

（3）尿道：平行於對耳輪下腳的下緣耳輪處。主治尿頻、尿急、遺尿。診斷泌尿系感染。

（4）直腸下段：與大腸同水平的耳輪處。主治便秘、痢疾、痔瘡，伴大腸充血、紅暈多為腸炎、腹瀉。

（5）肝陽：耳輪結節處。主治慢性肝炎、高血壓。

（6）輪 1～輪 6：自耳輪結節至耳垂中點下緣分成 5 分點 6 份。自上而下依次為輪 1～輪 6。主治發熱、扁桃體炎、高血壓。

（7）耳中（支點）：耳輪腳下緣中點處。主治肝膽、胃腸疾病。

（8）膈：在耳輪腳部。膈肌痙攣、黃疸、消化不良、皮膚搔癢。

（9）腫瘤特異區Ⅱ：在耳輪的外上方，耳輪結節上下緣。主治腫瘤診斷參考穴。

15. 耳背（圖 1-2-9）

（1）上耳根：在耳根最上緣。主治頭痛、腹痛、哮喘。

（2）降壓溝：耳廓背面，由內上方斜向外下方行走的凹溝。主治高血壓。

（3）上耳背：在耳背上方軟骨隆起處。主治皮膚病、腹痛、腹脹、坐骨神經痛。

（4）中耳背：在上、下耳背之間最高處。主治皮膚病、腹脹、腹瀉、消化不

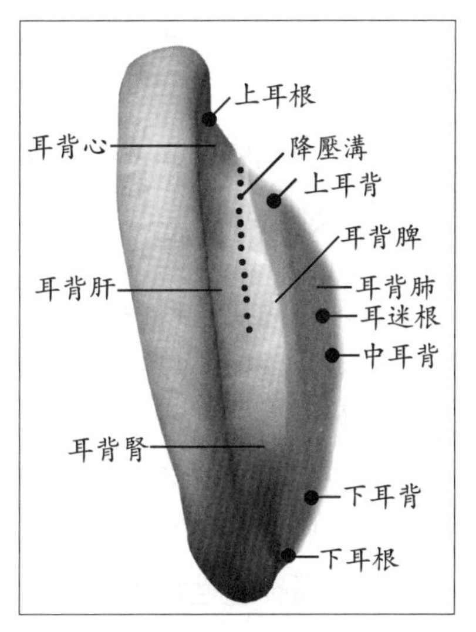

圖 1-2-9

良。

（5）下耳背：在耳背下方軟骨隆起處。主治皮膚病、背痛、哮喘。

（6）耳迷根：在耳背與乳突交界處耳根部。主治胃痛、咽喉腫痛。

（7）下耳根：耳垂與面頰相交的下緣。主治頭痛、牙痛、咽喉痛、哮喘。

（8）耳背心：耳背上部。主治心悸、失眠多夢、高血壓、頭痛。

（9）耳背肝：耳背中部外側。主治膽囊炎、膽結石、肋脇痛、肝區痛。

（10）耳背脾：耳背中部。主治胃炎、胃潰瘍、胃痛、消化不良、食慾不振。

（11）耳背肺：耳背中部內側。主治氣管炎、支氣管炎、支氣管哮喘、皮膚瘙癢症。

（12）耳背腎：耳背下部。主治各種頭痛、頭暈、神經衰弱、植物神經紊亂、憂鬱症、神經官能症。

三、適應證

1. 各種疼痛性疾病

這是耳部全息療法最大特點，如對外傷性疼痛如扭傷、挫傷、骨折等，手術後疼痛，神經性疼痛如頭痛、偏頭痛、三叉神經痛等，炎症性疼痛如乳腺炎、脈管炎、靜脈炎等，腫瘤性疼痛等均有明顯療效。

2. 各種炎症性疾病

急性結膜炎、疱疹性角膜炎、電光性眼炎、牙周炎、化膿性牙髓炎、中耳炎、咽喉炎、扁桃體炎、腮腺炎、乳腺炎、大葉性肺炎、氣管炎、胸膜炎、胃炎、腸炎、膽囊炎、闌尾炎、盆腔炎、子宮頸炎、前列腺炎、睾丸炎、膀胱炎、附件炎及各種膿腫、癰疽、丹毒、風濕性關節炎、末梢神經炎等。耳部全息治療有消炎止痛之功效。

3. 變態反應性膠原組織疾病

過敏性鼻炎、過敏性哮喘、過敏性紫癜、過敏性休克、過敏性結腸炎、結節性紅斑、紅斑狼瘡、風濕熱、藥物疹、血清病、蕁痲疹等。耳全息治療可以提高內源性腎上腺皮質激素含量，故具有消炎脫敏、改善機體免疫功能的作用。

4. 內分泌代謝及泌尿生殖系統疾病

單純性甲狀腺腫、急性亞急性甲狀腺炎、甲狀腺功能亢進、糖尿病、肥胖病、停經期綜合徵、尿崩症、垂體瘤等。耳部全息治療有調節及改善症狀、減少藥量等輔助治療之用。

5. 功能紊亂性疾病

眩暈綜合徵、心律不整、高血壓、多汗症、腸功能紊亂、性功能障礙、腹肌痙攣、面肌抽搐、神經衰弱、植物神經功能紊亂、月經不調、功能性子宮出血、遺尿、內分泌紊亂等。實踐證明，耳部全息治療具有調節神經興奮與抑制失衡的功能，建立新的平衡，促使病症的緩和或痊癒。

6. 部分傳染性疾病

流行性感冒、百日咳、猩紅熱、瘧疾、肺結核、菌痢、傳染性肝炎、B型腦炎、流行性腦膜炎、青年扁平疣等，耳部全息治療有鎮靜退熱、解痙止痛等作用，恢復和提高機體免疫功能，從而加速疾病的治癒。

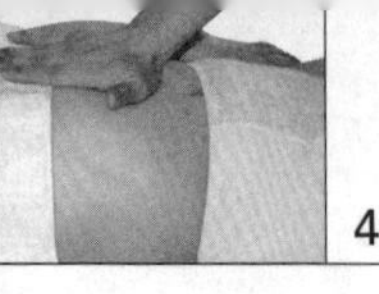

7.各種慢性疾病

腿痛、頸椎痛、肩周炎、腹脹、消化不良、慢性膽囊炎、慢性胃炎、十二指腸潰瘍、肢體麻木等，有時耳部全息治療具有某些藥物所不及的效果。

8.其　他

除治療上述諸病外，還可用於競技綜合徵、小兒多動症、預防輸液反應、暈車、暈船、感冒，還有排石、催產、催乳、預防食物中毒、解酒、解毒等功效，還可用於戒毒、戒菸、減肥、美容，促進保健。

臨床上由於耳部全息治療的適應證廣泛，所以治療許多疾病時可單獨應用，也可以作為輔助治療手段。

四、禁忌證

（1）嚴重心臟病不宜使用強刺激手法，如掐法、拉法等。

（2）嚴重器質性病變不宜強刺激，如貧血、血友病，但可採用捏、按等輕手法。

（3）孕婦和月經期不宜強刺激，如婦女懷孕 40 天～3 個月不宜強刺激，5 個月後可輕刺激，不宜施術於子宮、腹、卵巢、內分泌等穴；若有習慣性流產史的孕婦應禁用；月經期慎用。

（4）外耳有嚴重炎症，如耳廓有潰瘍、濕疹、凍瘡破潰時，不應做按摩治療。

五、注意事項

（1）按摩穴位力求位置準確，以確保療效。對慢性病必須堅持每天按摩1～2次，方能收效。

（2）保持耳部清潔：按摩前應注意認真清洗耳部，保證治療施術過程中的清潔，防止耳部感染。

（3）按摩時壓力適中，防止壓破耳廓皮膚引起感染。如由於手法過重引起耳部皮膚潰破者，局部塗搽2%碘酒或紫外線照射，重者用抗生素治療等，還可配合灸法。

（4）注意少部分患者耳部比較敏感，如果在按摩時出現皮疹、皮丘、耳部紅腫等應停止治療，用冰袋冷敷數分鐘。

（5）對於年老體弱、精神緊張、嚴重貧血或大病後不宜用過強手法。遇到暈厥者應即刻停止治療平臥休息。

第三節　手部全息療法

一、簡　介

手是人體非常重要的組成部分，它是人體一個相對獨立的部分，顯示著人體氣血的枯榮、正邪交爭的消長、疾病演變過程中的預後判斷等。人們從來對雙手都非常重視，並做了深入的研究與探討，認為雙手與健康存在著密不可分的關係。

手部是獨立的全息胚，為整體的縮影，包含著整體的全部信息。人體的各臟腑器官、四肢孔竅在手部均有其對應的部位。當臟腑器官出現病理改變時，手部的同名全息穴區也會出現氣色形態的相應改變。手部全息按摩法，是由對手部的臟腑器官全息穴區，施以特定的、有效的按摩刺激以疏通局部氣血，調整臟腑虛實，達到治病防病、養生、健體目的的方法。

二、反射區與反應點

1. 反射區（圖 1-3-1）

（1）心臟：在拇指根橫紋下部。主治各種心血管疾病等。

（2）肝臟：掌側拇指與掌相交的上部。主治肝膽疾病。

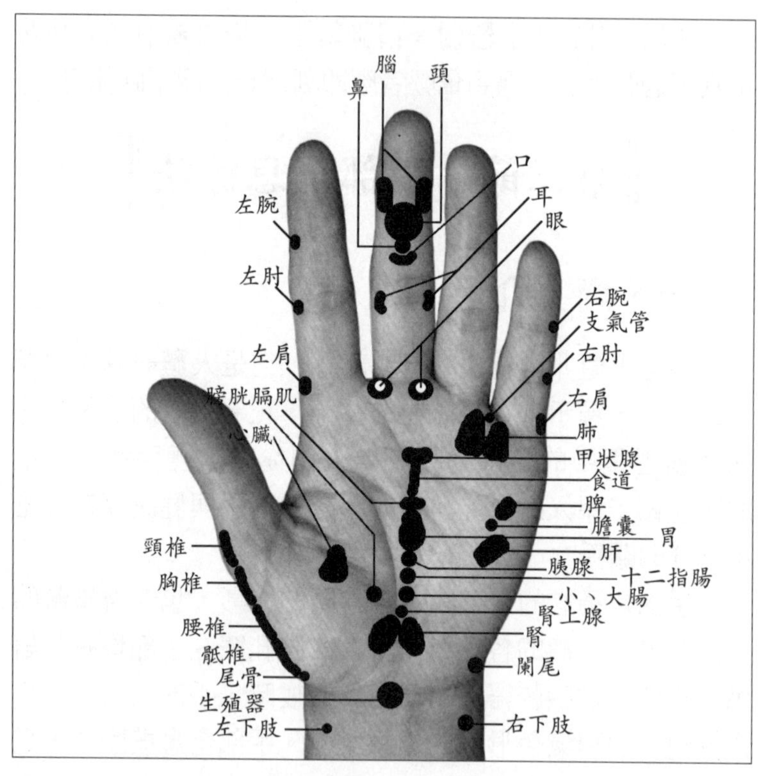

圖 1-3-1

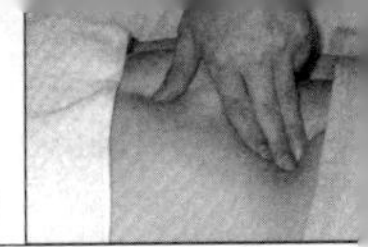

（3）脾臟：小魚際中上部。主治皮膚病、脾胃疾病。

（4）肺臟：在環指近指關節內側，環指下橫紋下為左胸肺部，小指根下橫紋下為右胸肺部。主治肺部疾病，如肺炎、氣管炎、支氣管炎。

（5）腎臟：中指橫紋至腕部橫紋連線之下部。主治腎病、生殖系統疾病。

（6）胃：中指橫紋至腕橫紋連線之中部，掌心位置。主治胃炎、胃神經官能症。

（7）食道：中指橫紋至腕橫紋連線之中部，胃反射區之下。主治食道炎等。

（8）膈肌：中指橫紋至腕橫紋連線之中部，食道之下。主治膈肌疾病。

（9）膽囊：次指橫紋至腕橫紋連線之中部，掌心偏右。主治膽囊炎、膽結石。

（10）胰腺：在中指橫紋至腕橫紋連線之中部偏下。主治胰腺炎。

（11）腎上腺：在中指橫紋至腕橫紋連線之中偏下部。主治心律不整、風濕性關節炎、腎上腺皮質功能不全等。

（12）十二指腸：在胃部位置之下方。主治十二指腸潰瘍及小腸疾病。

（13）小腸大腸：在中指下橫紋至腕橫紋連線中下部腎區之上。主治便秘、腹瀉等腸道疾病。

（14）闌尾：腕橫紋尺側之上方。主治闌尾炎。

（15）升結腸：手背側腕橫紋尺側上部。主治消化系統疾患，如腹瀉、腹痛、腸炎、便秘等。

（16）橫結腸：手背側腕橫紋尺側上部，接升結腸之上部。主治消化系統疾患，如腹瀉、腹痛、腸炎、便秘等。

（17）降結腸：手掌側腕橫紋尺側上部，接橫結腸之下部。主治便秘、腹瀉、腹痛、腸炎等。

（18）乙狀結腸：手掌側腕橫紋尺側上部，接降結腸之下部。主治乙狀結腸及直腸疾患，如炎症、息肉、腹瀉和便秘等。

（19）膀胱：手掌心腎區偏橈側部。主治膀胱炎、尿道炎和泌尿系結石等。

（20）生殖器：在掌腕關節橫紋之中央上方。主治生殖系統疾病。

（21）頭部：中指指關節腹部，左為頭左部，右為頭右部。主治頭部疾病。

（22）眼部：中指根下橫紋下，左為左眼，右為右眼。主治近視、遠視、花眼等眼部疾病。

（23）鼻部：在頭部反射區之下即為鼻部。主治急慢性鼻炎、鼻竇炎等上呼吸道疾病。

（24）耳部：在鼻部反射區位置之兩側，左為左耳，右為右耳。主治耳鳴、耳聾等耳部疾病。

（25）腦：在中指末節橫紋下，頭部反射區兩側。主治腦部疾病。

（26）口腔：鼻部反射區位置之下部位。主治口角炎等。

（27）甲狀腺：在中指橫紋下之部，眼區之下。主治甲狀腺功能亢進、甲狀腺分泌不足、失眠、心悸、情緒不

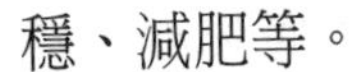

穩、減肥等。

（28）食道：在中指橫紋之下口腔部分與胃部分之間。主治食道炎等食道疾患。

（29）支氣管：在兩肺部位之間。主治肺部及支氣管疾患，如肺炎、支氣管炎、哮喘等。

（30）頸椎：大拇指末節赤白肉際內側處。主治落枕、頸項強硬酸痛、頸椎骨質增生以及因頸椎病引起的手麻、臂痛等。

（31）胸椎：在大拇指指間關節與掌指關節之間赤白肉際內側處，頸椎位置之下。主治肩背酸痛、胸椎骨刺和其他胸椎疾患及胸腹腔內臟病症等。

（32）腰椎：在大拇指掌指關節與腕關節橈側之間赤白肉際內側處，胸椎之下。主治腰背酸痛、腰椎間盤突出、腰椎骨質增生和腰椎其他疾患及腹腔臟器病等。

（33）骶骨：在大拇指掌指關節與腕關節橈側之間赤白肉際內側處，腰椎之下。主治骶骨骨質增生、骶骨受傷、骶髂關節傷痛、坐骨神經痛、盆腔臟器疾患等。

（34）尾骨：在骶骨部位之下。主治坐骨神經痛、尾骨受傷後遺症和生殖系統疾患等。

（35）肩部：在食指掌指關節橫紋橈側為左肩，小指掌指關節橫紋尺側為右肩。主治肩部疾病。

（36）肘部：食指第二指間關節橫紋橈側及小指第二指間關節橫紋尺側。主治肘關節受傷、酸痛、肘關節炎和網球肘等。

（37）腕部：食指末節橫紋橈側及小指末節橫紋尺側。主治腕部疾病。

（38）左下肢：腕橫紋下橈側。主治左下肢疼痛等疾病。

（39）右下肢：腕橫紋下尺側。主治右下肢疼痛等疾病。

2. 反應點

手掌面（圖 1-3-2）。

（1） 胃腸點：位於勞宮穴與大陵穴連線中點處。主治急、慢性胃腸炎及潰瘍病、消化不良、膽道蛔蟲症。

（2）喘點：位於手掌示指掌指關節尺側處。主治支氣管炎、哮喘、神經性頭痛、胸痛。

（3）腎點：位於掌面遠端，小指遠端關節橫紋中點處。主治遺尿、尿頻。

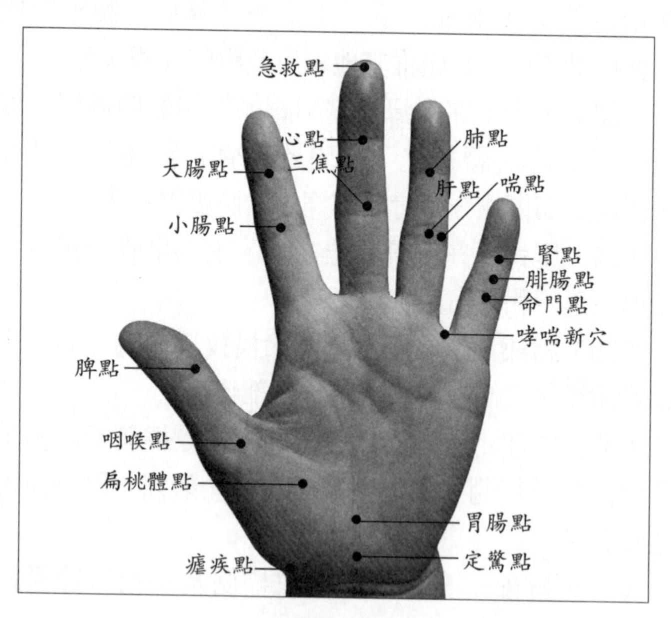

圖 1-3-2

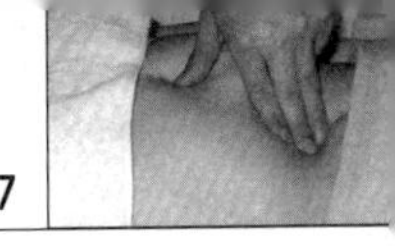

（4）瘧疾點：位於第一掌骨基底部與大多角骨之間的骨縫中，大魚際橈骨側緣赤白肉際處。主治寒熱往來、瘧疾。

（5）扁桃體點：位於第一掌骨中點尺側掌面處。主治扁桃體炎及急慢性咽喉炎。

（6）急救點：位於中指尖距指甲游離緣2分處。主治昏迷、中暑。

（7）定驚點：位於手掌大、小魚際交接處。主治小兒驚風、高熱、痙症。

（8）脾點：位於掌面大拇指指關節橫紋中點處。主治腹痛、腹脹、消化不良、腹瀉、水腫。

（9）小腸點：位於手掌第二指近端指關節橫紋中點處，為四縫穴之一。主治小腸病變。

（10）大腸點：位於手掌面第二指遠端關節橫紋中點處。主治腹脹、腹痛、腸鳴、泄瀉、便秘、痢疾。

（11）三焦點：位於手掌面中指近端指關節橫紋中點處。主治水腫、氣喘、小便不利及胸腹、盆腔疾患。

（12）心點：位於手掌面中指遠端指間關節橫紋中點處。主治心痛、心悸、心臟疾病。

（13）肝點：位於手掌面第四指近端指關節橫紋中點處。主治脇肋脹痛、黃疸、胃脘脹滿、疼痛。

（14）肺點：位於手掌面第四指遠端指關節橫紋中點處。主治咳嗽、氣喘、胸悶、胸痛、咽喉腫痛。

（15）命門點：位於手掌面小指近端指關節橫紋中點處。主治陽痿、遺精、腰痛。

（16）哮喘新穴：位於手掌面第四、五掌指關節之間。主治哮喘。

（17）腓腸點：位於手掌面小指中線上第二指骨之中點處。主治腓腸肌（小腿肚）痙攣。

（18）咽喉點：位於手掌面大拇指掌指關節橫紋之中點處。主治急、慢性咽喉炎及嘔吐。

手背側（圖 1–3–3）：

（1）踝點：位於大拇指橈骨側，掌指關節赤白肉際處。主治踝關節扭傷、疼痛。

（2）胸點：位於拇指指關節橈骨側赤白肉際處。主治胸悶、胸痛、嘔吐、腹瀉、癲癇。

（3）眼點：位於拇指指關節尺骨側赤白肉際處。主治各種眼病，如目赤腫痛、視物模糊、麥粒腫、青光眼等。

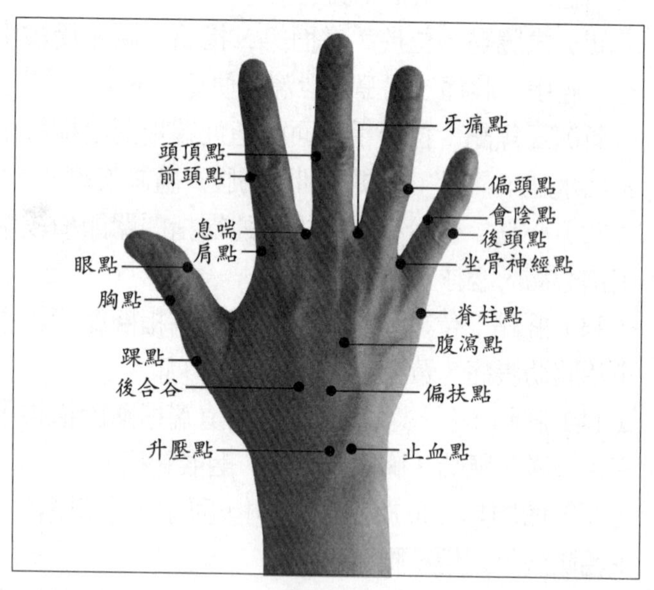

圖 1–3–3

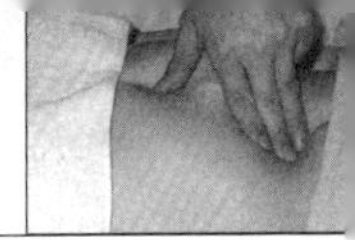

（4） 後合谷：位於手背第一、二掌骨基底部前凹陷中。主治神經性頭痛、三叉神經痛、精神分裂症、高血壓、偏癱、小兒麻痹後遺症、月經不調。

（5） 肩點：位於示指掌指關節橈骨側赤白肉際處。主治肩部病變，如肩周炎、肩關節扭傷等。

（6）前頭點：位於示指近端指關節橈骨側赤白肉際處。主治前頭痛、牙痛、胃痛、急性單純性闌尾炎、風寒濕痹證、踝關節扭傷。

（7）息喘：位於手背第二、三指指縫紋端處。主治支氣管哮喘。

（8）頭頂點：位於中指近端指關節橈骨側赤白肉際處。主治頭頂痛、神經性頭痛、痛經。

（9）牙痛點：位於手背第三掌指關節尺骨側緣處。主治牙痛、急性扁桃體炎、三叉神經痛。

（10）升壓點：位於腕背橫紋與中指中線之交點處。主治低血壓病、眩暈。

（11）腹瀉點：位於手背第三、四掌骨間，第三、四掌關節上 1 寸處。主治腹瀉、腹痛、腹脹、痢疾。

（12）偏扶點：位於手背腰肌點後 0.25 寸，第三指掌中線上。主治偏癱、半身麻木。

（13）偏頭點：位於無名指近端指關節尺側赤白肉際處。主治偏頭痛、肋間神經痛。

（14）止血點：位於手背無名指中線與腕背橫紋的交點處。主治各種出血性病症、踝關節扭傷。

（15）坐骨神經點：位於手背無名指掌指關節尺骨側緣處。主治腰腿痛、坐骨神經痛。

（16）會陰點：位於小指近端指關節橈骨側赤白肉際處。主治痛經、白帶、會陰部疼痛、肛裂。

（17）後頭點：位於小指近端指關節尺骨側赤白肉際處。主治後頭痛、項背強痛、急性扁桃體炎、呃逆、頰痛。

（18）脊柱點：位於第五掌指關節尺側赤白肉際處。主治腰痛、尾骶痛、肩胛痛、耳鳴、鼻塞。

三、適應證

（1）呼吸系統疾病：感冒、咳嗽、哮喘、肺炎、支氣管炎等。

（2）消化系統疾病：胃痛、反胃、呃逆、吐酸、嘔吐、急性胃炎、胃腸神經官能症、膽道感染、腸道預激綜合徵、便秘、腹瀉、腹痛等。

（3）泌尿系統疾病：泌尿系統感染、尿失禁、膀胱炎等。

（4）神經系統疾病：眩暈、失眠、頭痛、多汗症、神經衰弱、憂鬱症、坐骨神經痛等。

（5）心血管系統疾病：心悸、高血壓等。

（6）運動系統疾病：腱鞘炎、腕管綜合徵、網球肘、落枕、肩痛、肋間神經痛、腰痛、肥大性脊柱炎、急性腰扭傷、慢性腰肌纖維炎、梨狀肌綜合徵等。

（7）婦科系統疾病：月經不調、痛經、閉經、經期發熱、經期頭痛、經前緊張綜合徵、更年期綜合徵、產後缺乳、急性乳腺炎等。

（8）五官系統疾病：中耳炎、牙痛、咽喉腫痛、急性

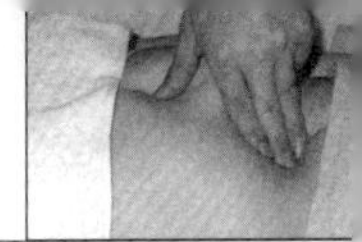

鼻炎、鼻出血、耳鳴、失聲等。

（9）內分泌系統疾病：糖尿病等。

（10）其他：中暑、水腫、保健等。

四、禁忌證

手部全息按摩療法儘管可以用於多種病症的治療，但它也有慎用症和禁忌證。

（1）某些外科急腹症：如胃穿孔、腸穿孔、闌尾炎等禁用本法。

（2）多種急性傳染病、急性高熱病症：如腸傷寒、霍亂、性病敗血症等禁用本法。

（3）各種骨關節結核：骨髓炎、骨腫瘤、骨折患者禁用本法。

（4）血液病及有內臟出血性疾病：如腦出血、上消化道出血等禁用本法。

（5）各種急性中毒：如食物、煤氣、藥物等中毒者慎用本法。

（6）急性臟器功能衰竭：如心、腎、呼吸衰竭等患者禁用本法，急性期過後可配合本法治療。

（7）精神病患者：精神病患者發作期不宜用本法。

（8）皮膚病：有嚴重的皮膚潰爛、出血及傳染性皮膚病者禁用本法。

（9）心血管疾病：嚴重心臟病、高血壓等病症慎用本法。

（10）其他：婦女妊娠期間、經期或產後惡露未淨者禁用本法。

五、注意事項

（1）操作時要求施術場所空氣流通、寬敞明亮，禁止在室內吸菸。夏季氣溫偏高，儘量通風，但不宜吹對流風；冬天要注意保暖，以防手部受寒或凍傷。

（2）饑餓、暴飲暴食、極度疲勞後 1 小時內不宜按摩。一般患者治療前應休息片刻（15 分鐘左右），體育運動後應休息半小時為宜。

（3）術者要保持雙手清潔、溫暖；術前洗手，指甲修剪整齊圓滑，避免劃傷患者皮膚。

（4）選穴要準確，選擇與運用手法要得當，力量要適度。

（5）老人的骨骼變脆，關節僵硬，而兒童皮薄肉嫩，因此，在手部按摩時，力度要輕，切不可使用暴力，而且手法要靈活多樣，恰到好處。

（6）嚴重病症患者應配合藥物等療法治療，或以藥物或其他療法為主，本療法為輔。

（7）如治療過程中出現不良反應，應立即停止，並採取相應處理措施。

（8）如患者手部有壞疽、感染或化膿性病灶者應禁用本療法。

（9）用本療法治病或保健過程中，患者要有信心、恒心、耐心，堅持治療，才能取得較好療效。

（10）手部全息反射區範圍較小，必要時，可借助一些器具，如鋼筆、圓珠筆尾部（光滑圓潤）進行操作。

第四節　足部全息療法

一、簡　介

足部全息療法是運用按摩手法刺激人體各器官在足部的反射區，以達到調節人體各部分的機能、取得防病治病、自我保健的效果的一種全息按摩療法。

人類的腳掌是動物中最發達的，它有豐富的血管、神經與指揮中樞（人腦）和各個內臟器官相連接。由於雙腳是處在人體最遠離中樞神經的部位，從信息傳遞的途徑來說，是由腳傳到脊髓再傳到大腦，而脊髓又與各個臟腑器官相聯結，因此腳上存在著各臟腑器官的許多信息，腳所受的刺激也會傳送到各臟腑器官。

又由於雙腳是處於最遠離心臟的部位，很容易出現血液循環障礙，加上地心吸力的影響，一些從身體各部分帶來的有害物質很可能在這裏沉積下來。因此，在人的足部可以找到與身體各部分器官相對應的敏感位置。

當人體發生疾患時，在這些敏感位置上可能出現壓痛、酸楚、麻痹、腫脹、硬結、淤血、變形等異常現象，而易被人所感知。由原始的、感性的、偶然的發現，經過千萬年的多次反覆驗證，人類終於逐漸認識到其中的規律性，即這些敏感位置與各部分器官的相互關係：當某一器官發生病變時，在相對應的敏感位置（或區域）上將出現某種異常現象，而當刺激這些敏感位置（或區域）時，疾患也將得到緩解或痊癒。

刺激這些敏感位置（或區域）的方法，最簡便最原始的便是用手去按壓、揉搓，或者用腳在凹凸不平的地面、樹根上踩踏，以取得治病的效果。

二、反射區

(一)概　述

把雙足併攏在一起，可以看成是個屈腿盤坐的人形（圖1-4-1）。足背是人形的正面。人體各部位和器官在對應區的位置，是與人體內實際位置的上下、左右、前後順序排列相一致的。足拇趾相當於頭部，所以大腦、小腦、垂體的反射區都在拇趾上。

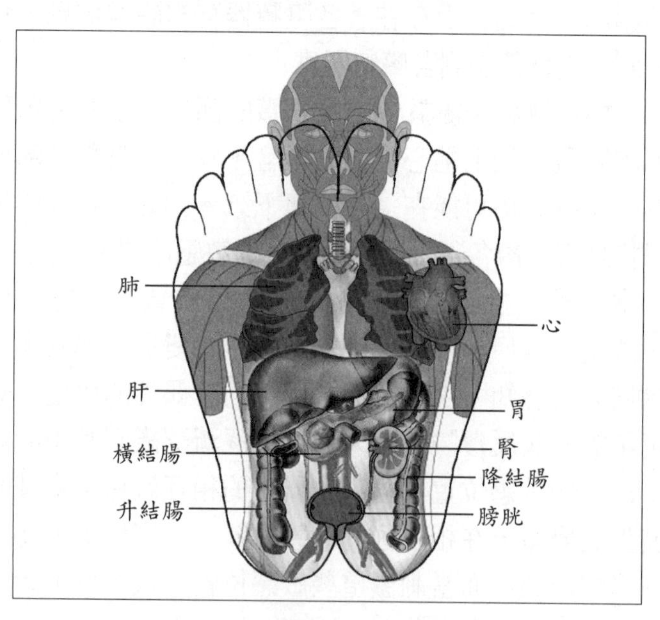

圖1-4-1

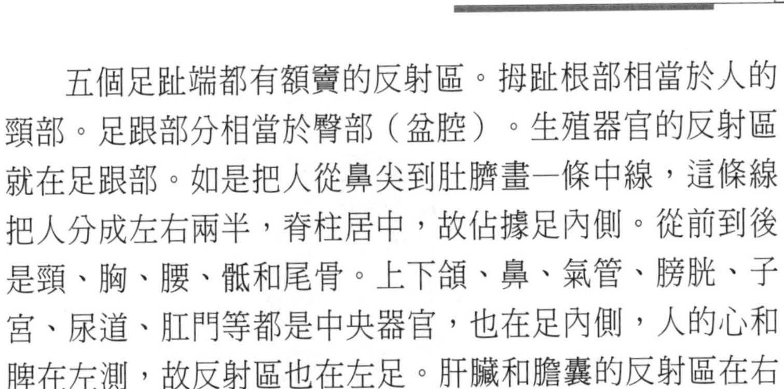

五個足趾端都有額竇的反射區。拇趾根部相當於人的頸部。足跟部分相當於臀部（盆腔）。生殖器官的反射區就在足跟部。如是把人從鼻尖到肚臍畫一條中線，這條線把人分成左右兩半，脊柱居中，故佔據足內側。從前到後是頸、胸、腰、骶和尾骨。上下頜、鼻、氣管、膀胱、子宮、尿道、肛門等都是中央器官，也在足內側，人的心和脾在左測，故反射區也在左足。肝臟和膽囊的反射區在右足。胃、胰、十二指腸在足底內側。小腸、大腸反射區雙足都有。

凡是成雙的臟腑器官、如肺、腎臟、卵巢、睾丸、眼和耳等，在雙足是對稱的，但是頭部相應器官的反射區都在對側，如左眼、左鼻的反射區在右腳。因足背是人的正面，所以面部的反射區都分佈在拇趾或其餘四趾的背面。人體胸部反射區在左右足背佔據較大的位置，在足底位於腳掌的前部。

從腳的側面看相當於一個人的側位像。大拇趾相當於頭部，拇趾背側為面部，拇趾蹠面（掌面）為頭後部，拇趾根部相當於頸，向下依次是胸、腰、骶、臀等部位。踝關節相當於髖關節等。對人體來說，頭部的方向為上，腳的方向為下。對腳部來說，腳背為上，腳底為下；腳趾為前，足跟為後；拇趾一側為內，小趾一側為外。

(二)反射區

1.足底（圖 1–4–2，圖 1–4–3）

（1）**腎上腺**：雙腳掌第二、第三蹠骨頸之間，足底部「人」字形交叉點後方凹陷處。主治心律不整、昏厥、炎

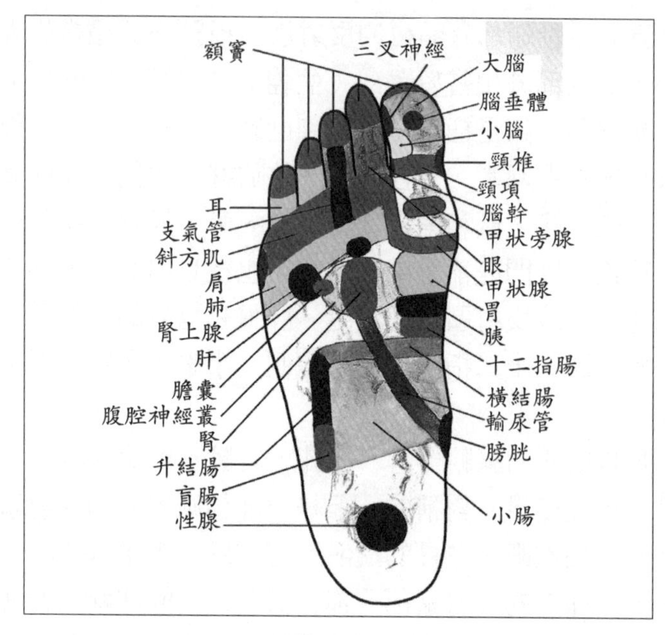

圖 1-4-2

症、過敏、哮喘、風濕性關節炎、腎上腺皮質功能不全等。

（2）腹腔神經叢：在腎反射區的周圍，呈環形。主治神經性胃腸病症、腹脹、腹瀉、氣悶、煩躁等。

（3）腎：雙腳掌第二、第三蹠骨近二分之一處，位於腳掌「人」字形交叉後方凹陷處向足跟延長約 1 寸處。主治各種腎臟疾患，如急慢性腎炎、腎功能不全，腎結石、泌尿系感染、高血壓、水腫以及風濕性關節炎等。

（4）輸尿管：腎反射區與膀胱反射區之間呈弧形連線。主治輸尿管結石、腎積水、排尿困難和毒血症等。

（5）膀胱：雙腳底內側舟骨下方稍突起處。主治膀胱

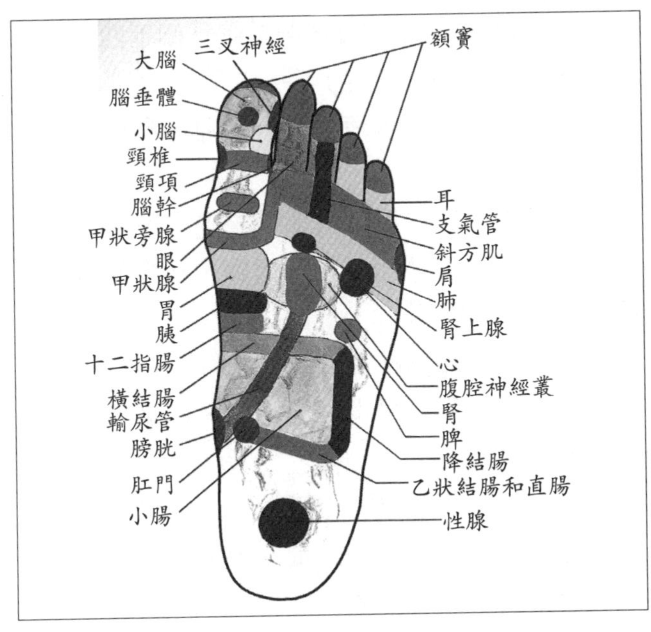

圖 1-4-3

炎、尿道炎和泌尿系結石等。

（6）尿道：跟骨內側，自膀胱反射區斜向上後方延伸至距骨與跟骨之間，長約 1 寸。主治泌尿系感染，尤其對尿道炎、陰道炎、膀胱炎效果更加明顯。

（7）額竇：雙腳拇趾尖端，右側額竇反射區在左腳，左側在右腳上。主治頭痛、頭暈、失眠、鼻竇炎、發燒及眼病、鼻病、腦震盪和腦中風等。

（8）三叉神經：雙腳拇趾末節外側上中段，在小腦反射區上前方，右側三叉神經的反射區在左腳上。主治偏頭痛、面神經麻痹及神經痛，腮腺炎、耳病、鼻咽癌和面頰部疾患等。

（9）小腦和腦幹：雙腳拇趾趾腹外側下四分之一處，左半部小腦的反射區在右腳下。主治頭痛、失眠、高血壓、腦震盪、腦腫瘤，共濟失調、小兒多動症和腦幹損傷等。

（10）頸項：雙腳拇趾根部橫紋處，敏感點在蹠面外側。主治落枕、頸部酸痛、頸部僵硬、頸部軟組織損傷、高血壓和頸椎綜合徵等。

（11）鼻：雙腳拇趾第二趾骨內側凹陷處。右鼻反射區在左腳。主治鼻阻、鼻炎、鼻出血、鼻竇炎等鼻部及上呼吸道疾患等。

（12）大腦：雙腳拇趾末節掌面的全部。右側大腦反射區在左腳上。主治頭痛、頭暈、頭重、失眠、高血壓、腦中風、視覺受損和腦血栓等。

（13）腦垂體：雙腳拇趾趾腹正中央，在腦部反射區深部。主治內分泌失調、小兒發育不良、遺尿、更年期綜合徵和肥胖症等。

（14）食道和氣管：雙腳從第一蹠骨頭垂直向下至胃的帶狀區。主治食道疾患，如食道炎、飯後食物反流、食道憩室以及「梅核氣」。

（15）甲狀旁腺：雙腳掌第一蹠趾關節線外側偏趾端處。主治甲狀旁腺功能低下引起的缺鈣症狀，如筋骨酸痛、抽筋、手足痙攣、指甲脆、白內障，並可用於癲癇發作的急救等。

（16）甲狀腺：雙足底第一蹠骨的蹠骨頸內側橈至第一、第二近節趾骨間。主治甲狀腺功能亢進、甲狀腺分泌不足、失眠、心悸、情緒不穩、減肥等。

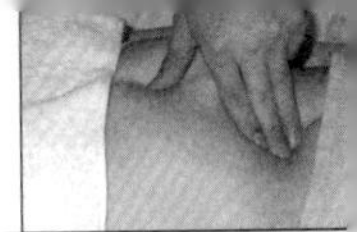

（17）2～5 趾額竇：雙腳第二～第五趾趾腹頂端。左額竇反射區在右足趾端。主治頭痛、頭暈、失眠、眼部疲勞、鼻竇炎等。

（18）眼：雙腳第二、第三趾根部的下面和側面，趾根兩側偏下處為敏感點。右眼反射區在左腳上。主治結膜炎、角膜炎、近視、遠視、花眼、青光眼、白內障等眼疾及眼底出血等。

（19）耳：雙腳第四、第五趾雙側、掌面和根部。右耳反射區在左腳上。第五趾骨外側敏感點位於趾根下方，其他三點在趾根側面和蹠面交界處。主治各種耳病（耳鳴、耳聾、重聽）和鼻咽癌。

（20）斜方肌：雙足底，在眼、耳反射區後方，呈一條橫帶狀。斜方肌反射區在同側腳上。主治頸肩酸痛、手無力、手酸麻、落枕等。

（21）肺和支氣管：雙腳斜方肌反射區後方，自甲狀腺反射區向外呈橫形帶狀到腳底外側的肩反射區處。肺反射區在同側腳上。支氣管在肺區外下和與第三趾相對處。主治肺炎、支氣管炎、哮喘、肺結核、肺氣腫、胸悶等。

（22）心：左腳掌第四、第五蹠骨頭頸間，肺反射區後方，一部分被肺反射區遮蓋。主治心臟病，如心絞痛、心肌梗塞的恢復期、心力衰竭的恢復期、心律不整、心臟功能不全及循環系統疾病等。

（23）脾：左腳掌第四、第五蹠骨間近基底部，心下方。主治貧血、食慾不振、消化不良、發燒、炎症、皮膚病、增強免疫能力和抗癌能力。

（24）肝：右腳掌第四、第五趾骨上半部，前方與肺反射區重疊一部分。主治肝硬化、肝腫大、肝功能異常等。

（25）膽囊：右腳掌第三、第四蹠骨上部，肝臟反射區內緣。主治膽囊疾患，如膽結石、黃疸病、膽囊炎及其他肝膽管疾患等。

（26）胃：雙腳掌第一蹠趾關節下方，即第一蹠骨體前中部。主治噁心、嘔吐、胃痛、胃脹、胃酸過多、消化不良、急慢性胃炎和胃下垂等。

（27）胰：雙腳掌第一蹠骨體中下段，在胃和十二指腸反射區之間。主治糖尿病、胰腺炎等。

（28）十二指腸：在胰反射區後方即雙腳掌第一蹠骨基底段。主治腹脹、消化不良、十二指腸球部潰瘍、食慾不振、食物中毒等。

（29）小腸：雙腳掌中凹陷區域，被大腸反射區包圍。主治胃腸脹氣、腹瀉、腹痛、急慢性胃腸炎等。

（30）盲腸和闌尾：位於右腳掌跟骨前線靠外側，在升結腸後端。主治腹脹、盲腸和闌尾炎等。

（31）回盲瓣：右腳盲腸反射區前方。主治增強回盲瓣的功能，消化吸收障礙性疾病及其他回盲部疾患等。

（32）升結腸：右腳掌小腸反射區與腳外側緣四、五蹠骨間縱行的帶狀區域。與左腳降結腸反射區相對應的位置。主治腹瀉、腹痛、腸炎、便秘等。

（33）橫結腸：位於雙腳掌中間，橫越腳掌成一帶狀區。主治腹瀉、腹痛、腸炎、便秘等。

（34）降結腸：左腳掌中部，前接橫結腸外側端沿腳外側四、五蹠骨間，成豎條狀。主治便秘、腹瀉、腹痛、腸炎等。

（35）乙狀結腸和直腸：左腳掌跟骨前緣成一橫帶狀。主治乙狀結腸及直腸疾患，如炎症、息肉、腹瀉和便秘等。

（36）肛門：肛門位於人體正中線上，其反射區在雙腳掌跟骨前線，左足肛門反射區與直腸末端相接，相鄰於膀胱區，在其後方。右足反射區也在膀胱區後方。主治痔瘡、肛瘻等肛周疾病。

（37）生殖器：雙腳跟部中央處。主治性功能低下、不孕症、月經不調、痛經、更年期綜合徵等。

（38）失眠點：在生殖腺反射區上方。主治治療失眠症。

2.足內側（圖 1-4-4）

（1）頸椎：雙腳拇趾近節趾骨內側及其四周。主治落枕、頸項強硬酸痛、頸椎骨質增生以及因頸椎病引起的手麻、臂痛等。

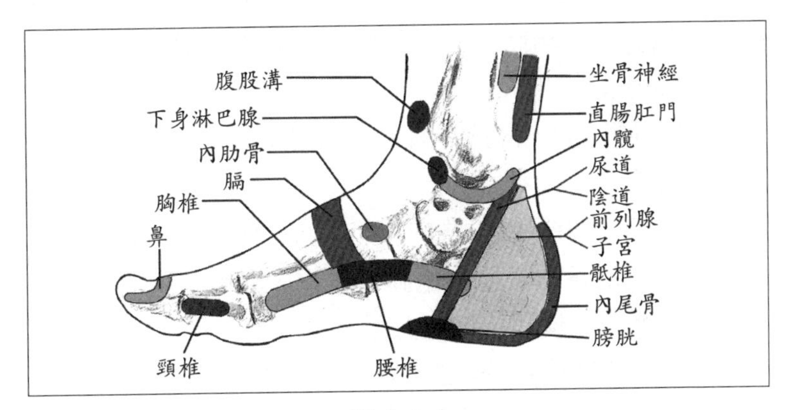

圖 1-4-4

（2）胸椎：雙腳弓前段，沿第一蹠骨內下緣。主治肩背酸痛、胸椎骨刺和其他胸椎疾患及胸腹腔內臟病症等。

（3）腰椎：雙足內側緣（楔骨至舟骨下方），上接胸椎反射區，下接骶骨反射區。主治腰背酸痛、腰間盤突出、腰椎骨質增生和腰椎其他疾患及腹腔臟器病等。

（4）骶椎：雙腳弓內緣後方（距骨後方到跟骨止），前接腰椎反射區，後連內尾骨反射區。主治骶骨骨質增生、骶骨受傷、骶髂關節傷痛、坐骨神經痛、盆腔臟器疾患等。

（5）內尾骨：雙腳跟部之腳掌內側緣，沿跟結節向後上至跟腱下端呈帶區域。主治坐骨神經痛、尾骨受傷後遺症和生殖系統疾患等。

（6）前列腺或子宮：雙足跟內側，內踝後下方的三角形區域。主治男性前列腺肥大、前列腺炎、尿頻、排尿困難、尿血和尿道疼痛。女性子宮內膜炎、子宮肌瘤、子宮肌腺症和其他子宮疾患。

（7）內肋骨：雙腳橫膈膜反射區後方第一楔骨與舟骨間的凹陷處。主治肋骨的各種病變、胸悶、岔氣、肋膜炎和腎臟疾患等。

（8）腹股溝：內踝內前上方的凹陷處。主治疝氣、性功能障礙等。

（9）下身淋巴腺：雙內踝前下方（距骨、舟骨間）之凹陷處。主治各種炎症、水腫、發燒、囊腫、肌瘤、蜂窩組織炎、增強免疫和抗癌能力等。

（10）髖關節：雙腳內踝下方和後方。主治髖關節痛、坐骨神經痛、腰背痛等。

（11）直腸和肛門：脛骨內側後方與跟腱間的凹陷中。從踝後緣向上延伸至四橫指的一帶狀區域。主治便秘、痔瘡、乙狀結腸、直腸和肛門病症。

（12）內側坐骨神經：雙腿內踝關節後上方沿脛骨內後緣上行至脛骨內踝下方的凹陷處為止。主治坐骨神經痛、坐骨神經炎、糖尿病等。

3.足外側（圖 1–4–5）

（1）肩關節：雙腳掌外側第五蹠趾關節處。主治肩周炎、手臂無力、肩臂酸痛和手麻等。

（2）肘關節：雙腳第五蹠骨與凹陷楔骨之關節突起前後兩側。主治肘關節受傷、酸痛、肘關節炎和網球肘等。

（3）膝關節：雙腳掌外側骰骨與跟骨之間的凹陷處，即外踝垂直線與足底交界處。主治膝關節炎、膝關節處傷和增生性膝關節炎等。

（4）外尾骨：雙腳外側沿跟骨結節後方外側的一帶狀區域。主治坐骨神經痛、尾骨損傷和盆腔疾患等。

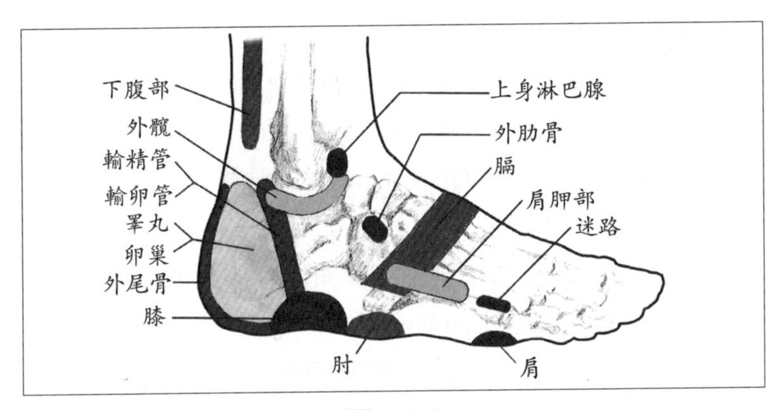

圖 1–4–5

（5）生殖腺（卵巢或睪丸）：雙腳外踝後下方與跟腱前方的三角形區域（與前列腺或子宮的位置相對稱），睪丸、卵巢的敏感點在三角形直角頂點附近。主治性功能低下、乳腺發育不良、不孕症、月經不調、痛經、更年期綜合徵。

（6）肩胛部：雙足背第四、第五蹠骨與楔骨間，呈一帶狀區域。主治肩背酸痛、肩關節活動障礙、肩周炎等。

（7）外肋骨：在外側楔骨、骰骨與舟骨頭間的觸之凹陷處。主治胸悶、肋膜炎、肩胛酸痛、肩關節障礙、舉手與軀幹轉動困難等。

（8）上身淋巴腺：外踝骨前，距舟骨間下方凹陷處。主治各種炎症、發燒、蜂窩組織炎、過敏、機體免疫功能低下以及增強抗癌能力等。

（9）髖關節：雙腳外踝下方和外緣的骨縫中。主治髖關節痛、坐骨神經痛和腰背痛等。

（10）下腹部：雙腿腓骨後緣，與內側的直腸和肛門反射區相對應。主治用於婦科疾患，如月經不調、痛經及其他下腹部疾患等。

（11）外側坐骨神經：雙小腿外側腓骨後緣處，自外踝關節外後方，向上至腓骨小頭後下方。主治坐骨神經痛、坐骨神經炎、膝關節痛和小腿部病痛等。

4.足背（圖 1-4-6）

（1）上頷：雙足拇趾趾間關節橫紋遠方橫帶狀區域。主治牙痛、上頷感染、頷關節炎、牙周病、打鼾等。

（2）下頷：雙足拇趾趾間關節橫紋近側成帶狀區域。主治牙痛、下頷發炎、咽部感染等。

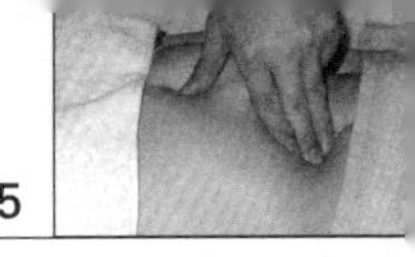

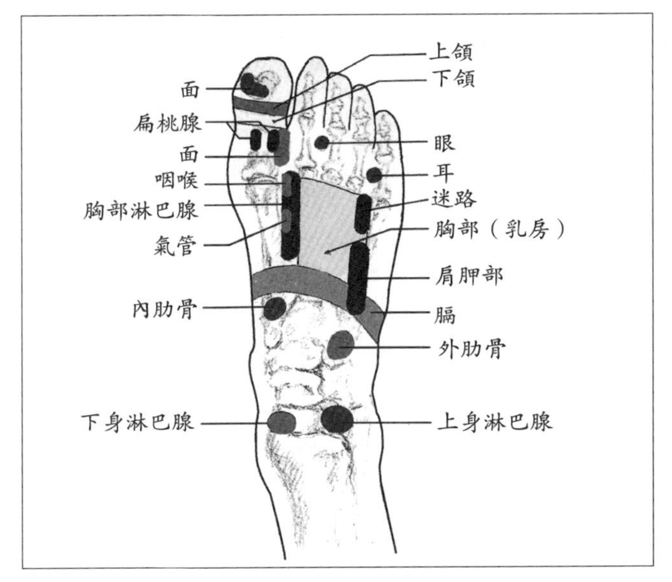

圖 1-4-6

（3）扁桃腺：雙腳拇趾第一趾骨背面，伸拇肌腱兩側。主治感冒、扁桃體炎及咽部腫脹、化膿等。

（4）咽喉：雙足胸部淋巴腺反射區內之前方，靠拇趾側。主治喉痛、感冒、聲音嘶啞、喉炎、咳嗽等。

（5）胸部淋巴腺：雙足背第一、第二蹠骨間區域。主治各種炎症、癌症、腫瘤、胸痛和需提高免疫力的疾病。

（6）氣管：雙足胸部淋巴腺區內之後方，第一蹠骨外緣。主治咳嗽、哮喘、急慢性氣管炎等。

（7）內耳迷路（前庭器官）：雙足背第四、第五蹠骨頭頸間。主治頭暈、眼花、暈車、暈船、高血壓、低血壓、耳鳴、平衡失調和昏迷等。

（8）胸部（乳房）：雙足背相當於第二～第四蹠骨背

側形成的片狀區域。主治胸悶、乳腺炎、乳腺增生、乳腺癌和食道疾患。

（9）橫膈膜：雙足背蹠骨、楔骨關節處，橫跨腳背左右側的一個帶狀區域。主治打呃、噁心、腹痛、胸痛、胸悶和梅核氣等。

（10）上、下身淋巴腺：上身淋巴腺位於雙腳外踝關節前下方凹陷處；下身淋巴腺位於內踝關節前下方凹陷中。主治各種炎症、發燒、囊腫、踝部腫脹、抗體缺乏和癌症等。

（11）解谿：兩踝關節前橫紋中點兩筋間。主治踝扭傷、足下垂、頭痛、腎炎、腸炎、癲癇、眼、肺及支氣管炎等疾患。

三、適應證

（1）對神經官能症（包括丘腦自主神經功能紊亂、各臟器功能紊亂）和各種神經痛有明顯療效。這是因為足部按摩療法對中樞神經系統興奮與抑制平衡有調節作用，對痛覺有明顯的阻斷作用。

（2）對慢性胃腸道疾病和小兒厭食、小兒消化不良有明顯療效。足部按摩療法對消化系統的消化吸收功能有很好的促進作用。

（3）對各種變態反應性疾病，如過敏性哮喘、過敏性鼻炎、過敏性皮炎有明顯療效。因為足部按摩療法對神經內分泌系統的平衡有較好的調整作用，明顯提高了腎上腺皮質功能、產生了類似應用皮質激素（如潑尼松、可的松）的作用。

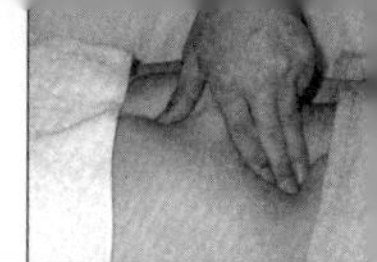

（4）對各種炎症，如乳腺炎、淋巴結及淋巴管炎、上呼吸道感染、喘息性氣管炎等有明顯療效，說明足部按摩療法對機體免疫系統的提高有明顯的促進作用。

（5）對下肢靜脈脈管炎、淤積性皮炎有明顯療效，表明足部按摩對血液循環有很好的促進作用。

四、禁忌證

（1）各種嚴重出血性疾病，如腦出血、子宮出血、消化道出血、支氣管擴張出血、內臟出血等。

（2）急性心肌梗塞，嚴重的心、肝、脾、腎衰竭。

（3）婦女經期和妊娠期。

（4）一些外科疾病，如急性闌尾炎、腹膜炎、腸穿孔、骨折、關節脫位等。

（5）各種傳染性疾病，如肝炎、結核、流腦、乙腦、傷寒及各種性病等。

（6）各種中毒，如煤氣、藥物、食物中毒、毒蛇、狂犬咬傷等。

（7）各種嚴重精神病患者。

上述病症病情急迫、嚴重，不可貽誤急救時機，必須立即去醫院救治。足部全息療法在此時顯然不宜使用，但可在康復期間做輔助治療。

五、注意事項

（1）飯前 30 分鐘、飯後 1 小時內不可做足部按摩。

（2）足部按摩前後，施受雙方需飲水 300～500 毫升溫開水。有嚴重心臟病、腎病的人及兒童、老人按摩前後

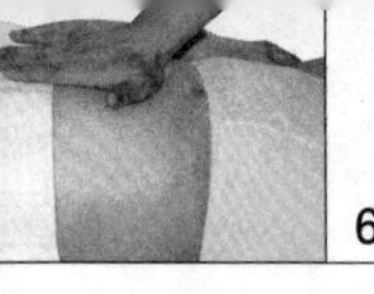

飲水不要超過 150 毫升。

（3）女性在懷孕、月經期間不宜做足部按摩。但對月經不調、痛經者按摩時，力度要輕。

（4）各種傳染性疾病患者，不宜做足部按摩。

（5）病人在服藥治療期間接受足部按摩不應停藥。

（6）對於嚴重的心臟病、腎病、糖尿病、肝病患者，按摩力度要輕，雙足按摩不能超過 10 分鐘。

（7）足部按摩師操作結束後，須用熱水洗手。

第二章 按摩療法概述

第一節　常用推拿手法簡介

一、一指禪推法

以拇指端或螺紋面著力，由腕部的往返擺動，使所產生的功力由拇指持續不斷地作用於施術部位或穴位上，稱為一指禪推法（圖 2-1-1）。

【操作】

以拇指端或螺紋面著力於體表施術部位或穴位上。拇指自然伸直，餘指的掌指關節和指間關節自然屈曲。沉肩、垂肘、懸腕，前臂運動帶動腕關節有節律地左右擺動，使所產生的功力由拇指端或螺紋面輕重交替、持續不斷地作用於施術部位或穴位上。頻率為每分鐘 120～160 次。

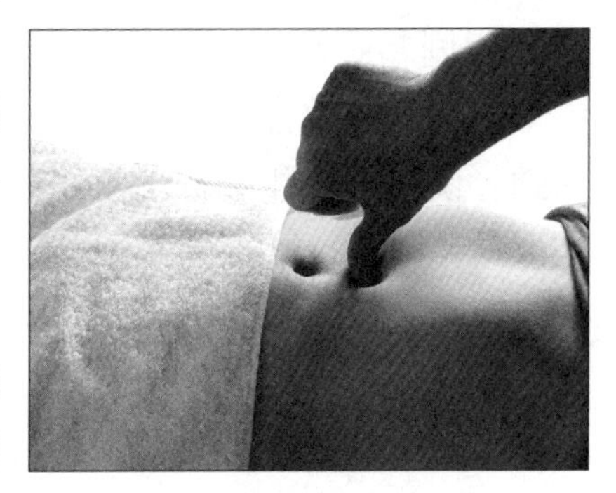

圖 2-1-1

【注意事項】

一指禪推法有屈伸拇指指間關節和不屈伸拇指指間關節兩種術式，前者刺激柔和；後者著力較穩，刺激較強。若術者拇指指間關節較硬，或治療時要求較柔和的刺激，宜選用屈伸拇指指間關節的操作；若術者拇指指間關節較柔軟或治療時要求的刺激較強，宜選用不屈伸拇指指間關節的操作。

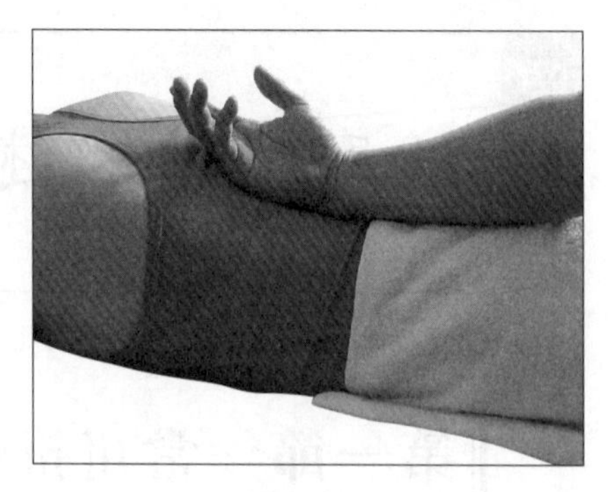

圖 2–1–2

二、㨰 法

以第五掌指關節背側吸附於體表施術部位，由腕關節的屈伸運動和前臂的旋轉運動，使小魚際與手背在施術部位上做持續不斷的滾動，稱為㨰法（圖 2–1–2）。

【操作】

拇指自然伸直，餘指自然屈曲，無名指與小指的掌指關節屈曲約 90 度，手背沿掌橫弓排列呈弧面，以第五掌指關節背側為吸點吸附於體表施術部位上。以肘關節為支點，前臂主動做推旋運動，帶動腕關節做較大幅度的屈伸活動，使小魚際和手背尺側部在施術部位上進行持續不斷地滾動。頻率為每分鐘 120～160 次。

三、抹 法

用拇指螺紋或掌面在體表做上下或左右及弧形曲線的抹動，稱為抹法（圖 2–1–3）。

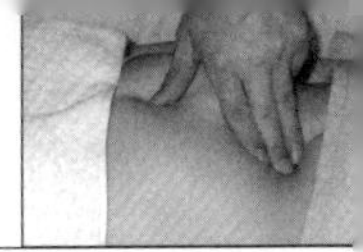

【操作】

1. 指抹法

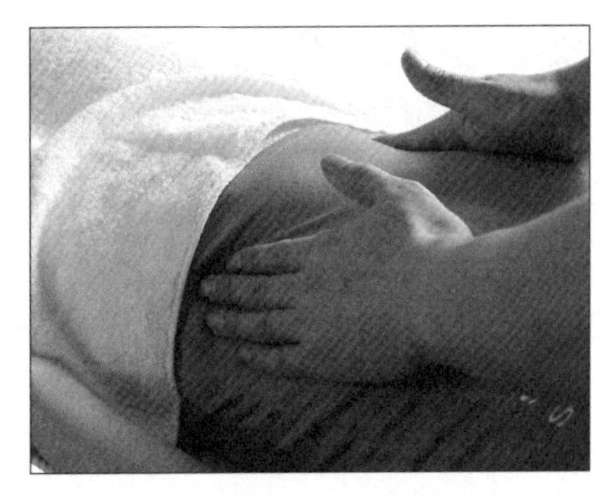

圖 2-1-3

以單手或雙手拇指螺紋面置於一定的施術部位上，餘指置於相應的位置以固定助力。以拇指的掌指關節為支點，拇指主動施力，做上下或左右、直線及弧形曲線的抹動。即或做拇指平推然後拉回，或做分推、旋推及合推，可根據施術部位的不同而靈活運用。

2. 掌抹法

以單手或雙手掌面置於一定的施術部位。以肘關節為支點，前臂部主動施力，腕關節放鬆，做上下或左右、直線及弧形曲線的抹動。

四、揉　法

以手掌大魚際或掌根、全掌、手指螺紋面著力，吸定於體表施術部位上，作輕柔和緩的上下、左右或環旋動作，稱為揉法（圖 2-1-4）。

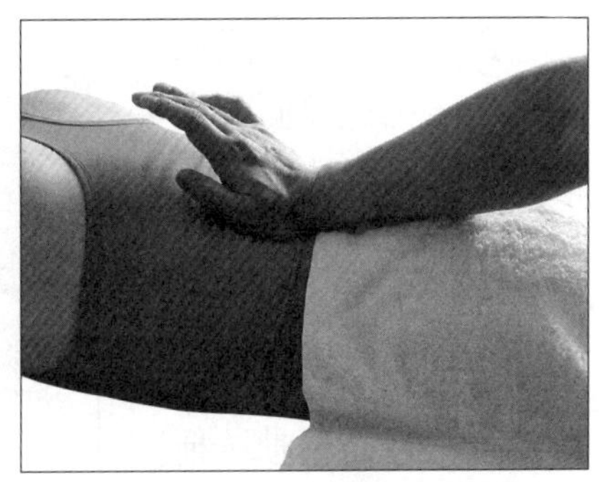

圖 2-1-4

【操作】

1. 大魚際揉法

沉肩、垂肘，腕關節

放鬆，呈微屈或水平狀。大拇指內收，餘四指自然伸直，用大魚際附著於施術部位上。以肘關節為支點，前臂作主動運動，帶動腕關節擺動，使大魚際在治療部位上作輕緩柔和的上下、左右或輕度的環旋揉動，並帶動該處的皮下組織一起運動，頻率為每分鐘 120～160 次。

2. 掌根揉法

肘關節微屈，腕關節放鬆並略背伸，手指自然彎曲，以掌根部附著於施術部位。以肘關節為支點，前臂主動運動，帶動腕及手掌連同前臂做小幅度的迴旋揉動，並帶動該處的皮下組織一起運動，頻率為每分鐘 120～160 次。掌揉法是以整個手掌掌面著力，操作術式與掌根揉法相同。

3. 中指揉法

中指伸直，食指搭於中指遠端指間關節背側，腕關節微屈，用中指螺紋面著力於一定的治療部位或穴位。以肘關節為支點，前臂作主動運動，由腕關節使中指螺紋面在施術部位上做輕柔的小幅度的環旋或上下、左右運動，頻率為每分鐘 120～160 次。

4. 三指揉法

食指、中指、無名指併攏，三指螺紋面著力，操作與中指揉法相同。

五、摩　法

用指或掌在體表做環形或直線往返摩動，稱為摩法（圖 2-1-5）。分為

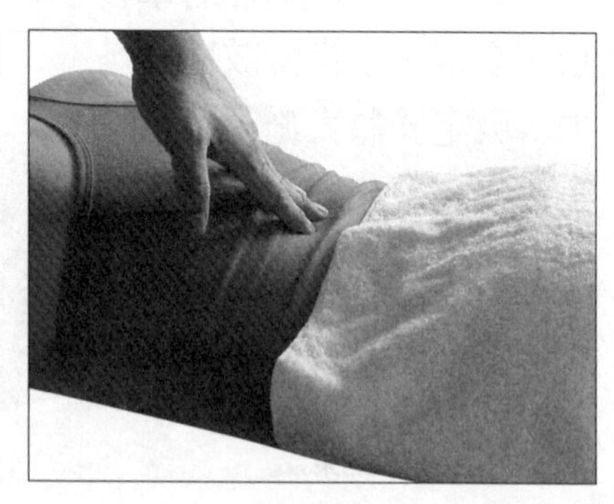

圖 2-1-5

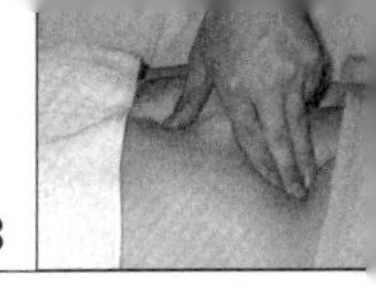

指摩法和掌摩法兩種。

【操作】

1. 指摩法

指掌部自然伸直，食指、中指、無名指和小指併攏，腕關節略屈。以食指、中指、無名指和小指指面附著於施術部位，以肘關節為支點，前臂主動運動，使指面隨同腕關節做環形或直線往返摩動。

2. 掌摩法

手掌自然伸直，腕關節略背伸，將手掌平放於體表施術部位上。以肘關節為支點，前臂主動運動，使手掌隨同腕關節連同前臂做環旋或直線往返摩動。

六、擦　法

用指或掌貼附於體表一定部位，作較快速的直線往返運動，使之摩擦生熱，稱為擦法（圖2-1-6）。分為指擦法、掌擦法、大魚際擦法和小魚際擦法。

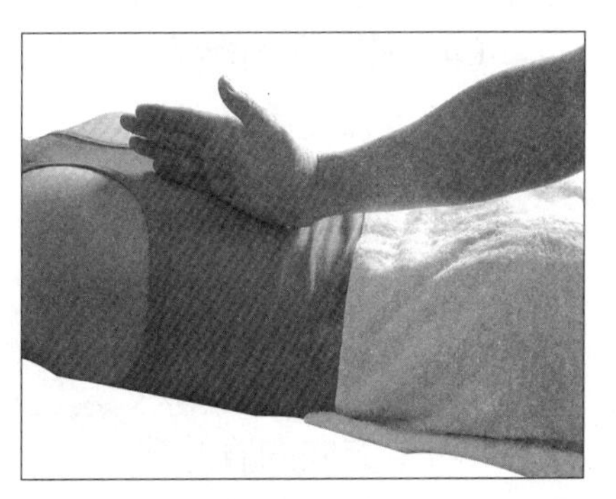

圖 2-1-6

【操作】

以食指、中指、無名指和小指指面或掌面、手掌的大魚際、小魚際置於體表施術部位。腕關節伸直，使前臂與手掌相平。以肘或肩關節為支點，前臂或上臂做主動運動，使手的著力部分在體表做均勻的上下或左右直線往返摩擦移動，使施術部位產生一定的熱量。用食指、中指、

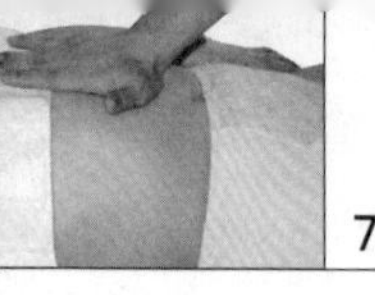

無名指和小指指面著力稱指擦法；用全掌面著力稱掌擦法；用手掌的大魚際著力稱大魚際擦法；用小魚際著力稱小魚際擦法。

【注意事項】

（1）壓力不可過大，也不可過小。擦法操作時如壓力過大，則手法重滯，且易擦破皮膚；如壓力過小，則不易生熱。

（2）擦動時運行的線路不可歪斜。如忽左忽右，滑來滑去則不易生熱。

（3）不可擦破皮膚。可使用潤滑劑（如冬青膏、紅花油等），既可保護皮膚，防止破皮，又可使擦的熱度深透，提高手法效應。不可隔衣操作，需暴露施術部位皮膚。

（4）擦法操作完畢，不可再於所擦之處使用其他手法，以免造成破皮。

七、推　法

以指、掌、拳或肘部著力於體表一定部位或穴位上，做單方向的直線或弧形推動，稱為推法（圖2-1-7）。成人推法以單方向直線推為主，又稱平推法。

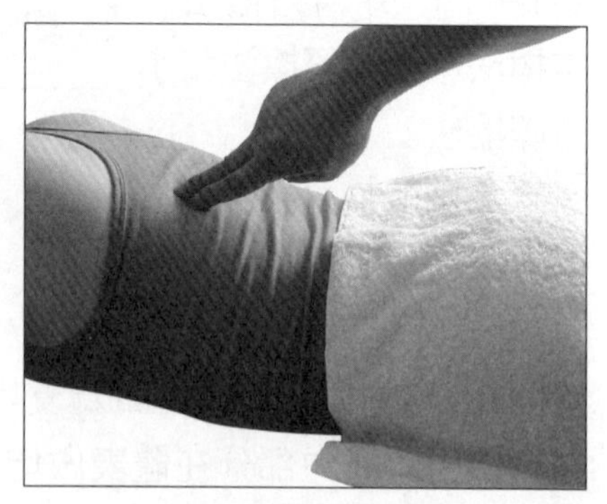

圖 2-1-7

【操作】

1. 拇指端推法

以拇指端著力於施術

部位或穴位上，餘四指置於對側或相應的位置以固定，腕關節略屈並向尺側偏斜。拇指及腕部主動施力，向拇指端方向呈短距離單向直線推進。

2. 拇指平推法

以拇指螺紋面著力於施術部位或穴位上，餘四指置於其前外方以助力，腕關節略屈曲。拇指及腕部主動施力，向其食指方向呈短距離、單身直線推進。在推進的過程中，拇指螺紋面的著力部分應逐漸偏向橈側，且隨著拇指的推進腕關節應逐漸伸直。

3. 三指推法

食指、中指、無名指併攏，以指端部著力於施術部位上，腕關節略屈。前臂部主動施力，由腕關節及掌部使食指、中指、無名指三指向指端方向做單向直線推進。

4. 掌推法

以掌根部著力於施術部位，腕關節略背伸，肘關節伸直。以肩關節為支點，上臂部主動施力，由肘、前臂、腕，使掌根部向前方做單方向直線推進。

八、搓　法

用雙手掌面夾住肢體或以單手、雙手掌面著力於施術部位，做交替搓動或往返搓動，稱為搓法（圖 2-1-8）。包括夾搓法和推搓法兩種。

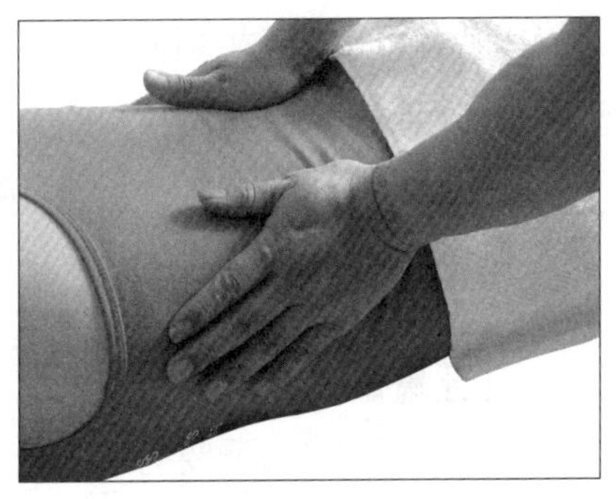

圖 2-1-8

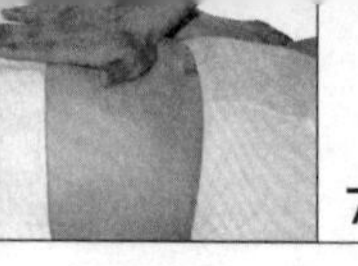

【操作】

1. 夾搓法

以雙手掌面夾住施術部位，令受術者肢體放鬆。以肘關節和肩關節為支點，前臂與上臂部主動施力，做相反方向的較快速搓動，並同時做上下往返移動。

2. 推搓法

以單手或雙手掌面著力於施術部位。以肘關節為支點，前臂部主動施力，做較快速的推去拉回的搓動。

【注意事項】

施力不可過重。夾搓時如夾得太緊或推搓時下壓力過大，會造成手法呆滯。

九、振　法

以掌或指在體表施以振動的方法，稱為振法（圖2-1-9）。振法分為指振法與掌振法兩種。

【操作】

以食指、中指螺紋面或以掌面置於施術部位或穴位上，注意力集中於掌或指部，前臂腕屈肌群和腕伸肌群交替性靜止性用力，產生快速而強烈的振動，使受術部位或穴位產生溫熱感或疏鬆感。

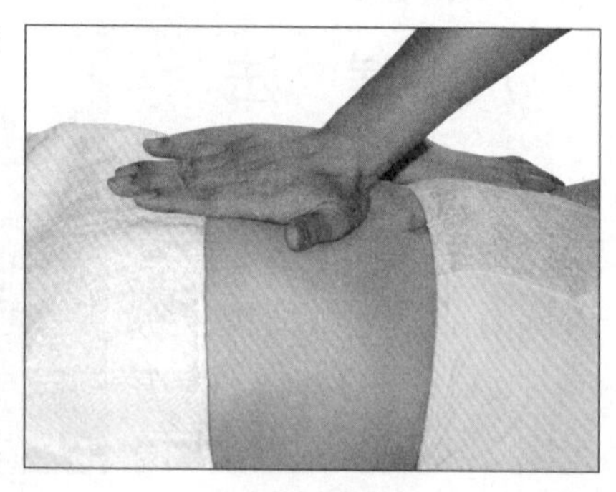

圖 2-1-9

【注意事項】

操作時手臂部不要有主動運動。即除手臂部靜止性用力外，不能故意擺動或顫動，也不要身受術部位施加壓力。振法易使操作者術後感到疲乏，應注意自身保護。

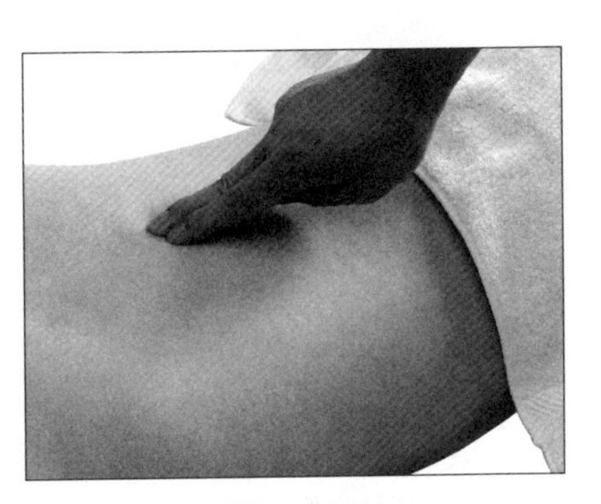

圖 2-1-10

十、顫　法

以指或掌在施術部位做顫動的方法，稱為顫法（圖 2-1-10）。顫法同振法易於混淆，有的甚至混稱為「振顫法」，應加以區別。顫法可分為指顫法和掌顫法兩種。

【操作】

以食指、中指兩指或食指、中指、無名指三指螺紋面或掌面置於施術部位，手部和臂部肌肉繃緊，主動施力，使手臂部產生有規律的顫動，使受術部位連同操作者手臂一起顫動。要有一定的顫動頻率，每分鐘 200～300 次。

【注意事項】

顫法對操作者體能的消耗較振法少，但亦應注意自身保護，不可過久施力。

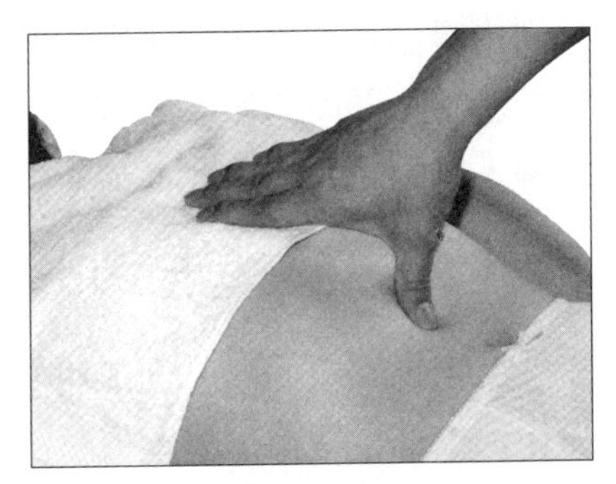

圖 2-1-11

十一、按　法

以指或掌按壓體表，稱按法（圖 2-1-11）。

常與揉法相結合，組成「按揉」複合手法。分為指按法和掌按法兩種。

【操作】

1. 指按法

以拇指螺紋面著力於施術部位，餘四指張開，置於相應位置以支撐助力，腕關節屈曲約 40～60°。拇指主動用力，垂直向下按壓。當按壓力達到所需的力度後，要稍停片刻，即所謂的「按而留之」，然後鬆勁撤力，再做重複按壓，使按壓動作既平穩又有節奏性。

2. 掌按法

用單掌或雙掌按壓體表的方法，稱掌按法。按法操作時著力部位要緊貼體表，不可移動，用力由輕而重，不可用暴力猛然按壓。

【注意事項】

（1）指按法接觸面積較小，刺激較強，常在按後施以揉法，有「按一揉三」之說，即重按一下，輕揉三下，形成有規律的按後再揉的連續手法操作。

（2）不可突施暴力。不論指按法還是掌按法，其用力原則均是由輕而重，再由重而輕，手法操作忌突發突止，暴起暴落，同時一定要掌握好患者的骨質情況，診斷必須明確，以避免造成骨折。

十二、壓　法

用拇指螺紋面、掌面或肘關節尺骨鷹嘴突起部著力於施術部位進行持續按壓，稱壓法（圖 2-1-12）。壓法分為指壓法、掌壓法和肘壓法，臨床一般以肘壓法常用。

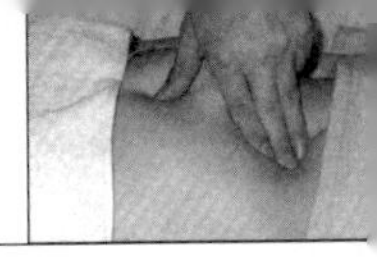

【操作】

1.指壓法

以拇指螺紋面著力於施術部位，餘四指張開，置於相應位置以支撐助力；腕關節懸屈約 40～60°。拇指主動用力，其施力方向宜垂直向下或與受力面相垂直，進行持續按壓。其手法形態同指按法。

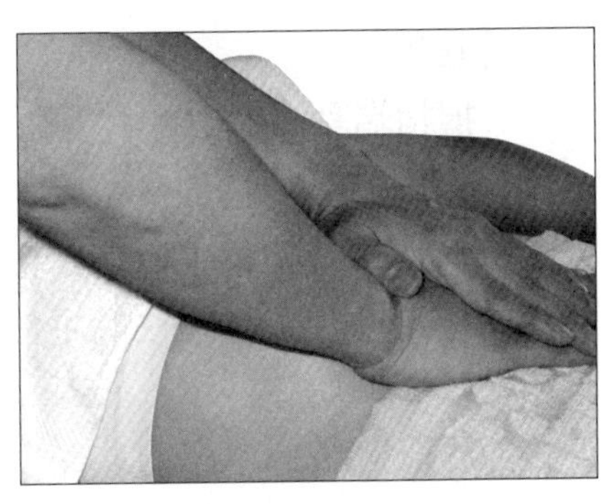

圖 2-1-12

2.掌壓法

以單手或雙手掌面置於施術部位，以肩關節為支點，利用身體上半部的重量，由上、前臂傳至手掌部，垂直向下用力，持續按壓。其手法形態同掌按法。

3.肘壓法

肘關節屈曲，以肘關節尺骨鷹嘴突起部著力於施術部位。以肩關節為支點，利用身體上半部的重量，垂直用力，持續按壓。

十三、點　法

用指端或屈曲的指間關節部著力於施術部位，持續地進行點壓，稱為點法（圖 2-1-13）。

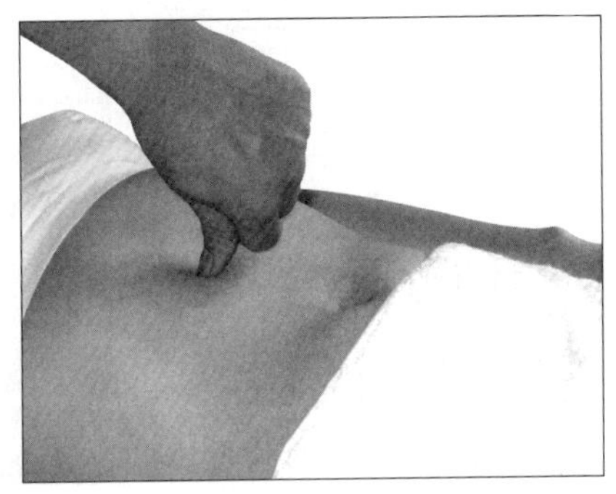

圖 2-1-13

【操作】

1. 拇指端點法

手握空拳，拇指伸直並緊靠於食指中節，以拇指端著力於施術部位或穴位上。前臂與拇指主動發力，進行持續點壓。亦可採用拇指按法的手法形態、用拇指端進行持續點壓。

2. 屈拇指點法

屈拇指，其他四指相握，以拇指指間關節橈側著力於施術部位或穴位，拇指端抵於食指中節橈側緣以助力。前臂與拇指主動施力，進行持續點壓。

3. 屈食指點法

屈食指，其他手指相握，以食指第一指間關節突起部著力於施術部位或穴位上，拇指末節尺側緣緊壓食指指甲部以助力。前臂與食指主動施力，進行持續點壓。

【注意事項】

（1）不可突施暴力。既不能突然發力，也不可突然收力。

（2）對年老體弱、久病虛衰的患者不可施用點法，尤其是心功能較弱患者忌用。

十四、捏　法

用拇指和其他手指在施術部位作對稱性的擠壓，稱為捏法（圖 2-1-14）。

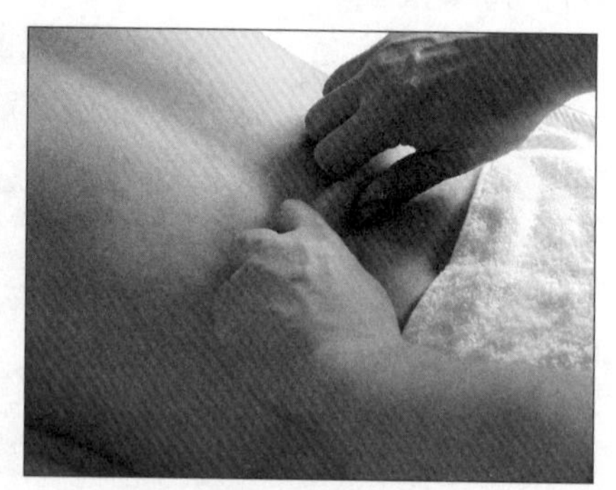

圖 2-1-14

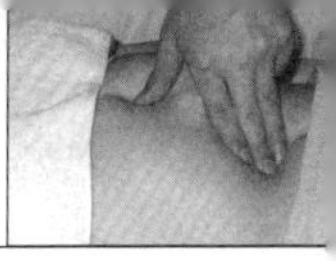

【操作】

用拇指和食、中指指面或用拇指和其餘四指指面夾住肢體或肌膚，相對用力擠壓，隨即放鬆，再用力擠壓、放鬆，重複以上擠壓、放鬆動作，並循序移動。

【注意事項】

（1）注意不要用指端著力。如以指端著力就會失去擠壓的力量。

（2）操作時注意不要含有揉的成分，如捏中含揉，則其性質即趨於拿法。

十五、拿　法

用拇指和其餘手指相對用力，提捏或捏揉肌膚，稱為拿法（圖 2-1-15）。有「捏而提起謂之拿」的說法。拿法是臨床常用手法之一，具有十分舒適的特點。

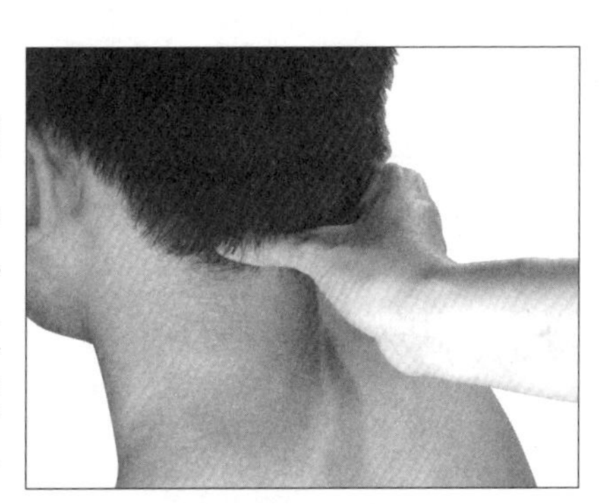

圖 2-1-15

【操作】

以拇指和其餘手指的指面相對用力，捏住施術部位肌膚並逐漸收緊、提起，腕關節放鬆。以拇指同其他手指的對合力進行輕重交替、連續不斷的提捏並施以揉動。

十六、捻　法

用拇、食指夾住治療部位進行搓揉捻動，稱為捻法（圖 2-1-16）。捻法為按摩輔助手法。

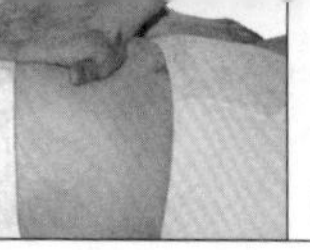

【操作】

用拇指螺紋面與食指橈側緣或螺紋面相對捏住施術部位，拇指、食指主動運動，稍用力做對稱性的快速搓揉動作，如捻線狀。

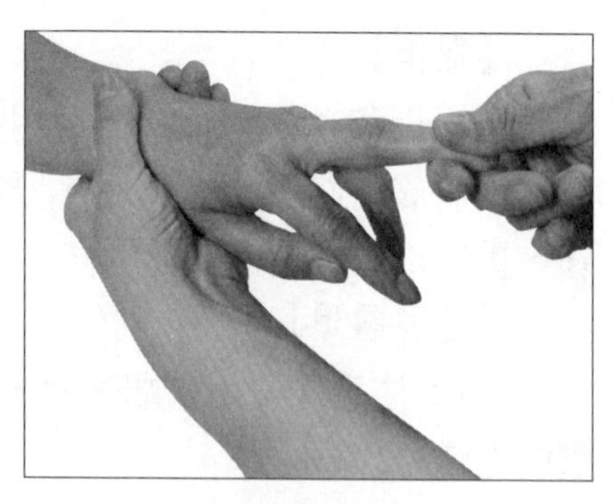

圖 2-1-16

【注意事項】

操作時注意不要使用蠻力，手法不可僵硬、呆滯。

十七、擠　法

以單手或雙手指端對稱性向中央擠壓，稱為擠法（圖 2-1-17）。擠法是民間較為流行的手法。

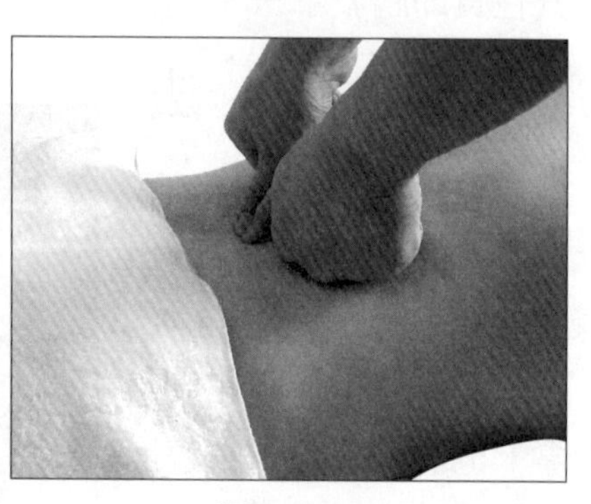

圖 2-1-17

【操作】

以一手的拇指和食指或兩手拇指的螺紋面或指端置於施術部位的皮膚或筋結，將皮膚或筋結擠按著實，然後兩指對稱性用力向中央擠按。

十八、拍　法

用虛掌拍打體表，稱為拍法（圖 2-1-18）。拍法可單手操作，亦可雙手同時操作。

【操作】

五指併攏，掌指關節微屈，使掌心空虛。腕關節放鬆，前臂主動運動，上下揮臂平穩而有節奏地用虛掌拍擊施術部位。用雙掌拍打時，宜雙掌交替操作。

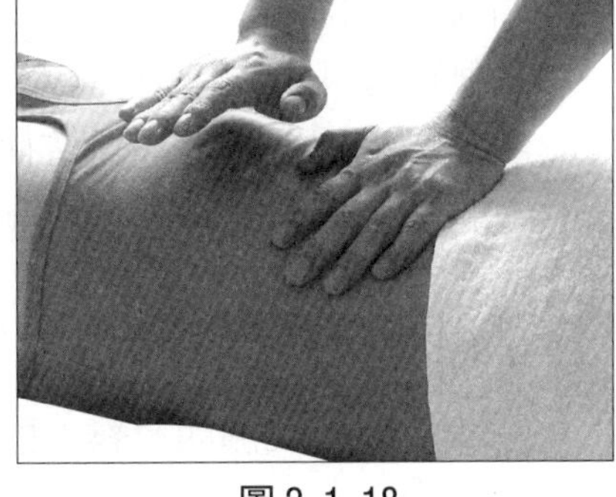

圖 2-1-18

【注意事項】

拍擊時力量不可有所偏移，否則易抽擊皮膚而疼痛。要掌握好適應證，對結核、腫瘤、冠心病等禁用拍法。

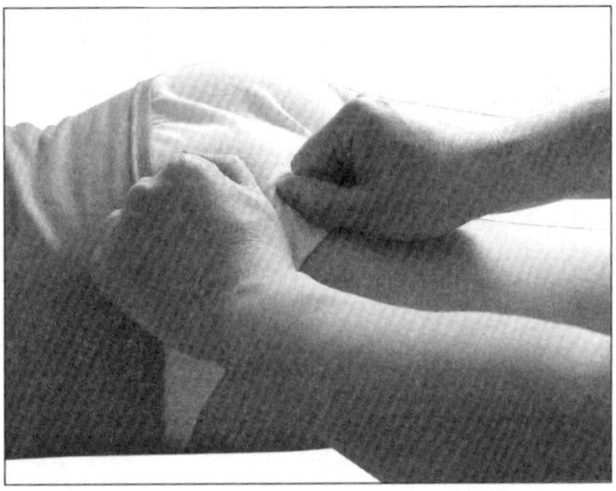

十九、擊　法

圖 2-1-19

用拳背、掌根、掌側小魚際、指尖或桑枝棒擊打體表一定部位，稱為擊法（圖 2-1-19）。擊法包括拳擊法、掌擊法、側擊法、指尖擊法和桑枝擊法。

【操作】

1. 拳擊法

手握空拳，腕關節伸直。前臂主動施力，用拳背節律性平擊施術部位。

2. 掌擊法

手指伸直，腕關節背伸。前臂主動施力，用掌根節律性擊打施術部位。

3.側擊法

掌指部伸直，腕關節略背伸。前臂部主動運動，用小魚際部節律性擊打施術部位。側擊法可單手操作，但一般多雙手同時操作，左右交替進行。

4.指尖擊法

手指半屈，腕關節放鬆。前臂主動運動，以指端節律性擊打施術部位。

5.桑枝擊法

手握桑枝棒一端。前臂主動運動，用棒體節律性擊打施術部位。

【注意事項】

（1）應避免暴力擊打。

（2）需嚴格掌握各種擊法的適用部位和適應證。

二十、叩 法

以手指的小指側或空拳的底部擊打體表一定部位，稱為叩法（圖 2–1–20）。

叩法刺激程度較擊法為輕，有「輕擊為叩」之說，實則叩法屬擊法範疇。

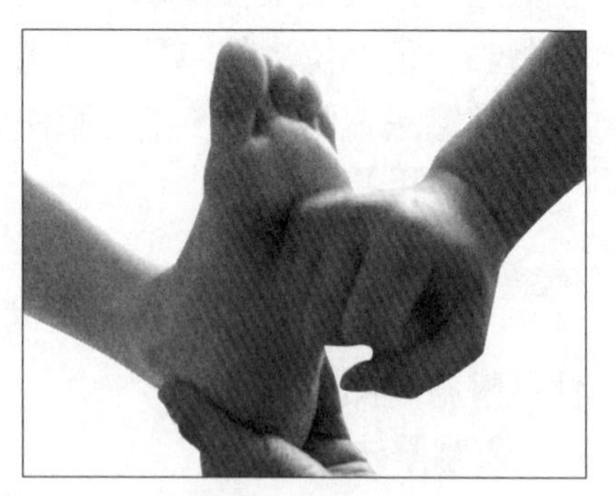

圖 2–1–20

【操作】

手指自然分開。腕關節略背伸。前臂部主動運動，用小指側節律性叩擊

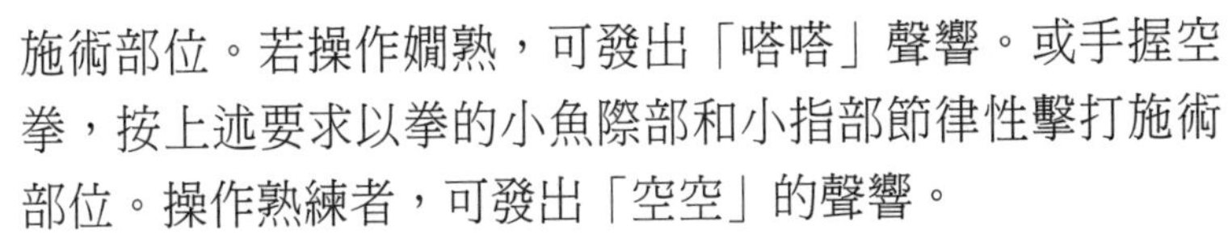

施術部位。若操作嫻熟，可發出「嗒嗒」聲響。或手握空拳，按上述要求以拳的小魚際部和小指部節律性擊打施術部位。操作熟練者，可發出「空空」的聲響。

【注意事項】

注意不要施重力，重力叩擊就失去了叩法的作用。一般叩法施用後受術者有輕鬆舒適的感覺。

二十一、搖　法

使關節做被動的環轉運動，稱搖法。包括頸項部、腰部和全身四肢關節搖法。

【操作】

1. 頸項部搖法

受術者坐位，頸項部放鬆。術者立於其背後或側後方。以一手扶按其頭頂後部，另一手托扶於下頜部，兩手臂協調運動，反方向施力，使頭頸部按順時針或逆時針方向進行環形搖轉，可反覆搖轉數次。

2. 肩關節搖法

肩關節搖法種類較多，可分為托肘搖肩法、握手搖肩法、大幅度搖肩法等。

（1）托肘搖肩法：受術者坐位，肩部放鬆，被施術側肘關節屈曲。術者站於側面，兩腿呈弓步式，身體上半部略為前俯。以一手扶按住肩關節上部，另一手托其肘部，使其前臂放在術者前臂上。然後手臂部協同用力，做肩關節順時針或逆時針方向的中等幅度的環轉搖動。

（2）握手搖肩法：受術者坐位，兩肩部放鬆。術者立於其側，以一手扶按被施術者側肩部，另一手握住其手部，稍用力將其手臂牽伸，待拉直後手臂部協同施力，做肩關節順時針或逆時針方向的小幅度的環轉搖動。

（3）大幅度搖肩法：受術者坐位，兩上肢自然下垂並放鬆。術者立於其前外側，兩足呈丁字步。兩掌相合，挾持住被施術側上肢的腕部，牽伸並抬高其上肢至前外方約45°時，將其上肢慢慢向其前外上方托起。在此過程中，位於下方的一手應逐漸翻掌當上舉至160°時，即可虎口向下握住其腕部。另一手隨其上舉之勢由腕部沿前臂、上臂滑移至肩關節上部。略停之後，兩手協調用力，即按於肩部的一手將肩關節略向下按並固定之，握腕一手則略上提，使肩關節伸展。隨即握腕一手握腕搖向後下方，經下方復於原位，此時扶按肩部一手已隨勢沿其上臂、前臂滑落於腕部，呈動作初始時兩掌挾持腕部狀態。此為肩關節大幅度搖轉一周，可反覆搖轉數次。在大幅度搖轉肩關節時，要配合腳步的移動，以調節身體重心。即當肩關節向上、向後外方搖轉時，前足進一小步，身體重心在前；當向下、向前外下方復原時，前足退步，身體重心後移。

3.肘關節搖法

受術者坐位，屈肘約45°左右。術者一手托握住患者肘後部，另一手握住其腕部，使肘關節做順時針或逆時針方向環轉搖動。

4.腕關節搖法

受術者坐位，掌心向下。術者雙手合握腕部，以兩拇指扶按於腕背側，餘指端扣於大小魚際部，兩手臂協調用力，在稍牽引情況下做順時針和逆時針放下的搖轉運動。其次，受術者食指、中指、無名指和小指併攏，掌心向下。術者以一手握其腕上部，另一手握其併攏的四指部，在稍用力牽引的情況下做腕關節的順時針和逆時針方向的搖轉運動。另外，受術者五指捏攏，腕關節屈曲。術者以一手握其腕上部，另一手握其捏攏到一起的五指部，做腕關節的順時針或逆時針方向的搖轉運動。

5.掌指關節搖法

以一手握住受術者一側掌部，另一手以拇指和其餘四指握捏住五指中的一指，在稍用力牽伸的情況下做該掌指關節的順時針或逆時針方向的搖轉運動。

6.腰部搖法

包括仰臥位搖腰法、俯臥位搖腰法、站立位搖腰法和滾床搖腰法。

（1）仰臥位搖腰法：受術者仰臥位，兩下肢併攏，屈髖屈膝。術者雙手分按其兩膝部或一手按膝，另一手按於足踝部，協調用力，做順時針或逆時針方向的搖轉運動。

（2）俯臥位搖腰法：受術者俯臥位，兩下肢伸直。術者一手按壓其腰部，另一手臂托抱住雙下肢，協調用力，做順時針或逆時針方向的搖轉運動。

（3）站立位搖腰法：受術者站立位，雙手扶牆。術者半蹲於側，以一手扶按於其腰部，另一手扶按於臍部，兩手臂協調施力，使其腰部做順時針或逆時針方向的搖轉運動。

（4）滾床搖腰法：受術者坐於診察床上，術者立於其後方，助手扶按雙膝以固定。以雙手臂環抱胸部並兩手鎖定，按順時針或逆時針方向緩慢搖轉。

7.髖關節搖法

受術者仰臥位，一側屈髖屈膝。術者一手扶按其膝部，另一手握其足踝部或足跟部，將其髖、膝屈曲的角度均調整到90度，然後兩手調用力，使髖關節做順時針或逆時針方向的搖轉運動。

8.膝關節搖法

受術者仰臥位，一側下肢伸直放鬆，另一側下肢屈髖屈膝。以一手托住扶其屈曲側下肢的膕窩部，另一手握其足踝部或足跟部，按順時針或逆時針方向環轉搖動。

9.踝關節搖法

受術者仰臥位，下肢自然伸直。術者坐於其足端，用一手托握起足跟以固定，另一手握住足趾部，在稍用力拔伸的情況下做順時針或逆時針方向環轉搖動。其次，受術者俯臥位，一側下肢屈膝。術者以一手扶按於足跟部，另一手握住其足趾部，做順時針或逆時針方向環轉搖動。本法較仰臥位時的踝關節搖法容易操作，且搖轉幅度較大。

【注意事項】

（1）不可逾越人體關節的正常的活動範圍進行搖轉。

（2）不可突然快速搖轉。

（3）對於習慣性關節脫位者禁用搖法。

（4）對椎動脈型、交感型頸椎病以及頸部外傷、頸椎骨折等病症禁用搖法。

二十二、扳　法

扳法是推拿常用手法之一，屬於被動運動。用雙手向同一方向或相反方向用力，使關節伸展或旋轉，稱為扳法。

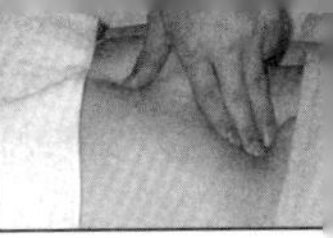

【操作】

1.頸椎扳法

又稱「頸椎旋轉復位法」。

（1）頸部斜扳法：病人坐位，頸項放鬆，頭略前俯。醫者站於後側方，用一手扶住其頭頂部，另一手托住其下頦部，兩手協同動作使頭向左或向右慢慢旋轉。當旋轉到一定幅度（即有阻力）時，稍停頓一下，隨即用勁再做一個有控制的增大幅度（5～10度）的快速扳動，此時常可聽到「嗒嗒」響聲。達到目的，隨即鬆手。

（2）頸椎旋轉定位扳法：病人坐位，頸前屈15～30度，再側屈到最大幅度。醫者站於後側方，用一手拇指頂按住患椎棘突旁，另一手托住其下頦向同側方向慢慢旋轉（要注意旋轉時頭不能仰起來），當旋轉到有阻力時，隨即用勁作一個有控制的增大幅度的快速扳動。與此同時，頂按棘突的拇指要協同使勁向對側推動，此時常可所到「嗒嗒」響聲，同時拇指下有棘突跳動感。

（3）環樞關節旋轉扳法：病人坐於低凳上，頸微屈。醫者站於一側，用一手拇指頂按第二頸椎棘突，另一手以肘部托起病人下頦，手掌繞過對側耳後扶住枕骨部，然後逐漸用力將頸椎向上拔伸。在拔伸的基礎上使頸椎旋轉到有阻力的位置，隨即做一有控制的稍為增大幅度的扳動，頂椎棘突的拇指同時協調用力。此時常可聽到「喀」的一聲或有拇指下棘突的跳動感。

2.腰椎扳法

（1）腰椎斜扳法：病人側臥位，下面的下肢自然伸直，上面的下肢屈曲。醫者面對病人站立，兩手（或兩肘）分別扶按病人的肩前部及臀部，作相反方向的緩緩用力扳動，使腰部被動扭轉。當扭轉到有阻力時，再施一個增大幅度的猛推。此時常可聽到「喀喀」響聲，表示手法成功。斜扳法的定位可根據病變位置的高低，控制上下旋轉幅度的調節來實現。如病變節段在上腰椎，則下半身旋轉幅度應大於上半身；病變節段在下腰椎，則上半身旋轉幅度應大於下半身。

（2）腰椎旋轉復位法：病人坐位，腰部放鬆，助手站在病人側方，用一手扶住病人肩部，另一手按壓其膝上方以穩住下肢。醫者坐於病人後側方，用一手拇指頂推偏歪的棘突，另一手從病人腋下穿過按住其頸項，然後分三步完成整個動作（即前屈、側屈、旋轉）。先囑病人主動慢慢彎腰，當前屈至拇指下感到棘突活動時即穩住在此幅度。然後再向同側側屈至一定幅度，使病變節段被限制在這個脊柱曲線的頂點上。此時再做旋轉運動：醫者披住頸項的手下壓，肘部同時上抬，拇指用力頂推棘突；助手則協力推壓對側肩部，各方協調動作，使病人腰椎做最大幅度旋轉，常可聽到「喀喀」響聲和拇指下有棘突跳動感。

（3）腰椎後伸板法：病人俯臥，屈肘，兩手放於頦下或頭前。醫者站於側，用一手按壓其腰部，另一手將其下肢托起並用力向後扳伸，如此兩手協同動作，使腰椎向後過伸。另一種方法是醫者用膝部頂壓病人腰椎，兩手分別提住病人兩踝慢慢向上提位，使腰椎過伸。如此一拉一放，可重複5～10次。

3. 肩關節扳法

（1）上舉：病人坐位，醫者半蹲站於其前側，將患手搭在醫者肩後，使其肘部擱在醫者上臂部，醫者兩手抱住患者肩部，然後慢慢站起並同時伸展手臂將患肢抬起。

（2）內收：病人坐位，將手置於胸前，醫者緊靠其背後穩住其身體，用一手扶住患肩，另一手握住其肘部作內收扳動。

（3）後伸：病人坐位，手自然下垂。醫者站於患側，用一手扶住其肩部，另一手握住其腕部向後扳動並作屈肘動作。屈肘時要使掌背沿脊柱上移。

（4）外展：病人仰臥。醫者一手按住患肩部，另一手握住其肘部做向外牽拉扳動，同時做旋內反旋外動作。

4.肘關節扳法

病人仰臥。醫者一手握住其肘上部，另一手握住其腕部，反覆作肘關節屈伸扳動。

5.腕關節扳法

病人坐位。醫者用雙手握住其手掌，兩拇指按住腕背部，先將腕關節拔伸，在拔伸的基礎上再做屈伸及左右側屈扳動。

6.踝關節扳法

病人仰臥，醫者用一手托住其足跟，另一手握住蹠趾部，兩手協調用力將踝關節屈伸及內外翻扳動。

【注意事項】

（1）不可逾越關節運動的生理範圍。超越關節生理活動範圍的扳動，容易使關節自身及附著於關節的肌肉、韌帶等軟組織受到損傷。

（2）不可粗暴用力和使用蠻力。所謂粗暴用力是指操作時手法粗糙，無準備動作，不分操作過程的階段性，入手即扳，且扳動時所施力量不知大小，不能有效控制。所謂蠻力是指所施扳法力量有餘而靈巧不足，能發而不能收，呆板笨拙。

（3）不可強求關節彈響。在頸、胸及腰部施用扳法，操作過程中常可聽到「喀」的彈響聲，是關節彈跳或扭轉摩擦所發出的聲音，一般認為是關節復位、手法成功的標誌之一。但在實際操作過程中若未能出現這種響聲，也不宜過於追求。若反覆扳動，易使關節緊張度增大，有可能造成不良後果。

（4）診斷不明的脊柱外傷及帶有脊髓症狀體徵者禁用扳法。

（5）老年人伴有較嚴重的骨質增生、骨質疏鬆者慎用扳法，對於骨關節結核、骨腫瘤者禁用扳法。

二十三、拔伸法

用對抗的力量將關節或肢體牽位使其伸展，稱為拔伸法，也叫牽拉法。

【操作】

1.頸椎拔伸法

病人正坐，醫者站於其後，用雙手拇指頂在枕骨後方（風池穴上方），並用兩前臂分別壓住病人兩肩；然後逐漸用力向上拔伸。

2.肩關節拔伸法

病人坐於低凳，患肢放鬆。醫者站於其後外側，用雙手握住其腕部慢慢向上牽拉。用力要穩，動作要緩和。

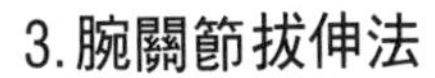

3.腕關節拔伸法

病人坐位，醫者對面而坐（或站），用雙手握住患手指掌部，逐漸用力拔伸，與此同時，病人上身略向後仰，形成對抗牽引。

4.指間關節拔伸法

用一手握住病人腕上部，另一手捏住患指端，兩手同時向相反方向用力拔伸。

關於腰椎和髖關節的拔伸，雖然也可用手法，但效果不佳，現在一般採用機械牽引；頸椎部的拔伸也以機械牽引較為常用。

【注意事項】

（1）不可用突發性的暴力進行拔伸，以免造成牽拉損傷。

（2）要注意拔伸的角度和方向。

（3）在關節復位時不可在疼痛、痙攣較重的情況下拔伸，以免手法失敗和增加病人的痛苦。

二十四、理　法

用手對肢體進行節律性握捏，稱為理法。理法多做為結束按摩手法使用。可單手操作，亦可雙手同時操作。

【操作】

以一手持受術者肢體遠端，另一手以拇指與餘指及手掌部握住其近端，指掌部主動施力，做一鬆一緊的節律性握捏，並循序由肢體的近端移向遠端。兩手交替操作，可反覆多次。理法也有雙手同時操作者，即用雙手同時對握住受術者的肢體近端，向遠端進行節律性握捏。

【注意事項】

注意手法操作的靈活性，不可緩慢呆滯。

二十五、拂　法

指在體表做輕快的擦掠，稱為拂法。拂法為輔助治療手法，亦常作為保健手法使用。

【操作】

手指自然伸直，以食指、中指、無名指和小指螺紋面置於施術部位上。臂部主動運動，由腕部帶動手指在體表做輕快的擦掠，狀如拂塵，輕輕擦掠而過。

【注意事項】

注意指部不可施力。

二十六、掐　法

以指端（多以拇指端）甲緣重按穴位，而不刺破皮膚的方法，稱掐法。又稱切法、爪法。

【操作】

受術者坐或臥位。術者以單手或雙手拇指指端甲緣，將力貫注於指端，著力於體表的施術部位，或穴位上長按而掐之，或兩指同時用力摳掐，但不刺破皮膚。

【注意事項】

不可用力過大，以免掐破皮膚，施術的時間不宜過長，而且要注意經常與受術者進行交流，隨時掌握受術者的感受，以免造成副損傷。

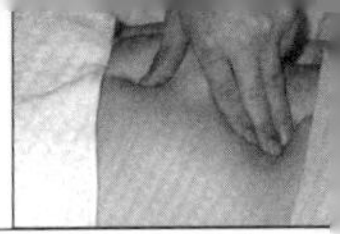

二十七、按揉法

按揉法是由按法和揉法複合而成，包括拇指按揉法和掌按揉法兩種，臨床應用頻度較高。

【操作】

拇指按揉法：分為單拇指按揉法和雙拇指按揉法兩種。

1. 單拇指按揉法

以拇指螺紋面置於施術部位，餘四指置於其對側或相應的位置上以助力。拇指主動施力，進行節律性按壓揉動。單拇指按揉法在四肢及頸項部操作時，外形酷似拿法，但拿法是拇指與其他四指兩側對稱用力，而拇指按揉法的著力點是在拇指側，餘四指僅起到助力、助動的作用。

2. 雙拇指按揉法

以雙手拇指螺紋面並列或重疊置於施術部位，餘指置於對側或相應的位置上以助力，腕關節屈曲約 60°。雙拇指和前臂主動用力，進行節律性按壓揉動。雙拇指按揉法在操作時，與雙手拿法外形相似，其區別在於前者的著力重點在雙手拇指，而後者是雙手拇指與餘指均用力。

【注意事項】

按揉法屬於剛柔並濟手法，操作時不可失之偏頗，既不可偏重於按，又不可偏重於柔；注意按揉法的節奏性，既不要過快，又不可過慢。

二十八、彈撥法

彈撥法是指在撥法的基礎上，施以彈動之力，撥而彈之，彈而撥之。分為拇指彈撥法和食指彈撥法兩種。

【操作】

1. 拇指彈撥法

將拇指端置於施術部位，餘四指置於其對側以助力。沉肩、垂肘、懸腕，將著力的拇指端插入肌間隙或肌肉韌帶的起止點處，拇指主動發力，腕關節微微旋轉並輕度擺動，用力由輕而重，速度由慢而快地撥而彈之，有如撥弦彈琴，「嗒嗒」作響有聲。

2. 食指彈撥法

以拇指端抵於食指遠側指間關節的腹側面，中指屈曲，第二、第三節指骨抵於拇指橈側緣以固定，將被拇指與中指固定好的食指端置於施術部位，並著力插入肌間隙或肌肉韌帶的起止點處。食指主動發力，用力由輕而重，速度由慢而快地撥而彈之，有如撥弦彈琴，「嗒嗒」作響有聲。

【注意事項】

彈撥法在彈撥時指端和施術部位的皮膚有快速的擦動，應注意不要因多次而反覆的彈撥而擦破皮膚。此外，骨折的癒合期、急性軟組織損傷者禁用。

二十九、推摩法

推摩法是由一指禪偏峰推法與指摩法複合而成，即一指禪偏峰法與其餘四指的摩動的同時操作，手法難度較高。

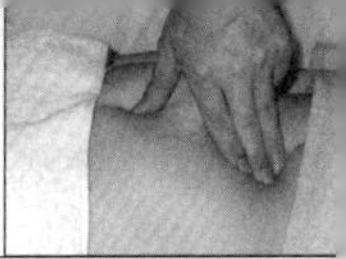

【操作】

將拇指橈側偏峰著力於體表穴位或經絡線路上，其餘四指併攏，掌指部自然伸直，將食指、中指、無名指、小指的四指指面著力於相應的施術部位上，腕關節放鬆，屈曲 25°左右。前臂主動運動，使腕關節做旋轉運動並同時左右擺動，以帶動拇指做纏綿的一指禪偏峰推法，並使其餘四指指面在施術部位上同時做環形的摩動。

【注意事項】

推摩法較難於操作，要注意動作的連貫性、協調性，宜經久練習，方可熟練運用。

三十、掃散法

掃散法是指以拇指偏峰及其餘四指指端在顳、枕部進行輕快的擦動。實質上是一種變相的應用拇指橈側緣和其他指端做快速的指擦法。但這種指擦法，必須在顳枕部操作，不可用於他處。

【操作】

以一手扶按受術者一側頭部以固定，另一手拇指伸直，以橈側面置於額角髮際頭維穴處；其餘四指併攏、微屈，指端置於耳後高骨處，食指與耳上緣平齊。

前臂主動運動，腕關節挺勁，使拇指橈側緣在頭顳部做較快的單向擦動，範圍是額角至耳上，同時，其餘四指在耳後至乳突範圍內快速擦動。左右兩側交替進行，每側掃散 50 次。

【注意事項】

（1）手法刺激不宜過重，要體現「掃散」之意。

（2）操作時要固定好頭部，避免受術者隨手法操作而出現俯仰晃動。

三十一、揉捏法

揉捏法由揉法和捏法複合而成，可單手揉捏，亦可雙手揉捏（見圖 2-1-21）。

【操作】

拇指自然外展，其餘四指併攏，以拇指與其餘四指指腹部或螺紋面對捏於施術部位。指、掌與前臂部主動運動，帶動腕關節做輕度旋轉運動，使拇指與其餘四指對合施力，捏而揉之，揉而捏之，捏中含揉，揉中含捏，從而產生節律性的揉捏動作。

【注意事項】

（1）注意手法操作的準確性，要與拿法、按揉法區分開來。

（2）用力要適中，避免過度輕柔使用浮勁。

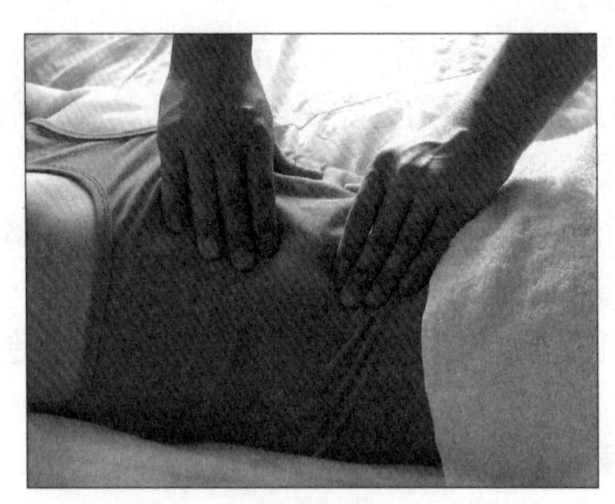

圖 2-1-21

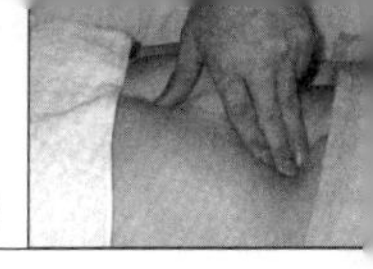

第二節　小兒推拿常用手法簡介

一、黃峰入洞

【操作】醫者以一手輕扶患兒頭部，使患兒頭部相對固定，另一手食指、中指的指端著力，緊貼在患兒兩鼻孔下緣處，反覆揉動 50～100 次（圖 2-2-1）。

【作用】治療外感風寒，發熱無汗，急慢性鼻炎，鼻塞流涕，呼吸不暢等病症。

二、雙鳳展翅

【操作】醫者先用兩手食指、中指夾患兒兩耳，並向上提數次後，再用一手或兩手拇指端掐眉心、太陽、聽會、人中、承漿、頰車諸穴，每穴按、掐各 3～5 次，提 3～5 次（圖 2-2-2）。

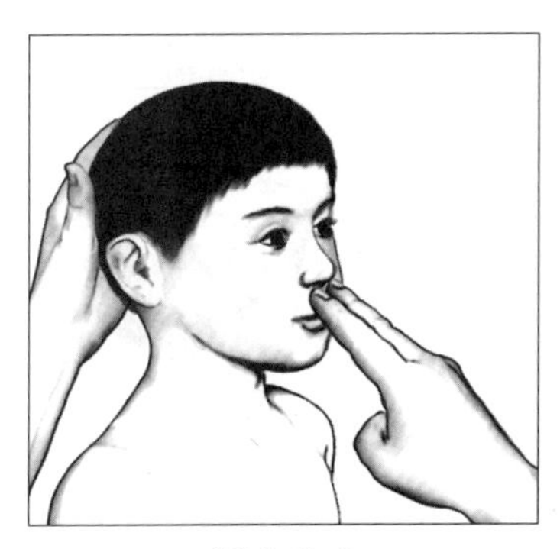

圖 2-2-1

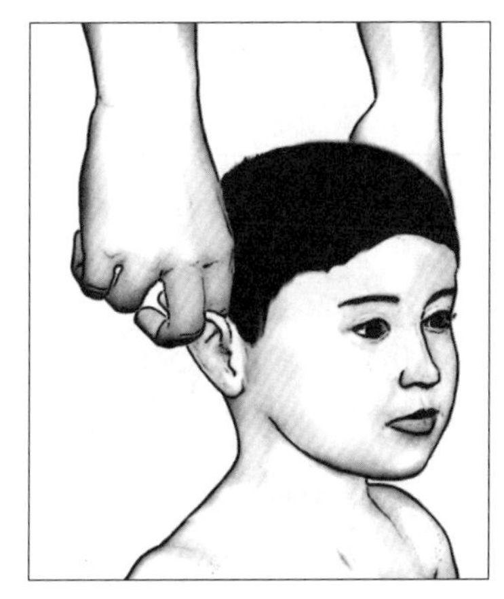

圖 2-2-2

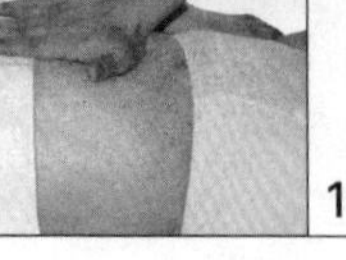

【作用】治療外感風寒，咳嗽多痰等上呼吸道疾患。

三、揉耳搖頭

【操作】醫者以雙手拇指、食指螺紋面著力，分別相對捻揉患兒兩耳垂後，再用雙手捧患兒頭部，將患兒頭頸左右輕搖。揉耳垂 20～30 次，搖兒頭 10～20 次（圖 2-2-3）。

【作用】治療驚風。

四、開璇璣

【操作】醫者先用兩手拇指自患兒璇璣穴處沿胸肋分推，並自上而下分推至季肋部，再從胸骨下端的鳩尾穴處向下直推至臍部，再由臍部向左右推摩患兒腹部，並從臍部向下直推至小腹部，最後再作推上七節骨（圖 2-2-4）。

【作用】治療咳喘、食積、腹脹、腹痛、嘔吐、泄瀉、外感發熱等病症。

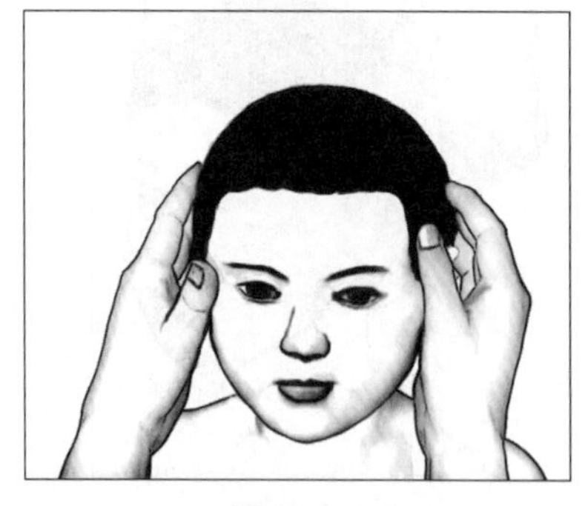

圖 2-2-3

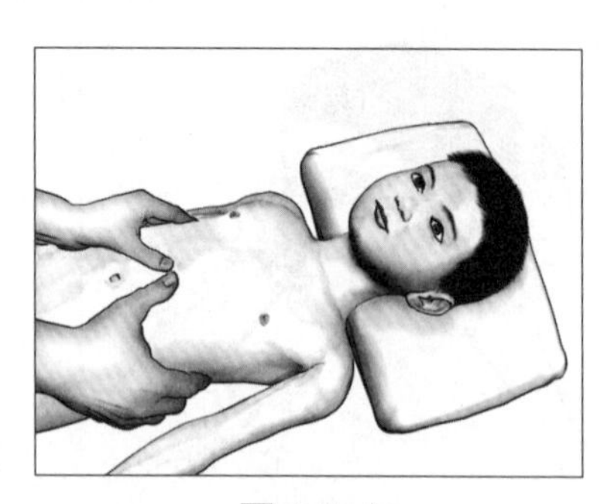

圖 2-2-4

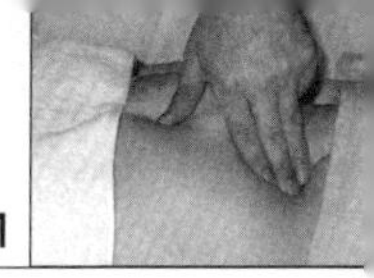

五、按弦搓摩

【操作】患兒坐位或家長將患兒抱坐懷中，將患兒兩手交叉搭在對側肩上，醫者面對患兒坐其身前。用兩手掌面著力，輕貼在患兒兩側脇肋部，呈對稱性地搓摩，並自上而下搓摩至肚角處 50～500 次（圖 2-2-5）。

【作用】用於治療痰積、咳喘、腹痛、腹脹、食積、肝脾腫大等病症。

六、揉臍及龜尾並擦七節骨

【操作】患兒仰臥位，醫者坐其身旁。用一手中指或食指、中指、無名指三指螺紋面著力揉臍；患兒俯臥位，醫者再用中指或拇指螺紋面揉龜尾穴（圖 2-2-6）。最後再用拇指螺紋面自龜尾穴向上推至命門穴為補，或自命門穴向下推至龜尾穴為瀉。操作 100～300 次。

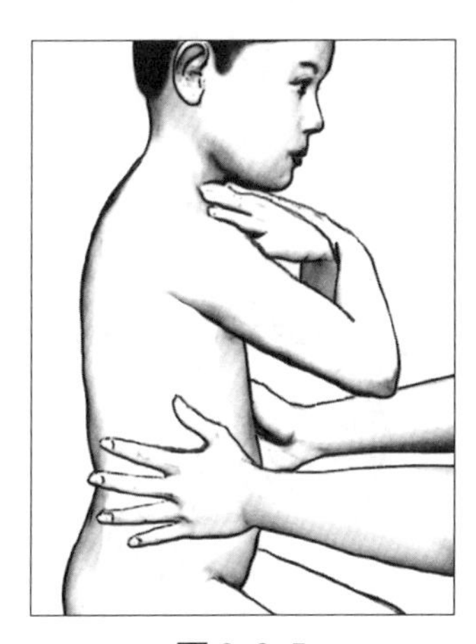

圖 2-2-5

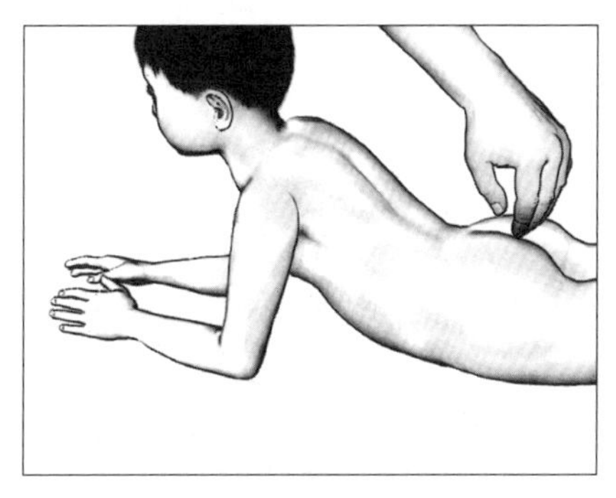

圖 2-2-6

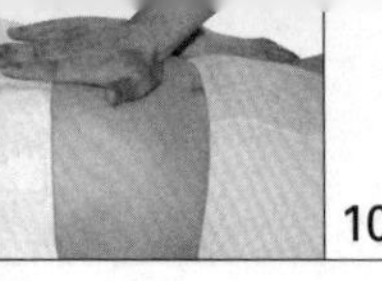

【作用】治療泄瀉、痢疾、便秘等病症。

七、龍入虎口

【操作】患兒仰臥位或讓家長抱坐懷中，醫者坐其身旁。用一手托扶住患兒掌背，使掌面向上，用另一手叉入虎口，拇指螺紋面著力，在患兒板門穴處按揉或推 50～500 次（圖 2–2–7）。

【作用】治療發熱、吐瀉、四肢抽搐。

八、二龍戲珠

【操作】患兒坐位或由家長抱坐懷中，醫者坐其身旁。用一手拿捏患兒食指、無名指的指端，用另一手按捏患兒陰池、陽池兩穴，並由此邊按捏邊緩緩向上移動按捏至曲池穴（圖 2–2–8），如此 5 次左右。寒證重按陽穴，熱證重按陰穴。最後一手拿捏陰、陽兩穴 5～6 次，另一手拿捏患兒食指、無名指的指端各搖動 20～40 次。

【作用】治療寒熱不和、四肢抽搐、驚厥等病症。

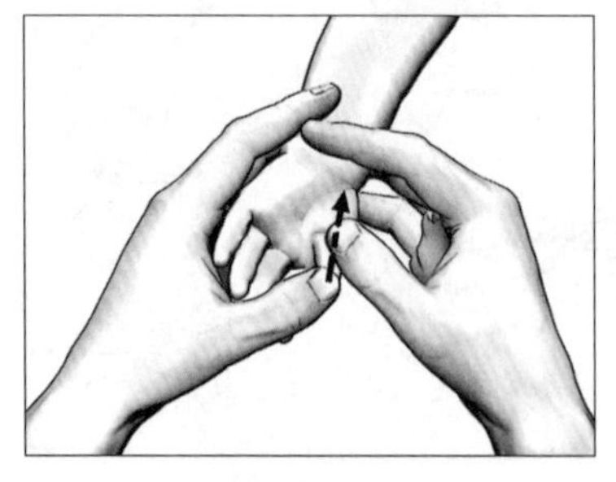
圖 2–2–7

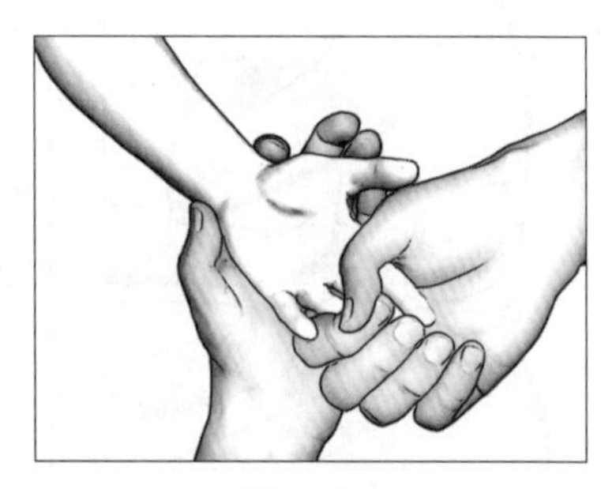
圖 2–2–8

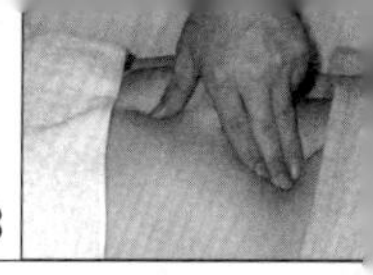

九、雙龍擺尾

【操作】患兒仰臥位或坐位，醫者坐其身前。用一手托住患兒肘處，用另一手拿住患兒食指與小指，向下扯搖，並左右搖動，似雙龍擺尾之狀（圖 2–2–9）。扯搖 5～10 次。

【作用】治療氣滯、大小便閉結等病症。

十、烏龍擺尾

【操作】患兒仰臥位或坐位，醫者坐其身前。用一手拿住患兒肘，用另一手拿住患兒小指搖動 20～30 次（圖 2–2–10）。

【作用】治療大、小便不爽。

十一、蒼龍擺尾

【操作】患兒仰臥位或坐位，醫者坐醫身前。用一手拿住患兒食指、中指、無名指三指，另一手自患兒總經穴至㪕肘穴來回搓揉幾遍後，拿住㪕肘處，前手拿小兒三指

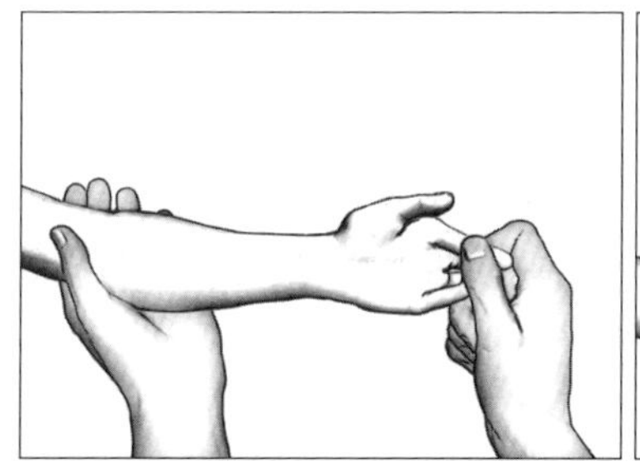

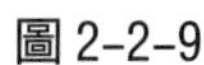

圖 2–2–9

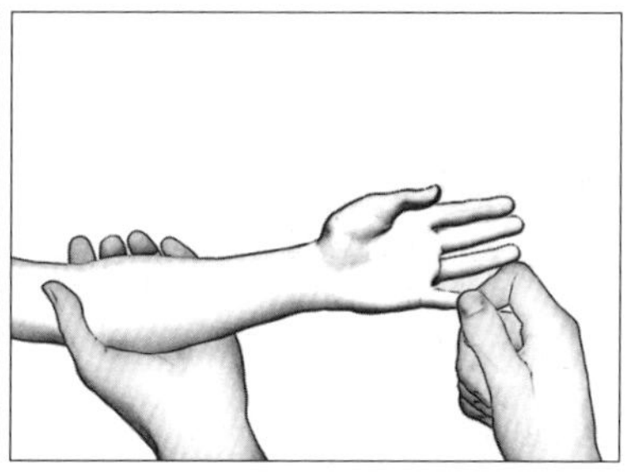

圖 2–2–10

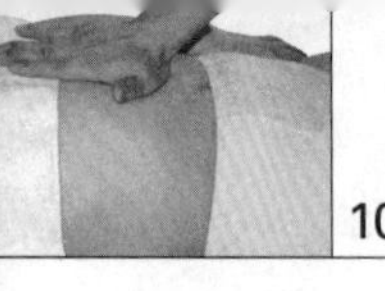

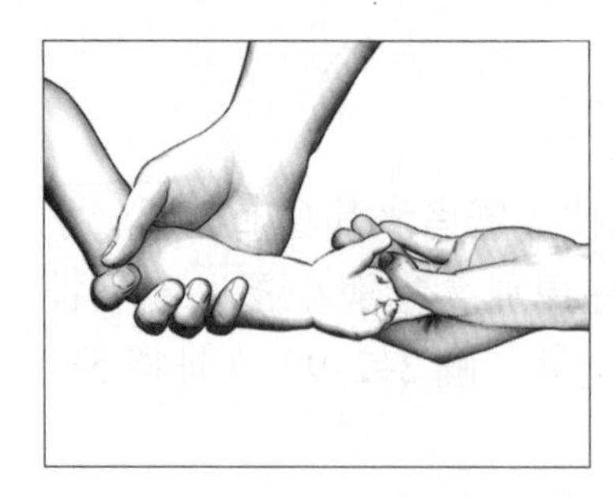

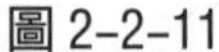

圖 2-2-11

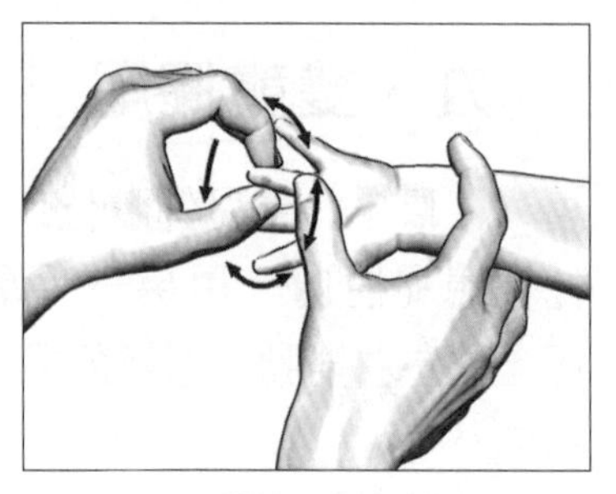

圖 2-2-12

搖動，如擺尾狀，搖動 20～30 次（圖 2-2-11）。

【作用】治療胸悶發熱，躁動不安，大便秘結等病症。

十二、丹鳳搖尾

【操作】患兒仰臥位或坐位，醫者坐其身前。用一手拇指、食指按捏患兒內、外勞宮穴，另一手先搖患兒中指端，然後再拿捏中指搖動 10～20 次（圖 2-2-12）。

【作用】治療驚症。

十三、鳳凰展翅

【操作】患兒坐位或仰臥位，醫者坐其身前。用雙手握住患兒腕部，兩手拇指分別按捏在患兒陰、陽穴上，然後向外搖擺腕關節；再用一手托拿患兒𦙶肘處及肘後部，另一手握住患兒手背部，上下擺動腕關節；最後一手托住𦙶肘，另一手握住手背，大拇指掐住虎口，來回屈曲，搖動腕關節（圖 2-2-13）。

【作用】治療感冒身熱、咳喘痰多、胃寒呃逆、嘔吐

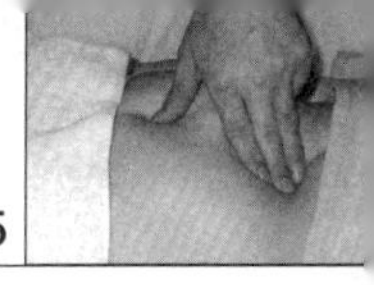

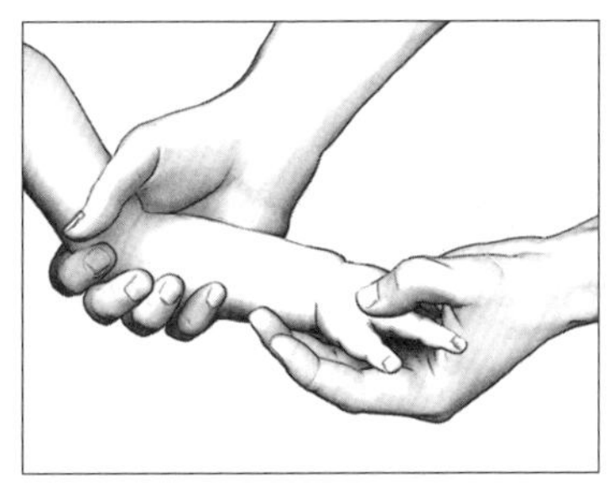

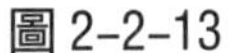

圖 2-2-13

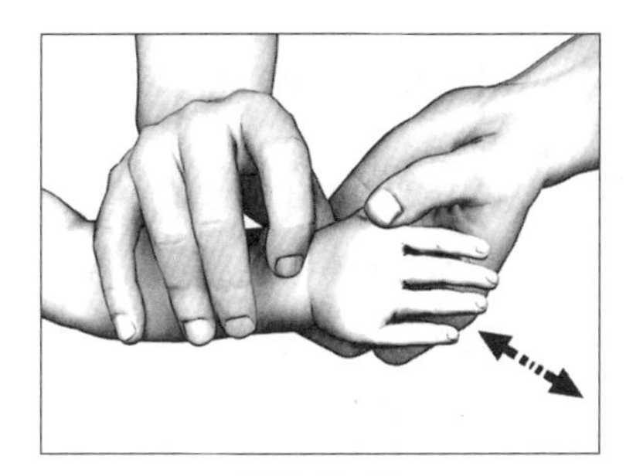

圖 2-2-14

腹瀉等病症。

十四、鳳凰單展翅

【操作】患兒仰臥位或坐位，醫者坐其身前。一手拿捏住患兒內、外一窩風穴（手背腕橫紋），另一手拿捏住患兒內、外勞宮穴並搖動 100～300 次（圖 2-2-14）。

【作用】治療虛熱、寒痰、肺虛胸悶短氣等病症。

十五、鳳凰鼓翅

【操作】患兒坐位或仰臥位，醫者坐其身前。用一手托住患兒肘部，另一手握住患兒腕部，並用拇指、食指分別按掐住患兒腕部橈、尺骨頭前陷中，同時搖動患兒腕部 20～30 次（圖 2-2-15）。

【作用】治療喉間痰鳴、肌膚黃腫等病症。

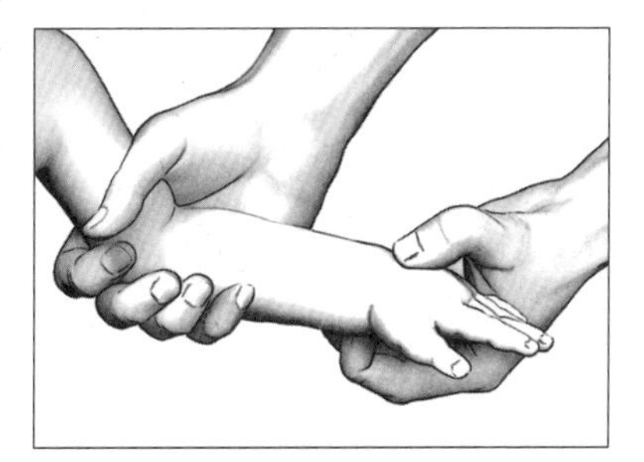

圖 2-2-15

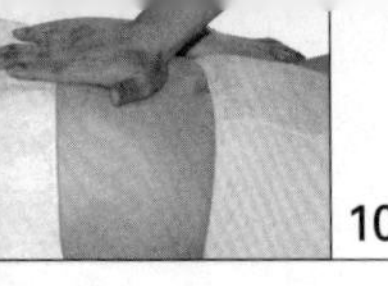

十六、赤鳳搖頭

【操作】患兒坐位或仰臥位，醫者坐其身前。用一手捏住患兒肘處，另一手依次拿患兒五指搖動，然後搖肘（圖 2–2–16）。

【作用】治療上肢麻木、驚症、心悸、胸滿脹痛、喘息短氣等病症。

十七、猿猴摘果

【操作】患兒坐位或仰臥位，醫者坐其身前。用兩手拇指、食指捏患兒螺螄骨上皮，一扯一放，反覆多次（圖 2–2–17）。

【作用】用於治療食積、寒痰、瘧疾、寒熱往來等病症。

十八、孤雁遊飛

【操作】患兒坐位或仰臥位，醫者坐其身前。用一手捏住患兒一手，使掌面與前臂掌側向上，另一手大拇指螺

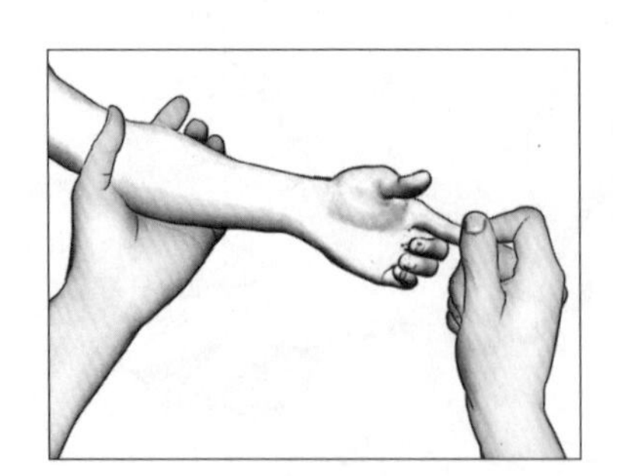

圖 2–2–16

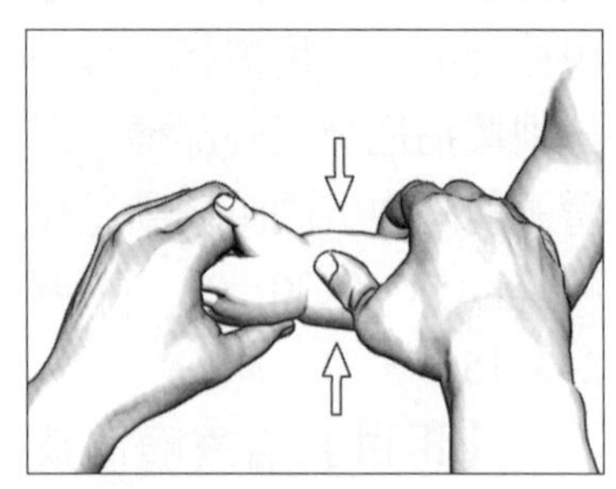

圖 2–2–17

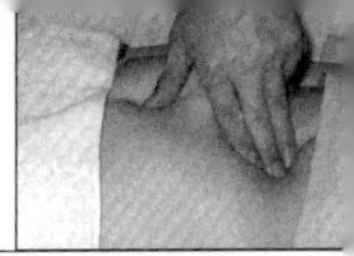

紋面著力，自患兒脾經穴推起，經胃、三關（沿手掌外緣、前臂橈側至肘部），向下經六腑（再沿前臂尺側）推至內勞宮穴，再推至脾經穴為一遍，推 10～20 遍（圖 2-2-18）。

【作用】治療黃腫、虛脹等病症。

十九、水底撈月

【操作】患兒坐位或仰臥位，醫者坐其身前。用一手捏住患兒四指，將掌面向上，用冷水滴入患兒掌心，用另一手拇指螺紋面著力，緊貼患兒掌心並做旋推法，邊推邊用口對其掌心吹涼氣，反覆操作 3～5 分鐘（圖 2-2-19）。

【作用】治療一切高熱神昏、便秘等熱病症。

二十、打馬過天河

【操作】患兒坐位或仰臥位，醫者坐其身前。用一手捏住患兒四指，將掌心向上，用另一手的中指指面運內勞宮後，再用食指、中指、無名指三指由總筋起沿天河水打至洪池穴，或用食指、中指沿天河水彈擊至肘彎處，彈擊

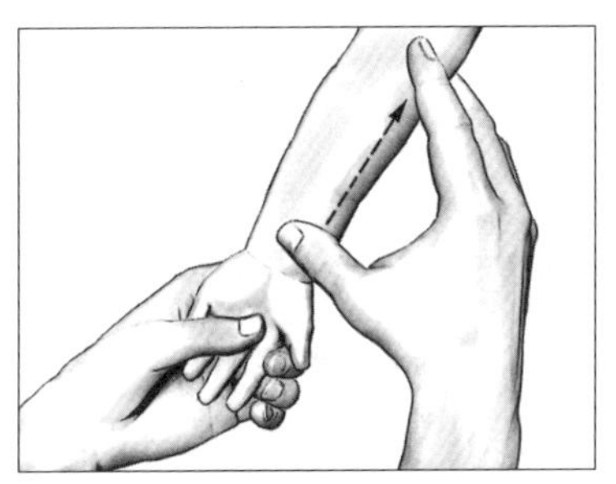

圖 2-2-18

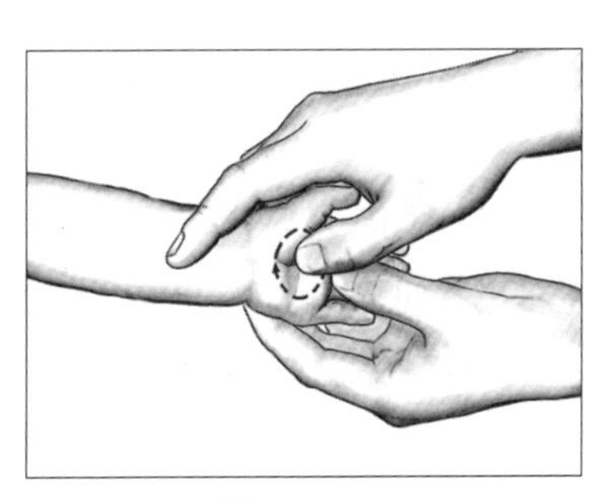

圖 2-2-19

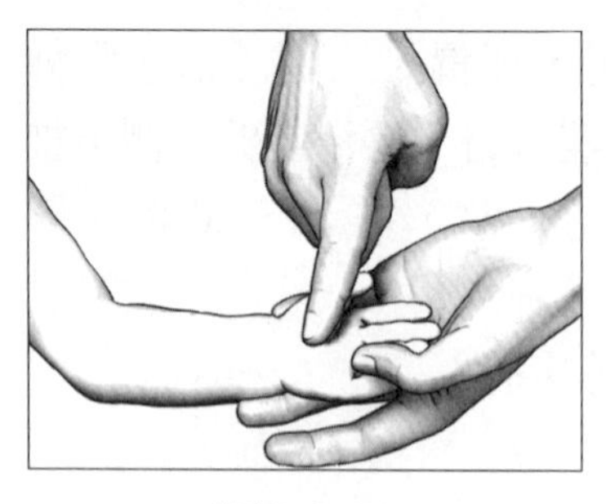

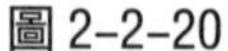
圖 2-2-20

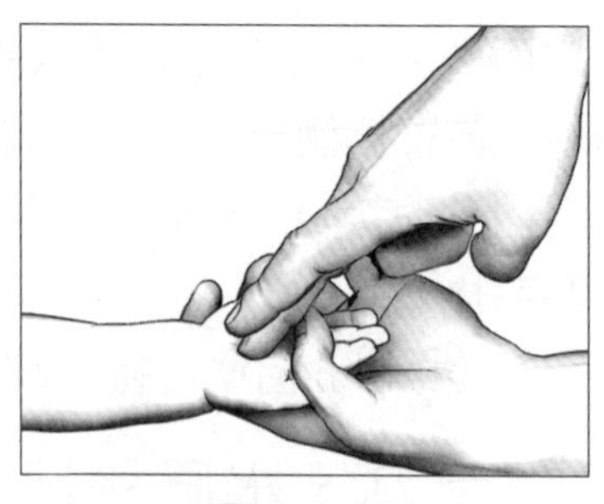

圖 2-2-21

約 20～30 遍（圖 2-2-20）。

【作用】治療高熱煩躁、神昏譫語，上肢麻木抽搐等實熱病症。

二十一、引水上天河

【操作】患兒坐位或仰臥位，醫者坐其身前。用一手捏住患兒四指，將患兒前臂掌側向上，將涼水滴於腕橫紋處，用另一手食指、中指從腕橫紋中間起，拍打至洪池（曲澤）穴止，一面拍打一面吹涼氣，約 20～30 遍（圖 2-2-21）。

【作用】治療一切熱病發熱。

二十二、大推天河水

【操作】患兒坐位或仰臥位，醫者坐其身前。用一手握住患兒四指，使患兒掌面與前臂掌側向上，另一手食指、中指螺紋面併攏，蘸水自內勞宮穴經總經沿天河水穴向上直推至洪池穴止，呈單方向推 100～200 次左右（圖 2-2-22）。

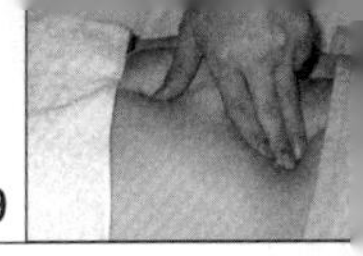

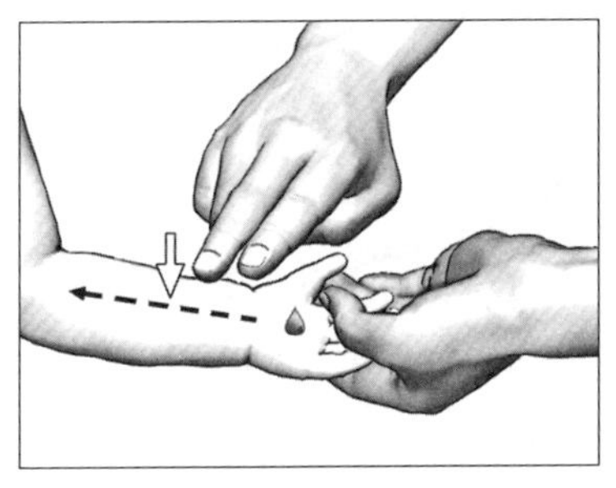

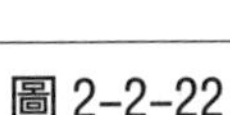

圖 2-2-22

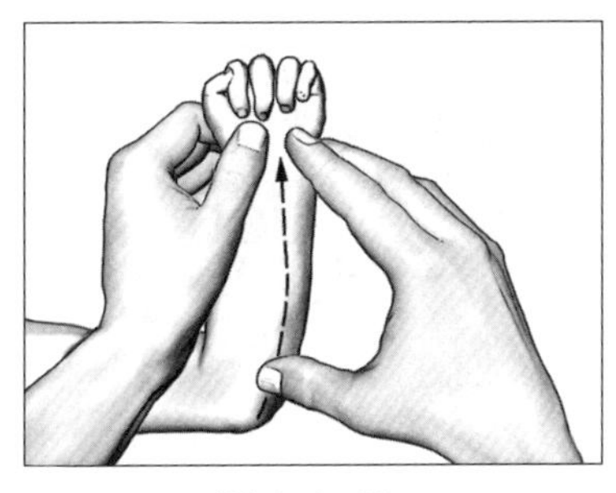

圖 2-2-23

【作用】治療熱病發熱。

二十三、飛金走氣

【操作】患兒坐位或仰臥位，醫者坐其身前。用一手握住患兒四指，使掌面與前臂掌側向上，將冷水滴於內勞宮穴處，用另一手中指螺紋面著力，自內勞宮穴始，用中指將冷水引火上天河穴，復用口吹氣，跟水上行，直至洪池穴為一次，一般可操作 20～40 次（圖 2-2-23）。

【作用】治療失聲，咽痛，臌脹等病症。

二十四、飛經走氣

【操作】患兒坐位或仰臥位，醫者坐其身前。用一手拿住患兒四指，使掌面與前臂掌側向上，用另一手的食指、中指、無名指、小指四指螺紋面著力，從曲池穴起向下彈擊至總筋穴處，如此反覆數遍，然後拿住患兒陰池、陽池二穴，前手將患兒四指屈伸擺動數次（圖 2-2-24）。

【作用】治療外感寒證、氣逆、咳喘、痰鳴等病症。

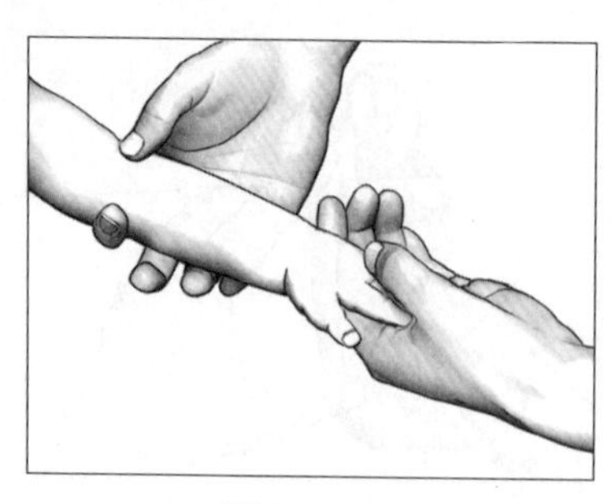

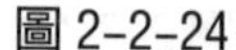

圖 2-2-24

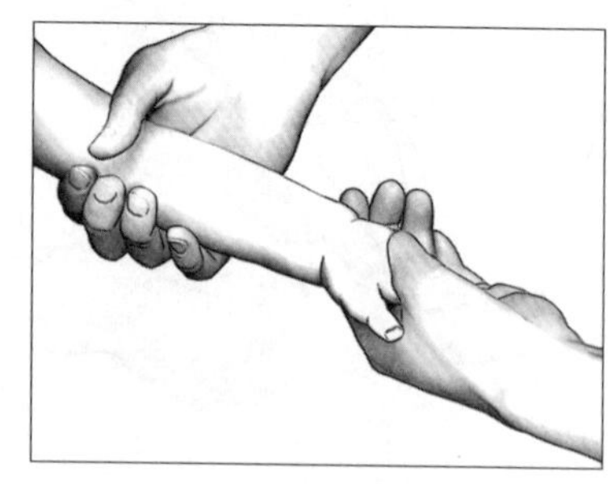

圖 2-2-25

二十五、﨟肘走氣

【操作】患兒坐位，醫者坐其身前。用一手拿住患兒之手搖動，另一手托拿住患兒﨟肘，兩手協同，運搖肘關節（圖 2-2-25）。

【作用】治療痞症。

二十六、黃蜂出洞

【操作】患兒坐位，醫者坐其身前。用一手拿患兒四指，使掌面向上，用另一手拇指甲先掐內勞宮穴、總經穴，再用兩拇指分手陰陽，然後再用兩大拇指在總筋穴處一撮一上至內關穴處，最後用拇指甲掐坎宮、離宮穴（圖 2-2-26）。

【作用】治療小兒外感、腠理不宣、發熱無汗等病症。

二十七、天門入虎口

【操作】患兒坐位或仰臥位，醫者坐其身前。用一手捏住患兒四指，使食指橈側向上，另一手拇指螺紋面的橈

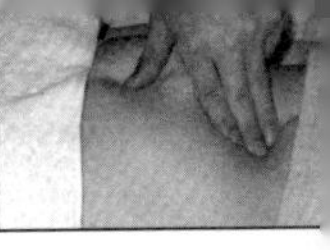

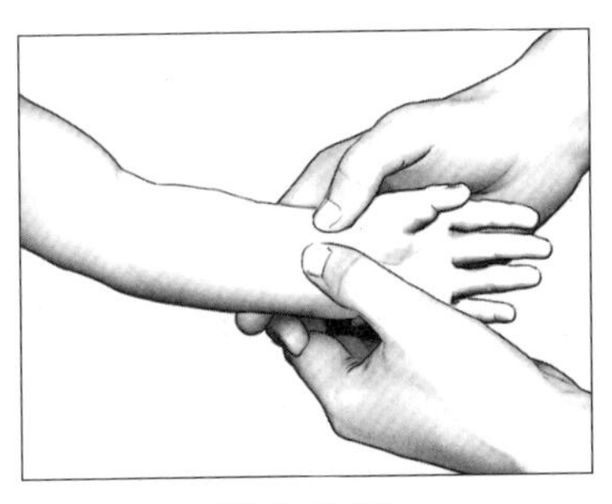

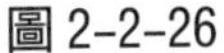

圖 2-2-26

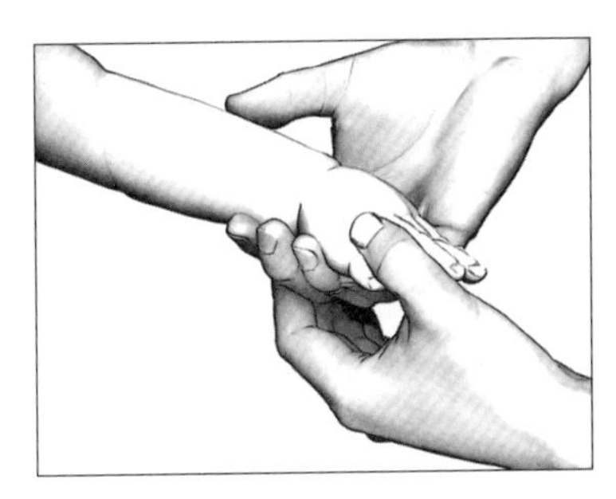

圖 2-2-27

側著力，蘸蔥薑水自食指尖的橈側命關處直推向虎口處，然後再用大指端掐揉虎口穴約數十次左右（圖 2-2-27）。

【作用】治療腹脹、腹瀉、食積等病症。

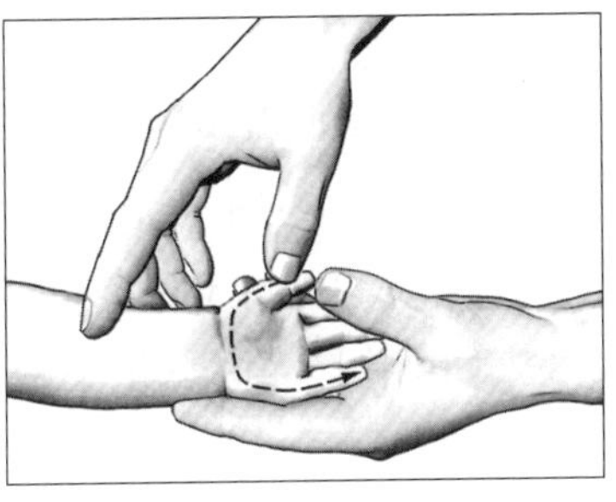

圖 2-2-28

二十八、運土入水

【操作】患兒坐位或仰臥位，醫者坐其身前。用一手握住患兒食指、中指、無名指、小指四指，使掌面向上，另一手拇指外側緣著力，自患兒脾土穴推起，沿手掌邊緣，經小天心、掌小橫紋，推運至小指端腎水穴止，呈單方向反覆推運 100～300 次左右（圖 2-2-28）。

【作用】治療泄瀉痢疾、小便頻數等病症。

二十九、運水入土

【操作】患兒坐位或仰臥位，醫者坐其身前。用一手

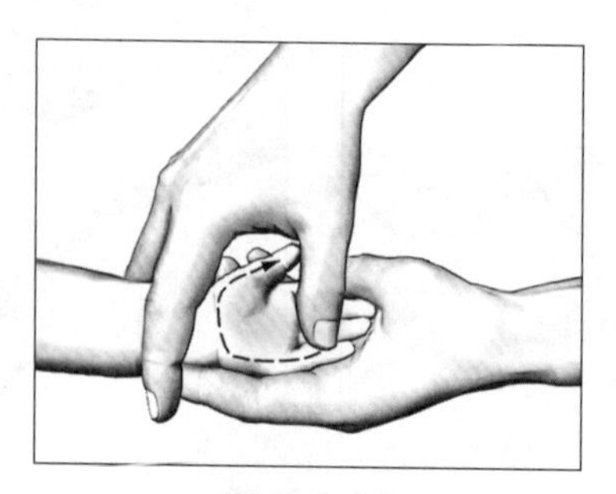

圖 2-2-29

握住患兒食指、中指、無名指、小指四指，使掌面向上，另一手拇指外側緣著力，自患兒腎水穴推起，沿手掌邊緣，經掌橫紋、小天心，推運至拇指端脾土穴止，呈單方向反覆推運 100～300 次左右（圖 2-2-29）。

【作用】治療消化不良、便秘、腹脹、瀉痢、疳積等病症。

三十、老虎吞食

【操作】患兒坐於家長懷中，醫者坐或蹲於患兒足旁。用雙手握住患足與小腿部，將乾淨絲絹蓋在患足崑崙穴與僕參穴上，以嘴隔絹咬之，以蘇醒為度。

【作用】治療癲癇發作、高燒驚厥等病症。

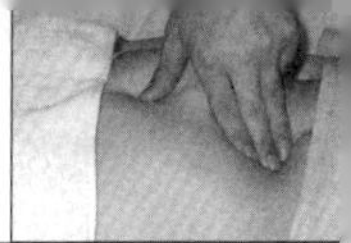

第三章 内科疾病

第一節　感　冒

【常規按摩治療】

取穴：攢竹、印堂、太陽、迎香、風池、肩井、肺俞、膀胱經背部第一側線（即脊柱左、右各旁開 1.5 寸處，從風門穴至白環俞穴）、合谷（圖 3-1-1）。

操作：大魚際揉前額部約 5 分鐘，再分抹前額前額、目眶上下緣及鼻翼兩側 5～8 遍，拇指按揉左右太陽、攢竹、迎香穴各 1 分鐘。從前髮際到後髮際拿頂 5～8 遍，拿風池穴、拿頸項、拿合谷穴各 3～5 遍。患者身體呈前傾位，醫者用小魚際在背部脊柱（自大椎至命門穴）、背部膀胱經第一側線擦至局部溫熱。提拿肩井穴 8～10 遍，輕輕搓揉肩井穴，結束治療。

【面部全息按摩治療】

反射區：肺區、咽喉區、首面區、背區（圖 3-1-1）。

操作：在面部塗抹按摩介質，用拂法和拇指平推法使面部放鬆並產生溫熱感。中指揉肺區 3～5 分鐘，至局部產生溫熱感。點按咽喉、首面區 3～5 分鐘，至局部產生酸痛感。點揉背區， 3～5 分鐘。再進行面部放鬆（手法參看光

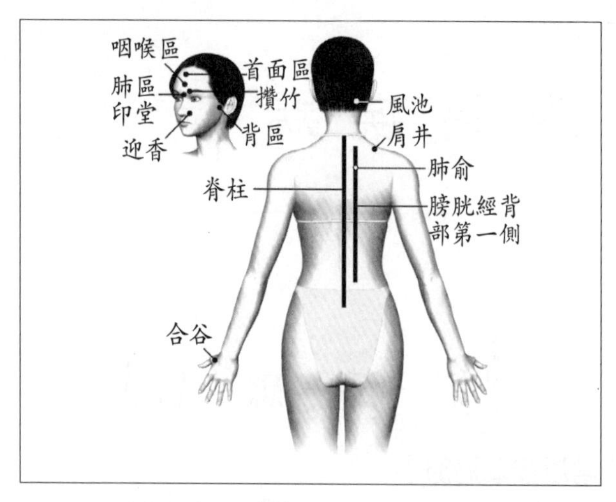

圖 3-1-1

碟中內容）結束治療。

【耳部全息按摩治療】

反射區：肺、內鼻、外鼻、耳尖、咽喉、腎上腺（圖 3-1-2）。

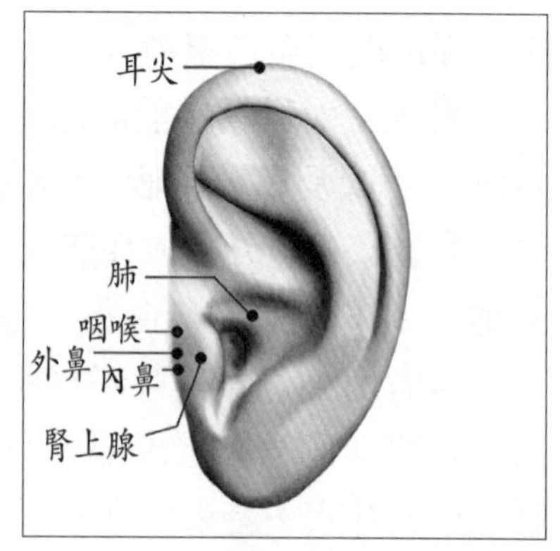

圖3-1-2

操作：清洗耳部並捏揉耳周和耳廓部 4～5 次。先在耳尖部施重提輕放手法，反覆 10 次，以患者耐受為度，雙耳交替施術。在肺、腎上腺部施向上重提、向外輕拉的按法，手不離開皮膚，持續 5～6 分鐘。在內鼻、外鼻、耳尖、咽喉點按 2～3 分鐘，力度適中，至紅潤為止。每穴用拇指和食指指腹反覆輕揉 5～6 次，持續 4～6 分鐘。雙耳交替進行。

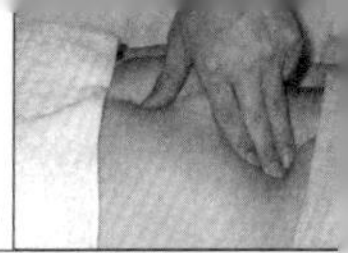

【手部全息按摩治療】

反射區：感冒點（肺氣虛）、肺、支氣管、咽喉點、鼻（圖 3–1–3）。

操作：在手部均匀塗抹按摩介質，對全掌進行放鬆手法，參看光碟內容。推按感冒點、肺反射區 20～30 次，以局部產生酸痛感為度。推支氣管、咽喉點、鼻反射區至局部產生熱感為度。再用拇指按揉 2～3 分鐘，頻率為每分鐘 60～100 次。

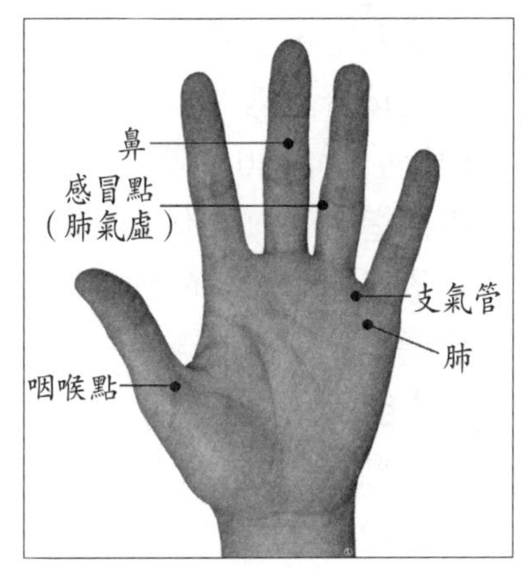

圖 3–1–3

【足部全息按摩治療】

反射區：腎上腺、脾、鼻、氣管、肺、咽喉、上下身淋巴腺（圖 3–1–4）。

操作：在足部塗抹上按摩介質，全足放鬆操作，檢查

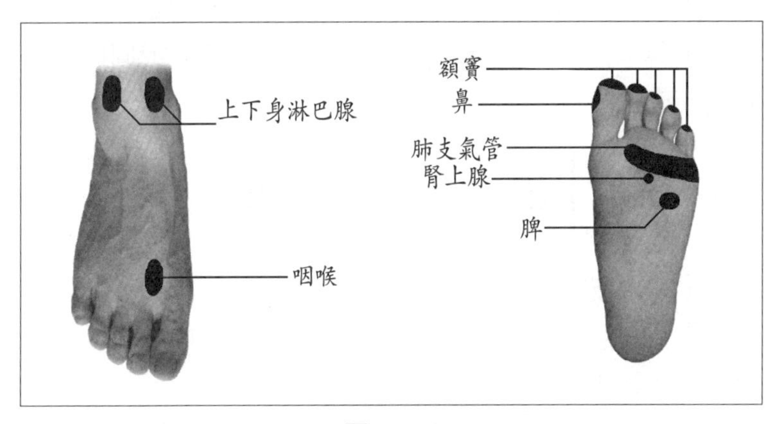

圖 3–1–4

心臟反射區，按摩腎、輸尿管和膀胱這三個基本反射區。拇指點按腎上腺、額竇、脾、鼻、氣管、咽喉、上下身淋巴腺反射區各30～40次，以酸脹或微微疼痛為度。肺反射區用拇指由外向內推10～20次。再次刺激基本反射區，促進治療後機體產生的代謝產物儘快排出體外。再次進行全足放鬆操作，結束治療。

【自我保健】

1. 開天門 自印堂至神庭穴，用雙手拇指交替往上推，約2分鐘。

2. 推坎宮 雙手食指屈成弓狀，以第二指節的內側面緊貼上眼眶，自眉頭起向眉梢做分抹法，約2分鐘。

3. 揉太陽及迎香 用兩手拇指同時揉兩側太陽、迎香穴各2分鐘。

4. 冷水洗臉 堅持每天早、晚用冷水洗臉一次。

【注意事項】

（1）注意避風，多飲開水，適當休息。

（2）對老年人、嬰幼兒、體弱患者或時感重症，必須加以重視，注意有無特殊情況，防止發生傳變或同時夾雜其他疾病。

第二節　咳　嗽

【常規按摩治療】

取穴：肺俞、天突、足三里、肩井、膻中、中脘、豐隆等穴（圖3–2–1）。

操作：食、中二指按在胸骨柄上緣向內揉3～5分鐘。

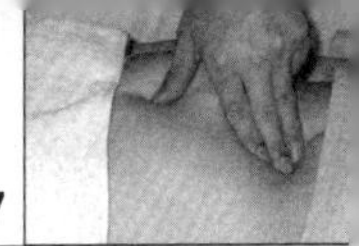

雙手相對置於膻中穴，向兩側推抹 30 遍。從肩部向下呈螺旋樣揉 3～5 遍。用一指禪推法作用於雙側肺俞穴，各 3～5 分鐘。雙手輪流在中脘處向下快抹 50 次。拇指按揉足三里、豐隆穴 3～5 分鐘。提拿肩井穴 8～10 遍，然後輕輕搓揉被拿部位，結束治療。

【面部全息按摩治療】

反射區：肺區、肝區、脾區、膺乳區、大腸區（圖 3-2-1）。

操作：在面部塗抹按摩介質，用拂法和拇指平推法使面部放鬆並產生溫熱感。中指揉肺區 3～5 分鐘，至局部產生溫熱感。點按脾區、膺乳區、肝區 3～5 分鐘，至局部產生酸痛感為度。點揉大腸區 3～5 分鐘。再進行面部放鬆。結束治療（面部放鬆手法參看光碟中內容）。

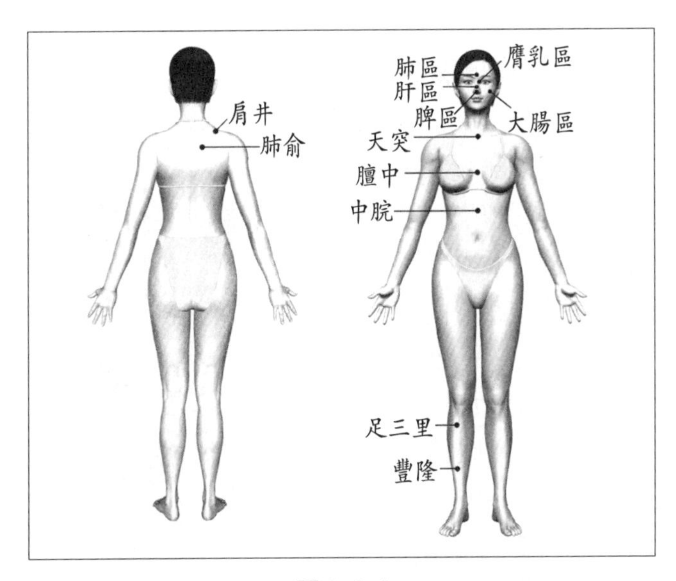

圖 3-2-1

【耳部全息按摩治療】

反射區：肺、支氣管、氣管、腎上腺、咽喉、交感（圖3-2-2）。

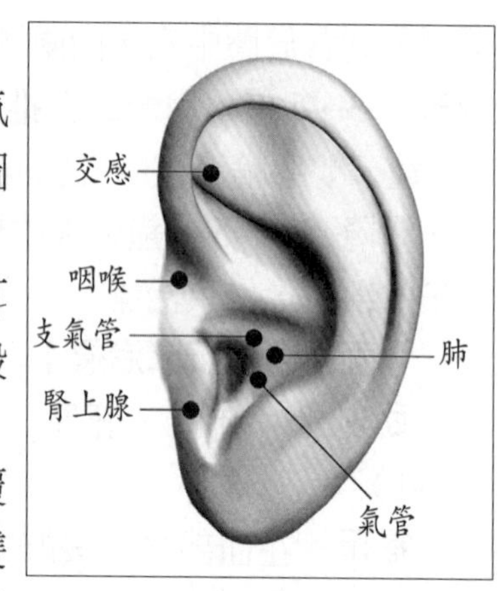

圖 3-2-2

操作：清洗耳部，輕揉耳周和耳廓部及上述穴位，一般持續半分鐘即可。雙耳交替。點按肺、支氣管、氣管反覆10次，以患者耐受為度，雙耳交替施術。在腎上腺、咽喉、交感部施點壓法，不離開皮膚，持續2～3分鐘，力度適中，反覆3～4次。在點按結束後，在每穴用拇指和食指指腹反覆擦5～6次，持續3分鐘。

【手部全息按摩治療】

反射區：肺、肺氣虛、肺陰虛、支氣管（圖3-2-3）。

操作：在手部塗抹按摩介質，對全掌進行放鬆手法，拇指按揉肺反射區2～3分鐘，再用力點按此反射區，至局部產生酸痛感為度。點按肺氣虛、肺陰虛反射區20～30次，以局部產生酸痛感為度。在支氣管反射區施以推法2～3分鐘。

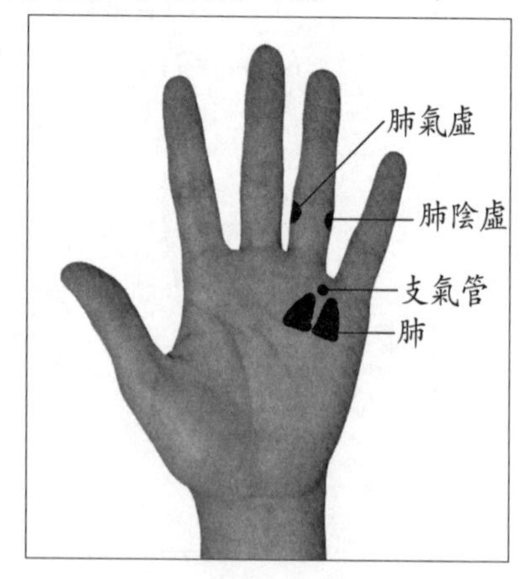

圖 3-2-3

【足部全息按摩治療】

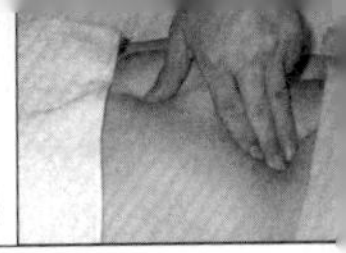

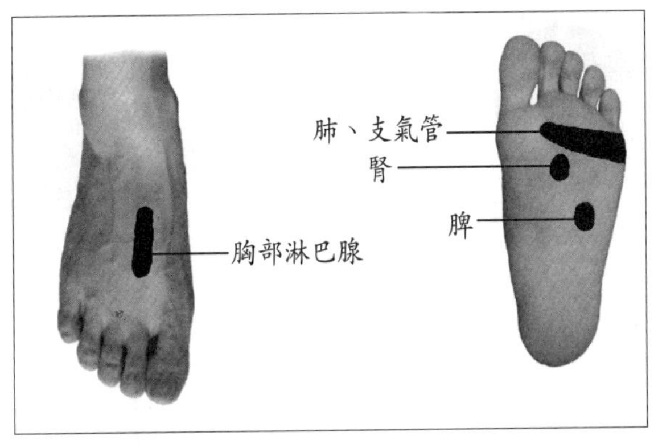

圖 3-2-4

反射區：支氣管、肺、胸部淋巴腺、腎、脾（圖 3-2-4）。

操作：在足部塗抹上按摩介質，全足放鬆操作，檢查心臟反射區，按摩腎、輸尿管和膀胱這三個基本反射區。拇指點按氣管、胸部淋巴腺、脾各 30～40 次，以酸脹或微微疼痛為度。肺反射區用拇指由外向內推 10～20 次，腎反射區用拇指由上至下推 10～20 次。再次刺激基本反射區，促進治療後機體產生的代謝產物儘快排出體外。再次進行全足放鬆操作，結束治療。

【自我保健】

1. 抹胸：患者平臥，在胸正中線由上向下雙手交替抹 50 次。

2. 揉天突：以食、中二指按在胸骨柄上緣向內揉 3～5 分鐘（圖 3-2-5）。

3. 揉肺俞：以右手過左肩向後揉按脊往左側的酸痛點約 3～5 分鐘（圖 3-2-6）。

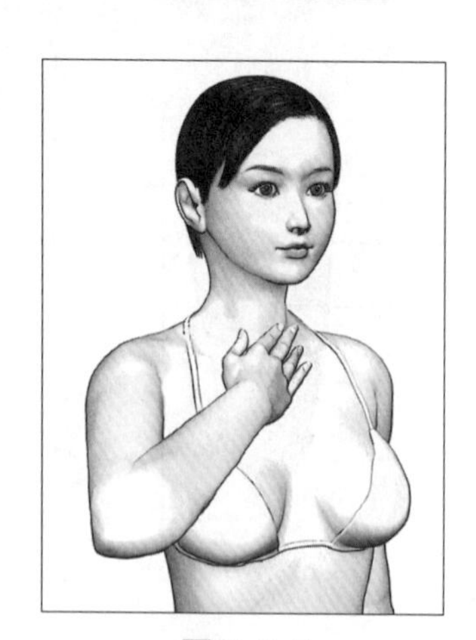

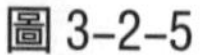

圖 3–2–5

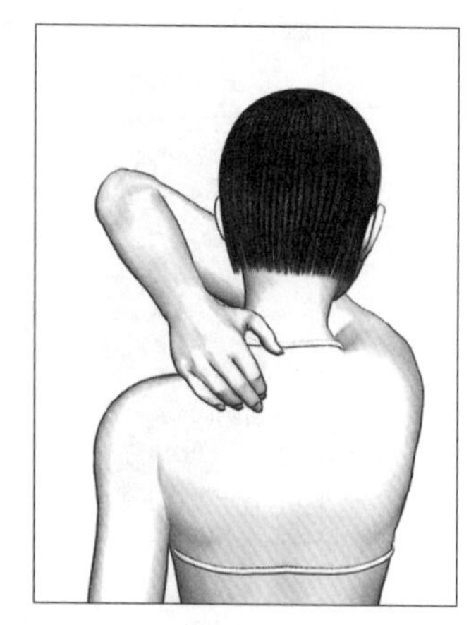

圖 3–2–6

4. 分推膻中：雙手相對置於膻中穴，向兩側推抹 30 遍，速度可快些，力量不要太重。

【注意事項】

首先應注意氣候變化，做好防寒保暖，避免受涼，飲食不宜甘肥、辛辣及過鹹，戒菸酒，適當參加體育鍛鍊，以增強體質，提高抗病能力。

第三節　慢性支氣管炎

【常規按摩治療】

取穴：中府、太淵、尺澤、外關、列缺、合谷、身柱、大杼、風門、肺俞等穴（圖 3–3–1）。

操作：雙手掌在胸部用推法和摩法自上而下治療 5 分鐘左右。雙手掌在患者背部做摩法、揉法、按法的治療 5 分鐘左右。拇指指端在中府、太淵、尺澤、外關、列缺、

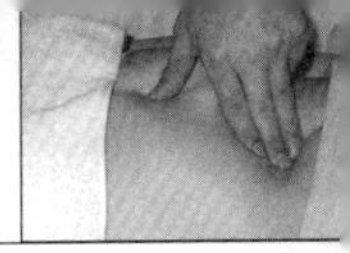

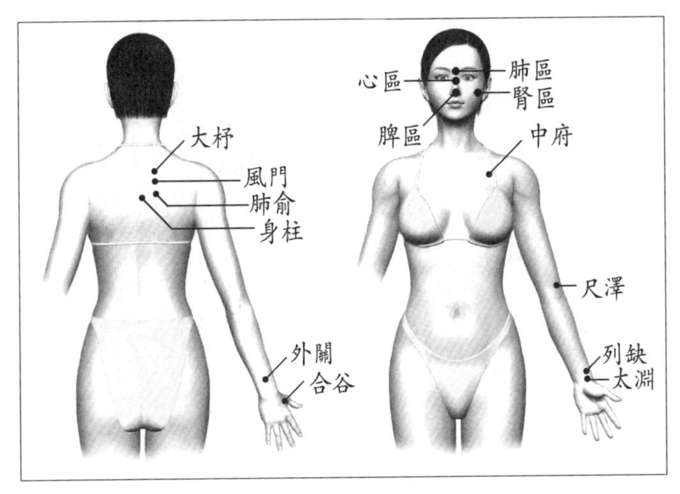

圖 3-3-1

合谷、身柱、大杼、風門、肺俞等穴位上進行點按，重手法刺激。

【面部全息按摩治療】

反射區：肺區、脾區、腎區、心區（圖 3-3-1）。

操作：在面部塗抹按摩介質，用拂法和拇指平推法使面部放鬆並產生溫熱感。點按肺區、脾區、心區、腎區各 3～5 分鐘，至局部產生酸痛感為度。再做面部放鬆。

【耳部全息按摩治療】

反射區：肺、內鼻、外鼻、耳尖、交感（圖 3-3-2）。

操作：清洗耳部，輕揉耳周和耳廓部，由下至上 4～5 次。在相應反射區部加中重度手法，緩慢放鬆，共操作 10 分鐘左右。在肺、交感部施中度點掐手法，反覆 10 次，以患者耐受為度，雙耳交替施術。 點按內鼻、外鼻、耳尖部

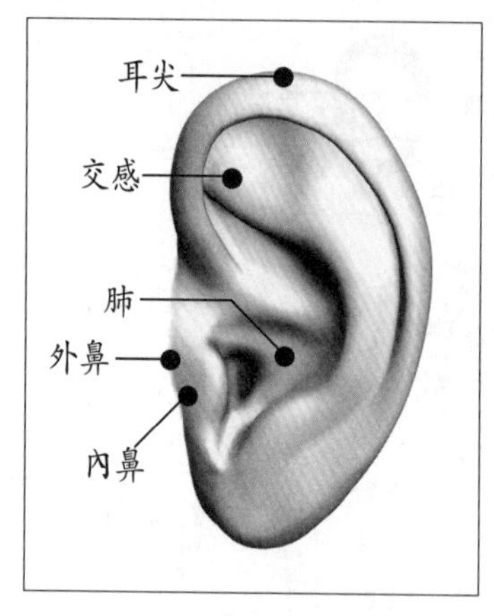

圖 3–3–2

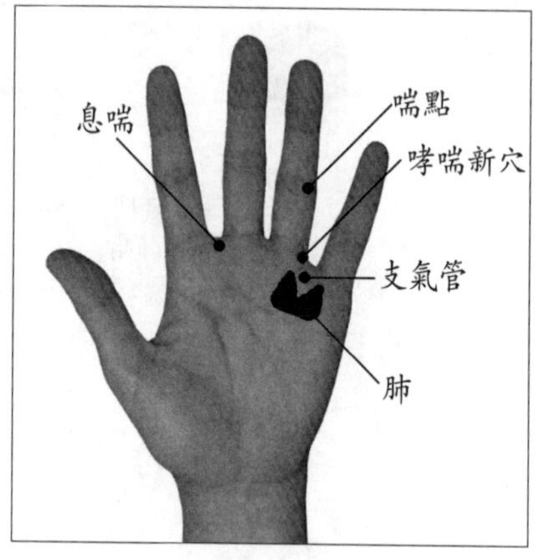

圖 3–3–3

5～6 分鐘，至紅潤為止。每穴用拇指和食指指腹反覆輕揉 3～5 次，持續 7～8 分鐘。力度由輕到重，再由重至輕。雙耳交替放鬆。

【手部全息按摩治療】

反射區：肺、支氣管、喘點、息喘（圖 3–3–3）。

操作：在手部塗抹按摩介質，對全掌進行放鬆手法。拇指按揉肺反射區 2～3 分鐘，再用力點按此反射區，至局部產生酸痛感為度。用拇指指腹從指尖向指根方向推支氣管反射區，至局部產生熱感為度。再用拇指按揉 2～3 分鐘，頻率為每分鐘 60～100 次。點按、喘點、息喘點反射點各 2～3 分鐘。手法由輕到重，逐漸滲透，使局部產生酸、痛感。

【足部全息按摩治療】

反射區：腎上腺、脾、腎、氣管、肺、胸部淋巴腺、甲狀旁腺（圖 3–3–4）。

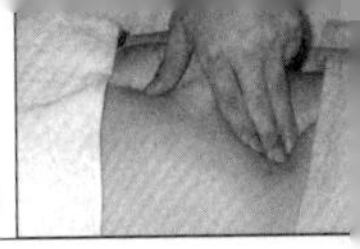

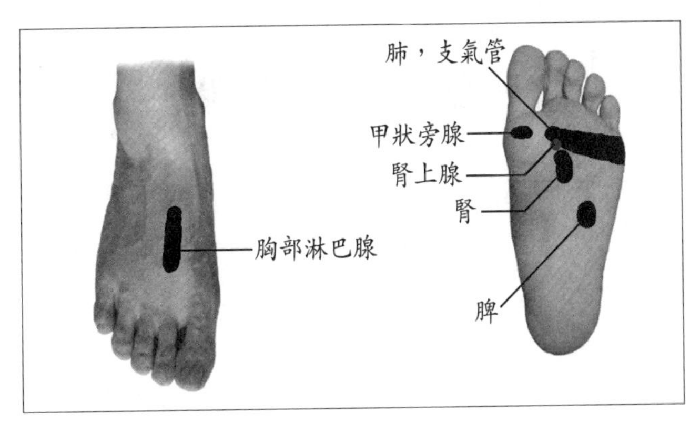

圖 3-3-4

操作：在足部塗抹按摩介質，全足放鬆操作，檢查心臟反射區，按摩腎、輸尿管和膀胱這三個基本反射區。拇指點按腎上腺、脾、氣管、胸部淋巴腺、甲狀旁腺反射區各 30～40 次，以酸脹或微微疼痛為度。肺反射區用拇指由外向內推 10～20 次，腎反射區用拇指，由上至下推 10～20 次。再次刺激基本反射區，促進治療後機體產生的代謝產物儘快排出體外。再次進行全足放鬆操作。結束治療。

【自我保健】

選取中府、太淵、尺澤、外關、列缺、合谷，每穴點按 3～5 分鐘。堅持每日 1 次（穴位圖見圖 3-3-1）。

【注意事項】

（1）平時加強體質鍛鍊，增強抗病能力。未發病時，要慎起居，戒菸酒，忌辛辣。

（2）室內溫度要適宜，空氣宜流通。

（3）加強體育鍛鍊，但不宜過度疲勞。

第四節　支氣管哮喘

【常規按摩治療】

取穴：身柱、肺俞、定喘、心俞、膈俞、天突、中府、膻中、尺澤、內關、外關、列缺、肩井、足三里、豐隆等穴（圖 3-4-1）。

操作：如患者屬實喘證，治療應從肋骨下緣向上至鎖骨的方向做雙手掌平推法 5 分鐘，然後在其背部自下而上做揉法、振法、撩法、平推法 5 分鐘；如患者屬虛喘證，則治療應從鎖骨向下至肋骨下緣的方向做雙手掌平推法 5 分鐘。然後在其背部自下而上做揉法、振法、撩法、平推法 5 分鐘。在上肢橈側做拿法、擦法、搓法、抖法治療 5

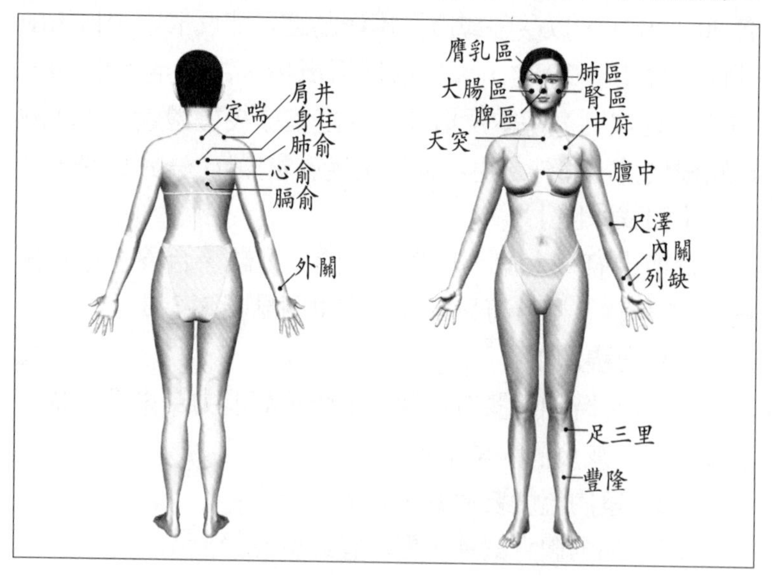

圖 3-4-1

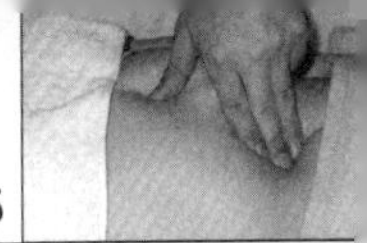

分鐘左右。拇指指端在身柱、肺俞、定喘穴、心俞、膈俞、天突、中府、膻中、尺澤、內關、外關、列缺、肩井、足三里、豐隆等穴位上進行按揉。

【面部全息按摩治療】

反射區：肺區、脾區、腎區、膺乳區、大腸區（圖 3-4-1）。

操作：在面部塗抹按摩介質，用拂法和拇指平推法使面部放鬆並產生溫熱感。中指揉按肺區 3～5 分鐘，至局部產生溫熱感。點按脾區、膺乳區、肝區、腎區 3～5 分鐘，至局部產生酸痛感為度。點揉大腸區 3～5 分鐘。做面部放鬆。

【耳部全息按摩治療】

反射區：支氣管、腎上腺、肺、咽喉、神門（圖 3-4-2）。

操作：清洗耳部，輕揉耳周和耳廓部，由下至上 4～5 次。在相應反射區部加中度手法，緩慢放鬆。點按支氣管、腎上腺、肺部反覆 10 次，雙耳交替施術。再在咽喉、神門輕度點按 5～6 分鐘，反覆 3～4 次，至紅潤為止。每穴用拇指和食指指腹反覆輕揉 5～6 次，持續 7～8 分鐘。

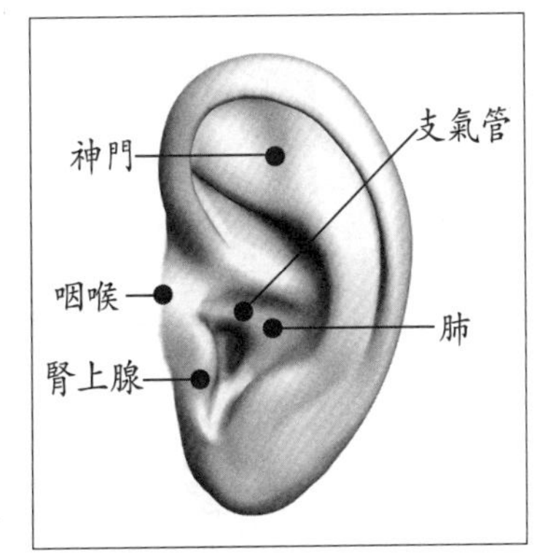

圖 3-4-2

【手部全息按摩治療】

反射區：肺、支氣管、哮喘新穴、喘點、息喘（圖 3-

4–3）。

操作：在手部塗抹按摩介質，對全掌進行放鬆，拇指按揉肺反射區2～3分鐘，再用力點按至局部產生酸痛感為度。用拇指指腹從指尖向指根方向推支氣管反射區，至局部產生熱感為度。點哮喘新穴、喘點、息喘點各2～3分鐘，手法由輕到重，逐漸滲透，使局部產生酸、痛感。

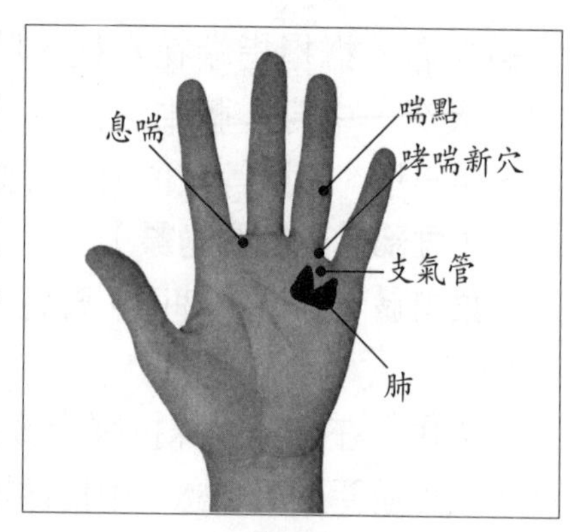

圖 3–4–3

【足部全息按摩治療】

反射區：腎上腺、脾、腎、支氣管、肺、胸部淋巴腺、甲狀旁腺（圖 3–4–4）。

操作：在足部塗抹按摩介質，全足放鬆操作，檢查心

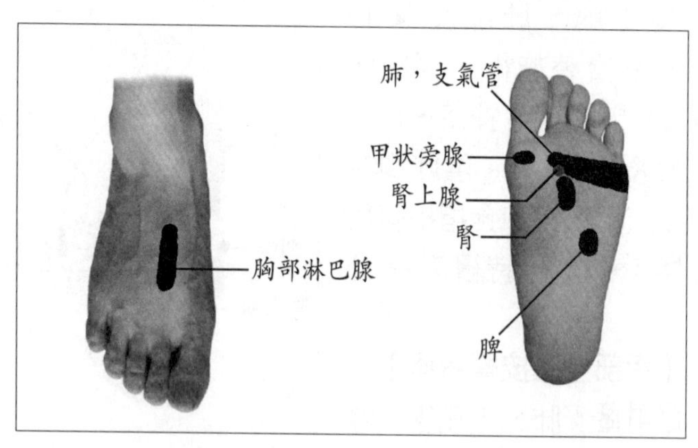

圖 3–4–4

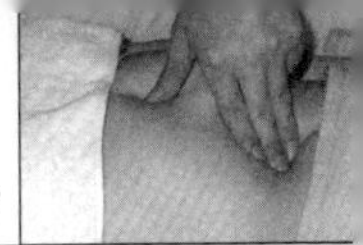

臟反射區，按摩腎、輸尿管和膀胱這三個基本反射區。拇指點按腎上腺、脾、氣管、胸部淋巴腺、甲狀旁腺反射區各 30～40 次，以酸脹或微微疼痛為度。肺反射區用拇指由外向內推 10～20 次，腎反射區用拇指由上至下推 10～20 次。再次刺激基本反射區，促進治療後機體產生的代謝產物儘快排出體外。再次進行全足放鬆操作，結束治療。

【自我保健】

（1）患者在其上肢橈側做拿法、擦法、搓法、抖法的治療。

（2）選取天突、中府、膻中、尺澤、內關、外關、列缺、肩井、足三里、豐隆進行點按。

【注意事項】

（1）居室應空氣新鮮、流通，無灰塵、煤煙、煙霧、漆氣及其他一切刺激性物質。

（2）哮喘病人急性發作時，飲食以流汁或半流汁為宜，調味要清淡可口，避免冷飲冷食。飲食上要少吃多餐，不可過飽。

（3）消除精神緊張、調整心理狀態。病人應瞭解哮喘的發病原因及誘發因素，注意在日常生活中加以避免，堅持正確的用藥，就有可能避免哮喘的頻繁發作。

第五節　肺氣腫

【常規按摩治療】

取穴：大椎、身柱、肺俞、定喘、心俞、膈俞、腎俞、命門、天突、中府、膻中、氣戶、庫房、尺澤、內關、外關、列缺、足三里、豐隆等穴（圖 3-5-1）。

操作：雙手自患者鎖骨向下至肋骨下緣的方向進行分推法治療 5 分鐘左右。然後在其背部自上而下地進行揉法、振法、擦法、平推法的治療 5 分鐘左右。在其上肢橈側做拿法、擦法、搓法、抖法的治療 5 分鐘左右。

點穴：大椎、身柱、肺俞、定喘、心俞、膈俞、腎俞、命門、天突、中府、膻中、氣戶、庫房、尺澤、內關、外關、列缺、足三里、豐隆。

【面部全息按摩治療】

反射區：首面區、心區、肺區（圖 3-5-1）。

操作：在面部塗抹按摩介質，用拂法和拇指平推法，

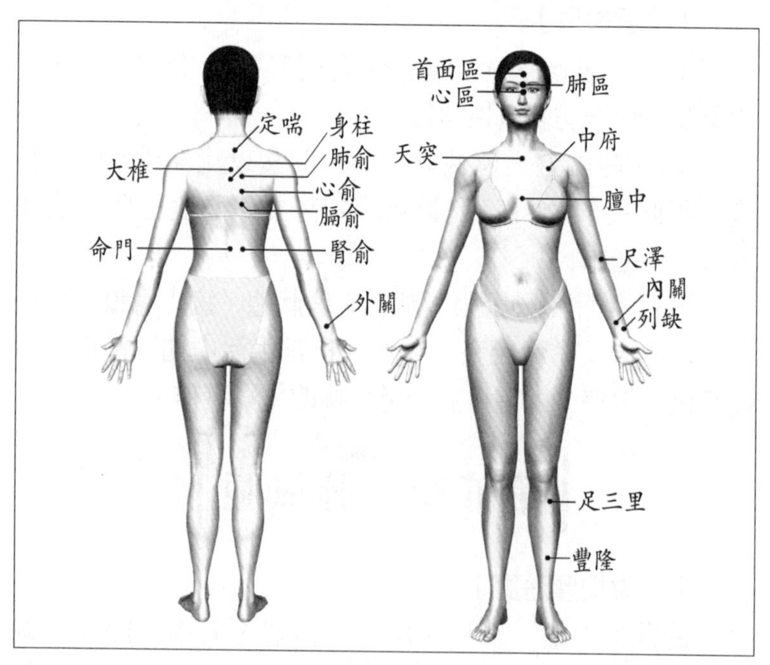

圖 3-5-1

使面部放鬆並產生溫熱感。中指揉、點首面區 3～5 分鐘，每分鐘 60～100 次，至局部產生溫熱感。點按心區、肺區 3～5 分鐘，每分鐘 100～200 次，至局部產生酸痛感為度。做面部放鬆。結束治療。

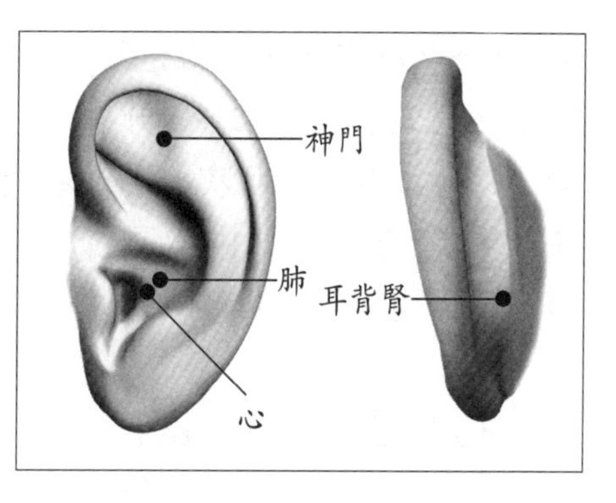

圖 3-5-2

【耳部全息按摩治療】

反射區：心、神門、耳背腎、肺（圖 3-5-2）。

操作：清洗耳部，輕揉耳周和耳廓部，由下至上 4～5 次。在相應反射區部加中重度手法，緩慢放鬆，共操作 10 分鐘左右。點、掐心、神門部，反覆 10 次，以患者耐受為度，雙耳交替施術。點按耳背腎、肺 5～6 分鐘，反覆 3～4 次，至紅潤為止。每穴用拇指和食指指腹反覆輕揉 3～5 次。雙耳交替放鬆。

【手部全息按摩治療】

反射區：心、肝、肺、腎（圖 3-5-3）。

操作：在手部塗抹少量按摩介質，按摩整個手部，使其完全放鬆並產生熱感。在心、肝、肺、腎反射區施以按揉法，每分

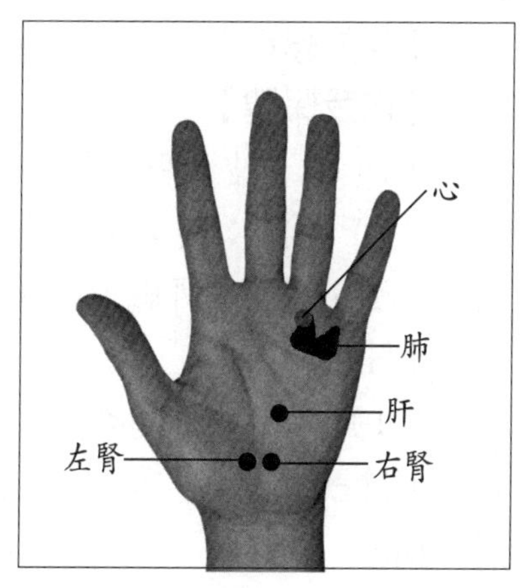

圖 3-5-3

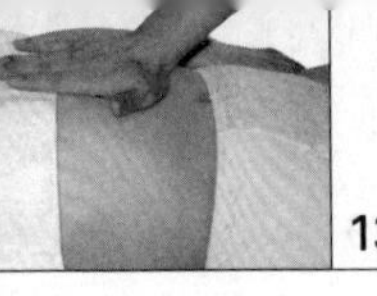

鐘 100～200 次，按揉 3～5 分鐘，然後再點按 2～3 分鐘，每分鐘 60～100 次，手法柔和滲透，用力由輕到重。至局部產生酸痛感為度。

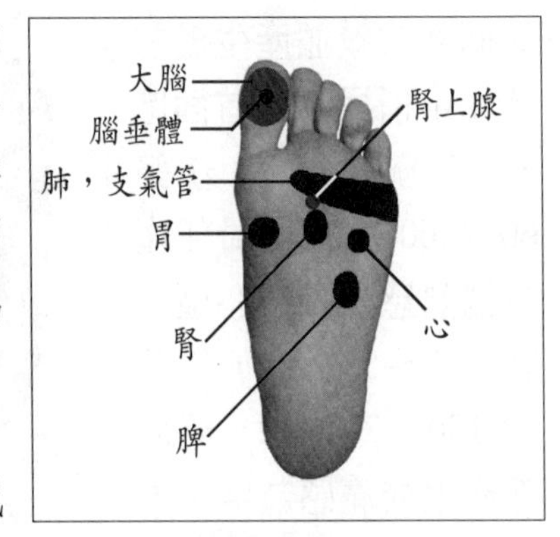

圖 3–5–4

【足部全息按摩治療】

反射區：心、肺、支氣管、腎上腺、腎、大腦、腦垂體（圖 3–5–4）。

操作：在足部塗抹按摩介質，全足放鬆操作，檢查心臟反射區，按摩腎、輸尿管和膀胱這三個基本反射區。拇指點按心、腎上腺、腦垂體反射區各 30～40 次，以酸脹或微微疼痛為度，拇指推氣管、肺、腎反射區 10～20 次，用拇指由外向內按揉大腦 3 ～5 分鐘。再次刺激基本反射區，促進治療後機體產生的代謝產物儘快排出體外。再次進行全足放鬆操作。結束治療。

【自我保健】

（1）在上肢橈側做拿法、擦法、搓法、抖法的治療。

（2）**點穴**：天突、中府、膻中、氣戶、庫房、定喘穴、尺澤、內關、外關、列缺、足三里、豐隆。

【注意事項】

（1）戒菸，忌食刺激性的食物，防寒保暖，預防感冒，消除誘發因素，積極預防和治療原發病，如慢性氣管炎等疾患。

（2）有計劃循序漸進地進行體育鍛鍊及耐寒鍛鍊，如

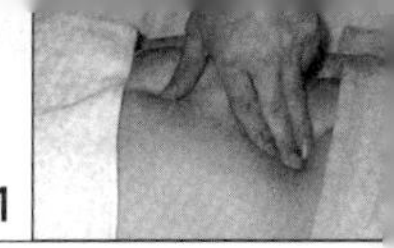

夏季用冷水擦身，秋後用冷水擦臉等，以提高增強抗病能力。

（3）進行腹式呼吸鍛鍊，即吸氣時腹部鼓起，呼氣時腹部癟下。

第六節　缺血性心臟病（冠心病）

【常規按摩治療】

取穴：肺俞、心俞、膈俞、厥陰俞、屋翳、淵腋、脾俞、胃俞、腎俞、內關、足三里、太谿等穴（圖 3-6-1）。

操作：用一指禪推心俞、肺俞、膈俞、厥陰俞穴各 2 分鐘，先左側後右側；再用拇指指端按揉至陽穴約 2 分

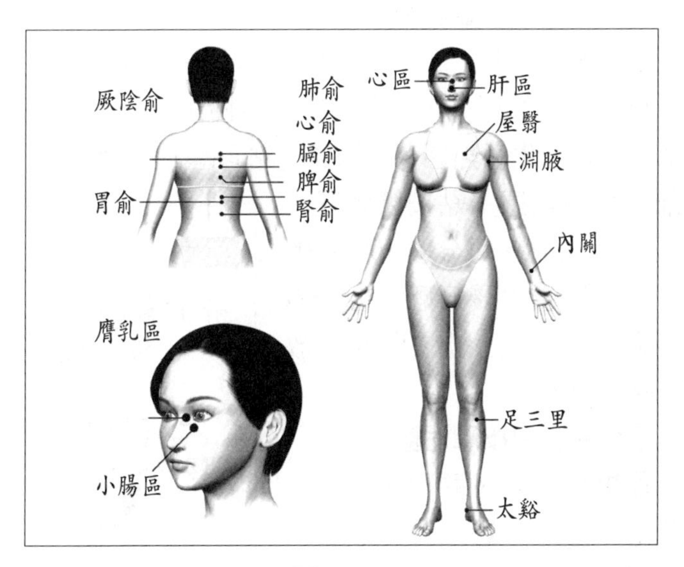

圖 3-6-1

鐘；隨後用大魚際在背部沿脊柱兩側膀胱經循行路線自上而下輕緩地揉動 3～5 遍。用拇指螺紋面按揉左側屋翳、淵腋各 1～2 分鐘；再用一指禪推內關穴 2 分鐘，先左側後右側。用拇指指端按揉雙側脾俞、胃俞、腎俞各 2 分鐘；用小魚際擦法在腎俞、命門區域進行橫擦，以溫熱為度；最後沿脾經的循行路線自三陰交至陰陵泉施用㨰法，往返操作約 5～8 分鐘。拇指指端按揉雙側足三里，先左側後右側，每穴 2 分鐘；隨後擦太谿 100 次。

心絞痛急性發作時，應在肺俞、心俞、膈俞、厥陰俞中，找出其中最敏感的一個穴位（酸脹最明顯處），先施一指禪推法或按揉法，待心絞痛緩解後，再按以上基本治法操作。心悸嚴重者，可加按揉神門、郄門、巨闕，每處 1～2 分鐘。

【面部全息按摩治療】

反射區：心區、膺乳區、肝區、小腸區（圖 3–6–1）。

操作：在面部塗抹按摩介質，用拂法和拇指平推法使面部放鬆並產生溫熱感。中指揉、點心區各 3～5 分鐘，至局部產生溫熱感。點按膺乳區、肝區 3～5 分鐘，每分鐘 100～200 次，至局部產生酸痛感為度。點揉小腸區 3～5 分鐘。做面部放鬆。結束治療。

【耳部全息按摩治療】

反射區：心、神門、耳尖、內分泌（圖 3–6–2）。

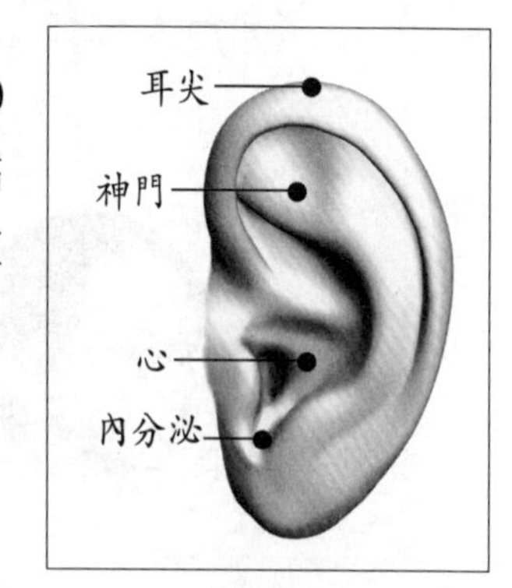

圖 3–6–2

操作：清洗耳部，輕揉耳周

和耳廓部，由下至上 4～5 次。在相應反射區部加中重度手法，共操作 10 分鐘左右。在心、神門部施中度點掐手法，反覆 10 次，以患者耐受為度，雙耳交替施術。在耳尖、內分泌部持續按 5～6 分鐘，反覆 3～4 次，至紅潤為止。每穴用拇指和食指指腹反覆輕揉 3～5 次，持續 7～8 分鐘。力度由輕至重，再由重到輕。雙耳交替放鬆。

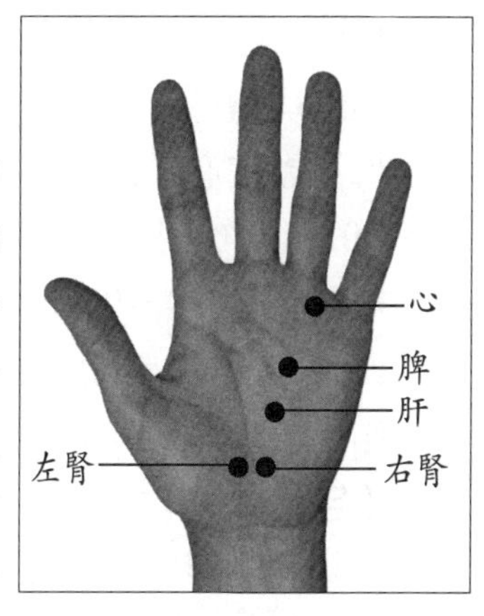

圖 3-6-3

【手部全息按摩治療】

反射區：心、脾、肝、腎（圖 3-6-3）。

操作：在手部均勻塗抹按摩介質，對全掌進行放鬆手法。拇指按揉肝區 3～5 分鐘，以局部產生酸、熱、痛的感覺為度。點揉脾、腎反射區，反覆操作 2～3 分鐘。再用拇指按揉 2～3 分鐘，每分鐘 60～100 次，至局部產生酸痛感為度。

【足部全息按摩治療】

反射區：肺、胸部淋巴腺、內肋骨、腎、肝、上身淋巴腺（圖 3-6-4）。

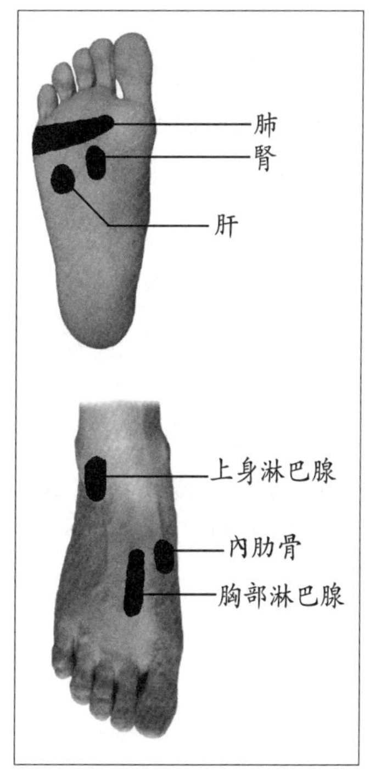

圖 3-6-4

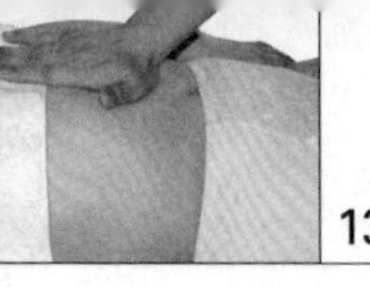

操作：在全足均勻地塗抹按摩介質，全足放鬆操作，檢查心臟反射區，按摩腎、輸尿管和膀胱這三個基本反射區。拇指點按心、胸部淋巴腺、內肋骨、上身淋巴腺反射區各 30～40 次，以酸脹或微微疼痛為度。拇指由外向內推肺、肝反射區 10～20 次，拇指由上至下推法推腎反射區 10～20 次。再次刺激基本反射區。再次進行全足放鬆操作。結束治療。

【自我保健】

1. 摩胸開鬱：以右手掌掌面貼於心前區，左手托住右肘關節，在心前區做順時針方向摩動約 3 分鐘。

對胸悶不暢、心前區憋悶不舒者可起到寬胸理氣、解鬱除煩的功效。

2. 按穴舒心：順時針方向按揉對側屋翳、淵腋穴各 50 次。操作時，患者呼吸需自然，頭端平，目平視，當右手指在按揉時，可用左手掌托扶右肘關節；按穴位時，每穴需有輕微的酸脹感。

對心煩意亂、心悸怔忡者，可有寧心除煩、鎮靜安神之功。

3. 揉關強心：雙肘略曲，兩前臂置於腹前、平臍；先把右拇指指腹按在內關穴上，接著用右手拇指指腹做前後方向的撥動，約 50 次；隨後左右手交換，撥動右內關穴。

對心神不寧、胸悶、胸痛者可起到強心安神、寬胸理氣的效用。

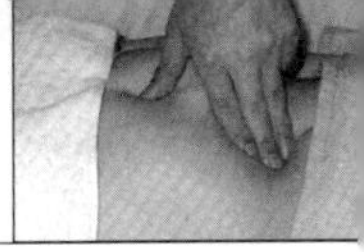

第七節　心臟神經官能症

【常規按摩治療】

取穴：通里、神門、少府、內關、郄門、巨闕、璇璣、華蓋、玉堂、膻中、中庭、心俞、膈俞等穴（圖 3-7-1）。

操作：雙手拇指按壓患者雙眼球 30 下，力度以患者耐受為度。以一手拇指按壓右側頸動脈竇（在頸側相當於甲狀軟骨上緣水平處，可觸及頸動脈的搏動）10～20 秒，然後再按壓左側，力度要以患者耐受為度。以雙手大魚際置於患者胸骨處，用掌面向兩側到腋中線（即自腋窩中部向

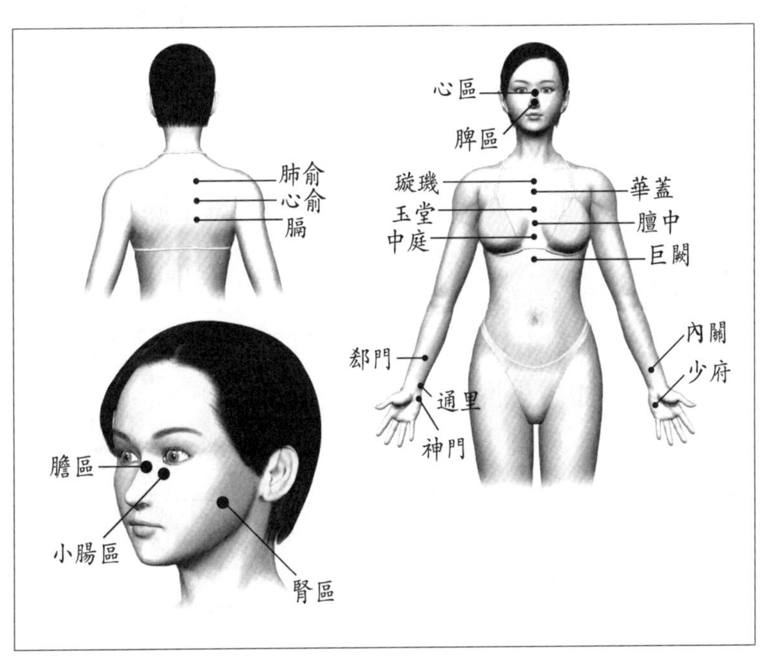

圖 3-7-1

下的直線）做分推法的治療，自胸骨到劍突下操作3遍。以雙手掌面自胸骨推到劍突，然後再向兩側自上而下做縱向的推法治療。用雙手掌根或小魚際在脊柱上及兩側自頸肩部向下至腰部做推法的治療5遍。拇指指端點按通里、神門、少府、內關、郄門、巨闕、璇璣，華蓋、玉堂、膻中、中庭、心俞、膈俞各1分鐘。

【面部全息按摩治療】

反射區：心區、小腸區、脾區、膽區、腎區（圖3–7–1）。

操作：在面部塗抹按摩介質，用拂法和拇指平推法使面部放鬆並產生溫熱感。中指揉、點心區各3～5分鐘，至局部產生溫熱感。點按脾區、腎區、肝區各3～5分鐘，至局部產生酸痛感為度。點揉小腸區3～5分鐘。做面部放鬆。結束治療。

【耳部全息按摩治療】

反射區：心、皮質下、神門、胸、腎上腺（圖3–7–2）。

操作：清洗耳部，輕揉耳周和耳廓部，由下至上4～5次。在相應反射區部加中重度手法，緩慢放鬆。在心、皮質下部施重提輕放手法，反覆10次，以患者耐受為度，雙耳交替施術。在胸、腎上腺部施向上重提向外輕拉的按法，手不離開皮膚，持續5～6分鐘。點按神門2～3分鐘，至紅潤

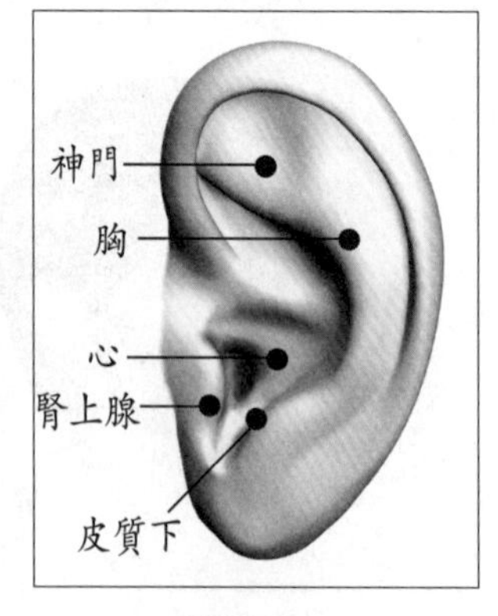

圖3–7–2

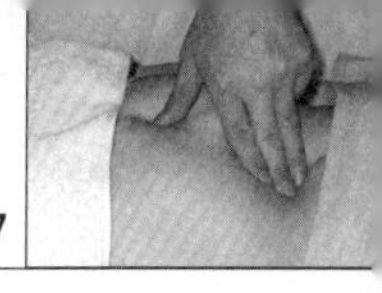

為止。最後每穴用拇指和食指指腹反覆輕揉 5～6 次，持續 4～6 分鐘。力度由輕到重，再由重到輕，均勻施術。雙耳交替放鬆。

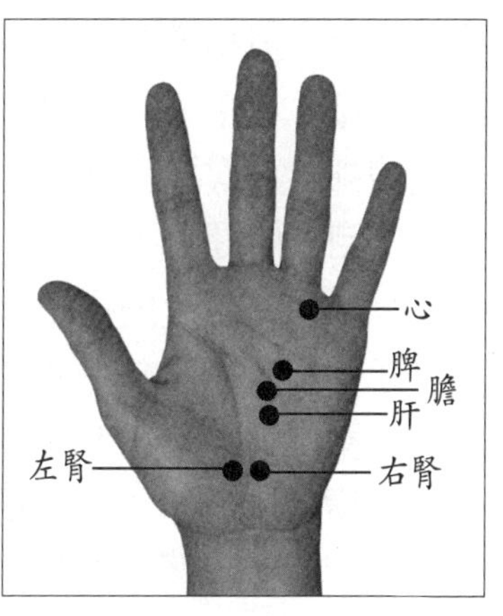

圖 3-7-3

【手部全息按摩治療】

反射區：心、肝、脾、腎、膽（圖 3-7-3）。

操作：在手部均勻塗抹按摩介質，對全掌進行放鬆手法，按揉心反射區 3～5 分鐘，每分鐘 60～100 次，以反射區局部產生酸、熱、痛的感覺為度，再點按 2～3 分鐘，至局部有痛感為度。點揉肝、脾、腎、膽反射區，反覆操作 2～3 分鐘；再用拇指按揉 2～3 分鐘，每分鐘 60～100 次。至局部產生酸痛感為度。但注意手法要滲透柔和，逐漸加力。

【足部全息按摩治療】

反射區：心、腎、脾、甲狀腺、腎上腺、小腸（圖 3-7-4）。

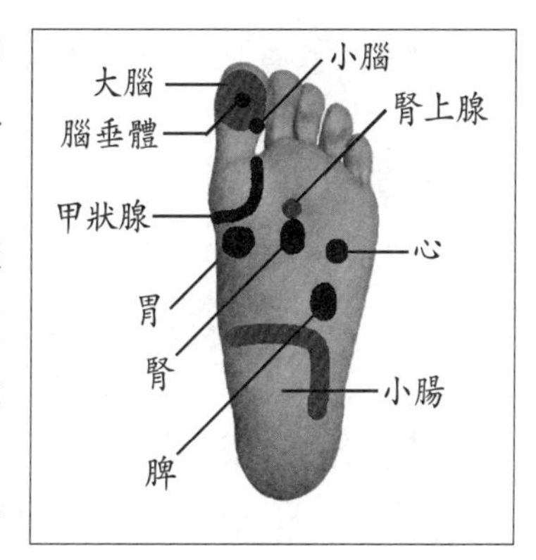

圖 3-7-4

操作：在全足均勻地塗抹按摩介質，全足放鬆操作，檢查心臟反射區，按摩腎、輸尿管和膀胱這三個基本反射區。拇指點按心、脾、腎上腺反射區 30～40 次，以酸脹或微微

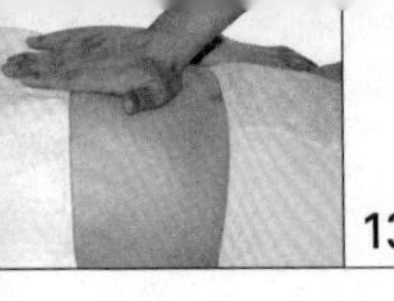

疼痛為度，拇指推腎、甲狀腺、小腸反射區 10～20 次。再次刺激基本反射區，促進治療後機體產生的代謝產物儘快排出體外。再次進行全足放鬆操作。結束治療。

【自我保健】

1. 頭頸部位：按揉印堂、百會穴 各 1 分鐘，以得氣為度，手法要輕快。抹眉弓穴半分鐘，手法要求緩慢深重。三指拿兩側肩井穴各 1 分鐘，手法以得氣為度。

2. 腹部：一指禪推中脘、氣海、關元穴各 1 分鐘，力度由輕到重，以得氣為度。順時針方向摩腹 3 分鐘，手法要求緩慢深沉。

【注意事項】

（1）保持精神樂觀，情緒穩定，堅持治療，堅定信心。

（2）避免驚恐刺激及憂思惱怒，輕者可從事適當體力活動，以不覺勞累為度，避免劇烈活動。

（3）重症患者，應囑其臥床體息，保持一定生活節律。

（4）患者應飲食有節，進食營養豐富而易消化吸收的食物，忌過饑、過飽、生冷、辛辣、菸酒、濃茶，宜低脂、低鹽飲食。

第八節　高血壓

【常規按摩治療】

取穴：印堂、太陽、百會、風池、天柱、橋弓、關元、腎俞、命門、湧泉等穴（圖 3–8–1）。

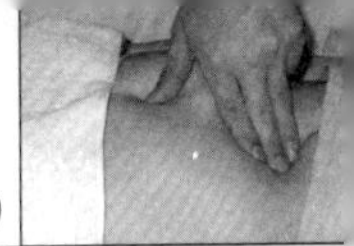

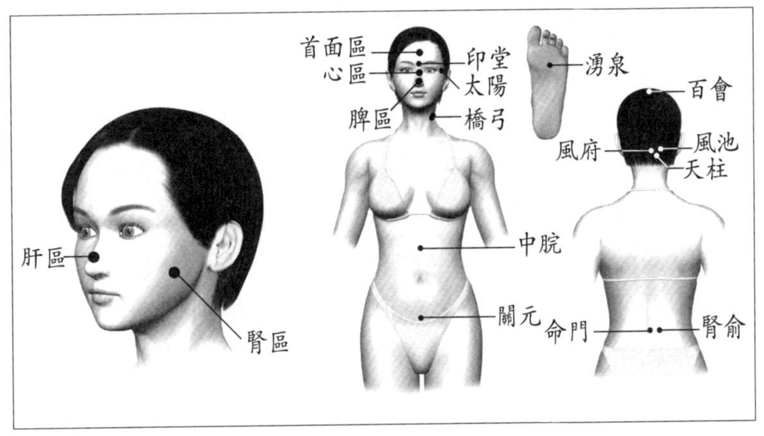

圖 3-8-1

操作：

1. 醫者從患者後面用拇指螺紋面分別在雙側橋弓穴自上而下輕柔地抹動各 20～30 次；用五指拿法從前髮際向後髮際拿 5～8 遍；用一指禪推法從風府穴向大椎穴往返 3～5 遍；拿風池和天柱各半分鐘至 1 分鐘；全掌擦法在肩背部進行橫擦，以溫熱為度。

2. 患者取坐位，醫者面對患者而站，先用偏峰一指禪推法自印堂直線向上到髮際 3～5 次；再從右側太陽穴起始，慢慢地經右側眉弓至印堂，從印堂經右側眉弓至左側太陽，再從左側太陽經印堂至右側太陽，如此往返 3～5 遍；接著在前額、目眶上下及鼻翼旁自人體正中線向兩側抹約 2 分鐘；然後再用大魚際揉前額、太陽、百會處約 8 分鐘；其後在頭之顳側施掃散法，約半分鐘至 1 分鐘；最後，用拇指指端按揉雙側曲池、內關，每處約半分鐘。

3. 患者取仰臥位，醫者坐其右側，先用一指禪推法在中脘、大橫、天樞、大橫穴上進行操作，每穴 2 分鐘；然後再用拇指指端按揉氣海、關元各 1～2 分鐘；最後用掌擦腹部約 3～5 分鐘。

4. 患者取俯臥位，醫者站其身旁，先用一指禪推腎俞約 2 分鐘；然後拇指指端按揉命門、腰陽關、氣海俞、關元俞各 1 分鐘；其後用小魚際擦法在腰骶部進行橫擦，以溫熱為度；最後，仍用小魚際擦法直擦足底湧泉穴，使之溫熱。

5. 患者取坐位，醫者站其身後，先用拇指指端按揉兩側肩井約半分鐘；其後拿肩井 8～10 遍；擦肩背 30 秒；最後，醫者用雙手微微合抱住患者的脇肋部，相對用力進行交替搓動，邊搓邊緩慢地向下移動，如此反覆 3～5 遍。

【面部全息按摩治療】

反射區：首面區、肝區、心區、脾區、腎區（圖 3–8–1）。

操作：在面部塗抹按摩介質，用拂法和拇指平推法使面部放鬆。中指揉、點首面區 3～5 分鐘，每分鐘 60～100 次，以患者局部有酸、脹、痛得感覺為度。點按肝區、心區、脾區、腎區 3～5 分鐘，每分鐘 100～200 次，至局部產生酸痛感為度。做面部放鬆。結束治療。

【耳部全息按摩治療】

反射區：肝、心、耳尖、神門、降壓溝（圖 3–8–2）。

操作：清洗耳部，輕揉耳周和耳廓部，由下至上 4～5 次。在相應反射區部加中重度手法，緩慢

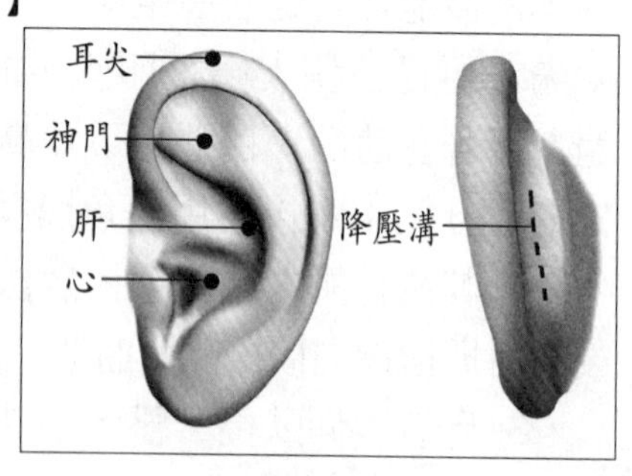

圖 3–8–2

放鬆，共操作 10 分鐘左右。點掐肝、心、耳尖、神門部，反覆 10 次，以患者耐受為度，再用拇指沿降壓溝揉按 5～10 次，雙耳交替施術。至紅潤為止。最後每穴用拇指和食指指腹反覆輕揉 3～5 次，持續 7～8 分鐘。力度由輕至重，再由重到輕雙耳交替放鬆。

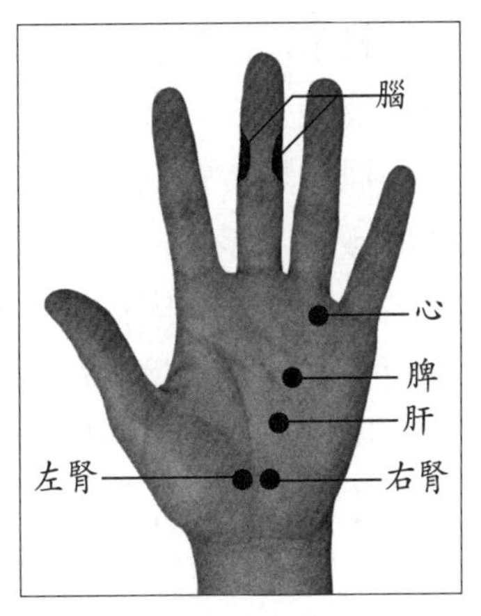

圖 3-8-3

【手部全息按摩治療】

反射區：肝、脾、腎、腦、心、腹腔神經叢（圖 3-8-3）。

操作：在手上塗抹少量按摩介質，按揉、點按肝、脾、腎、腦、心反射區各 3～5 分鐘，每分鐘 100～200 次，至局部產生酸痛感為度。

【足部全息按摩治療】

反射區：腎上腺、大腦、脾、心、肝、腹腔神經叢（圖 3-8-4）。

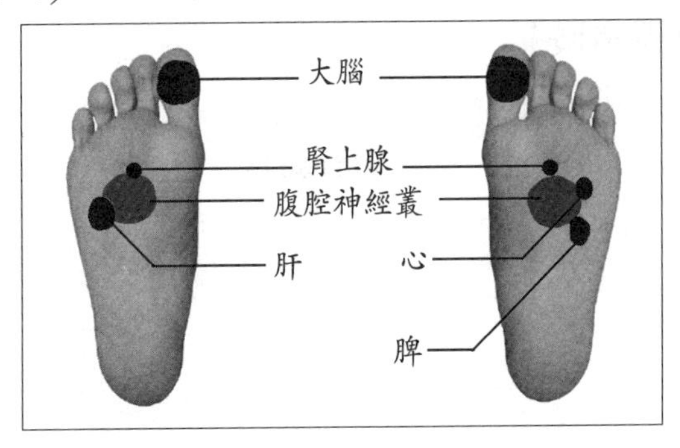

圖 3-8-4

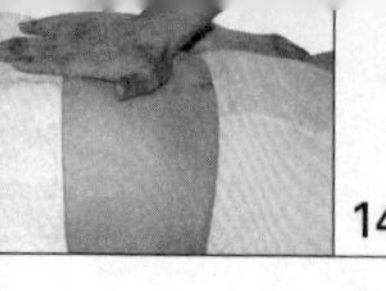

操作：在全足均勻地塗抹按摩介質，全足放鬆操作，檢查心臟反射區，按摩腎、輸尿管和膀胱這三個基本反射區。拇指點按腎上腺、脾、腦垂體反射區各30～40次，以酸脹或微微疼痛為度，拇指由外向內推肝反射區10～20次，拇指由外向內按揉大腦反射區3～5分鐘。再次刺激基本反射區，促進治療後機體產生的代謝產物儘快排出體外。再次進行全足放鬆操作，結束治療。

【自我保健】

（1）以雙手拇指或食、中指相交替的自鼻根部（即眉心或印堂穴之下）向上至髮際；然後自前額正中向兩側平推至太陽穴處，再向下移動一個拇指的位置做同樣的治療，直至最後做眉弓處的平推手法；再以雙手拇指分別在兩耳後行「推橋弓」法的治療，然後雙手指分開置於前髮際處，用指尖貼頭皮向後及兩側推至後外側髮際處，如同梳頭一般。

（2）用輕手法點按神庭、睛明、攢竹、角孫、百會、內關、神門、關元、氣海、中脘、神闕、血海、三陰交、湧泉。以重手法點按風池、印堂、梁丘。

【注意事項】

（1）定時測壓，規律服藥。

（2）防寒保暖，適度體育鍛鍊。

（3）控制情緒，避免疲勞。

第九節　呃　逆

【常規按摩治療】

取穴：璇璣、大椎、缺盆，膻中，中脘、肩井、膈俞、脾俞、胃俞、內關、合谷、足三里（圖 3-9-1）。

操作：以一手手掌置於胸骨上端璇璣穴，另一手手掌置於背部上方大椎穴，兩手同時自上向下沿胸、背正中線做掌推法的治療，胸部的手掌推至臍下，背部的手掌推至腰部，反覆操作 3 分鐘左右。再以順時針方向 10 分鐘，自上而下按背部 6～8 分鐘。點按缺盆、膻中、中脘、肩井、膈俞、脾俞、胃俞、內關、合谷、足三里各按 1 分鐘。

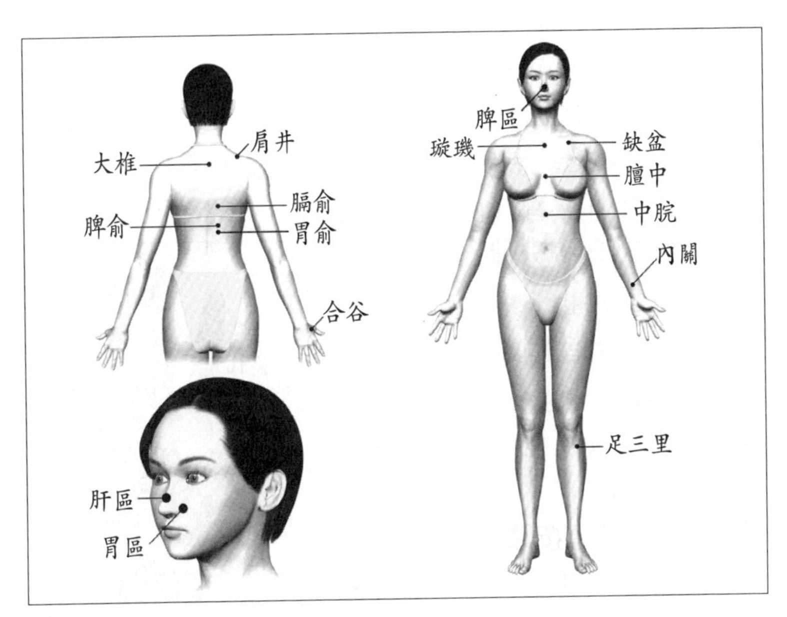

圖 3-9-1

【面部全息按摩治療】

反射區：胃區、肝區、脾區（圖 3–9–1）。

操作：在面部塗抹按摩介質，用拂法和拇指平推法使面部放鬆並產生溫熱感。中指揉、點胃區 3～5 分鐘，每分鐘 60～100 次，至局部產生溫熱感。點按脾區、肝區 3～5 分鐘，每分鐘 100～200 次，至局部產生酸痛感為度。做面部放鬆。結束治療。

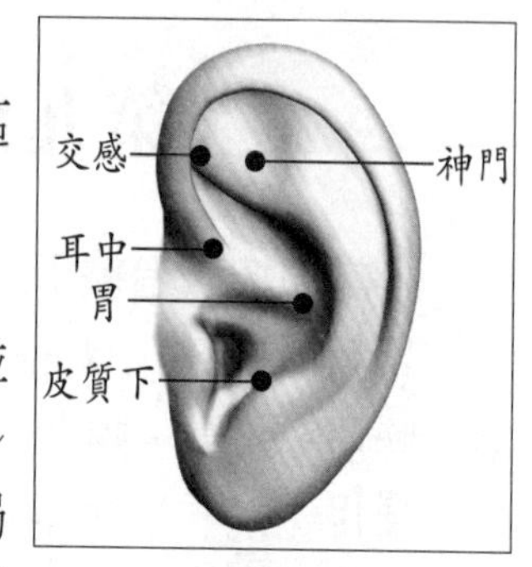

圖 3–9–2

【耳部全息按摩治療】

反射區：耳中、神門、交感、皮質下、胃（圖 3–9–2）。

操作：清洗耳部，輕揉耳周和耳廓，由下至上 4～5 次。在相應反射區部加中重度手法，緩慢放鬆，共操作 10 分鐘左右。點掐耳中、胃、交感部，反覆 10 次，以患者耐受為度，雙耳交替施術。點按神門、皮質下 5～6 分鐘，反覆 3～4 次，至紅潤為止。最後每個反射區用拇指和食指指腹反覆輕揉 3～5 次，持續 7～8 分鐘。力度由輕至重，再由重到輕，均勻施術，雙耳交替放鬆。

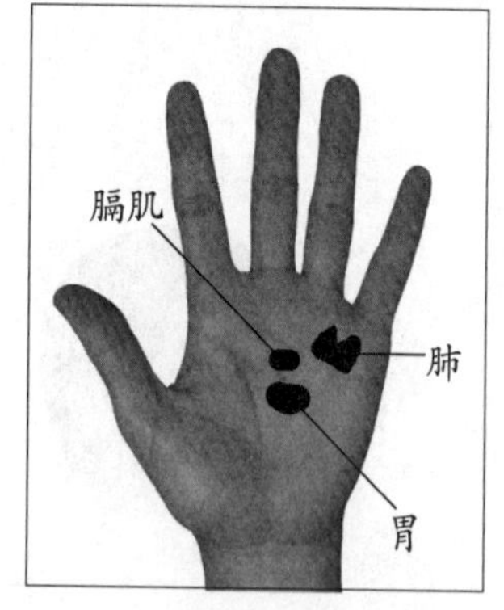

圖 3–9–3

【手部全息按摩治療】

反射區：膈肌、胃、肺（圖 3–9–3）。

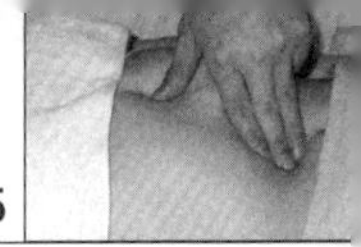

操作：在手部均勻塗抹按摩介質，對全掌進行放鬆手法， 拇指按揉、點按膈肌反射區 2～3 分鐘，至局部產生酸痛感為度。點揉胃、肺反射區 2～3 分鐘，手法由輕到重，至局部出現酸、脹、痛的感覺為度。

【足部全息按摩治療】

反射區：腹腔神經叢、甲狀旁腺、橫膈膜、胃、腎、十二指腸（圖 3-9-4）。

操作：在全足均勻地塗抹按摩介質，全足放鬆操作，檢查心臟反射區，按摩腎、輸尿管和膀胱這三個基本反射區。拇指點按甲狀旁腺 30～40 次，以酸脹或微微疼痛為度。拇指由外向內推橫膈膜、胃、十二指腸反射區各 10～20 次。拇指由外向內按揉腹腔神經叢 3～5 分鐘。拇指由上至下推腎反射區 10～20 次。再次刺激基本反射區，促進治療後機體產生的代謝產物儘快排出體外。再次進行全足放鬆操作，結束治療。

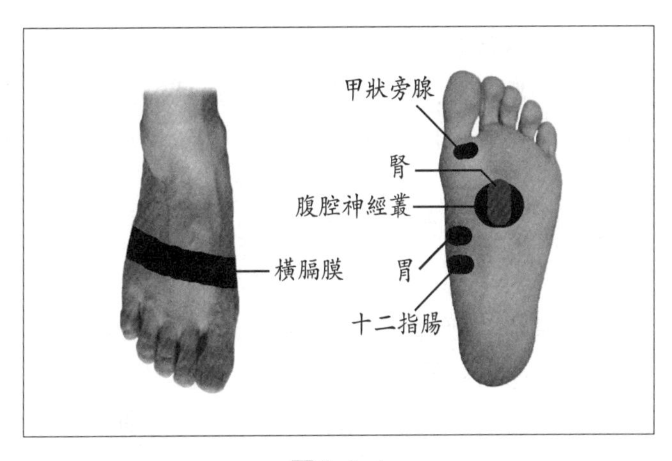

圖 3-9-4

【自我保健】

在呃逆發作時，按住兩側眉棱骨 2～3 分鐘，即可止住。

【注意事項】

（1）情緒不好會引發呃逆，呃逆經久不癒使患者焦躁煩惱，這又會加重膈肌痙攣。因此，對患者來說，保持心情舒暢，顯得十分重要。

（2）生冷食品，包括生拌冷菜及水果，煎炸難消化的食品也不宜多吃。

（3）食量以無飽脹感為好，餐次可增加。

（4）刀豆、生薑、荔枝、枇杷、飴糖（麥芽糖）等食物有溫胃、通氣、止呃作用，受寒者可適量選吃。

（5）保持大便通暢。

第十節　慢性胃炎

【常規按摩治療】

取穴：中脘、上脘、氣海、天樞、關元、肩井、脾俞、胃俞、三焦俞、內關、足三里、梁丘等穴（圖 3–10–1）。

操作：醫者在患者上腹部（劍突到臍下）採用揉法、按法、摩法和擦法治療，要使患者感到胃部有溫熱感為度。在其腰背部實施揉法、擦法、按法、摩法和推法的治療，同樣要使患者感到治療部位有溫熱感。用拇指指端在中脘、上脘、氣海、天樞、關元、肩井、脾俞、胃俞、三焦俞、內關、足三里、梁丘上點按，每穴 1 分鐘。

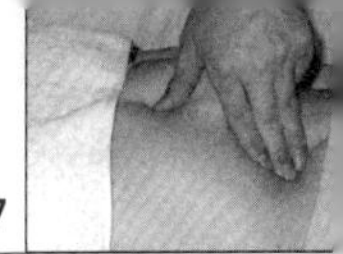

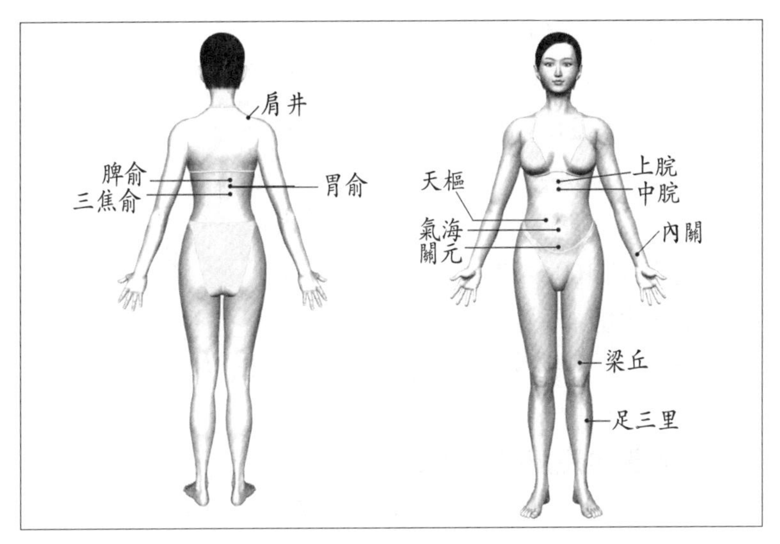

圖 3-10-1

【面部全息按摩治療】

反射區：胃區、脾區、肝區、膽區、臍區（圖 3-10-2）。

操作：在面部均勻塗抹按摩介質，用拂法和拇指平推

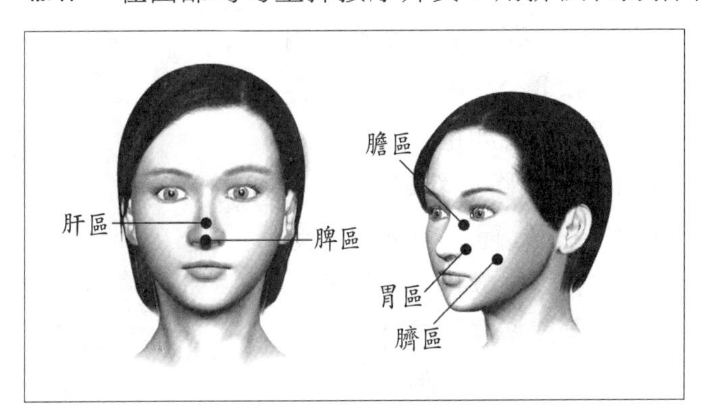

圖 3-10-2

法使面部放鬆並產生溫熱感。中指揉、點胃區 3～5 分鐘，每分鐘 60～100 次，至局部產生溫熱感。點按脾區、肝區、膽區 3～5 分鐘，每分鐘 100～200 次，至局部產生酸痛感為度。點揉臍區 3～5 分鐘。做面部放鬆。結束治療。

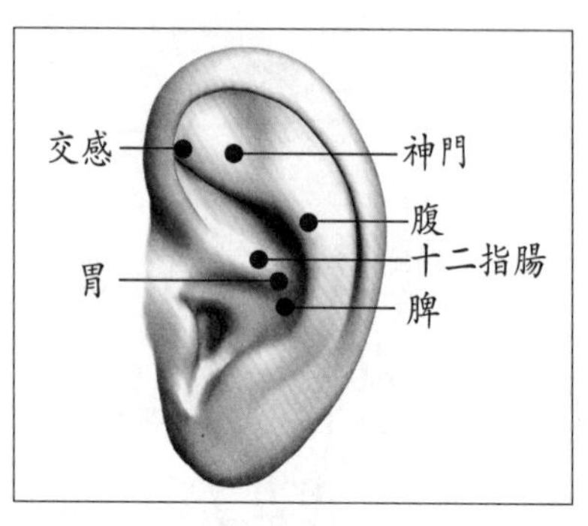

圖 3-10-3

【耳部全息按摩治療】

反射區：胃、脾、十二指腸、腹、神門、交感（圖 3-10-3）。

操作：清洗耳部，由上至下輕揉耳周和耳廓部 4～5 次。在相應反射區部加中重度手法，緩慢放鬆，共操作 10 分鐘左右。點掐胃、脾區，反覆 10 次，以患者耐受為度，雙耳交替施術。點按十二指腸、腹部 5～6 分鐘，反覆 3～4 次，至紅潤為止。提捏交感部 1 分鐘，力度適中，在患者耐受範圍內逐漸加力，反覆 5～6 次。點按神門部至耳部有熱感即止。最後每穴用拇指和食指指腹反覆輕揉 3～5 次，持續 7～8 分鐘。力度由輕至重，再由重到輕。雙耳交替放鬆。

【手部全息按摩治療】

反射區：胃、肝、脾、胃腸點（圖 3-10-4）。

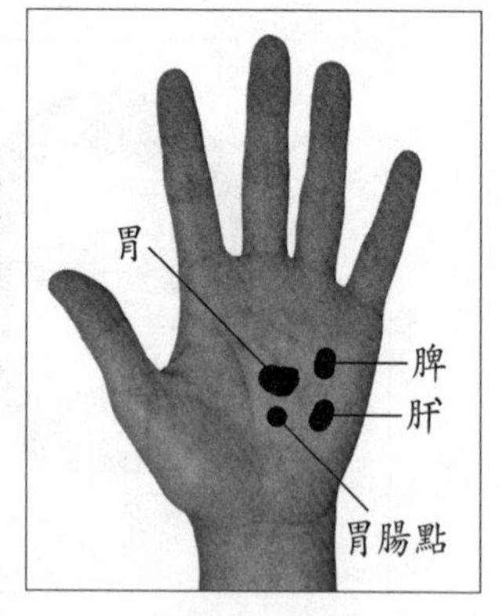

圖 3-10-4

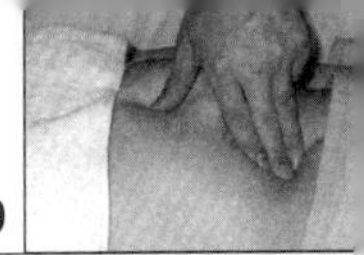

操作：在手部均匀塗抹按摩介質，對全掌進行放鬆手法，先點按胃反射區 2～3 分鐘，手法由輕到重，至局部出現酸、脹、痛的感覺為度。拇指按揉肝、脾反射區各 2～3 分鐘，至局部產生酸痛感為度。拇指指端點按胃腸點，手法可稍重，持續時間可稍長。

【足部全息按摩治療】

反射區：胃、十二指腸、脾、下身淋巴腺、腹腔神經叢、肝（圖 3–10–5）。

操作：在全足均匀地塗抹按摩介質，全足放鬆操作，檢查心臟反射區，按摩腎、輸尿管和膀胱這三個基本反射區。拇指點按脾、下身淋巴腺反射區 30～40 次，以酸脹或微微疼痛為度。拇指由外向內推胃、十二指腸、肝反射區 10～20 次，腹腔神經叢 3～5 分鐘。再次刺激基本反射區，促進治療後機體產生的代謝產物儘快排出體外。再次進行全足放鬆操作。結束治療。

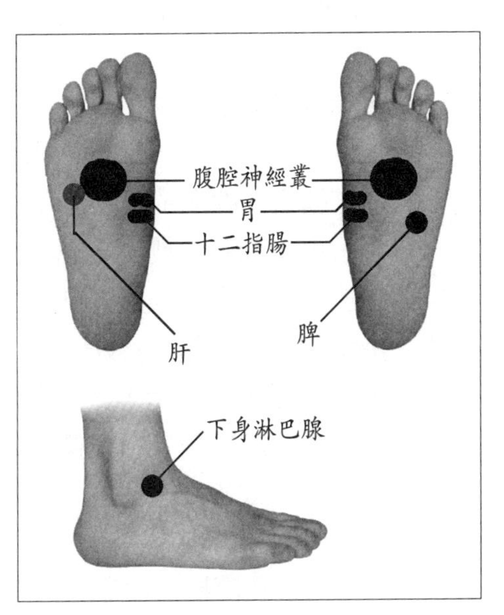

圖 3–10–5

【自我保健】

（1）一指禪推法在中脘穴輕推約 5 分鐘，掌摩上腹部 3 分鐘，點按中脘、天樞、梁門、下脘、內關、公孫、足三里穴

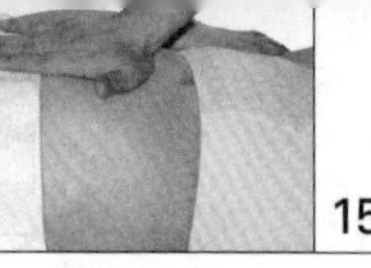

各3～5分鐘。

（2）運氣指揉上、中、下脘穴。食、中、環三指指腹按在上脘穴處，以順時針方向揉動。呼氣時，三指的揉力逐漸向深部滲透，稍加重手法；吸氣時，將揉力輕輕放鬆。每揉6次為一遍（揉6次的過程正是呼氣的過程），指揉7～8遍。在中脘、下脘穴處指揉的方法同前。

【注意事項】

（1）注意飲食調攝，避免酸、辣、辛、燥、菸酒等刺激性食物。

（2）堅持做腹部自我推拿，保持心情愉快，適當加強體育運動。

第十一節　消化性潰瘍

【常規按摩治療】

取穴：中脘、章門、期門、內關、足三里、公孫、太衝、肝俞、膽俞、脾俞、胃俞等穴（圖3–11–1）。

操作：患者仰臥，雙下肢屈曲，醫者坐其右側。先用一指禪推法推中脘穴5分鐘；再用揉摩法於胃脘部揉摩15分鐘。沿肋間隙用一指禪推法治療。由上而下一個一個肋間隙治療。從正中線開始，先推左側，再推右側，時間約5分鐘。用拇指按揉法分別按揉左右章門、期門、內關、足三里、公孫、太衝穴，每穴1分鐘。用一指禪推法或拇指按揉法分別施治於肝俞、膽俞、脾俞、胃俞穴各1分鐘。隨後，用小魚際擦法擦熱諸穴。

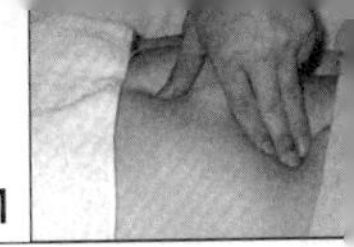

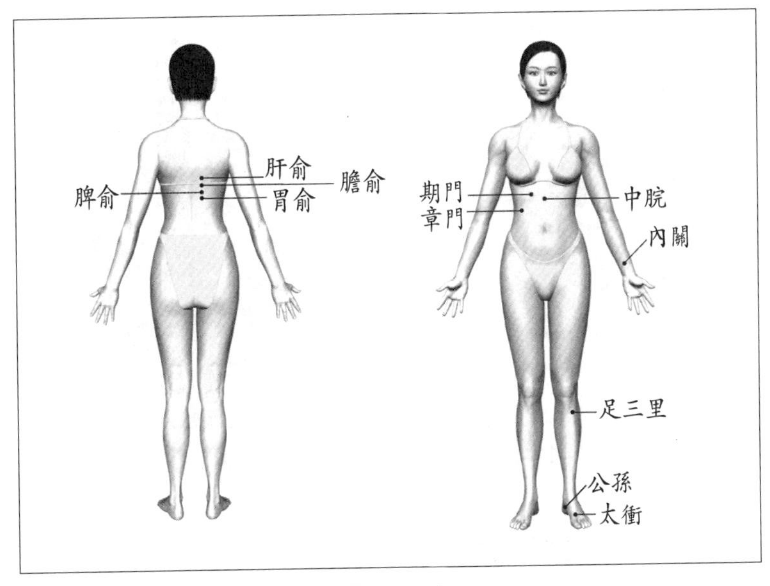

圖 3-11-1

【面部全息按摩治療】

反射區：脾區、胃區、小腸區、臍區（圖 3-11-2）。

操作：在面部均勻塗抹按摩介質，用拂法和拇指平推法使面部放鬆並產生溫熱感。中指揉、點胃區 3～5 分鐘，每分鐘 60～100 次，至局部產生溫熱感。點按脾區、小腸區 3～5 分鐘，每分鐘 100～200 次，點揉臍區 3～5 分鐘。做面部放鬆。結束治療。

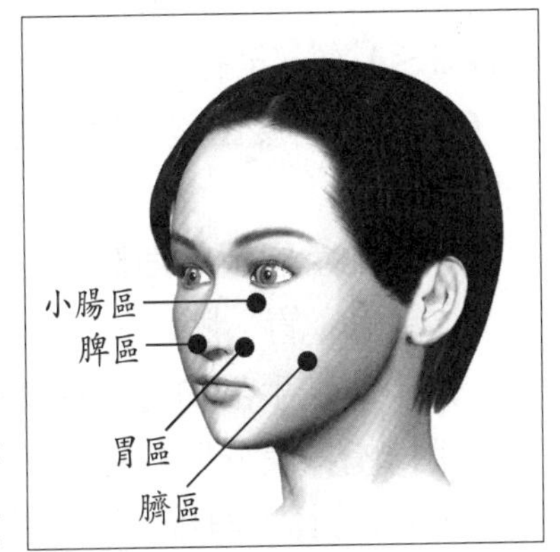

圖 3-11-2

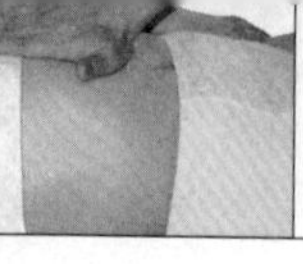

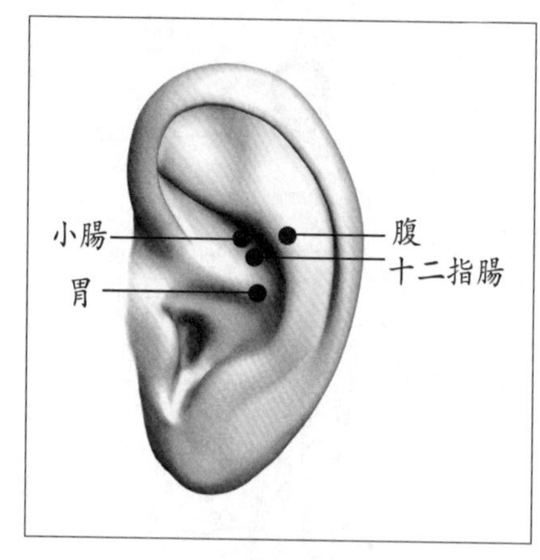

圖 3-11-3

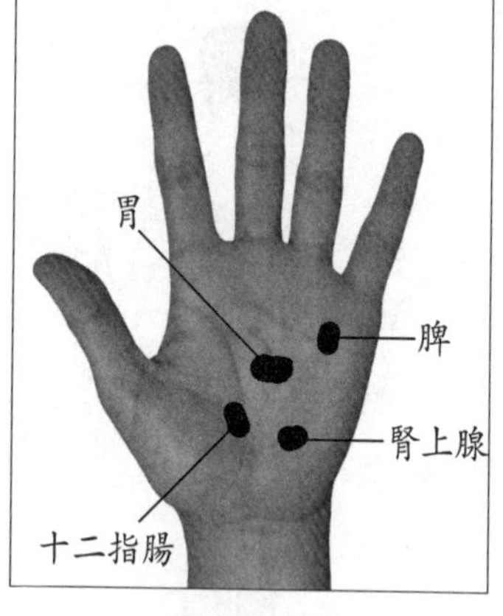

圖 3-11-4

【耳部全息按摩治療】

反射區：腹、胃、小腸、十二指腸（圖 3-11-3）。

操作：清洗耳部，輕捏耳周和耳廓部，由上至下 4～5 次。在相應反射區部加重手法，緩慢放鬆。先在耳尖部施重提輕放手法，反覆 10 次，以患者耐受為度，雙耳交替施術。點按腹、胃、小腸、十二指腸 2～3 分鐘，力度適中，反覆 3～4 次，至紅潤為止。最後輕揉每穴 5～6 次，持續 4～6 分鐘。力度由輕到重，再由重到輕，均勻施術。雙耳交替放鬆。

【手部全息按摩治療】

反射區：胃、脾、十二指腸、腎上腺（圖 3-11-4）。

操作：在手部均勻塗抹按摩介質，對全掌進行放鬆手法，用拇指指腹分別按揉胃、脾、十二指腸、腎上腺反射區各 1～2 分鐘。再施以點按法，反覆操作 5～10 遍，注意用力柔和滲透至反射區局部產生酸痛感為度。

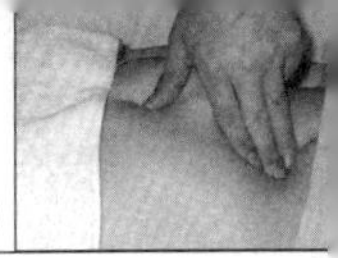

【足部全息按摩治療】

反射區：胃、脾、十二指腸、腎、小腸、腎上腺、腹腔神經叢（圖 3–11–5）。

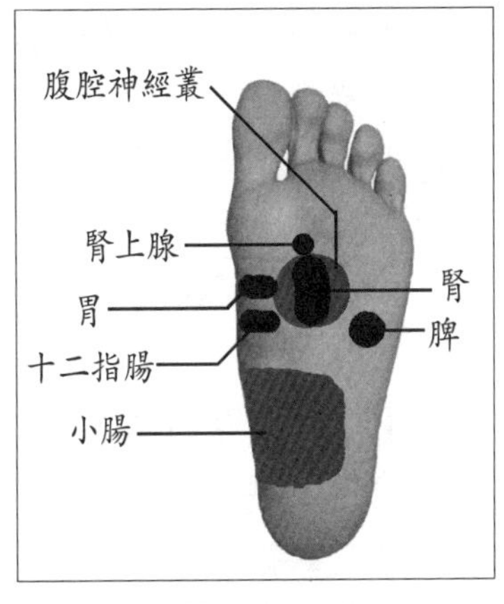

圖 3-11-5

操作：在全足均勻地塗抹按摩介質，全足放鬆操作，檢查心臟反射區，按摩腎、輸尿管和膀胱這三個基本反射區。拇指點按腎上腺、脾、腎反射區 30～40 次，按揉 1 分鐘左右，以酸脹或微微疼痛為度。拇指由外向內推胃、十二指腸反射區 10～20 次。拇指由外向內按揉腹腔神經叢 3～5 分鐘。再次刺激基本反射區，促進治療後機體產生的代謝產物儘快排出體外。再次進行全足放鬆操作。結束治療。

【自我保健】

仰臥位，雙下肢屈曲，雙腳平踩床面。雙手重疊，按於胃脘部，做輕快的揉摩法 10 分鐘；隨後用拇指指面分別按揉左右內關、足三里穴各 2 分鐘；接著改為坐位，用雙手掌根緊按脾俞、胃俞，並用力上下擦動，發熱為止。

【注意事項】

（1）減少誘發因素，包括戒菸、不飲烈性酒，加強自我保健，注意生活飲食規律。

（2）對年齡大、全身有較嚴重的伴隨疾病或需經常服用非甾體抗炎藥（如阿司匹林、消炎痛等）的患者，應給予維持治療。

（3）對有潰瘍病復發症狀者，原則上應進行胃鏡檢查，以確定是否復發、是否仍為良性潰瘍。要警惕極少數良性胃潰瘍在反覆破壞和再生的慢性刺激下發生惡變。

第十二節　胃下垂

【常規按摩治療】

取穴：膻中、中脘、天樞、氣海、關元、脾俞、胃俞、足三里等（圖 3-12-1）。

操作：先用一指禪推摩法自膻中向下經中脘、氣海至關元止，約 3 分鐘；然後用拇指按揉中脘、天樞、氣海穴各 1 分鐘。再將四指併攏，以螺紋面著力，根據胃下垂程度自下向上邊顫邊托；同時隨患者呼吸時腹部上下起伏而用力，約 3 分鐘。接著用一指禪推法施治於足三里、脾俞、胃俞穴約 2 分鐘，再順膀胱經自上而下按揉 4～5 次。患者取坐位，將其左臂和肘彎曲放於背後腰臀部。醫者以

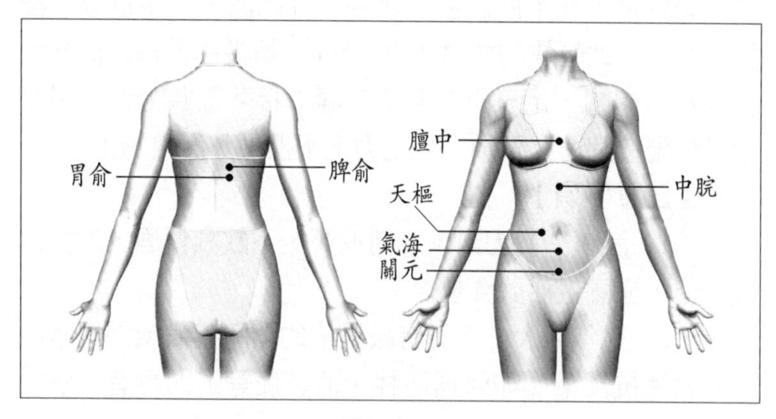

圖 3-12-1

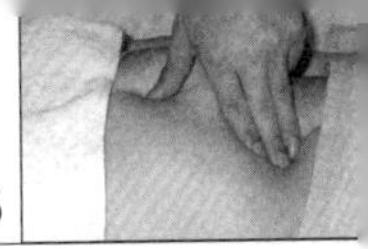

右手四指併攏，掌心向上，指尖由左肩胛骨內下緣向斜上方插入肩胛骨與肋骨之間 2～3 寸，同時左手掌心頂住患者左肩峰，兩手呈合攏之勢，持續 1～2 分鐘後，患者即感胃有上提之意，隨之緩緩將右手收回，進出約 2～3 次。同法用左手插右肩胛內下緣。

【面部全息按摩治療】

反射區：胃區、脾區（圖 3–12–1）。

操作：在面部均勻塗抹按摩介質，用拂法和拇指平推法使面部放鬆並產生溫熱感。中指揉、點胃區、脾區 3～5 分鐘，每分鐘 60～100 次，至局部產生溫熱感。做面部放鬆。結束治療。

【耳部全息按摩治療】

反射區：神門、脾、胃、耳尖（圖 3–12–2）。

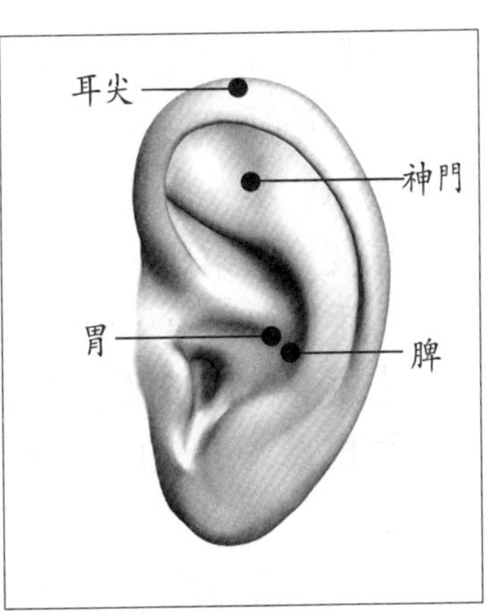

圖 3–12–2

操作：清洗耳部，輕揉耳周和耳廓部，由上至下，4～5 次。在相應反射區部加中重度手法，緩慢放鬆，共操作 10 分鐘左右。點按脾、胃、神門部 5～6 分鐘，反覆 3～4 次，至紅潤為止。提捏神門部 1 分鐘，力度適中，反覆 5～6 次。輕揉每個反射區 7～8 分鐘，反覆 3～5 次，力度由輕至重，再由重到輕，雙耳交替放鬆。

【手部全息按摩治療】

反射區：肝、脾、胃、腎、胃腸點（圖 3–12–3）。

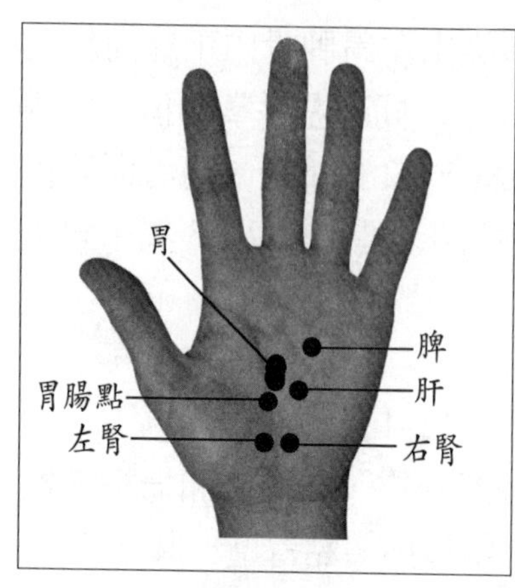

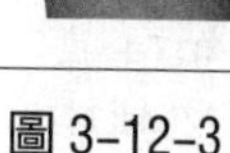

圖 3-12-3

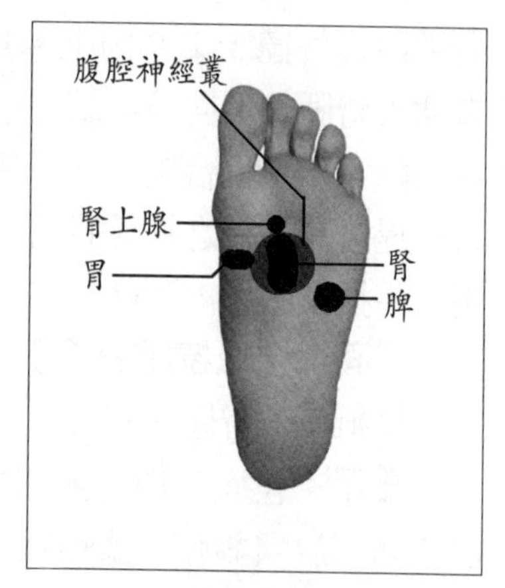

圖 3-12-4

操作：在手部均勻塗抹按摩介質，對全掌進行放鬆手法，拇指按揉、點肝、脾、胃、腎反射區 2～3 分鐘，每分鐘 60～100 次，反覆操作，至局部產生酸痛感為度。但注意手法要滲透柔和，逐漸加力。拇指指端點按胃腸點 3～5 分鐘，手法可稍重，至局部產生熱、痛感。

【足部全息按摩治療】

反射區：腎上腺、脾、腎、胃、腹腔神經叢（圖 3-12-4）。

操作：在全足均勻地塗抹按摩介質，全足放鬆操作，檢查心臟反射區，按摩腎、輸尿管和膀胱這三個基本反射區。拇指點按腎上腺、脾、腎、胃反射區 30～40 次，按揉 1 分鐘左右，以酸脹或微微疼痛為度。拇指由外向內按揉腹腔神經叢 3～5 分鐘。再次刺激基本反射區，促進治療後機體產生的代謝產物儘快排出體外。再次進行全足放鬆操作，結束治療。

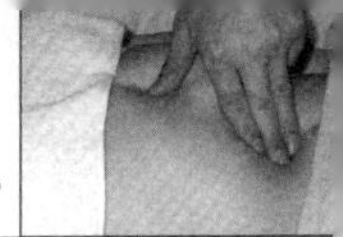

【自我保健】

1. 仰臥抬腿：患者仰臥，雙下肢伸直，交替抬高，約5～6 次。

2. 收腹抬雙腿：患者仰臥位，雙下肢伸直，雙下肢同時抬高並做收腹，約 5～6 次。

3. 仰臥踏車：患者仰臥，雙下肢交替「踏車」，約 2 分鐘。

4. 仰臥抱膝：仍取仰臥，雙屈髖屈膝，雙手抱膝約 5 分鐘。

5. 仰臥起坐：同上勢，雙手抱頭，起坐，約 20 次。

6. 屈膝抬臀：仍同上勢，屈膝，雙足平踩床面，使臀離開床面，約 20 次。

上法堅持隔日一次。

【注意事項】

（1）患者多數體質虛弱，故治療要「治本」，從改善整體素質著手。例如，平時要積極參加體育鍛鍊，運動量可由小到大。氣功鍛鍊對本病也有較好效果。

（2）避免暴飲暴食。選用的食品應富有營養，容易消化，但體積要小。高能量、高蛋白、高脂肪食品適當多於蔬菜水果，以求增加腹部脂肪積累而托胃體。減少食量，但要增加餐次，以減輕胃的負擔。

（3）不宜久站和劇烈跳動。飯後宜半平臥半小時。

（4）臥床宜頭低腳高，可以在床腳下墊高兩塊磚頭。

（5）性生活對體質衰弱者是較大負擔，應儘量減少房事次數。

第十三節　慢性非特異性潰瘍性結腸炎

【常規按摩治療】

取穴：神闕、中脘、氣海、關元、天樞、章門、期門、背部有關腧穴、八髎、內關、支溝、足三里、陰陵泉、太衝等穴（圖 3–13–1）。

操作：用右手食、中、無名指分別置於臍及天樞穴，按揉 2 分鐘。然後用右手掌摩腹部 10 分鐘，在摩腹過程中，用指尖重點刺激中脘、關元、氣海諸穴，摩腹壓力宜輕柔。再拿兩側肚角 3～5 遍。用拇指按揉法施治於內關、支溝、足三里、陰陵泉、太衝穴各 1 分鐘。用一指禪推法

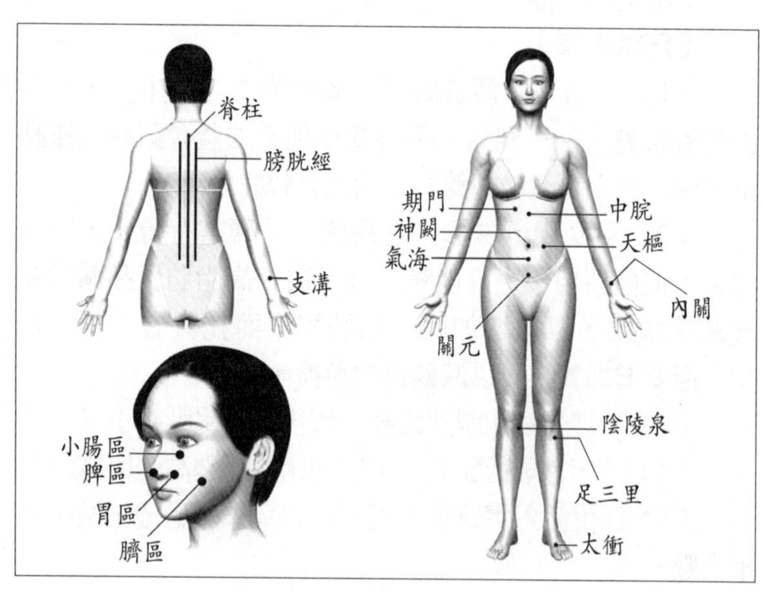

圖 3–13–1

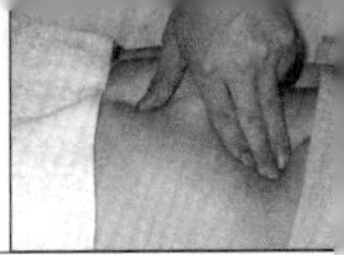

或擦法循兩側膀胱經操作 3 遍（自膈俞至大腸俞），然後用按法重點刺激膈俞、膏肓俞、脾俞、胃俞、大腸俞各 1 分鐘；接著用小魚際擦法橫擦脾俞、胃俞、腎俞、命門及八髎穴，並擦督脈，至發熱為止。用雙手食、中、無名指同時按揉雙側的章門、期門穴各 1 分鐘，最後自上而下搓脇肋部 3～5 遍，結束治療。

【面部全息按摩治療】

反射區：脾區、胃區、小腸區、臍區（圖 3–13–1）。

操作：在面部均勻塗抹按摩介質，用拂法和拇指平推法使面部放鬆並產生溫熱感。中指揉、點胃區 3～5 分鐘，每分鐘 60～100 次，至局部產生溫熱感。點按脾區、小腸區 3～5 分鐘，每分鐘 100～200 次，至局部產生酸痛感為度。點揉臍區 3～5 分鐘。做面部放鬆。結束治療。

【耳部全息按摩治療】

反射區：直腸、大腸、脾、胃、耳尖（圖 3–13–2）。

操作：清洗耳部，輕揉耳周和耳廓部，由上至下，4～5 次。在相應反射區部加中重度手法，緩慢放鬆，共操作 10 分鐘左右。先在大腸、直腸部施中重度點掐手法，反覆 10 次，以患者耐受為度，雙耳交替施術。點按脾、胃腹部 5～6 分鐘，反覆 3～4 次，至紅潤為止。在神門部施提捏法，力度適中，在患者耐受範圍內逐漸加力，持續 1 分鐘，反覆 5～6 次。在耳尖部施以中重度點按法數次，至耳部有熱感即止。

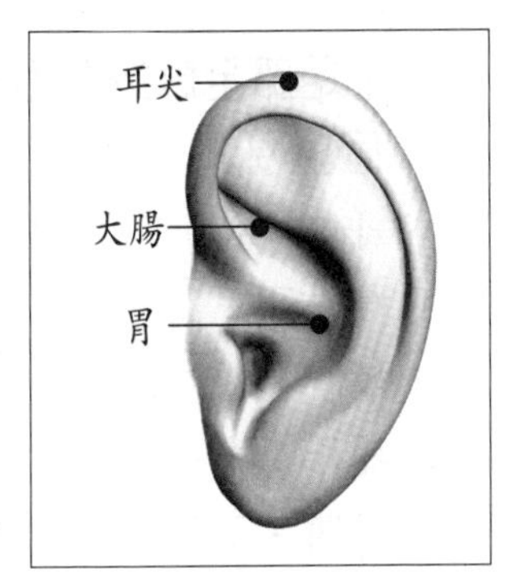

圖 3–13–2

最後輕揉每個反射區復 3～5 次，持續 7～8 分鐘。力度由輕至重，再由重到輕，均勻施術。雙耳交替放鬆。

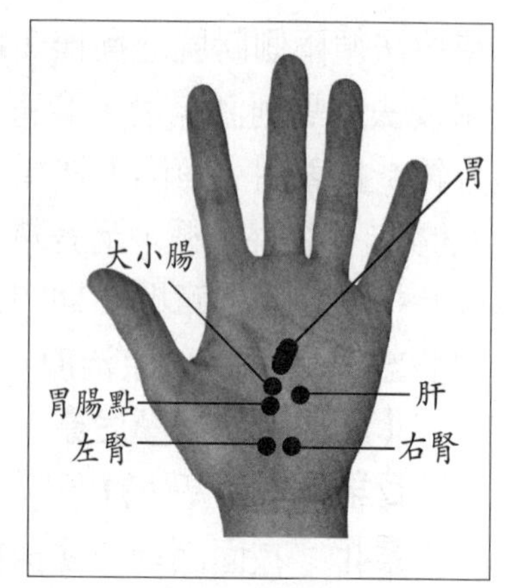

圖 3–13–3

【手部全息按摩治療】

反射區：小腸、大腸、肝、脾、胃、腎、胃腸點（圖 3–13–3）。

操作：在手部均勻塗抹按摩介質，對全掌進行放鬆手法，點按小腸、大腸反射區 3～5 分鐘，至局部出現酸、脹、痛的感覺為度。再施以拇指按揉法，頻率為每分鐘 60～100 次，按揉 2～3 分鐘。拇指按揉肝、脾、胃、腎反射區 2～3 分鐘，每分鐘 60～100 次，再施以點法，反覆操作 3～5 分鐘，至局部產生酸痛感為度。但注意手法要滲透柔和，逐漸加力。最後以拇指指端點按胃腸點，手法可稍重，操作 3～5 分鐘，至局部產生熱、痛感。

【足部全息按摩治療】

反射區：腹腔神經叢、胃、十二指腸、小腸、升結腸、橫結腸、降結腸、下身淋巴腺（圖 3–13–4）。

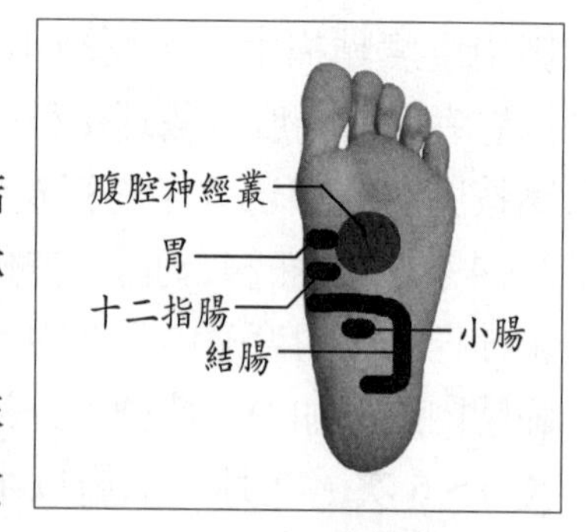

圖 3–13–4

操作：在全足均勻地塗抹按摩介質，全足放鬆操作，檢查心臟反射區，按摩腎、輸尿

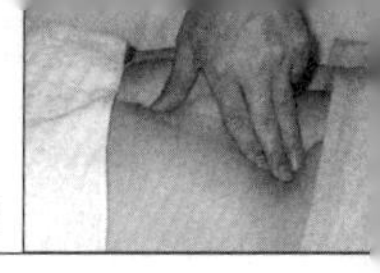

管和膀胱這三個基本反射區。取腹腔神經叢、胃、十二指腸、小腸、升結腸、橫結腸、降結腸、下身淋巴腺反射區進行重點刺激。拇指點按下身淋巴腺反射區 30～40 次，按揉 1 分鐘左右，以酸脹或微微疼痛為度，用拇指由外向內推胃、十二指腸、小腸、升結腸、橫結腸、降結腸反射區各 10～20 次，用拇指由外向內按揉腹腔神經叢 3～5 分鐘。

再次刺激基本反射區，促進治療後機體產生的代謝產物儘快排出體外。再次進行全足放鬆操作。結束治療。

【自我保健】用手掌先貼於上腹部做逆時針方向摩揉動作 5 分鐘後，中指按中脘穴 1 分鐘。用手掌貼於下腹部做逆時針方向摩動 5 分鐘後，中指按氣海、關元、中極穴各 1 分鐘。拇指按揉雙側足三里、太衝穴各 1 分鐘。

【注意事項】

（1）患者應吃質軟、高營養、易消化飲食，避免刺激性食物及冷飲、水果和蔬菜。

（2）充分理解並盡力滿足病人的要求和願望，耐心開導，使病人減少顧慮，保持穩定的情緒與精神愉快。

第十四節　慢性腹瀉

【常規按摩治療】

取穴：中脘、天樞、氣海、關元、脾俞、胃俞、腎俞、大腸俞、長強、足三里、豐隆、上巨虛（圖 3-14-1）。

操作：摩腹部 8 分鐘左右。按、揉背、腰、骶部 5 分鐘左右，然後擦其腰骶部，要使患者感到治療部位有熱感。

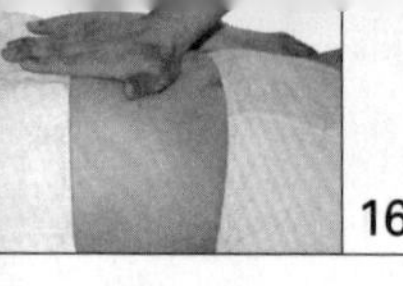

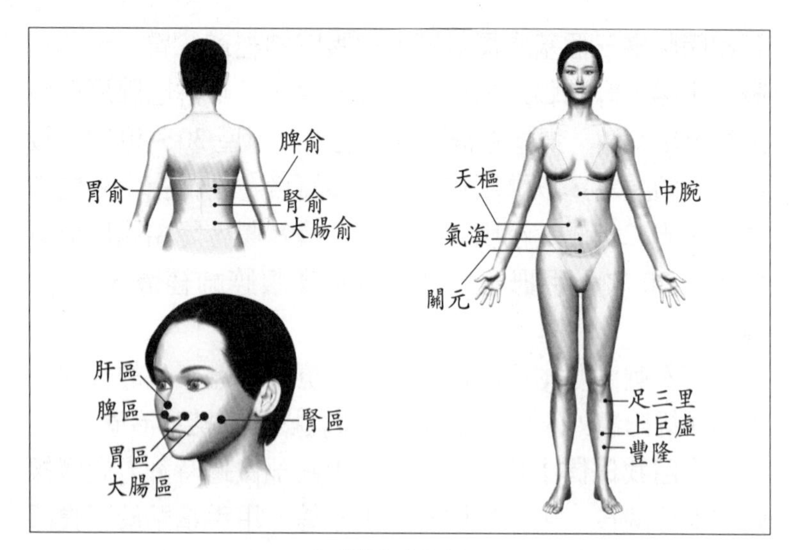

圖 3-14-1

用拇指點按中脘、天樞、氣海、關元、脾俞、胃俞、腎俞、大腸俞、長強、足三里、豐隆、上巨虛穴各 1 分鐘。

【面部全息按摩治療】

反射區：大腸區、脾區、胃區、腎區、肝區（圖 3-14-1）。

操作：在面部均勻塗抹按摩介質，用拂法和拇指平推法使面部放鬆並產生溫熱感。中指揉、點大腸區 3～5 分鐘，每分鐘 60～100 次，至局部產生溫熱感。點按脾區、胃區、肝區、腎區 3～5 分鐘，每分鐘 100～200 次，至局部產生酸痛感為度。做面部放鬆。結束治療。

【耳部全息按摩治療】

反射區：直腸、大腸、脾、胃、耳尖（圖 3-14-2）。

操作：清洗耳部，由上而下輕揉耳周和耳廓部 4～5

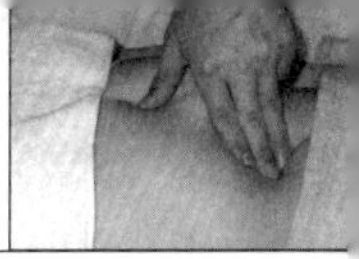

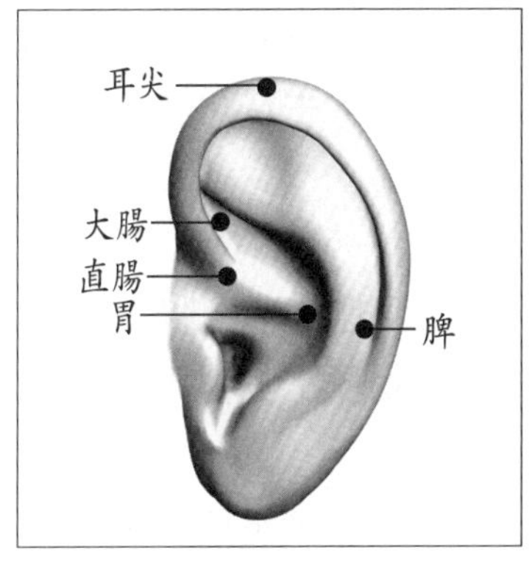

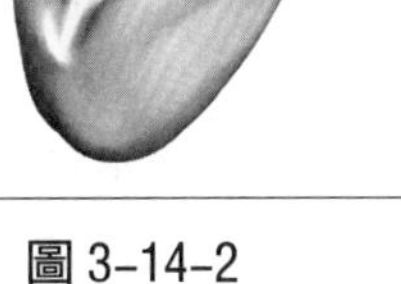

圖 3-14-2

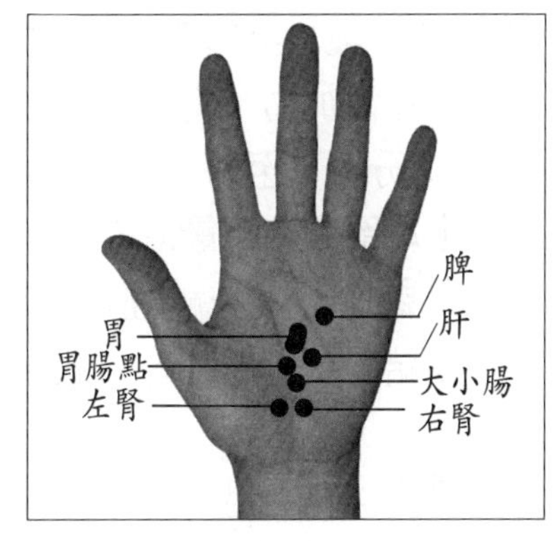

圖 3-14-3

次。在相應反射區部加中重度手法，緩慢放鬆，共操作 10 分鐘左右。點掐大腸、直腸部，反覆 10 次，以患者耐受為度，雙耳交替施術。點按脾、胃腹部 5～6 分鐘，反覆 3～4 次，至紅潤為止。提捏神門部，在患者耐受範圍內逐漸加力，持續 1 分鐘，反覆 5～6 次。點按耳尖數次，至耳部有熱感即止。最後輕揉每個反射區 3～5 次，持續 7～8 分鐘。力度由輕至重，再由重到輕，反覆 3～4 次。雙耳交替放鬆。

【手部全息按摩治療】

反射區：小腸、大腸、肝、脾、胃、腎、胃腸點（圖 3-14-3）。

操作：在手部均勻塗抹按摩介質，對全掌進行放鬆手法，點按小腸、大腸反射區，反覆操作 3～5 分鐘，至局部出現酸、脹、痛的感覺為度。再施以拇指按揉法，每分鐘 60～100 次，按揉 2～3 分鐘。拇指按揉肝、脾、胃、腎反射區 2～3 分鐘，每分鐘 60～100 次，再施以點法，反覆操

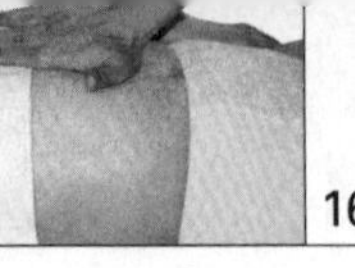

作 3～5 分鐘，至局部產生酸痛感為度。但注意手法要滲透柔和，逐漸加力。拇指指端點按胃腸點，手法可稍重，操作 3～5 分鐘，至局部產生熱、痛感。

【足部全息按摩治療】

反射區：腹腔神經叢、胃、十二指腸、小腸、升結腸、橫結腸、降結腸、乙狀結腸和直腸、下身淋巴腺（圖 3–14–4）。

操作：在全足均勻地塗抹按摩介質，全足放鬆操作，檢查心臟反射區，按摩腎、輸尿管和膀胱這三個基本反射區。拇指點按下身淋巴腺反射區 30～40 次，按揉 1 分鐘左右，以酸脹或微微疼痛為度，拇指由外向內推胃、十二指腸、小腸、升結腸、橫結腸、降結腸、乙狀結腸和直腸反射區各 10～20 次，拇指由外向內按揉腹腔神經叢 3～5 分鐘。再次刺激基本反射區，促進治療後機體產生的代謝產物儘快排出體外。再次進行全足放鬆操作。結束治療。

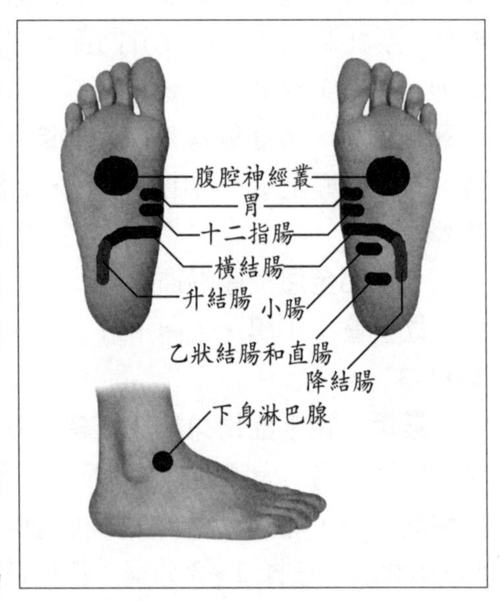

圖 3–14–4

【自我保健】

患者以沉而緩慢的摩法在腹部治療，要使治療部位有熱感。再點按中脘、天

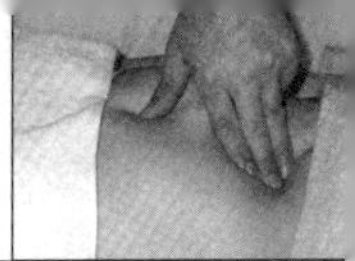

樞、氣海、關元、長強、足三里、豐隆、上巨虛等穴。

【注意事項】

（1）飲食調理對於治療有一定意義。如生冷水果之類、油膩厚味之物、黏滑甘味之品皆非所宜。以飲食清淡，易於消化之物為妥，宜流質或半流質飲食。

（2）要加強鍛鍊、增強體質，還應加強飲食衛生和水源管理，不吃腐敗變質之物，不喝生水，吃瓜果要燙洗，並養成飯前便後洗手的習慣，防止病從口入。

第十五節　便　秘

【常規按摩治療】

取穴：中脘、大橫、天樞、氣海、關元、背部有關腧穴、命門、八髎、長強、支溝、足三里等穴（圖 3-15-1）。

操作：中脘、大橫、天樞、氣海、關元穴各 1 分鐘，然後按臍中、右腹、上腹、左腹、下腹的順序摩腹約 15 分鐘，使熱氣逐漸滲透至腹內。一指禪推法和㨰法循膀胱經治療，自上而下，從肝俞至大腸俞約 5 分鐘；按揉八髎、長強、足三里、上巨虛、內庭、支溝穴各 1分鐘。用小魚際擦法橫擦肩背部及腎俞、命門穴，骶部、八髎穴，直擦背部督脈，以透熱為度。

【面部全息按摩治療】

反射區：大腸區、脾區、胃區、腎區、肺區、肝區（圖 3-15-1）。

操作：在面部均勻塗抹按摩介質，用拂法和拇指平推

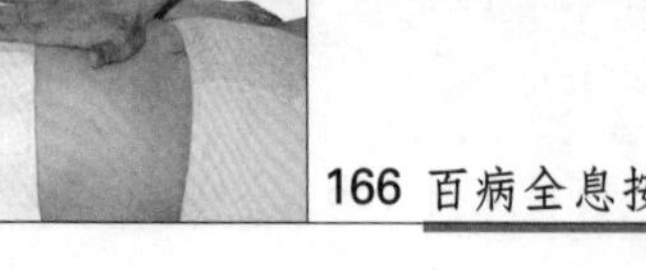

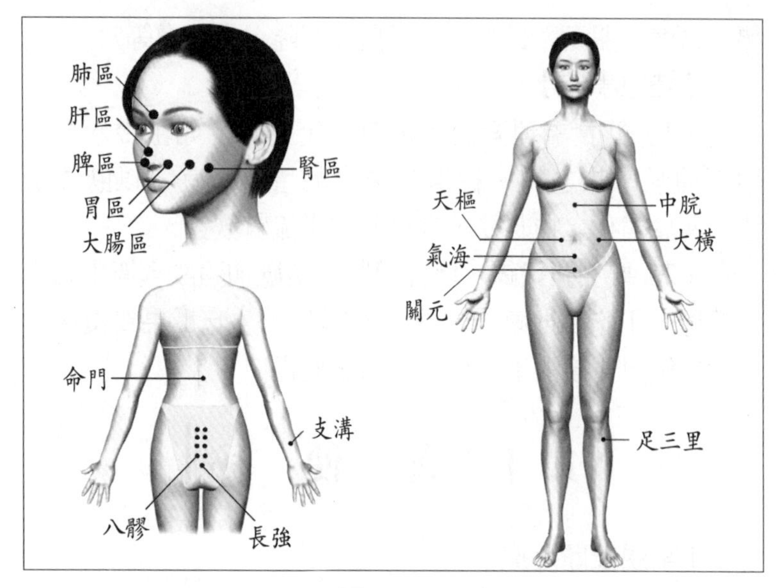

圖 3-15-1

法使面部放鬆並產生溫熱感。中指揉、點大腸區 3～5 分鐘，每分鐘 60～100 次，至局部產生溫熱感。點按脾區、胃區、肺區、肝區、腎區 3～5 分鐘，每分鐘 100～200 次，至局部產生酸痛感為度。點揉肺區 3～5 分鐘。，做面部放鬆。結束治療。

【耳部全息按摩治療】

反射區：便秘點、大腸、直腸下段、腹、三焦（圖 3-15-2）。

操作：清洗耳部，輕揉耳周和耳廓部，遇上述穴位時可在輕揉的同時加入按壓手法，壓力由輕到重，再由重到輕，均勻施術，一般持續半分鐘即可。雙耳交替。點按便秘點、大腸、直腸下段部，反覆 10 次，以患者耐受為度，

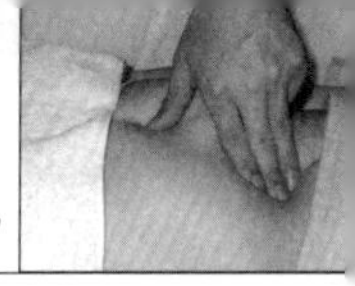

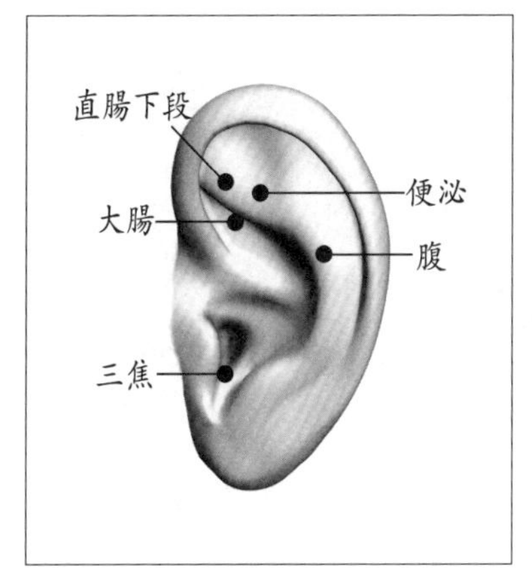

圖 3–15–2

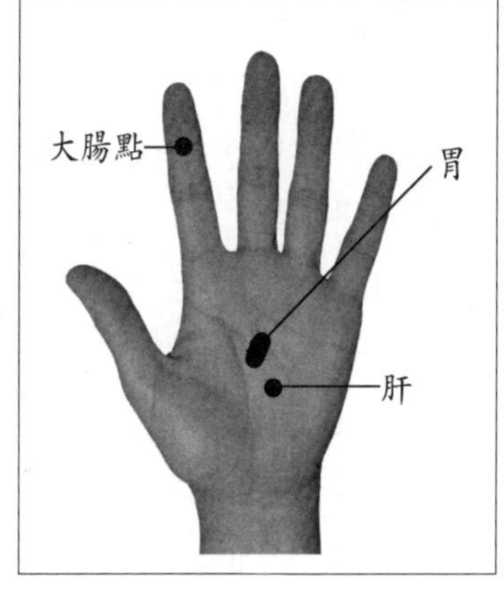

圖 3–15–3

雙耳交替施術。點壓腹、三焦部 2～3 分鐘，力度適中，反覆 3～4 次。最後每穴用拇指和食指指腹反覆擦 5～6 次，持續 4 分鐘。結束手法。

【手部全息按摩治療】

反射區：大腸點、胃、肝（圖 3–15–3）。

操作：在手部均勻塗抹按摩介質，對全掌進行放鬆手法，點按胃反射區 2～3 分鐘，手法由輕到重，至局部出現酸、脹、痛的感覺為度。再按揉 2～3 分鐘，頻率為每分鐘 60～100 次。拇指按揉、點按肝反射區、脾反射區各 2～3 分鐘，至局部產生酸痛感為度。但注意手法要滲透柔和，逐漸加力。以拇指指端點按大腸點，手法可稍重，持續時間可稍長。

【足部全息按摩治療】

反射區：乙狀結腸和直腸、肛門、升結腸、降結腸、橫結腸（圖 3–15–4）。

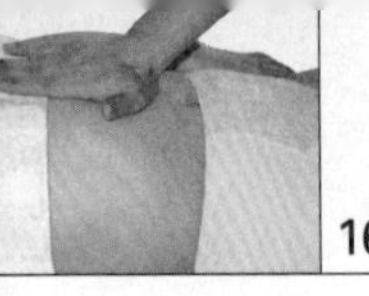

操作：在全足均匀地塗抹按摩介質，全足放鬆操作，檢查心臟反射區，按摩腎、輸尿管和膀胱這三個基本反射區。拇指點按肛門 30～40 次，以酸脹或微痛為度。拇指由外向內推乙狀結腸和直腸、升結腸、降結腸、橫結腸反射區各 10～20 次。再次刺激基本反射區，促進治療後機體產生的代謝產物儘快排出體外。再次進行全足放鬆操作。結束治療。

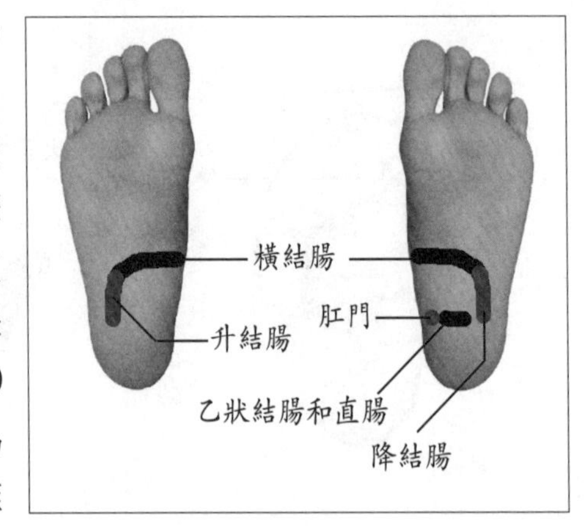

圖 3–15–4

【自我保健】

（1）患者仰臥，雙下肢屈曲，雙腳平踩床面。雙手重疊，在腹部做順時針方向摩動，約 10 分鐘；隨後用拇指指面分別按揉兩側的內關、足三里、上巨虛穴各 1 分鐘；接著以兩手小魚際緊貼臍旁（天樞穴上下），做上下往返擦動，發熱為止。

（2）每天做仰臥起坐 10～20 次。

【注意事項】

（1）首先要樹立恢復正常生理功能的信心，養成每天定時排大便的習慣，不管是否能解出大便，都要定時臨廁，以便建立良好的排便條件反射。

（2）飲食過少者要多進一些飲食，多吃綠葉蔬菜、黃

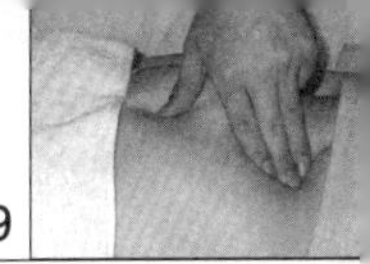

豆、紅薯等通便食物，少吃辛辣刺激性食物。多喝開水。

（3）生活要有規律，避免精神刺激。

（4）辨明便秘的性質，針對不同的性質，採取不同的措施治療。

第十六節　胃腸氣脹症

【常規按摩治療】

取穴：璇璣、膻中、中脘、神闕（肚臍）、氣海、脾俞、胃俞、大腸俞、八髎、內關、足三里、上巨虛、內庭等穴（圖 3–16–1）。

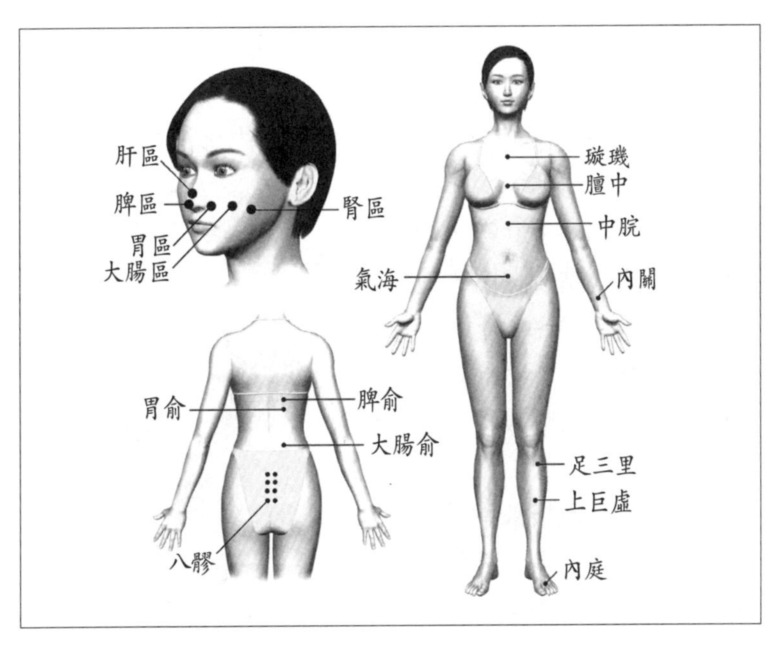

圖 3–16–1

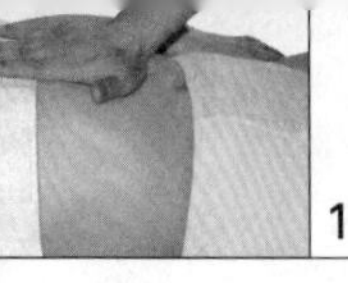

操作：中指指端按揉膻中、璇璣穴各1分鐘，再用兩手拇指指面沿肋間隙自上而下，由內往外分推胸陰陽2分鐘，然後用食指、中指指面沿胸骨柄由上往下直推50次，再用小魚際沿胸骨柄來回直擦至溫熱為止。用一指禪推法施治於中脘、氣海、關元穴各1分鐘。然後用食指、中指、無名指三指摩神闕穴2分鐘，順時針方向掌摩腹部5分鐘。再用拇指分別按揉內關、足三里、上巨虛、內庭穴各1分鐘。用一指禪推法沿脊柱兩側膀胱經循從上而下治療，時間約5分鐘，然後按揉脾俞、胃俞、大腸俞、八髎穴各1分鐘。再用小魚際擦法擦脾胃俞及八髎穴，以透熱為度。用搓法自上而下搓兩脇肋部3～5遍，結束治療。

【面部全息按摩治療】

反射區：大腸區、脾區、胃區、腎區、肝區（圖3-16-1）。

操作：在面部均勻塗抹按摩介質，用拂法和拇指平推法使面部放鬆並產生溫熱感。中指揉、點大腸區3～5分鐘，每分鐘60～100次，至局部產生溫熱感。點按脾區、胃區、肝區、腎區各3～5分鐘，每分鐘100～200次，至局部產生酸痛感為度。做面部放鬆。結束治療。

【耳部全息按摩治療】

反射區：大腸、直腸下段、腹、三焦（圖3-16-2）。

操作：清洗耳部，輕揉耳周

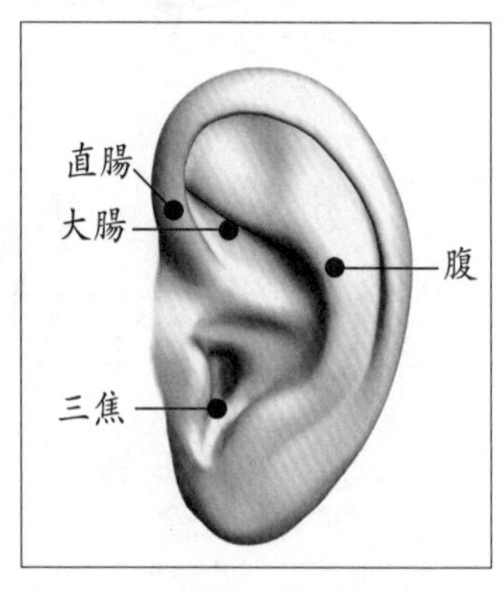

圖3-16-2

和耳廓部，遇上述穴位時可在輕揉的同時加入按壓手法壓力由輕到重，再由重到輕，均勻施術，一般持續半分鐘即可。雙耳交替。在大腸、直腸下段部施重按快放手法，反覆 10 次，以患者耐受為度，雙耳交替施術。點壓腹、三焦部各 2～3 分鐘，力度適中，反覆 3～4 次。最後在每穴用拇指和食指指腹反覆擦 5～6 次，持續 4 分鐘。結束手法。

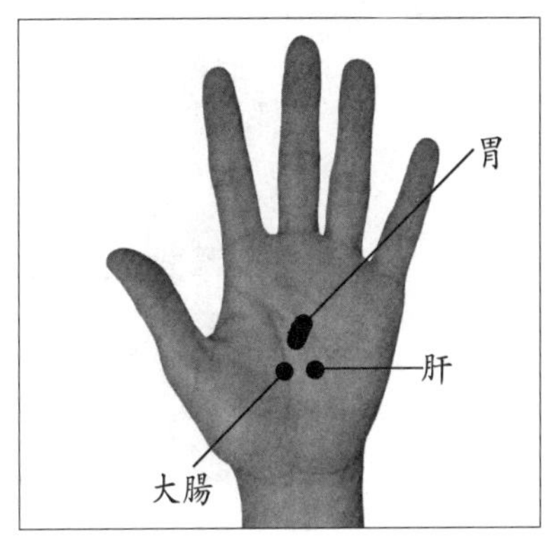

圖 3-16-3

【手部全息按摩治療】

反射區：大腸、胃、肝（圖 3-16-3）。

操作：在手部均勻塗抹按摩介質，對全掌進行放鬆手法，點按、按揉胃反射區各 2～3 分鐘，手法由輕到重，至局部出現酸、脹、痛的感覺為度，每分鐘 60～100 次。拇指按揉肝、脾反射區 2～3 分鐘，至局部產生酸痛感為度。但注意手法要滲透柔和，逐漸加力。以拇指指端點按大腸點，手法可稍重，持續時間可稍長。

【足部全息按摩治療】

反射區：十二指腸、胃、升結腸、降結腸、橫結腸、脾、肝、腹腔神經叢（圖 3-16-4）。

操作：在全足均勻地塗抹拇指點按脾、胃反射區 30～40 次，按揉 1 分鐘左右，以酸脹或微微疼痛為度。拇指由外向內推肝、十二指腸、升結腸、降結腸、橫結腸反射區

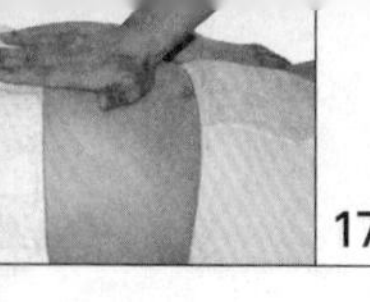

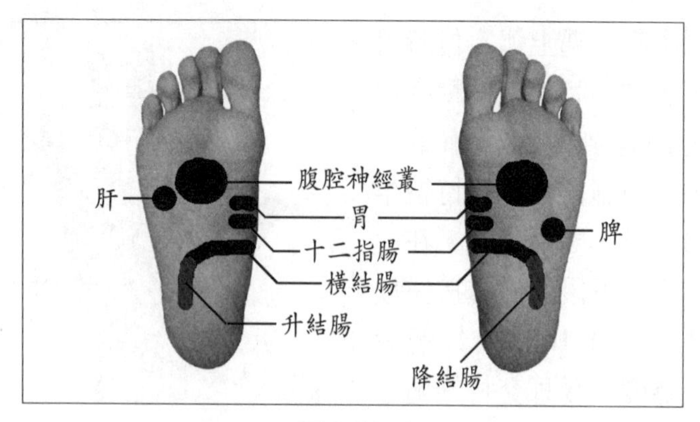

圖 3-16-4

各 10～20 次。拇指由外向內推腹腔神經叢 3 ～5 分鐘。再次刺激基本反射區，促進治療後機體產生的代謝產物儘快排出體外。再次進行全足放鬆操作。結束治療。

【自我保健】

（1）患者仰臥，以中指端按揉膻中、左側淵腋、輒筋穴各 1 分鐘；再用手掌掌面先摩揉上腹再摩揉下腹部，計 10 分鐘；隨後以中指端按揉中脘、神闕、氣海各 1 分鐘。

（2）仰臥起坐勢鍛鍊，練 10～20 次。

（3）患者坐位，分別按揉足三里、上巨虛、內庭、內關穴各 1 分鐘。

第十七節　失　眠

【常規按摩治療】

取穴：印堂、神庭、睛明、攢竹、太陽、角孫、百會、四神聰、安眠、風池、內關、神門、三陰交等穴（圖

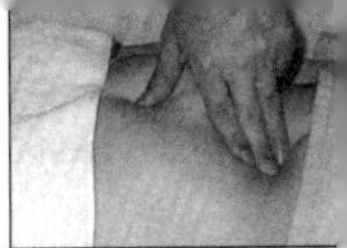

3–17–1）。

操作：

對失眠患者的治療，要求術者的手法要突出輕柔，在進行點穴治療時也不應使力量過重。

（1）患者仰臥位，醫者以雙手拇指自印堂穴推至神庭穴，再自前額正中推向兩側太陽穴處，各操作 2 分鐘左右。

（2）患者俯臥位，醫者以雙手掌相併置於脊柱兩側，由肩頸部向下分推到腰骶部；做 10 遍左右。然後自下而上做捏脊 5 遍左右。雙手拿肩頸部 3～5 分鐘。自上而下按揉腰背部和雙下肢 5～10 分鐘。最後用雙手掌自肩頸部沿脊柱兩側向下經雙下肢後側至足跟部推 3～5 遍。

（3）點印堂、神庭、睛明、攢竹、太陽、角孫、百

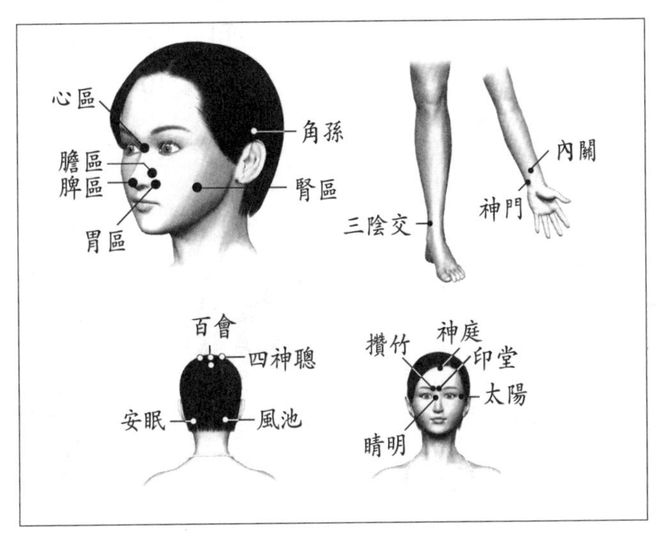

圖 3–17–1

會、四神聰、安眠、風池、內關、神門、三陰交各 1 分鐘。

【面部全息按摩治療】

反射區：心區、脾區、膽區、腎區、胃區（圖3-17-1）。

操作：在面部均勻塗抹按摩介質，用拂法和拇指平推法使面部放鬆並產生溫熱感。中指揉、點心區 3～5 分鐘，每分鐘 60～100 次，至局部產生溫熱感。點按脾區、胃區、腎區、膽區各 3～5 分鐘，每分鐘 100～200 次，至局部產生酸痛感為度。做面部放鬆。結束治療。

【耳部全息按摩治療】

反射區：神門、心、腎、耳背心、耳背腎（圖 3-17-2）。

操作：清洗耳部，輕揉耳周和耳廓部，遇上述穴位時可在輕揉的同時加入按壓手法，壓力由輕到重，再由重到輕，均勻施術，一般持續半分鐘即可。雙耳交替。在神門、耳背腎、心部施重按快放手法，反覆 10 次，以患者耐受為度，雙耳交替施術。在腎、耳背心部施點壓法，不離開皮膚，持續 2～3 分鐘，力度適中，反覆 3～4 次。最後在每穴用拇指和食指指腹反覆擦 5～6 次。

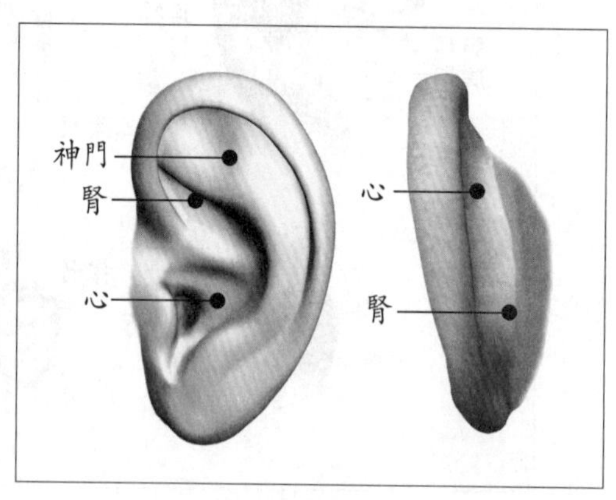

圖 3-17-2

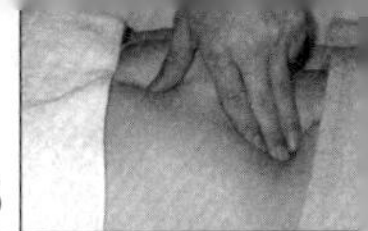

【手部全息按摩治療】

反射區：心、肝、脾、腎、膽、胃（圖 3–17–3）。

操作：在手部均勻塗抹按摩介質，對全掌進行放鬆手法，按揉心反射區 3～5 分鐘，每分鐘 60～100 次，以反射區局部產生酸、熱、痛的感覺為度，再點按 2～分鐘，至局部有痛感為度。點揉肝、脾、腎、膽、胃反射區 2～3 分鐘，每分鐘 60～100 次，至局部產生酸痛感為度。但注意手法要滲透柔和，逐漸加力。

【足部全息按摩治療】

反射區：額竇、甲狀旁腺、小腦、甲狀腺、脾、腎、大腦（圖 3–17–4）。

操作：在全足均勻地塗抹按摩介質，全足放鬆操作，檢查心臟反射區，按摩腎、輸尿管和膀胱這三個基本反射區。點按甲狀旁腺、小腦、脾各 30～40 次，以酸脹或微微疼痛為度，拇指由外向內推額竇、腎、甲狀腺反射區各 10～20 次，拇指由外向內按大腦反射區 3 ～5 分鐘。再次

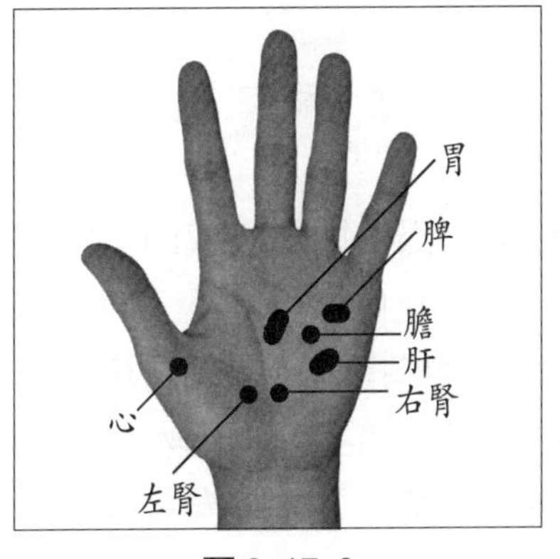

圖 3–17–3

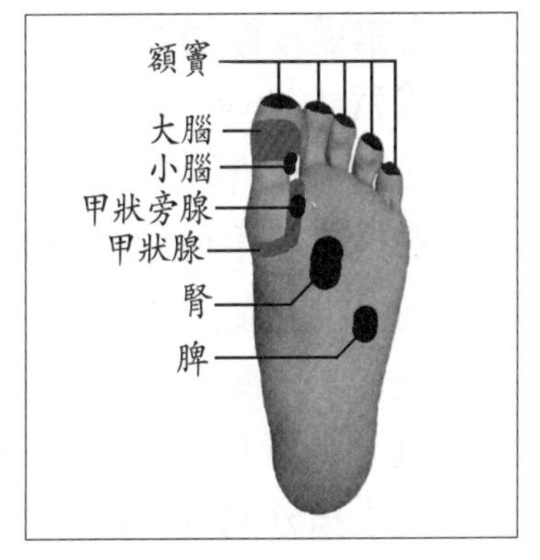

圖 3–17–4

刺激基本反射區，促進治療後機體產生的代謝產物儘快排出體外。再次進行全足放鬆操作。結束治療。

【自我保健】

（1）患者仰臥位，以雙手中指、食指併攏自印堂穴向上推至神庭穴，再以前額正中分推至兩側太陽穴。

（2）點穴：用輕手法點印堂、神庭、睛明、攢竹、太陽、角孫、百會、四神聰、風池、安眠、內關、神門、三陰交。

【注意事項】

（1）注意精神調攝，做到喜怒有節，解除憂思焦慮，保持精神舒暢。

（2）睡眠環境宜安靜，睡前避免飲用濃茶、咖啡及過度興奮刺激。

（3）注意作息有序，適當地參加體育活動等。

第十八節　頭　痛

【常規按摩治療】

取穴：太陽、印堂、陽白、頭維、神庭、百會、率谷、風池、風府等穴（圖 3-18-1）。

操作：雙手拇指交替地自鼻根部（即眉心或印堂穴之下）向上推至髮際 2 分鐘。自前額正中髮際之下，向兩側平推至太陽穴處，再向下移動一個拇指的位置做同樣的治療，直至最後做眉弓處的平推手法，自上而下操作共 10 遍。雙手指分開置於前髮際處，用指尖貼頭皮向後及兩側推至後外側髮際處，如同梳頭一般，共做 10 遍左右。以拇

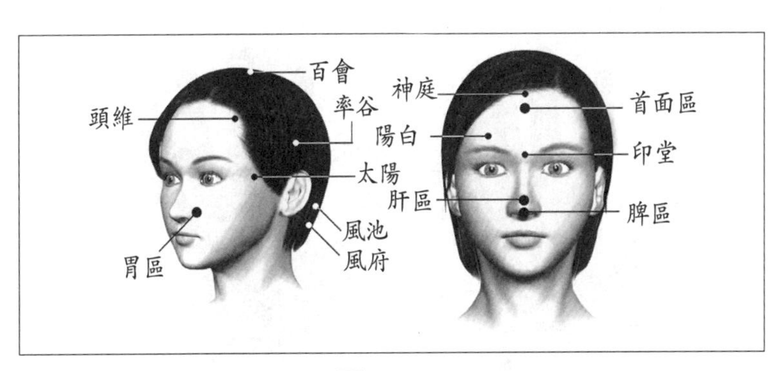

圖 3-18-1

指（也可將食指或中指屈指，用其近指關節處）將一指禪推法、按法、揉法和振法相結合，重手法點按印堂、陽白、頭維、上星、太陽穴、神庭、百會、率谷、風池、風府。

【面部全息按摩治療】

反射區：首面區、肝區、脾區、胃區（圖 3-18-1）。

操作：在面部均勻塗抹按摩介質，用拂法和拇指平推法使面部放鬆並產生溫熱感。中指揉、點首面區 3～5 分鐘，每分鐘 60～100 次，至局部產生溫熱感。點按肝區、胃區、脾區 3～5 分鐘，每分鐘 100～200 次，至局部產生酸痛感為度。做面部放鬆。結束治療。

【耳部全息按摩治療】

反射區：神門、皮質下、額、交感、枕（圖 3-18-2）。

操作：清洗耳部，輕揉耳周和耳廓部，由上至下 4～5 次。

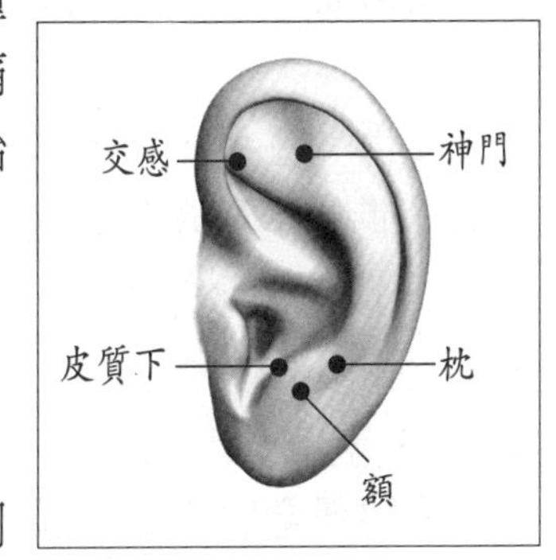

圖 3-18-2

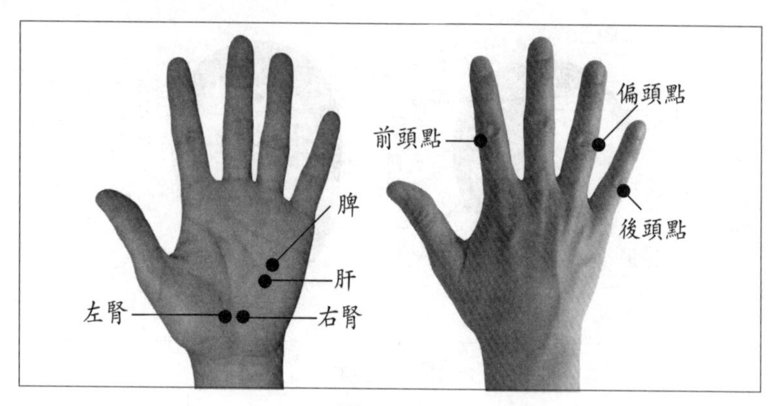

圖 3-18-3

先在神門、皮質下施重按輕提手法，反覆 10 次，手不離開皮膚，以患者耐受為度，雙耳交替施術。在額、交感、枕部點按 2～3 分鐘，力度適中，反覆 3～4 次。之後在眼部施以掐法，至紅潤為止。最後每穴反覆輕揉 5～6 次，持續 4 分鐘。力度由輕到重，再由重到輕，均勻施術，一般持續半分鐘即可。雙耳交替放鬆。

【手部全息按摩治療】

反射區：肝、脾、腎、前頭點、後頭點、偏頭點（圖 3-18-3）。

操作：在手部均勻塗抹少量按摩介質。首先按摩整個手部，使其完全放鬆並產生熱感。按揉肝、脾、腎反射區 3～5 分鐘，每分鐘 100～200 次，然後再點按 2～3 分鐘，手法柔和滲透，用力由輕到重。指壓前頭點、後頭點、偏頭點 2～3 分鐘，每分鐘 60～90 次，至局部產生酸痛感為度。

【足部全息按摩治療】

反射區：大腦、額竇、腦幹、腦垂體、三叉神經、

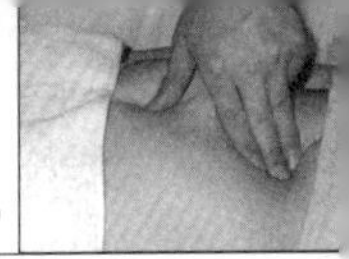

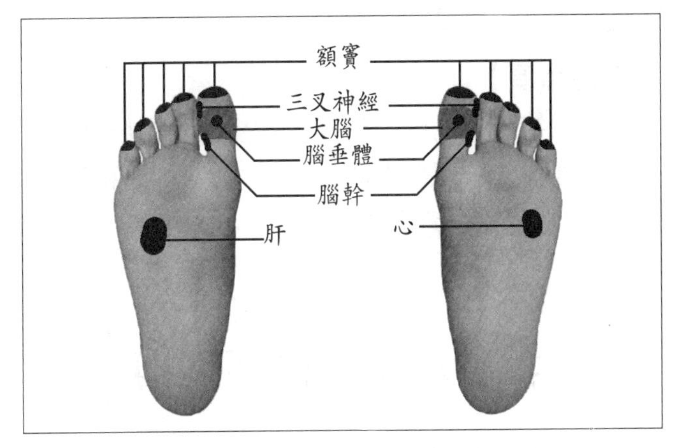

圖 3–18–4

肝、心（圖 3–18–4）。

操作：在全足均勻地塗抹按摩介質，全足放鬆操作，檢查心臟反射區，按摩腎、輸尿管和膀胱這三個基本反射區。點按腦幹、腦垂體、三叉神經、心各 30～40 次，以酸脹或微微疼痛為度，拇指由外向內推額竇、肝、反射區 10～20 次，拇指由外向內按揉大腦 3 ～5 分鐘。再次刺激基本反射區，促進治療後機體產生的代謝產物儘快排出體外。再次進行全足放鬆操作。結束治療。

【自我保健】

（1）重按太陽、陽白、率谷，並用雙手自太陽穴處沿頭兩側推向頭後部。以拇指自上而下行耳根後下部 20 遍，此法稱為「推橋弓」。再按揉肩井、肝俞、照海、太衝、行間等穴位。最後擦湧泉穴，以局部有熱感為宜。

（2）摩上腹部 5 分鐘。再用揉、按、振、一指禪推法相結合的手法點中脘、天樞、足三里、豐隆、中府、雲

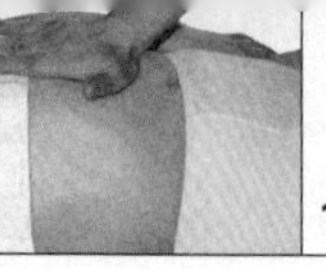

門、天突等穴位。

【注意事項】

（1）保持正確的睡眠姿勢，睡覺時不要俯臥。

（2）飲食中要儘量忌食巧克力、咖啡和可可等食品，要多食大豆、全穀食物、海產品、核桃等含鎂元素豐富的食物。

第十九節　神經衰弱

【常規按摩治療】

取穴：中脘、氣海、關元、合谷、神門、內關、外關、手三里、血海、足三里、陰陵泉、三陰交、崑崙、太谿、湧泉等穴（圖 3–19–1）。

操作：患者仰臥位，醫者位於患者一側，沿人體中線、鎖骨中線（兩側）和腋前線（兩側）5 條線路，自上而下地用雙掌在胸腹部平推 5 分鐘。然後用掌按法和振法在中脘、氣海、關元穴處治療，注意用力要深透。醫者在患者脊柱兩側分推 3 遍，再平推脊柱及其兩側 5 分鐘左右，然後捏脊 3～5 遍。 點按合谷、神門、內關、外關、手三里、血海、足三里、陰陵泉、三陰交、崑崙、太谿、湧泉。

【面部全息按摩治療】

反射區：首面區、心區、肝區、膽區（圖 3–19–1）。

操作：在面部均勻塗抹按摩介質，用拂法和拇指平推法使面部放鬆並產生溫熱感。

中指揉首面區 3～5 分鐘，每分鐘 60～100 次，至局部

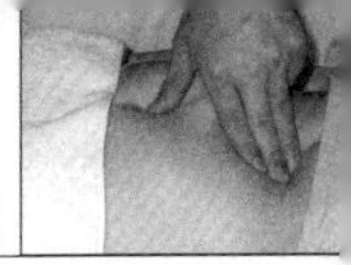

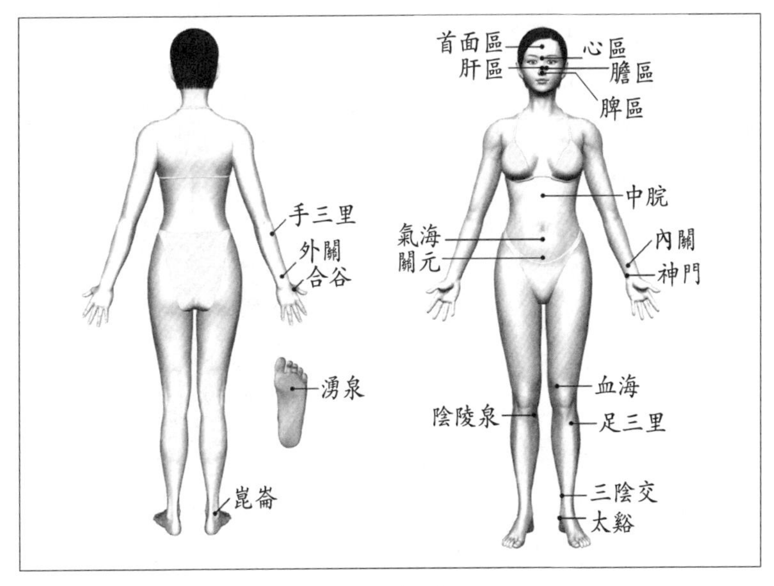

圖 3-19-1

產生溫熱感。點按心區、肝區、膽區 3～5 分鐘，每分鐘 100～200 次，至局部產生酸痛感為度。做面部放鬆。結束治療。

【耳部全息按摩治療】

反射區：心、神門、耳背腎、肝（圖 3-19-2）。

操作：清洗耳部，然後用四指指腹以中度手法摩上述穴位，每穴 1～2 分鐘，至耳見紅潤後，改用拇指、食指指腹相對，輕揉耳周和耳廓部，由下至上 4～5 次。在相應反射

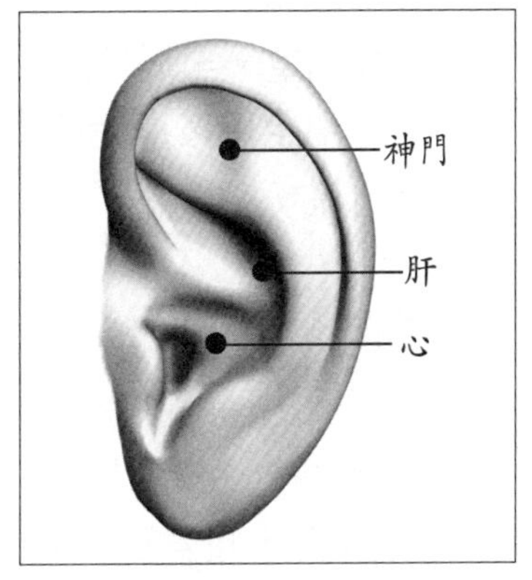

圖 3-19-2

區部加中重度手法，緩慢放鬆，共操作 10 分鐘左右。點掐心、神門部施中度手法，反覆 10 次，以患者耐受為度，雙耳交替施術。點按耳背腎 5～6 分鐘，反覆 3～4 次，至紅潤為止。最後輕揉每穴 3～5 次，持續 7～8 分鐘。力度由輕至重，再由重到輕，均勻施術。雙耳交替放鬆。

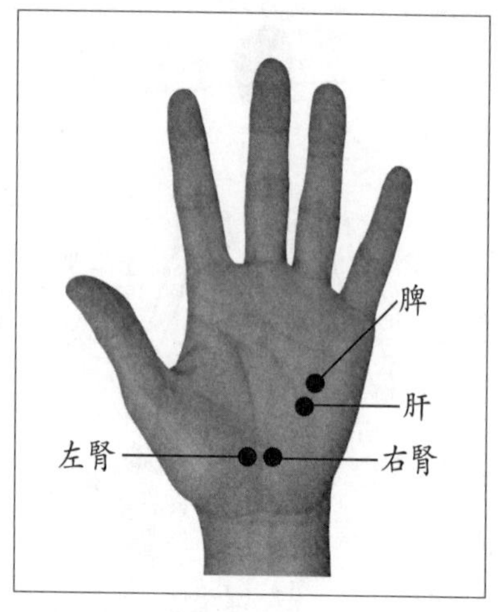

圖 3–19–3

【手部全息按摩治療】

反射區：心、肝、脾、腎（圖 3–19–3）。

操作：在手部均勻塗抹少量按摩介質，按摩整個手部，使其完全放鬆並產生熱感。按揉心、肝、脾、腎反射區 3～5 分鐘，每分鐘 100～200 次，然後再用點按法，頻率為每分鐘 60～100 次，點按 2～3 分鐘，手法柔和滲透，用力由輕到重。至局部產生酸痛感為度。

【足部全息按摩治療】

反射區：心、肝、腎上腺、腎、大腦、腦垂體（圖 3–19–4）。

操作：在全足均勻地塗抹按摩介質，全足放鬆操作，檢查心臟反射區，按摩腎、輸尿管和膀胱這三個基本反射區。拇指點按心、腎上腺、腦垂體反射區各 30～40 次，以酸脹或微微疼痛為度，拇指由外向內推肝、腎反射區各 10～20 次，拇指由外向內按揉大腦反射區 3 ～5 分鐘。再

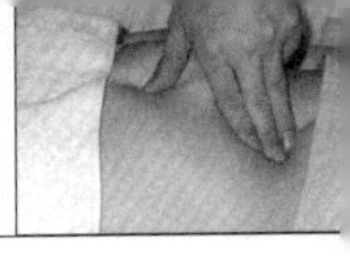

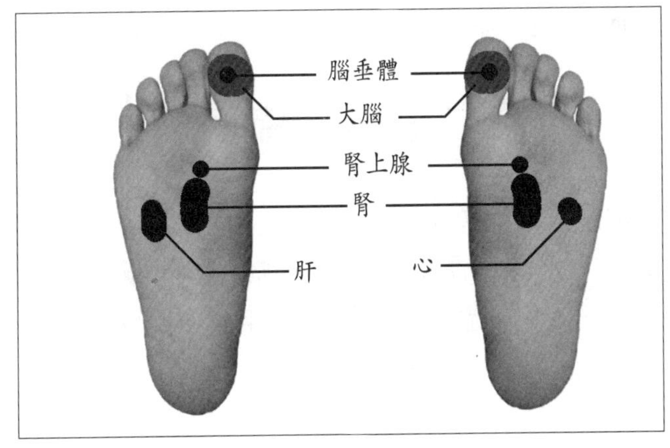

3-19-4

次刺激基本反射區，促進治療後機體產生的代謝產物儘快排出體外。最後進行全足放鬆操作。結束治療。

【自我保健】

（1）患者仰臥位，按揉安眠、百會穴各 1 分鐘。指振風府、睛明穴各半分鐘。用大魚際揉印堂穴 1 分鐘。

（2）用一指禪推法在膻中、曲池、期門穴上各操作 1 分鐘，以得氣為度。

（3）指摩章門穴 1 分鐘，手法要求輕柔緩和；掌擦肝區，要求深層有透熱感；指掐行間半分鐘，以局部產生酸脹感為度。

【注意事項】

（1）神經衰弱主要因情志內傷致病，保持心情舒暢，情緒穩定是預防的前提。

（2）平素儘量避免精神刺激。心情抑鬱之時，能夠進行適當的心理調節，可以旅遊或進行有益於身心放鬆的文體活動。

第二十節 癲 癇

【常規按摩治療】

取穴：水溝、湧泉、曲池、神門、內關、合谷、百會、風池、太衝、豐隆、三陰交、申脈、照海、脾俞、肺俞、心俞、腎俞（圖 3–20–1）。

操作：

揉拿手三陰經，點按曲池、神門、內關、合谷、百

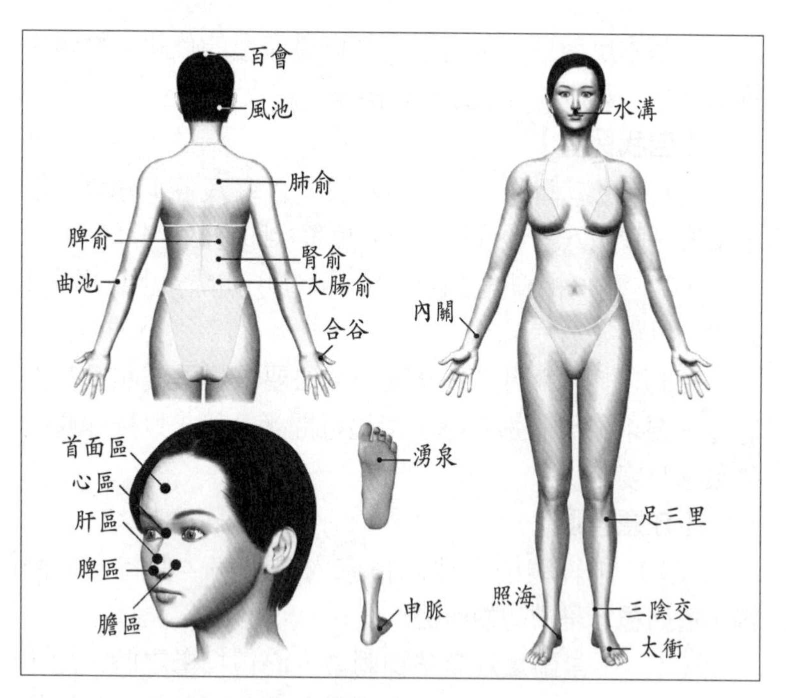

圖 3–20–1

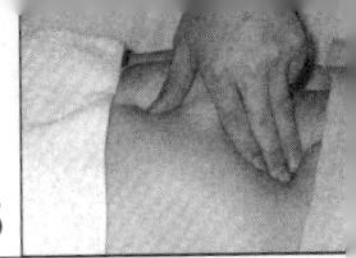

會、風池穴各 3～5 分鐘。點按肝俞、膽俞，提拿足三陰經，點按太衝、豐隆、三陰交。白天發作時點申脈；夜間發作時點照海。每穴 3～5 分鐘。

【面部全息按摩治療】

反射區：首面區、肝區、心區、脾區、膽區（圖 3-20-1）。

操作：在面部均勻塗抹按摩介質，用拂法和拇指平推法使面部放鬆並產生溫熱感。

中指揉、點首面區 3～5 分鐘，每分鐘 60～100 次，至局部產生溫熱感。點按心區、肝區、膽區、脾區各 3～5 分鐘，每分鐘 100～200 次，至局部產生酸痛感為度。做面部放鬆。結束治療。

【耳部全息按摩治療】

反射區：心、枕、腎、內分泌、神門、腦幹、皮質下（圖 3-20-2）。

操作：清洗耳部，輕揉耳周和耳廓部，由下至上 4～5 次。在相應反射區部加中重度手法，緩慢放鬆，共操作 10 分鐘左右。點掐心、枕部，反覆 10 次，以患者耐受為度，雙耳交替施術。點按腎、內分泌、神門、腦幹、皮質下各 5～6 分鐘，反覆 3～4 次，至紅潤為止。最後輕揉每穴 3～5 次，持續 7～8 分鐘。力度

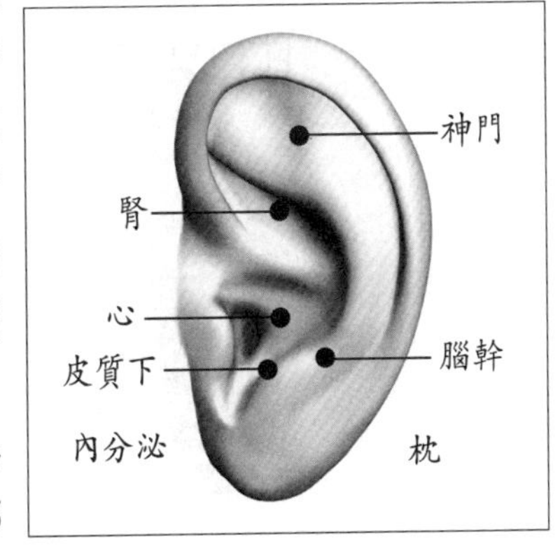

圖 3-20-2

由輕至重，再由重到輕。雙耳交替放鬆。

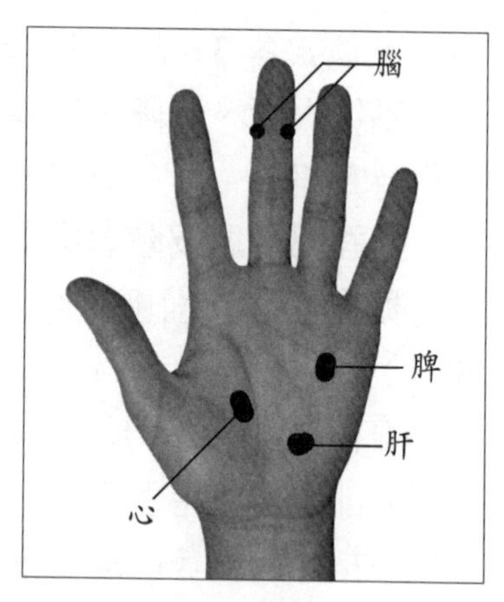

圖 3-20-3

【手部全息按摩治療】

反射區：腦、心、肝、脾（圖 3-20-3）。

操作：在手部均勻塗抹少量按摩介質。按揉腦、心、肝、脾反射區各 3～5 分鐘，每分鐘 100～200 次，然後再點按 2～3 分鐘，每分鐘 60～100 次，，手法柔和滲透，用力由輕到重，至局部產生酸痛感為度。

【足部全息按摩治療】

反射區：心、肝、大腦、腎、額竇、小腸、腦垂體（圖 3-20-4）。

操作：在全足均勻地塗抹按摩介質，全足放鬆操作，

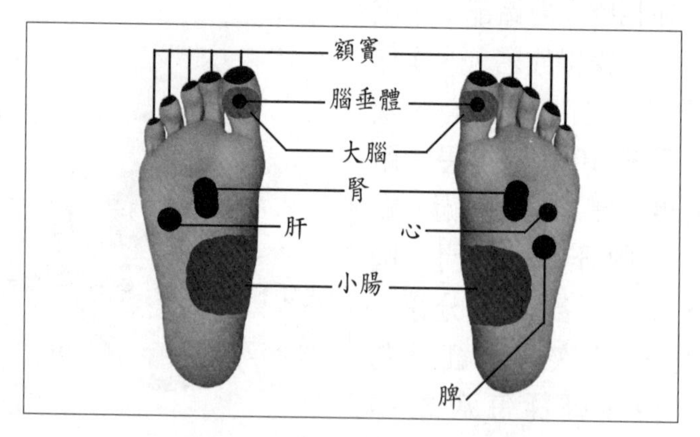

圖 3-20-4

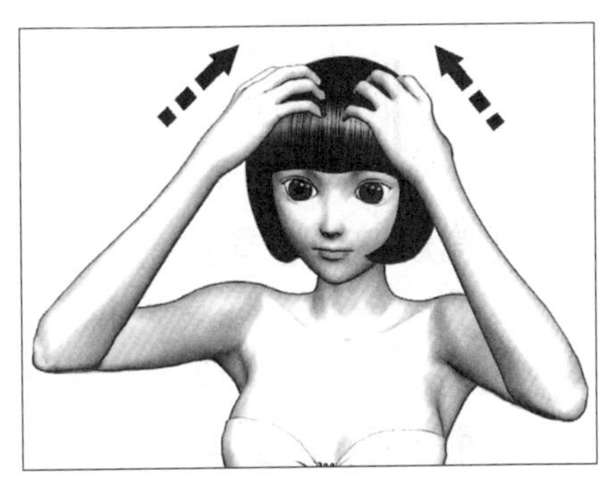
圖 3-20-5

檢查心臟反射區，按摩腎、輸尿管和膀胱這三個基本反射區。拇指點按心、額竇、腦垂體反射區各 30～40 次，以酸脹或微微疼痛為度，拇指由外向內推肝、腎、小腸反射區各 10～20 次，拇指法由外向內按揉大腦 3 ～5 分鐘。再次刺激基本反射區，促進治療後機體產生的代謝產物儘快排出體外。再次進行全足放鬆操作。結束治療。

【自我保健】

（1）揉百會、點叩頭頂（圖 3 -20-5），十指乾梳頭、點揉太陽、指推水溝、擦耳廓。

（2）點按風池、風府、腎俞、內關、神門、百會、關元、氣海、足三里、三陰交、太陽、合谷、太衝、豐隆。

【注意事項】

（1）由於本證為素體陰陽失調或氣血稟賦不足，加上七情過極而發病。故平日宜暢情志，慎起居，調飲食，使陰平陽秘，氣血沖和而不易發病。同時應儘量避免情志刺激，以消減誘發因素。

（2）應注意精神調攝和護理在藥物治療的同時積極開展心理治療。對重症病人，應採取防護措施，嚴防意外。對拒食病人可進行餵食以保證營養。

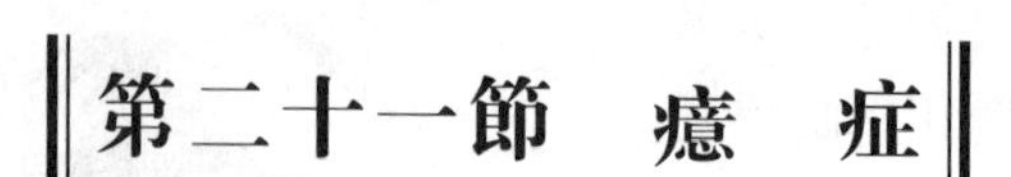

第二十一節　癔　症

【常規按摩治療】

取穴：水溝、湧泉、曲池、神門、內關、合谷、百會、風池、太衝、豐隆、三陰交、申脈、照海、脾俞、肺俞、心俞、腎俞（圖 3–21–1）。

操作：揉拿手三陰經，點按曲池、神門、內關、合谷、百會、風池各 3～5 分鐘。點按肝俞、膽俞，提拿足三陰經，點按太衝、豐隆、三陰交。白天發作時點申脈；夜間發作時點照海。每穴 3～5 分鐘。

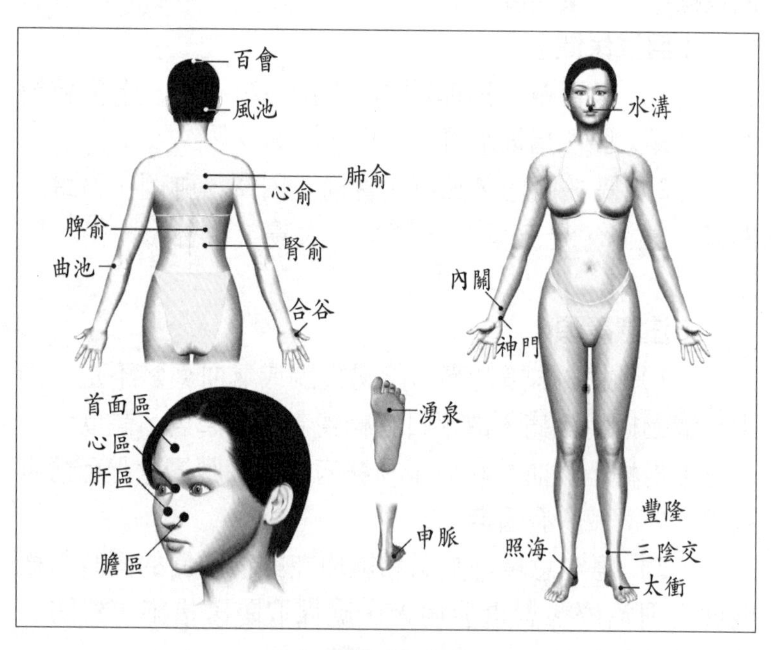

圖 3–21–1

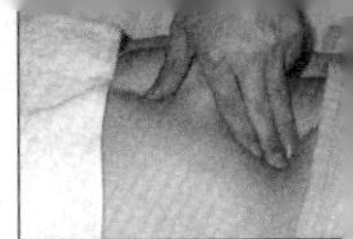

【面部全息按摩治療】

反射區：首面區、心區、肝區、膽區（圖 3-21-1）。

操作：在面部均勻塗抹按摩介質，用拂法和拇指平推法，使面部放鬆並產生溫熱感。

中指揉、點首面區各 3～5 分鐘，每分鐘 60～100 次，至局部產生溫熱感。點按心區、肝區、膽區各 3～5 分鐘，每分鐘 100～200 次，至局部產生酸痛感為度。做面部放鬆。結束治療。

【耳部全息按摩治療】

反射區：心、神門、耳背腎、肝（圖 3-21-2）。

操作：清洗耳部，輕揉耳周和耳廓部，由下至上 4～5 次。在相應反射區部加中重度手法，緩慢放鬆，共操作 10 分鐘左右。點掐心、神門部各 10 次，以患者耐受為度，雙耳交替施術。點按耳背腎、耳部各 5～6 分鐘，反覆 3～4 次，至紅潤為止。最後輕揉每穴各 3～5 次，持續 7～8 分鐘。力度由輕至重，再由重到輕，均勻施術。雙耳交替放鬆。

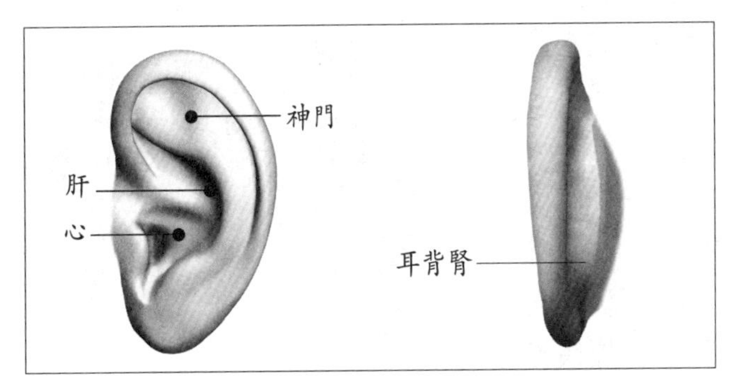

圖 3-21-2

【手部全息按摩治療】

反射區：心、肝、脾、腎（圖 3-21-3）。

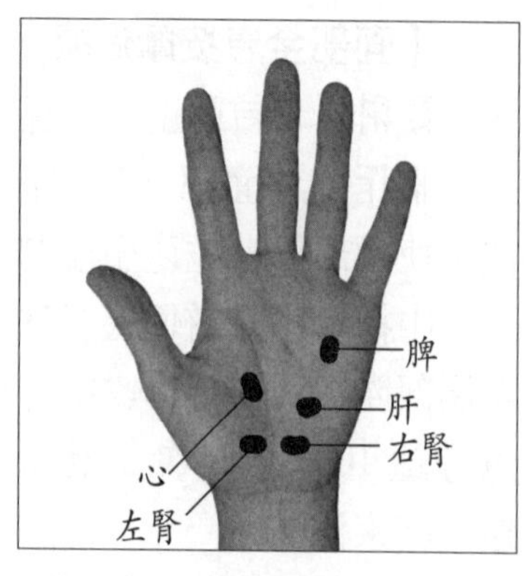

圖 3-21-3

操作：在手部均勻塗抹少量按摩介質。按揉心、肝、脾、腎反射區各 3～5 分鐘，每分鐘 100～200 次，然後再點按 2～3 分鐘，每分鐘 60～100 次，手法柔和滲透，用力由輕到重，至局部產生酸痛感為度。

【足部全息按摩治療】

反射區：心、肝、腎上腺、腎、大腦、腦垂體（圖 3-21-4）。

操作：在全足均勻地塗抹按摩介質，全足放鬆操作，檢查心臟反射區，按摩腎、輸尿管和膀胱這三個基本反射區。拇指點按心、腎上腺、腦垂體反射區各 30～40 次，按揉 1 分鐘左右，以酸脹或微微疼痛為度，拇指由外向內推肝、腎反射區各 10～20 次，拇指由外向內按揉大腦 3～5 分鐘。再次刺激基本反射區，促進治療後機體產生的代謝產物儘快

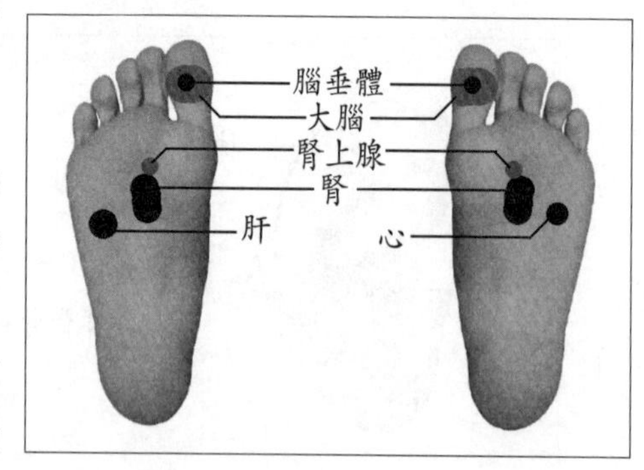

圖 3-21-4

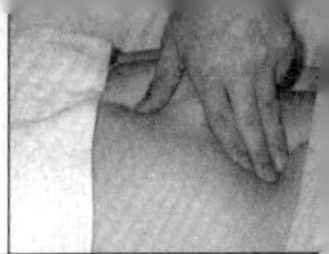

排出體外。再次進行全足放鬆操作。結束治療。

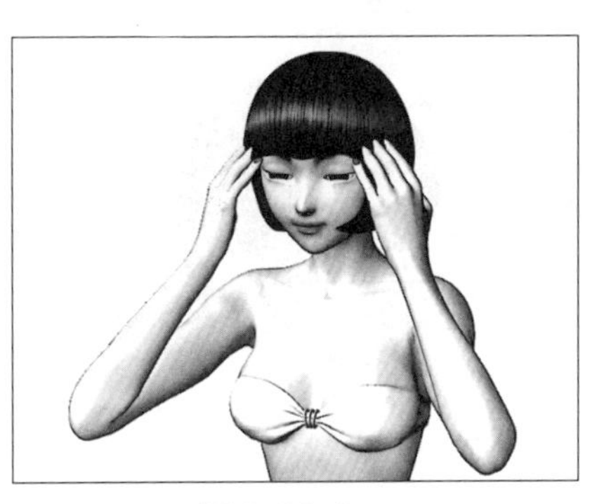

圖 3-21-5

【自我保健】

（1）揉百會、點叩頭頂、十指乾梳頭、點揉太陽（圖 3-21-5），指推水溝、擦耳廓。

（2）點按風池、風府、腎俞、內關、神門、百會、關元、氣海、足三里、三陰交、太陽、合谷、太衝、豐隆。

【注意事項】

（1）本病的發生主要因情志內傷致病，保持心情舒暢、情緒穩定是預防的前提。

（2）平素儘量避免精神刺激。心情抑鬱之時，能夠進行適當的心理調節，可以旅遊或進行有益於身心放鬆的文體活動。

第二十二節　面神經麻痺

【常規按摩治療】

取穴：印堂、攢竹、魚腰、絲竹空、迎香、地倉、下關、頰車、睛明、四白、陽白、上關、風池、天柱等穴（圖3-22-1）。

操作：分別用一指禪推法和魚際揉法在印堂、攢竹、魚腰、絲竹空、迎香、地倉、下關、頰車等穴操作 3～5 分

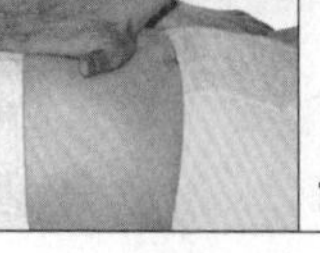

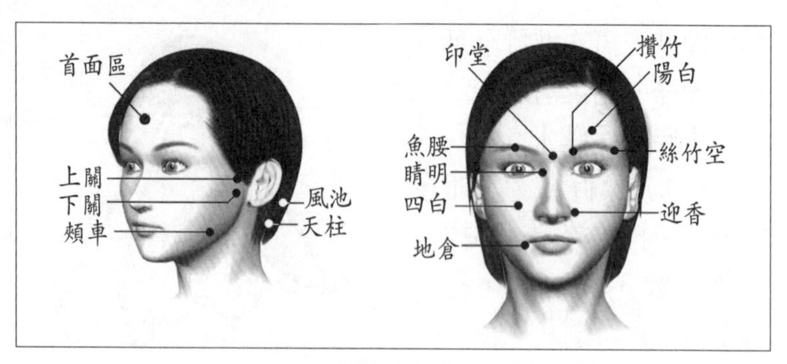

圖 3–22–1

鐘。按睛明、四白、陽白、上關 3～5 分鐘。由眉上向下外方擦至耳前，再由地倉向外上方擦至耳前約 3～5 分鐘。以一指禪推法或揉法在風池、天柱及項部操作 3～5 分鐘。

【面部全息按摩治療】

反射區：首面區（圖 3–22–1）。

操作：在面部均勻塗抹按摩介質。用拂法和拇指平推法使面部放鬆並產生溫熱感。中指揉首面區 3～5 分鐘，每分鐘 60～100 次，至局部產生溫熱感。然後再施以點法，以患者面部反射區上出現酸、脹、痛的感覺為度。做面部放鬆。結束治療。

【耳部全息按摩治療】

反射區：面頰、皮質下、口、眼、內分泌、額（圖 3–22–2）。

操作：清洗耳部，輕捏耳周和耳廓部，由下至上 4～5 次。在相應反射區部加重手

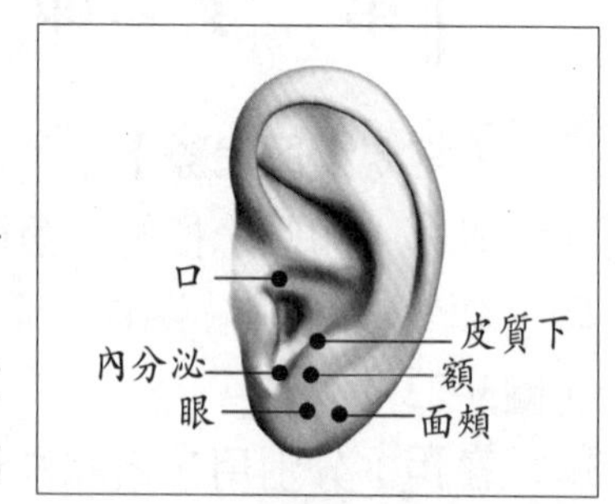

圖 3–22–2

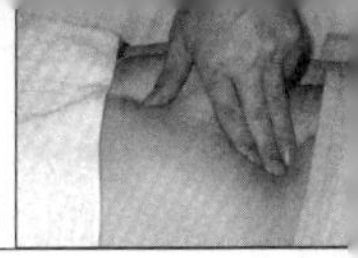

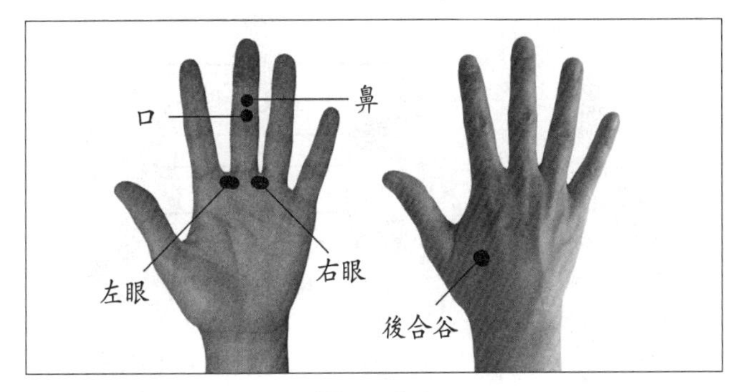

圖 3-22-3

法，緩慢放鬆。先在面頰、皮質下部施重提輕放手法，反覆 10 次，以患者耐受為度，雙耳交替施術。在口、眼、額部施向上重提向外輕拉的按法，手不離開皮膚，持續 5～6 分鐘，反覆 3～4 次。點按內分泌部 2～3 分鐘，力度適中，反覆 3～4 次，至紅潤為止。最後輕揉每穴 5～6 次，持續 4～6 分鐘。力度由輕到重，再由重到輕，均勻施術。雙耳交替放鬆。

【手部全息按摩治療】

反射區：眼、鼻、口腔、後合谷（圖 3-22-3）。

操作：在手部均勻塗抹少量按摩介質。按揉眼、鼻、口腔、後合谷反射區各 3～5 分鐘，每分鐘 100～200 次，然後再點按 2～3 分鐘，每分鐘 60～100 次，手法柔和滲透，用力由輕到重。至局部產生酸痛感為度。

【足部全息按摩治療】

反射區：大腦、三叉神經、上頜、下頜、眼、鼻、耳、肝、腎、脾（圖 3-22-4）。

操作：在全足均勻地塗抹按摩介質，全足放鬆操作，

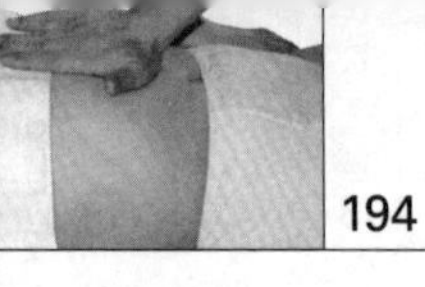

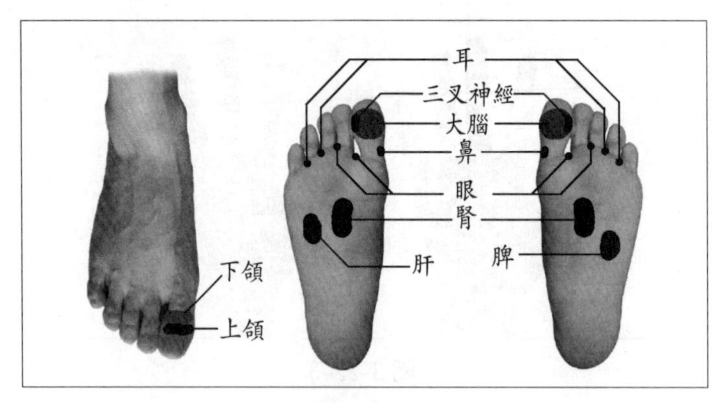

圖 3-22-4

檢查心臟反射區，按摩腎、輸尿管和膀胱這三個基本反射區。拇指點按三叉神經、眼、鼻、耳、脾反射區各 30～40 次，按揉 1 分鐘左右，以酸脹或微微疼痛為度，拇指由外向內推上頜、下頜、肝、腎反射區各 10～20 次，拇指由外向內按揉大腦 3 ～5 分鐘。再次刺激基本反射區，促進治療後機體產生的代謝產物儘快排出體外。再次進行全足放鬆操作。結束治療。

【自我保健】

(1) 擦面：以同側手掌在患側面部做擦法，使局部皮膚感到溫暖，注意不要用力太重。

(2) 食指點揉患側陽白、睛明、太陽、四白、迎香、下關、頰車、地倉、人中、承漿、翳風、風池穴各 1 分鐘，使之有酸脹感，每次選用 4～5 個穴位。在剛發病的頭 3 天，翳風穴不能推拿，3 天以後可輕按，一週後可正常點按。

(3) 用一指禪推法按揉合谷 3～5 分鐘。以手擦健側

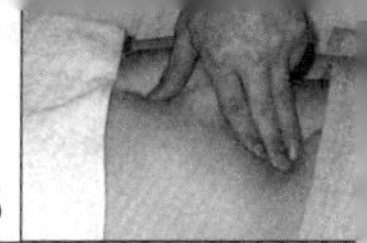

面部，使拉緊的肌肉放鬆，以利於患側恢復。

【注意事項】

(1) 患者應注意功能性鍛鍊，如抬眉、雙眼緊閉、鼓氣、張嘴、努嘴、示齒、聳鼻，濕熱毛巾敷頸，每晚 3～4 次以上。

(2) 勿用冷水洗臉，遇風、遇寒冷時，注意頭面部保暖。

(3) 多食新鮮蔬菜、粗糧，如黃豆製品、玉米、瘦肉、洋蔥、海帶、苦瓜、冬瓜、黃瓜等。

第二十三節　中風後遺症

【常規按摩治療】

取穴：印堂、陽白、頭維、上星、太陽、神庭、百會、率谷、風池、頭臨泣、腦空、風府、華佗夾脊穴、心俞、膈俞、肝俞、膽俞、脾俞、胃俞、腎俞、關元俞、氣海俞、大腸俞、腰陽關、尺澤、曲池、手三里、天宗、肩貞、肩髎、臂臑、極泉、少海、陽池、養老、合谷、環跳、殷門、委中、承山、風市、伏兔、膝眼、解谿、血海、梁丘、足三里、陽陵泉、陰陵泉、三陰交、崑崙、太衝、太谿、湧泉等穴（圖 3–23–1）。

操作：

1. 頭面部：患者坐位，術者立於患者身前。以雙手拇指自鼻根部（即眉心或印堂穴之下）向上推至髮際 60 遍或 2 分鐘。然後雙手拇指相併自前額正中向兩側平推至太陽穴處，再向下移動一個拇指的位置做同樣的治療，直至最

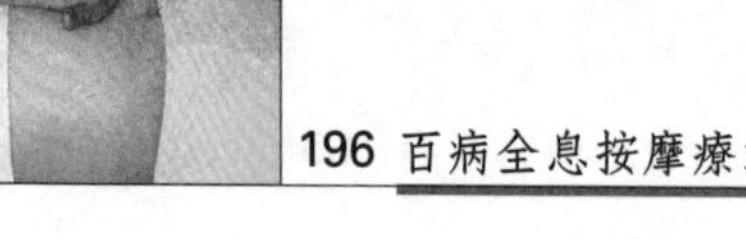

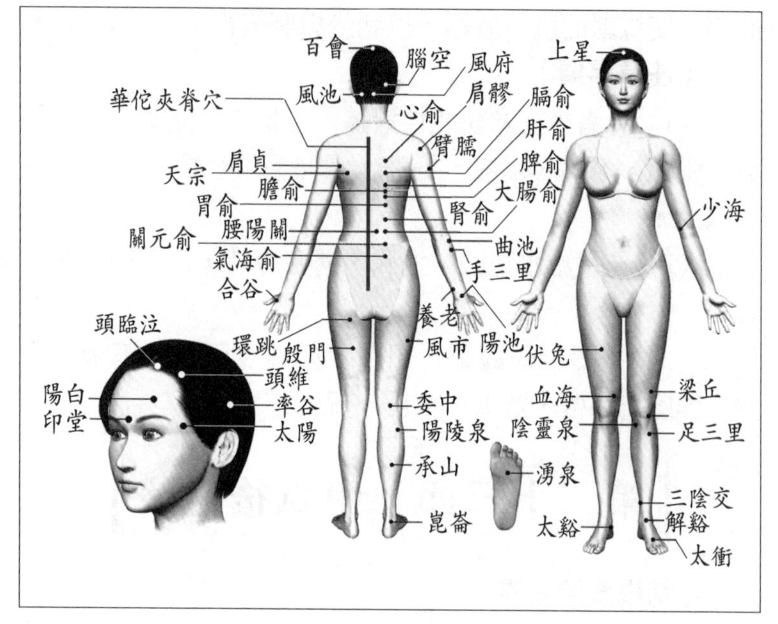

圖 3-23-1

後做眉弓處的平推手法。自上而下操作共 10 遍。爾後雙手指分開置於前髮際處，用指尖貼頭皮向後及兩側推至後外側髮際處，共做 10 遍。以拇指（也可將食指或中指屈指，用其近指關節處）將一指禪推法、按法、揉法和振法相結合，以重手法點按印堂、陽白、頭維、上星、太陽穴、神庭、百會、率谷、風池、頭臨泣、腦空、風府。

2. **背部**：患者俯臥，術者位於一側，在脊柱兩側施揉、按、摩、振、擦等手法。然後做捏脊 3 遍，拇指揉華佗夾脊穴、心俞、膈俞、肝俞、膽俞、脾俞、胃俞、腎俞、關元俞、氣海俞、大腸俞、腰陽關等穴位。

3. **上肢**：患者健側臥位或仰臥位，以拿法、振法、按

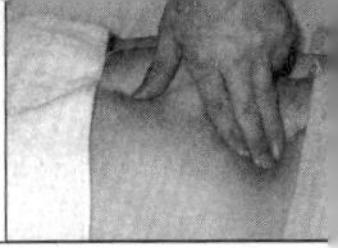

法、揉法、摩法、擦法、搓法和抖法在上肢治療（自肩至肘部）。拇指按尺澤、曲池、手三里、天宗、肩貞、肩髎、臂臑、極泉、少海、陽池、養老、合谷；做肩關節上舉、外展、內收、後伸、內外旋轉，肘關節屈伸，腕關節屈伸，指間關節屈伸，搖肩，搖腕的活動。

4. **下肢：**患者仰臥或健側臥位，用按、拿、推、擦、揉、振、抖、搓等手法自大腿根部至足部做治療。拇指按揉環跳、殷門、委中、承山、風市、伏兔、膝眼、解谿、血海、梁丘、足三里、陽陵泉、陰陵泉、三陰交、崑崙、太衝、太谿、湧泉。做髖關節屈伸、外展、內收、旋轉，搖髖，膝關節屈伸，踝關節屈伸，搖踝，足趾伸屈的活動。

【面部全息按摩治療】

反射區：肺區、脾區、胃區、腎區、肝區（圖 3-23-1）。

操作：在面部均勻塗抹按摩介質，用拂法和拇指平推法使面部放鬆並產生溫熱感。中指揉肺區、胃區、腎區各 3～5 分鐘，每分鐘 60～100 次，至局部產生溫熱感。然後再施以點法，以患者適應為度，且應逐漸加力，手法做到柔和滲透。以患者面部反射區上出現酸、脹、痛的感覺為度。點按肝區、脾區各 3～5 分鐘，每分鐘 100～200 次，至局部產生酸痛感為度。做面部放鬆。結束治療。

【耳部全息按摩治療】

反射區：脾、耳尖、神門、內分泌、皮質下、相應的肌肉反射區（圖 3-23-2）。

操作：清洗耳部，輕揉耳周和耳廓部，由下至上 4～5

次。在相應反射區加中重度手法，緩慢放鬆，共操作 10 分鐘左右。點掐脾、耳尖、神門部各 10 次，以患者耐受為度，雙耳交替施術。點按內分泌、皮質下、相應的肌肉反射區各 5～6 分鐘，反覆 3～4 次，至紅潤為止。最後輕揉每個反射區各 3～5 次，持續 7～8 分鐘。力度由輕至重，再由重到輕，均勻施術。雙耳交替放鬆。

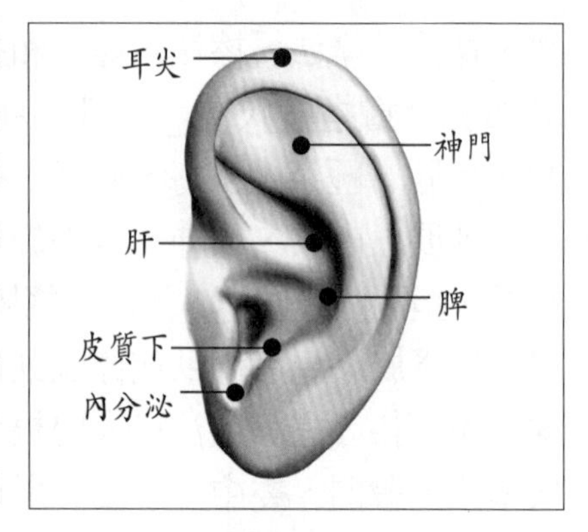

圖 3-23-2

【手部全息按摩治療】

反射區：肺、胃、肝、腎、脊柱點、左下肢、右下肢（圖 3-23-3）。

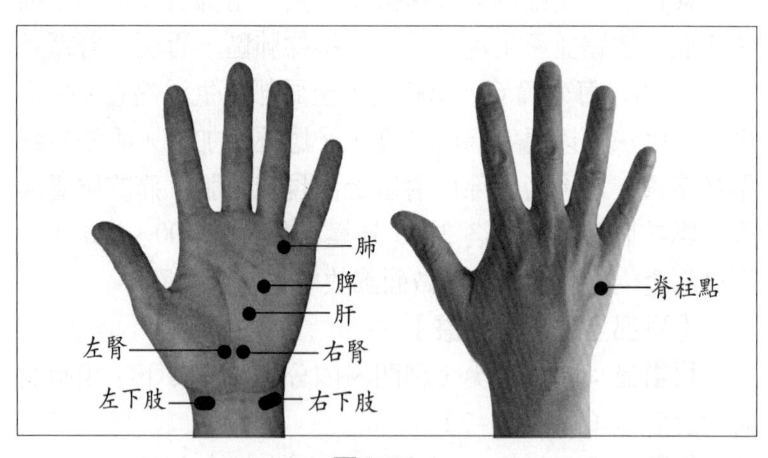

圖 3-23-3

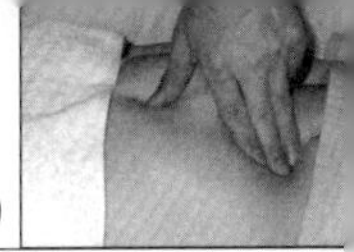

操作：在手部均勻塗抹少量按摩介質。按揉肺、胃、肝、腎反射區各3～5分鐘，每分鐘100～200次，然後再點按2～3分鐘，每分鐘60～100次，手法柔和滲透，用力由輕到重，至局部產生酸痛感為度。指推脊柱點，左、右下肢反射區各2～3分鐘，每分鐘60～100次，至局部產生熱感為度。

【足部全息按摩治療】

反射區：腎上腺、脾、腦垂體、肝、腎、胃（圖3-23-4）。

操作：在全足均勻地塗抹按摩介質，全足放鬆操作，檢查心臟反射區，按摩腎、輸尿管和膀胱這三個基本反射區。拇指點按腎上腺、脾、腦垂體反射區各30～40次，以酸脹或微微疼痛為度，拇指由外向內推肝、腎、胃反射區各10～20次。再次刺激基本反射區，促進治療後機體產生的代謝產物儘快排出體外。再次進行全足放鬆操作。結束治療。

【自我保健】

1. 上肢活動：用健側手握住病側手腕部，健側手用力將病側上肢上舉過頭，再慢慢放回原位，反覆進行數次。為加強肩關節活動度，也可以在上舉過頭時，拉動病側左右活動肩部。

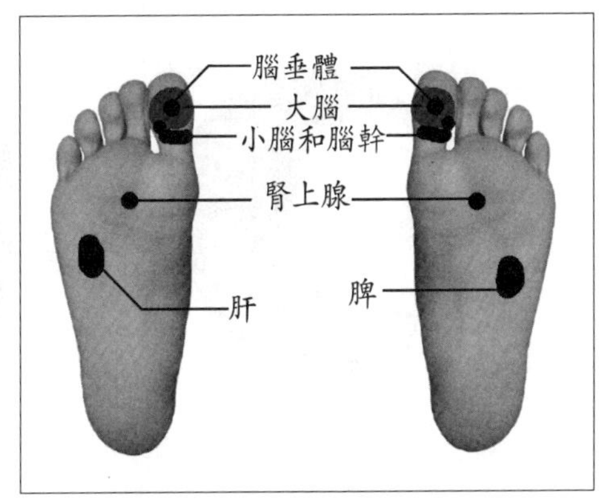

圖3-23-4

為加強肘關節活動度，也可以旋轉或左右反覆活動肘關節。下肢活動：將健側腳放在病側下肢的踝關節處，用力將病側小腿抬起、放下，反覆進行數次或抬起後盡力使病側大腿與髖部垂直，然後用健側手搬動病側膝部，並儘量屈曲下肢，反覆進行數次。

2. 腰髖部活動：用健側腳著力蹬住床面，儘量使腰部抬起，活動腰和髖部，反覆進行數次。

第二十四節　眩　暈

【常規按摩治療】

取穴：印堂、太陽、風府、風池、翳風、睛明、百會、神庭等穴（圖 3-24-1）。

操作：術者雙手拇指自印堂穴交替向上推至神庭穴 60 遍。雙手拇指置於前額正中，向兩側太陽穴分推 5 分鐘左右。雙手拇指自風府穴經風池、完骨、翳風，再向上沿耳

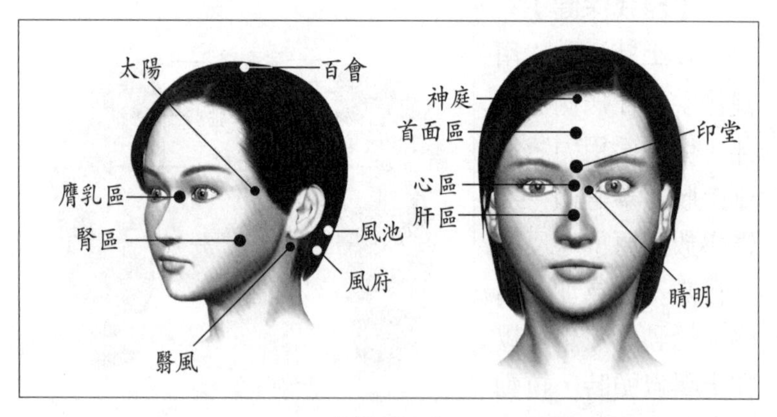

圖 3-24-1

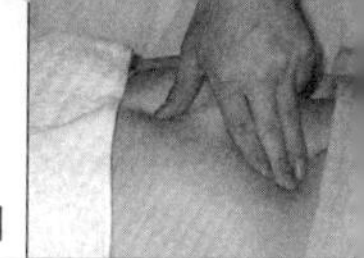

後至耳上推 5 分鐘左右。用一指禪推法在印堂、太陽、睛明穴上操作，以輕手法點百會、神庭，以重手法點風池、風府。

【面部全息按摩治療】

反射區：首面區、心區、肝區、腎區、膺乳區（圖 3-24-1）。

操作：在面部均勻塗抹按摩介質。 用拂法和拇指平推法使面部放鬆並產生溫熱感。中指揉、點首面區各 3～5 分鐘，每分鐘 60～100 次，至局部產生溫熱感。點按心區、肝區、腎區各 3～5 分鐘，每分鐘 100～200 次。點揉膺乳區 3～5 分鐘。做面部放鬆。結束治療。

【耳部全息按摩治療】

反射區：心、腦、神門、降壓點、肝（圖 3-24-2）。

操作：清洗耳部，輕捏耳周和耳廓部，由下至上 4～5 次。在相應反射區部加重手法，緩慢放鬆。先在心區施重提輕放手法，反覆 10 次，以患者耐受為度，雙耳交替施術。在腦、降壓點、肝部施向上重提向外輕拉的按法，手不離開皮膚，持續 5～6 分鐘。反覆 3～4 次，點按神門 2～3 分鐘，力度適中，反覆 3～4 次。至紅潤為止。最後輕揉每穴 5～6 次，持續 4～6 分鐘。力度由輕到重，再由重到輕，均勻施術。雙耳交替放鬆。

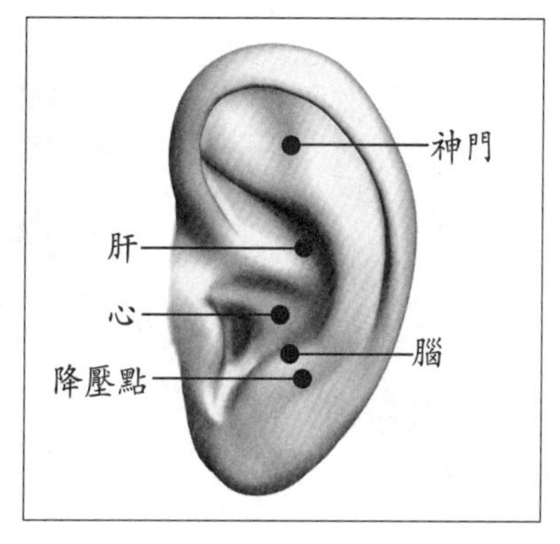

圖 3-24-2

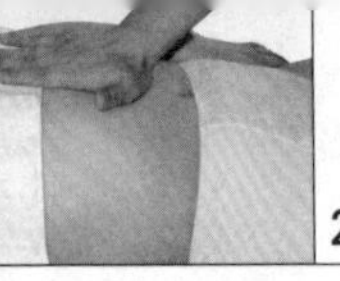

【手部全息按摩治療】

反射區：肝、腎、心、脾、腦（圖 3–24–3）。

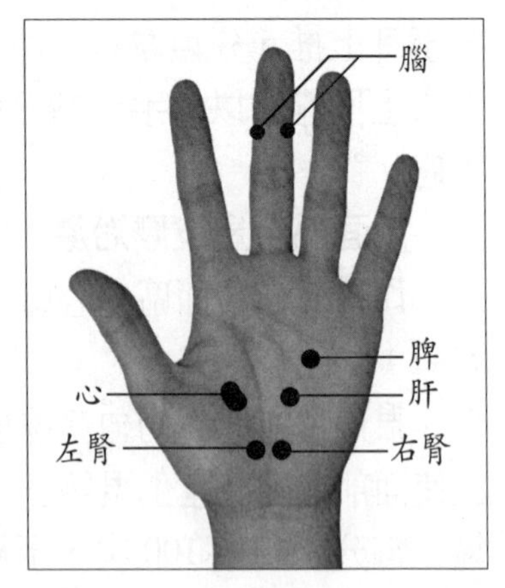

圖 3–24–3

操作：在手部均勻塗抹少量按摩介質。按揉肝、腎、心、脾反射區各 3～5 分鐘，每分鐘 100～200 次，然後再點按 2～3 分鐘，每分鐘 60～100 次，手法柔和滲透，用力由輕到重。至局部產生酸痛感為度。指推腦反應點 3～5 分鐘，每分鐘 60～100 次，至局部產生熱感為度。

【足部全息按摩治療】

反射區：小腦、腦垂體、內耳迷路、腎、額竇（圖 3–24–4）。

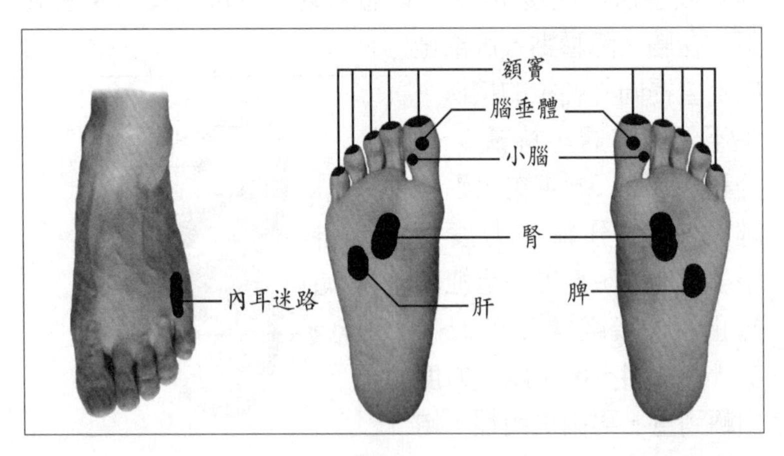

圖 3–24–4

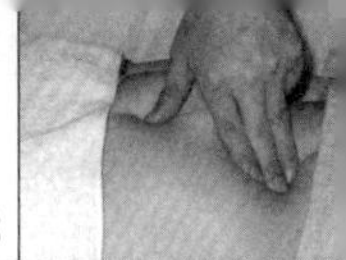

操作：在全足均勻地塗抹按摩介質，全足放鬆操作，檢查心臟反射區，按摩腎、輸尿管和膀胱這三個基本反射區。拇指點按小腦、腦垂體、內耳迷路各 30～40 次，以酸脹或微微疼痛為度，拇指由外向內推腎、額竇反射區各 10～20 次。再次刺激基本反射區，促進治療後機體產生的代謝產物儘快排出體外。再次進行全足放鬆操作。結束治療。

【自我保健】

（1）以輕手法點三陰交、俠谿，以重手法點期門、行間。本法適用於體質強壯的眩暈者。

（2）點中脘、氣海、關元、足三里、血海、三陰交等穴位，並在上腹部做摩法的治療。本法適用於體質虛弱的眩暈者。

【注意事項】

（1）堅持體育鍛鍊，如太極拳、八段錦、氣功等，對增強人體正氣，預防和治療眩暈都有良好作用。

（2）保持心情舒暢，防止七情內傷。

（3）要注意勞逸結合，避免體力和腦力的過度勞累。節制房事，切忌縱慾過度。

（4）飲食宜清淡，忌暴飲暴食及酗酒或過鹹傷腎之品。戒除菸酒等不良嗜好。

（5）對反覆發作的嚴重眩暈，要防止跌仆外傷，要避免突然、強力的頭部運動，並要及時治療，合理休息。

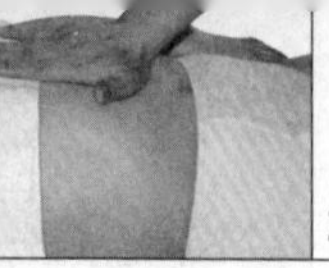

第二十五節　慢性腎小球腎炎

【常規按摩治療】

取穴：上脘、中脘、下脘、章門、期門、梁門、脾俞、肝俞、腎俞、氣海俞、大腸俞、小腸俞、命門、足三里、三陰交、陰陵泉等穴（圖 3-25-1）。

操作：術者以雙手於患者腹部施以推、揉、運、摩等手法，然後以三指分別點按上脘、中脘、下脘，再以四指分別對準章門、期門、梁門點按，約 10 分鐘。在腰部沿脊

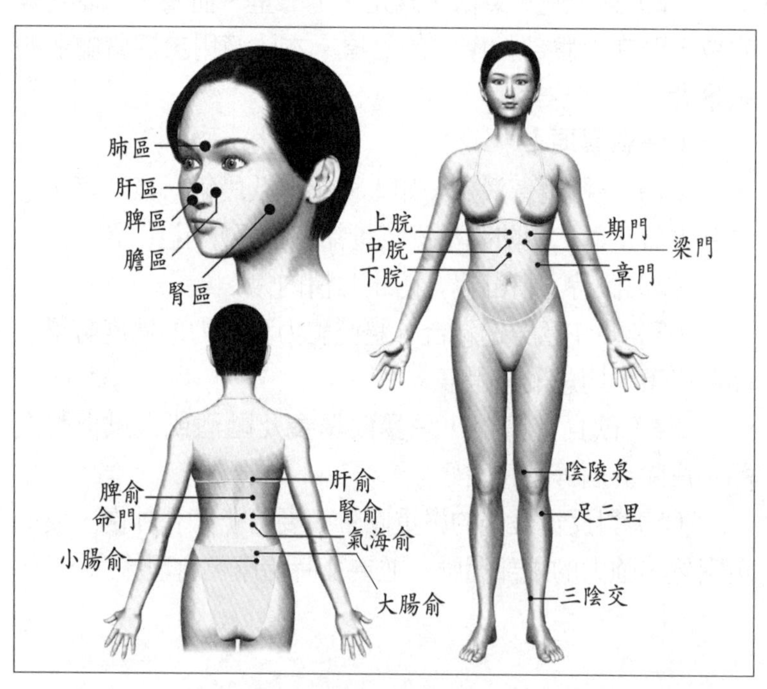

圖 3-25-1

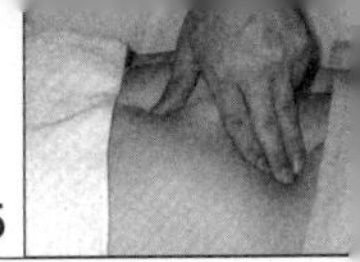

柱自上而下，由腰俞至大椎及兩側的皮膚做捏提法數次，點按脾俞、肝俞、腎俞、氣海俞、大腸俞、小腸俞、命門約 10 分鐘，以酸脹為度。拇指按揉足三里、三陰交、陰陵泉穴各 3～5 分鐘。

【面部全息按摩治療】

反射區：腎區、脾區、肺區、肝區、膽區（圖 3-25-1）。

操作：在面部均勻塗抹按摩介質，用拂法和拇指平推法使面部放鬆並產生溫熱感。中指揉、點腎區 3～5 分鐘，每分鐘 60～100 次，至局部產生溫熱感。點按肝區、膽區、脾區、肺區各 3～5 分鐘，每分鐘 100～200 次，至局部產生酸痛感為度。做面部放鬆。結束治療。

【耳部全息按摩治療】

反射區：心、肺、脾、三焦、膀胱（圖 3-25-2）。

操作：清洗耳部數次，輕揉耳周和耳廓部，由下至上 4～5 次。在相應反射區部加中重度手法，緩慢放鬆，共操作 10 分鐘左右。點掐肺、膀胱部，反覆 10 次，以患者耐受為度，雙耳交替施術。點按心、脾、三焦部 5～6 分鐘，反覆 3～4 次，至紅潤為止。最後輕揉每穴 3～5 次，持續 7～8 分鐘。力度由輕至重，再由重到輕，反覆 3～4 次。雙耳交替放鬆。

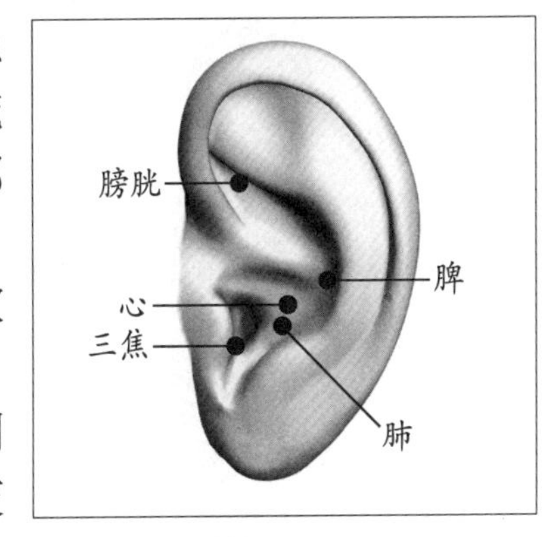

圖 3-25-2

【手部全息按摩治療】

反射區：肺、脾、腎、膀胱（圖 3–25–3）。

操作：在手部均勻塗抹少量按摩介質，按揉肺、脾、腎、膀胱反射區 3～5 分鐘，每分鐘 100～200 次，然後再用點按法，頻率為每分鐘 60～100 次，點按 2～3 分鐘，手法柔和滲透，用力由輕到重。至局部產生酸痛感為度。

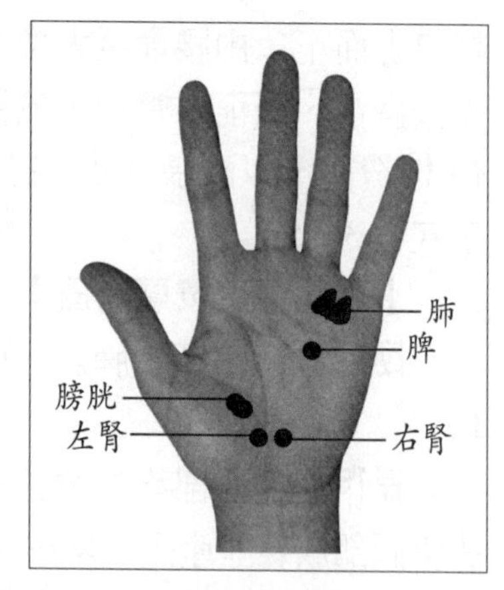

圖 3–25–3

【足部全息按摩治療】

反射區：腎上腺、腎、脾、肺、膀胱、輸尿管、下身淋巴腺（圖 3–25–4）。

操作：在全足均勻地塗抹按摩介質，全足放鬆操作，

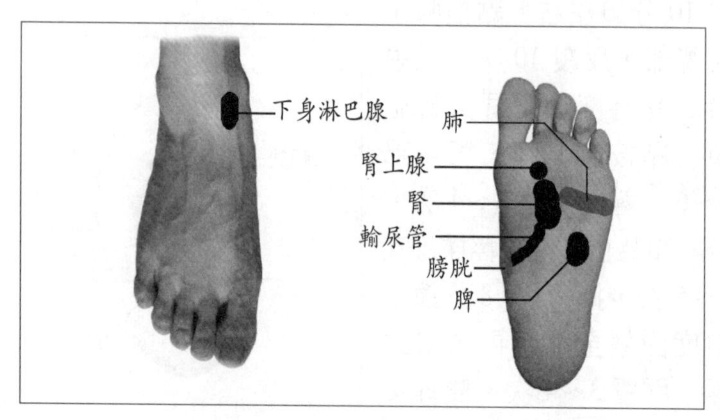

圖 3–25–4

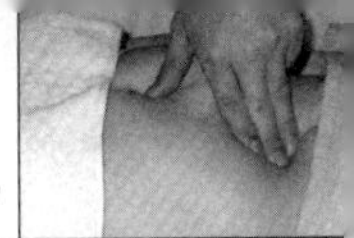

檢查心臟反射區，按摩腎、輸尿管和膀胱這三個基本反射區。拇指點按腎上腺、脾、膀胱、下身淋巴腺反射區各30～40次，以酸脹或微微疼痛為度，拇指由外向內推腎、肺、輸尿管、尿道反射區各10～20次。再次刺激基本反射區，促進治療後機體產生的代謝產物儘快排出體外。再次進行全足放鬆操作。結束治療。

【自我保健】

（1）仰臥位，用一指禪推法推中脘、上脘、關元、氣海四穴，以得氣乃度，時間為5分鐘。

（2）指按中脘、水道各1分鐘，以腹部感覺溫熱感、徐徐抬手時熱向下肢傳為度。

（3）按揉足三里、陰陵泉各1分鐘，手法由輕到重。

（4）掌振神闕穴半分鐘，以全腹部振起為度。最後摩腹部3分鐘，操作以順時針方向和逆時針方向比例1：2。

【注意事項】

（1）低鹽、優質蛋白飲食。

（2）起居有時，預防感冒。

第二十六節　尿瀦留

【常規按摩治療】

取穴：腎俞、關元俞、膀胱俞、八髎、氣海、關元、中極、曲骨、水道（圖3-26-1）。

操作：術者用兩手拇指或掌根分別按揉腰部兩側與骶部，再以肘前臂㨰揉，拇指或肘尖點揉腎俞、關元俞、膀胱俞、八髎，手掌橫擦腰部腎俞、八髎，然後再由上而下

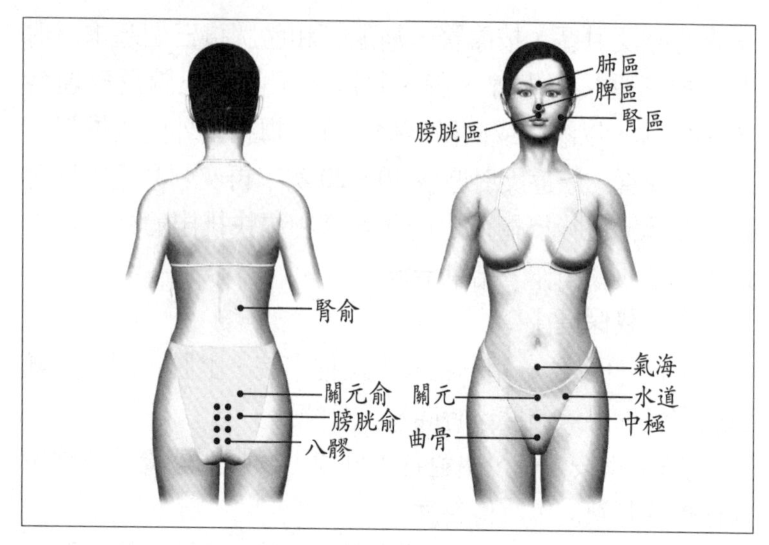

圖 3-26-1

推撫數遍，以溫熱感為度。術者用手掌按揉小腹部，點揉氣海、關元、中極、曲骨、水道，再以手掌按壓膀胱隆起部，使膀胱發脹有排尿感為宜。

【面部全息按摩治療】

反射區：膀胱區、腎區、脾區、肺區（圖 3-26-1）。

操作：在面部均勻塗抹按摩介質，用拂法和拇指平推法使面部放鬆並產生溫熱感。中指揉、點膀胱區各 3～5 分鐘，每分鐘 60～100 次，至局部產生溫熱感。點按腎區、脾區、肺區各 3～5 分鐘，每分鐘 100～200 次，至局部產生酸痛感為度。做面部放鬆。結束治療。

【耳部全息按摩治療】

反射區：膀胱、尿道、腎、三焦、腎上腺（圖 3-26-2）。

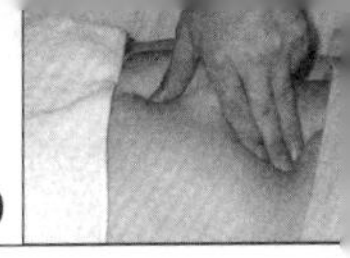

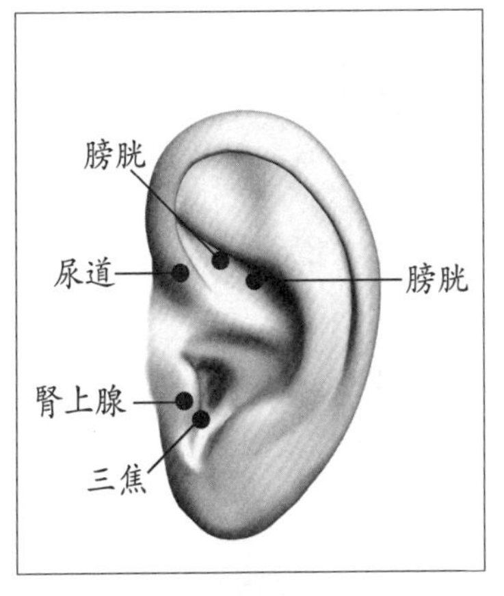

圖 3-26-2

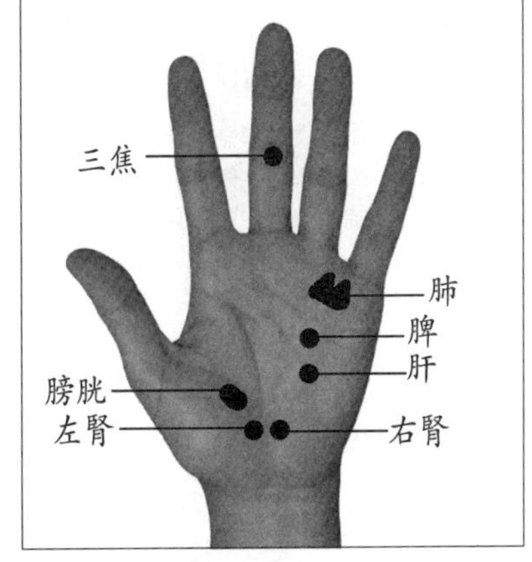

圖 3-26-3

操作：清洗耳部，輕揉耳周和耳廓部，由上至下 4～5 次。先在膀胱、尿道部施重按輕提手法，反覆 10 次，手不離開皮膚，以患者耐受為度，雙耳交替施術。點按腎、三焦、腎上腺區各 2～3 分鐘，力度適中，反覆 3～4 次。掐眼部至紅潤為止。最後反覆輕揉每穴 5～6 次，持續 4 分鐘。此為結束手法。力度由輕到重，再由重到輕，均勻施術，一般持續半分鐘即可。雙耳交替放鬆。

【手部全息按摩治療】

反射區：膀胱、肺、肝、脾、腎、三焦點（圖 3-26-3）。

操作：在手部均勻塗抹少量按摩介質。按揉膀胱、肺、肝、脾、腎反射區各 3～5 分鐘，每分鐘 100～200 次，然後點按 2～3 分鐘，每分鐘 60～100 次，手法柔和滲透，用力由輕到重，至局部產生酸痛感為度。指壓三焦點 2～3 分鐘，每分鐘 60～90 次，至局部產生酸痛感為度。

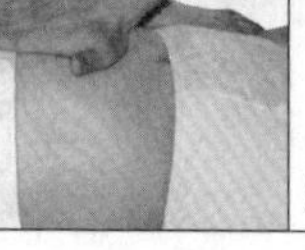

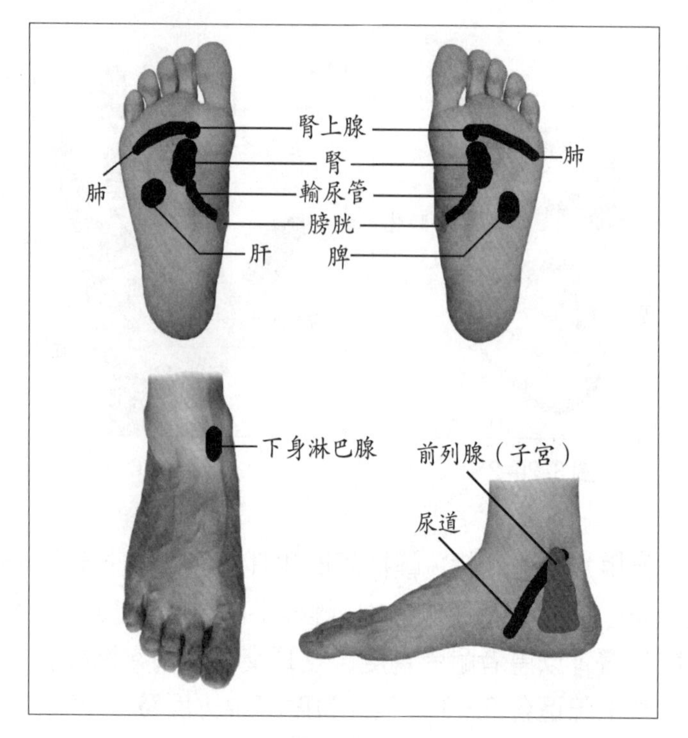

圖 3-26-4

【足部全息按摩治療】

反射區：肺、脾、腎、肝、膀胱、輸尿管、尿道、前列腺（子宮）、下身淋巴腺（圖 3-26-4）。

操作：在全足均勻地塗抹按摩介質，全足放鬆操作，檢查心臟反射區，按摩腎、輸尿管和膀胱這三個基本反射區。拇指點按膀胱、脾、下身淋巴腺反射區各 30～40 次，以酸脹或微微疼痛為度，拇指由外向內推肺、腎、肝、輸尿管、尿道、前列腺（子宮）10～20 次，拇指由外向內按揉腹腔神經叢 3 ～5 分鐘。再次刺激基本反射區，促進治

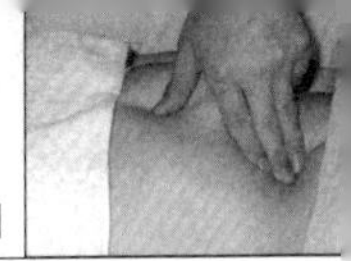

療後機體產生的代謝產物儘快排出體外。再次進行全足放鬆操作。結束治療。

【注意事項】

（1）推拿療法對膀胱充盈性的尿瀦留具有明顯的效果，但對膀胱不充盈的尿閉或無尿（如尿毒症性無尿）患者，不宜進行推拿治療。

（2）在推拿治療過程中，手法要輕柔、和緩，用勁要深沉，動作要有節律。而且要囑患者保持鎮靜，配合手法治療。

第二十七節　遺　精

【常規按摩治療】

取穴：氣海、關元、中極、神闕、足三里、三陰交、湧泉、肝俞、脾俞、腎俞、命門、八髎等穴（圖 3-27-1）。

操作：醫者在患者臍下小腹部採用按法、揉法、振法和拿法治療 5 分鐘左右，注意將腹肌拿起後要輕輕地抖動。然後用摩法在下腹部按逆時針方向治療 3 分鐘左右。最後用雙手自下而上的平推 3 分鐘左右。以上操作要使患者的下腹部有溫熱感。醫者在其腰骶部做揉法、㨰法、按法、振法的治療 5 分鐘左右。然後在其腰骶部做擦法的治療 3 分鐘左右。最後採用雙手的掌平推法自患者骶尾部向上至肩頸部治療 3～5 遍。用手掌在足底部做擦法的治療，以局部有溫熱感為宜。用輕手法點氣海、關元、中極、神闕、足三里、三陰交、蠡溝、湧泉、肝俞、脾俞、腎俞、

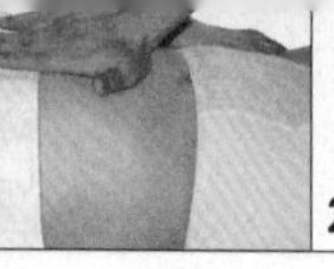

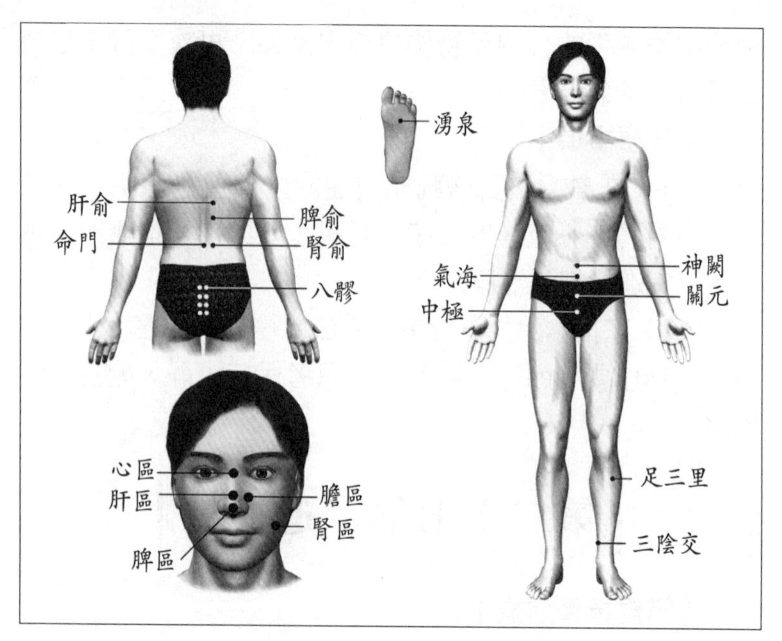

圖 3-27-1

命門、八髎。

【面部全息按摩治療】

反射區：腎區、心區、肝區、膽區、脾區（圖 3-27-1）。

操作：在面部均勻塗抹按摩介質，用拂法和拇指平推法使面部放鬆並產生溫熱感。中指揉、點腎區 3～5 分鐘，每分鐘 60～100 次，至局部產生溫熱感。點按心區、肝區、膽區、脾區各 3～5 分鐘，每分鐘 100～200 次，至局部產生酸痛感為度。做面部放鬆。結束治療。

【耳部全息按摩治療】

反射區：外生殖器、腎、腎上腺、內分泌（圖 3-27-

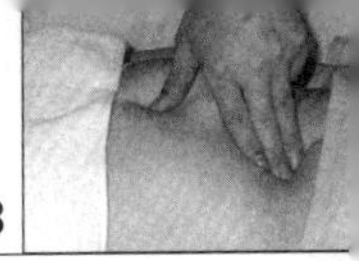

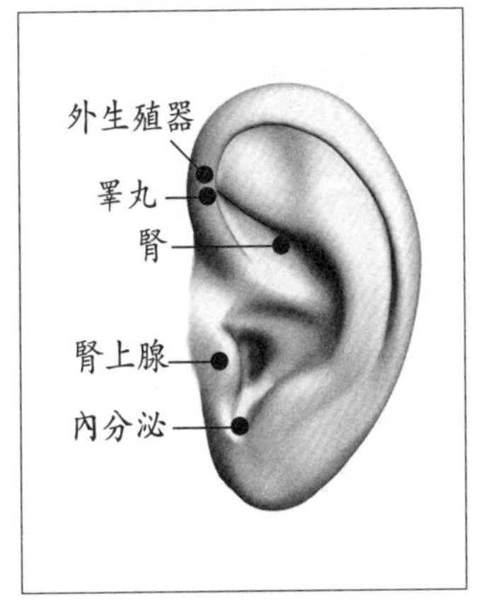

圖 3-27-2

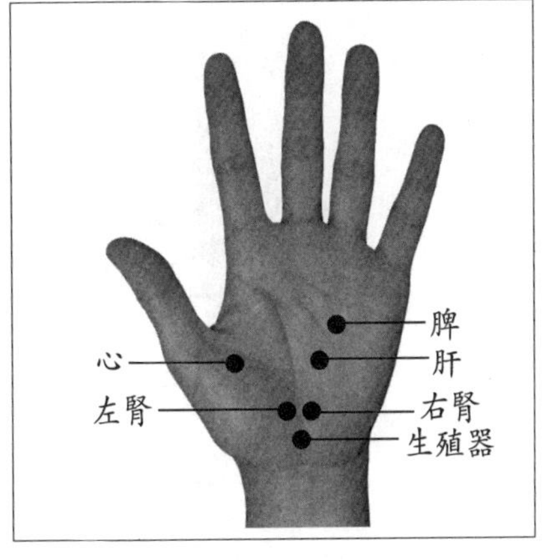

圖 3-27-3

2）。

操作：清洗耳部，輕揉耳周和耳廓部，由下至上 4～5 次。在相應反射區部加中重度手法，緩慢放鬆，共操作 10 分鐘左右。點掐外生殖器部 10 次，以患者耐受為度，雙耳交替施術。點按腎、腎上腺、內分泌部各 5～6 分鐘，反覆 3～4 次，至紅潤為止。最後反覆輕揉每穴 3～5 次，持續 7～8 分鐘。力度由輕至重，再由重到輕，反覆 3～4 次。雙耳交替放鬆。

【手部全息按摩治療】

反射區：心、腎、肝、脾、生殖區（圖 3-27-3）。

操作：在手部均勻塗抹少量按摩介質，按摩整個手部，使其完全放鬆並產生熱感。

按揉心、腎、肝、脾、生殖區各 3～5 分鐘，每分鐘 100～200 次，然後再點按 2～3 分鐘，每分鐘 60～100 次，至局部產生酸痛感為度。再施用指推法，每分鐘 60～

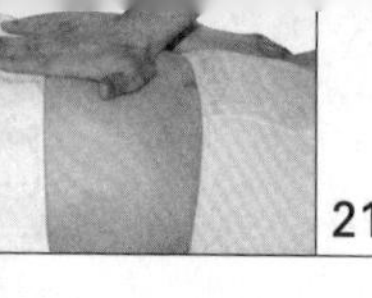

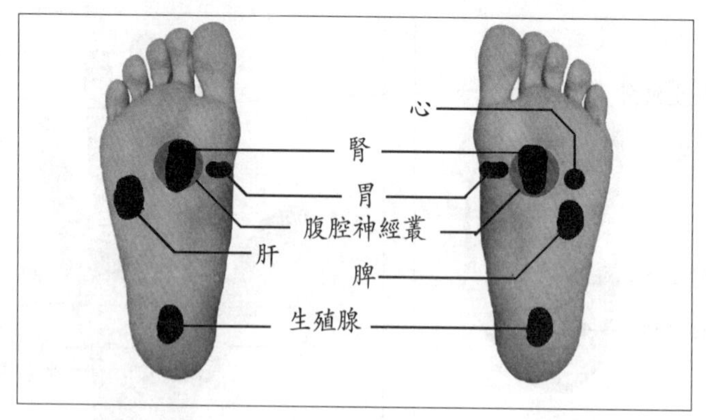

圖 3-27-4

90 次，推至局部產生熱感為度，手法柔和滲透，用力由輕到重。

【足部全息按摩治療】

反射區：腎、肝、脾、胃、心、生殖腺（圖 3-27-4）。

操作：在全足均勻地塗抹上按摩介質，全足放鬆操作，檢查心臟反射區，按摩腎、輸尿管和膀胱這三個基本反射區。拇指點按脾、心、生殖腺反射區各 30～40 次，以酸脹或微微疼痛為度，拇指由外向內推腎、肝、胃反射區各 10～20 次。再次刺激基本反射區，促進治療後機體產生的代謝產物儘快排出體外。再次進行全足放鬆操作。結束治療。

【自我保健】

（1）仰臥位，逆時針方向摩下腹部，再用雙手做自下而上的掌平推法。

（2）用輕手法點氣海、關元、中極、神闕、足三里、

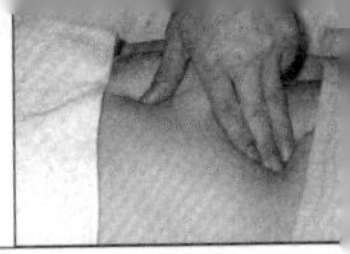

三陰交、蠡溝、水泉、湧泉。

【注意事項】

(1) 遺精發生後，思想上完全不必背包袱，保持情緒穩定。

(2) 發生遺精後，應該注意清洗會陰及外生殖器，更換內褲，保持會陰部及外生殖器的清潔，防止細菌的滋生和感染。

第二十八節　陽　痿

【常規按摩治療】

取穴：氣海、關元、中極、神闕、足三里、三陰交、蠡溝、水泉、湧泉、肝俞、脾俞、腎俞、命門、八髎等穴（圖 3-28-1）。

操作：醫者在患者臍下小腹部採用按法、揉法、振法和拿法治療 5 分鐘左右，將腹肌拿起後要輕輕地抖動。然後摩下腹部 3 分鐘左右。最後用雙手做自下而上地平推 3 分鐘左右。以上的操作要使患者的下腹部有溫熱感。醫者在其腰骶部做揉法、㨰法、按法、振法的治療 5 分鐘左右。然後擦其腰骶部 3 分鐘左右。最後用雙手掌自患者骶尾部向上平推至肩頸部 3～5 遍。同樣操作後要使患者感到治療部位有溫熱感。以局部有溫熱感為宜。用輕手法點氣海、關元、中極、神闕、足三里、三陰交、蠡溝、水泉、湧泉、肝俞、脾俞、腎俞、命門、八髎。點氣海、關元穴時，應以有脹感傳至陰莖最好。

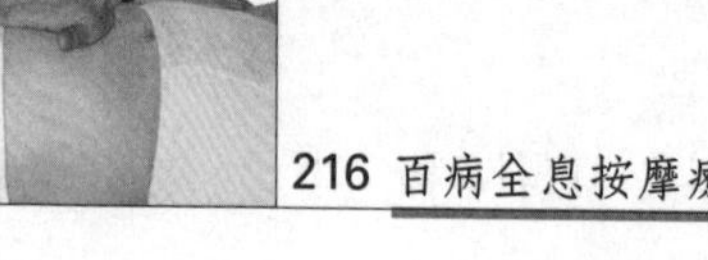

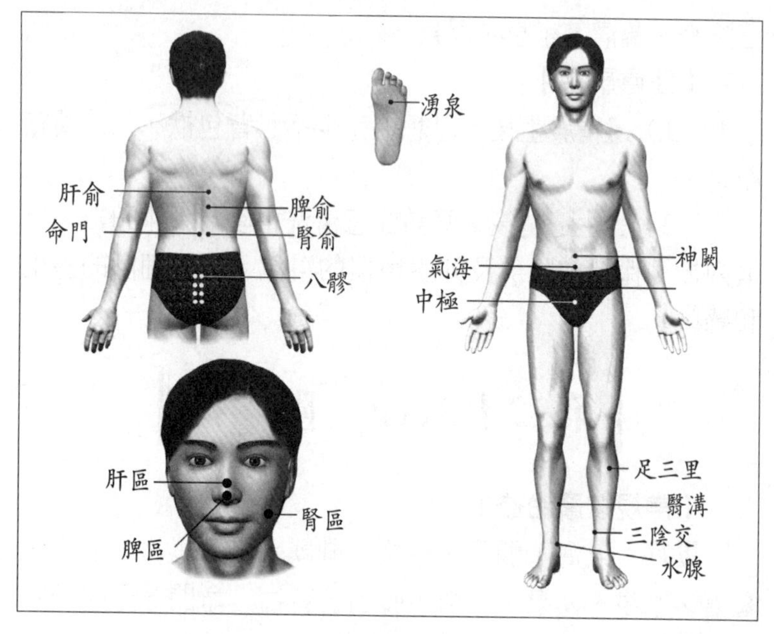

圖 3-28-1

【面部全息按摩治療】

反射區：腎區、肝區、脾區（圖 3-28-1）。

操作：在面部均勻塗抹按摩介質，用拂法和拇指平推法使面部放鬆並產生溫熱感。中指揉、點腎區各 3～5 分鐘，每分鐘 60～100 次，至局部產生溫熱感。點按肝區、脾區各 3～5 分鐘，每分鐘 100～200 次，至局部產生酸痛感為度。做面部放鬆。結束治療。

【耳部全息按摩治療】

反射區：睪丸、外生殖器、腎、腎上腺、內分泌（圖 3-28-2）。

操作：清洗耳部，輕揉耳周和耳廓部，由下至上 4～5

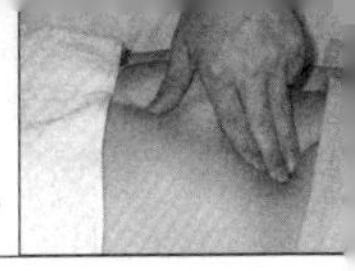

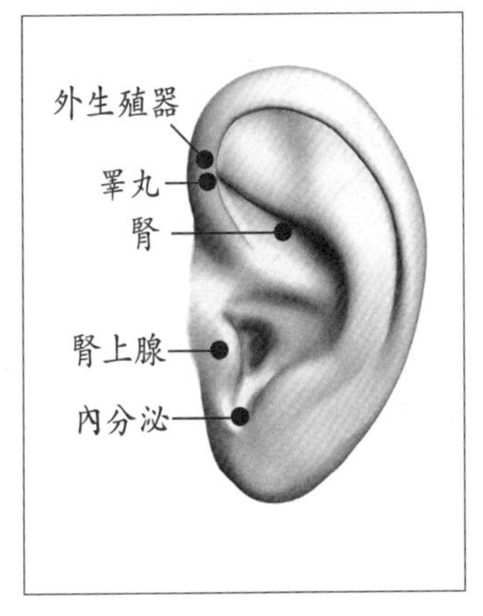

圖 3-28-2

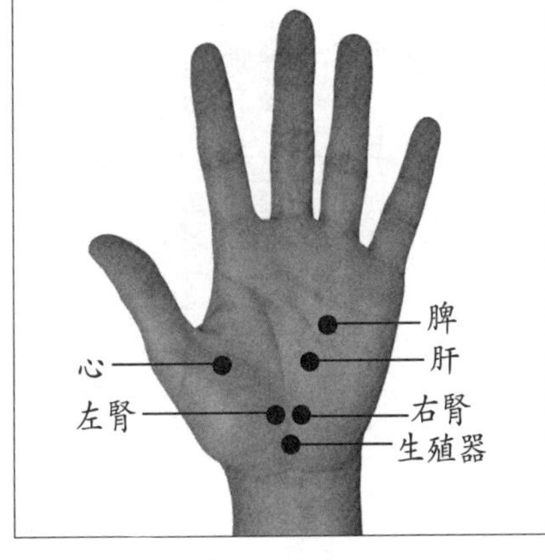

圖 3-28-3

次。在相應反射區部加中重度手法，緩慢放鬆，共操作 10 分鐘左右。點掐睾丸、外生殖器部各 10 次，以患者耐受為度，雙耳交替施術。點按腎、腎上腺、內分泌部各按 5～6 分鐘，反覆 3～4 次，至紅潤為止。最後反覆輕揉每穴 3～5 次，持續 7～8 分鐘。力度由輕至重，再由重到輕，反覆 3～4 次。均勻施術，一般持續 4～5 分鐘。雙耳交替放鬆。

【手部全息按摩治療】

反射區：心、脾、肝、腎、生殖器（圖 3-28-3）。

操作：在手部均勻塗抹少量按摩介質，首先按摩整個手部，使其完全放鬆並產生熱感。點按心、脾、肝、腎、生殖腺反射區 2～3 分鐘，每分鐘 60～100 次，至局部產生酸痛感為度。再按揉 3～5 分鐘，每分鐘 100～200 次。再施用指推法，每分鐘 60～90 次，推至局部產生熱感為度，手法柔和滲透，用力由輕到重。

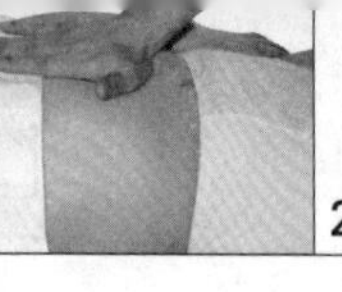

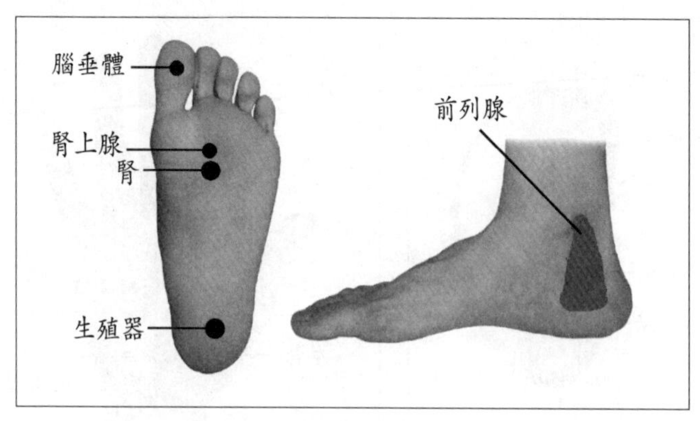

圖 3-28-4

【足部全息按摩治療】

反射區：生殖器、腦垂體、前列腺、腎上腺、腎（圖 3-28-4）。

操作：在全足均勻地塗抹按摩介質，全足放鬆操作，檢查心臟反射區，按摩腎、輸尿管和膀胱這三個基本反射區。拇指點按生殖腺、腦垂體、前列腺、腎上腺反射區各 30～40 次，按揉 1 分鐘左右，以酸脹或微微疼痛為度，拇指由外向內推陰莖、腎反射區各 10～20 次。再次刺激基本反射區，促進治療後機體產生的代謝產物儘快排出體外。再次進行全足放鬆操作。結束治療。

【自我保健】

（1）仰臥位，逆時針方向摩下腹部，再用雙手做自下而上地平推，然後擦腰骶部，最後用手掌擦足底部，在操作時力爭使局部有溫熱感。

（2）用輕手法點氣海、關元、中極、神闕、足三里、三陰交、蠡溝、水泉、湧泉。

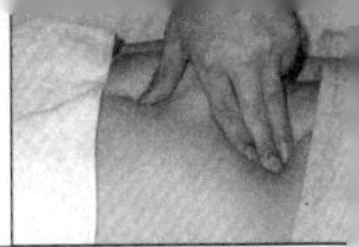

【注意事項】

（1）消除心理因素。

（2）節房事，戒手淫，謹慎用藥。增強體質。

（3）飲食調養：多吃壯陽食物：壯陽食物主要有狗肉、羊肉、麻雀、核桃、牛鞭、羊腎等；動物內臟因為含有大量的性激素和腎上腺皮質激素，能增強精子活力，提高性慾，也屬壯陽之品；此外，含鋅食物如牡蠣、牛肉、雞肝、蛋、花生米、豬肉、雞肉等，含精氨酸食物如山藥、銀杏、凍豆腐、鱔魚、海參、墨魚、章魚等，都有助於提高性功能。

第二十九節　早　洩

【常規按摩治療】

取穴：氣海、關元、中極、脾俞、腎俞、命門、腰陽關、八髎等穴（圖 3–29–1）。

操作：掌摩小腹部 5 分鐘左右，用三指按揉法按揉氣海、關元、中極各 2 分鐘左右，用掌按揉法按揉氣海穴 3 分鐘左右。用三指按揉法按揉脾俞、腎俞、命門、腰陽關穴各 1 分鐘左右，用掌擦法橫擦腎俞穴、命門穴，以透熱為度；用虛掌拍法輕拍八髎穴 1 分鐘左右。

【面部全息按摩治療】

反射區：腎區、肝區、脾區（圖 3–29–1）。

操作：在面部均勻塗抹按摩介質。用拂法和拇指平推法使面部放鬆並產生溫熱感。中指揉、點腎區各 3～5 分鐘，每分鐘 60～100 次，至局部產生溫熱感。點按肝區、

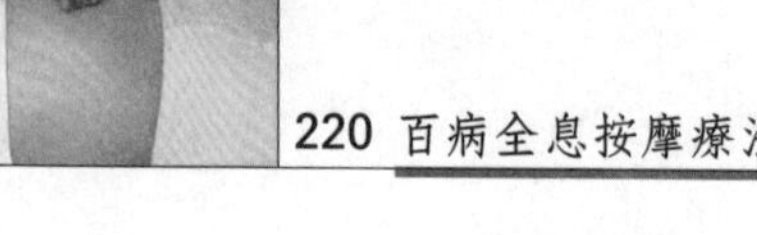

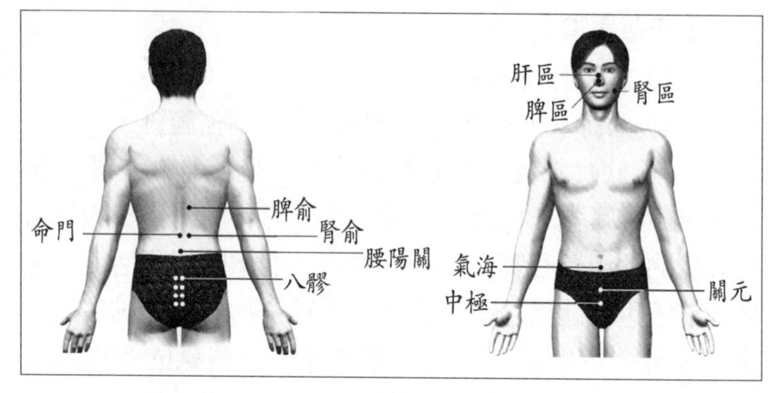

圖 3-29-1

脾區各 3～5 分鐘，每分鐘 100～200 次，至局部產生酸痛感為度。做面部放鬆。結束治療。

【耳部全息按摩治療】

反射區：睾丸、外生殖器、腎、腎上腺、內分泌（圖 3-29-2）。

操作：清洗耳部，輕揉耳周和耳廓部，由下至上 4～5 次。在相應反射區部加中重度手法，緩慢放鬆，共操作 10 分鐘左右。點掐睾丸、外生殖器部各 10 次，以患者耐受為度，雙耳交替施術。點按腎、腎上腺、內分泌部各按 5～6 分鐘，反覆 3～4 次，至紅潤為止。最後反覆輕揉每穴 3～5 次，持續 7～8 分鐘。力度由輕至重，再由重到輕，反覆 3～4 次。均勻施術，一般持續 4～5 分鐘。雙

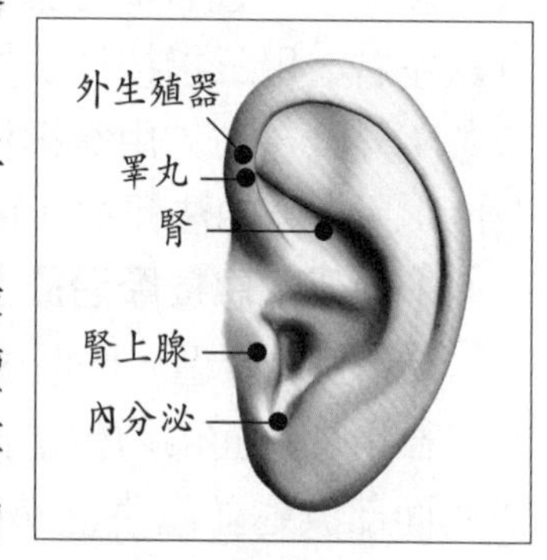

圖 3-29-2

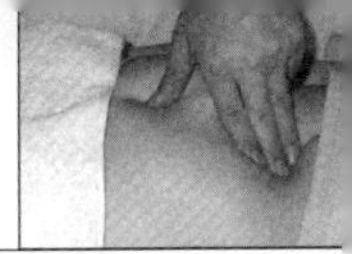

耳交替放鬆。

【手部全息按摩治療】

反射區：肝、心、脾、腎、生殖器（圖 3–29–3）。

操作：在手部均勻塗抹少量按摩介質。按摩整個手部，使其完全放鬆並產生熱感。

按揉肝、心、脾、腎、生殖器反射區各 3～5 分鐘，每分鐘 100～200 次，然後再點按 2～3 分鐘，每分鐘 60～100 次，至局部產生酸痛感為度。再施用指推法，頻率為每分鐘 60～90 次，推至局部產生熱感為度，手法柔和滲透，用力由輕到重。

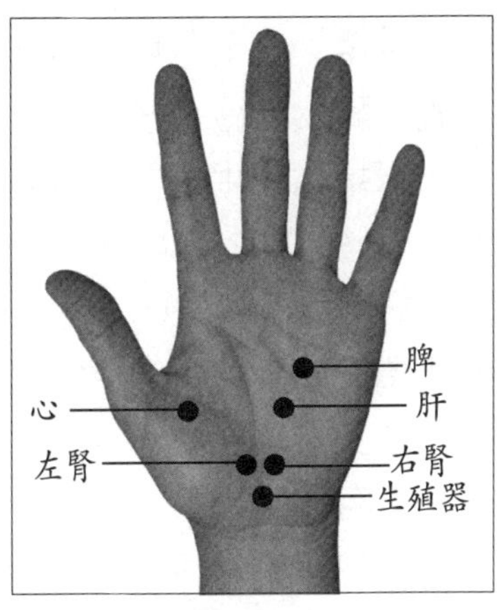

圖 3–29–3

【足部全息按摩治療】

反射區：生殖器、腦垂體、前列腺、腎上腺、腎、脾、肝（圖 3–29–4）。

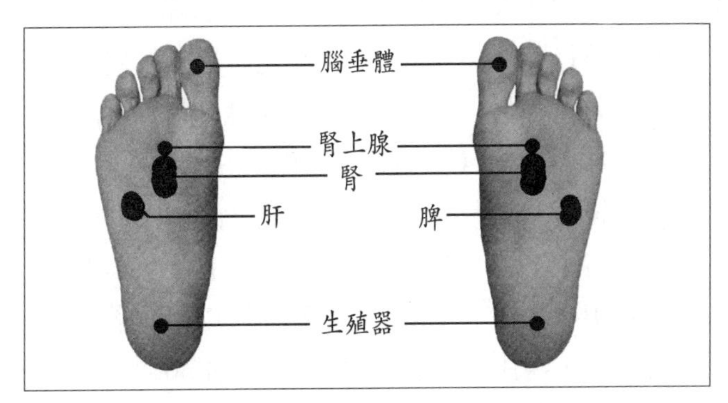

圖 3–29–4

操作：在全足均勻地塗抹按摩介質，全足放鬆操作，檢查心臟反射區，按摩腎、輸尿管和膀胱這三個基本反射區。拇指點按生殖器、腦垂體、前列腺、腎上腺、脾反射區各30～40次，以酸脹或微微疼痛為度，拇指由外向內推腎、肝反射區各10～20次。再次刺激基本反射區，促進治療後機體產生的代謝產物儘快排出體外。再次進行全足放鬆操作。結束治療。

【自我保健】

（1）按摩兩脇、丹田、推摩胃腹，左手摩脾區，右手摩肝區。在肋骨盡處用大拇指及手掌沿左右來回按摩，至有微熱感為止。雙手相疊，右手在下，左手在上，按摩下腹部，順時針轉圈按摩36圈，再換左手在下，右手在上，逆時針按摩36圈。雙手食指、中指、無名指、小指自下而上推摩腹部，從陰部前起至前胸中部胸骨下兩肋中間止，然後雙手大拇指由胸骨下起推至陰部前止，自下而上、自上而下按摩腹部，往復為一次，共推摩36次。

（2）兜腎囊，推腎俞，搓尾骨：先將兩手搓熱，左手兜著腎囊，右手小指側擦著小腹外側（毛際），兩手齊用力向上擦兜81次，然後換手再擦兜81次。此功長年堅持，可強腹健腎，壯陽固精，性慾容易抑制，因而能治早洩、遺精、陽痿諸症（女性操作方法：手掌搓熱，右手叉腰，左手心按心窩處，向左下方經臍上旋轉，共揉轉100次；然後，右手叉腰，左手心按臍下向右下方經恥骨上旋轉，也揉轉100次。女性久練此功，可以增強臟腑功能，使精聚氣足）。再用拳背部反覆按摩腎俞36次或至疲倦為止，然後用兩手食、中指上下推搓尾骨部兩側，各36次。

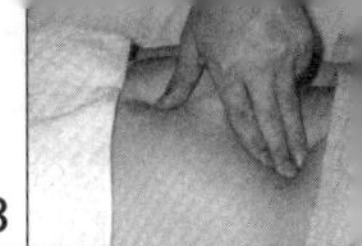

（3）揉湧泉穴：左手扳左腳趾，用右手心（勞宮穴）對左腳心（湧泉穴），揉搓 81 次，再用右手扳右腳趾，用左手心勞宮穴對右腳心泉穴，揉搓 81 次。

第三十節　糖尿病

【常規按摩治療】

取穴：章門、期門、中脘、下脘、建里、水分、關元、中極、肺俞、心俞、膈俞、胰俞、肝俞、膽俞、脾俞、胃俞、腎俞、陰陵泉、足三里、地機、三陰交、行間、湧泉等穴（圖 3–30–1）。

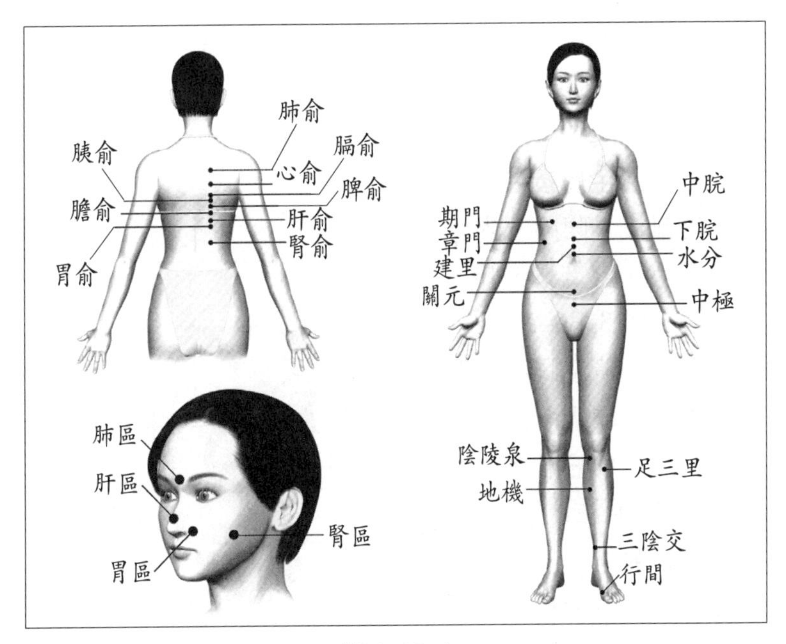

圖 3–30–1

操作：術者以雙手在患者腹部從上向下拿揉5遍，將腹肌拿起後，要輕輕地向上提起並顫動。然後在其雙小腿內側做揉法、拿法、振法和擦法的治療5分鐘左右。術者在腰背部兩側做揉法、振法、按法和㨰法的治療5分鐘左右。然後直擦腰背部督脈和膀胱經循行的部位（脊柱正中及其兩側），往返操作5遍。用一指禪推法施治於章門、中脘、關元、中極、肺俞、心俞、膈俞、胰俞、肝俞、胃俞、腎俞、足三里、湧泉等穴。

【面部全息按摩治療】

反射區：胃區、肺區、腎區、肝區（圖3–30–1）。

操作：在面部均勻塗抹按摩介質。用拂法和拇指平推法使面部放鬆並產生溫熱感。中指揉、點胃區各3～5分鐘，每分鐘60～100次，至局部產生溫熱感。點按肺區、腎區、肝區各3～5分鐘，每分鐘100～200次，至局部產生酸痛感為度。做面部放鬆。結束治療。

【耳部全息按摩治療】

反射區：胰膽、內分泌、三焦、皮質下、肺、胃、腎（圖3–30–2）。

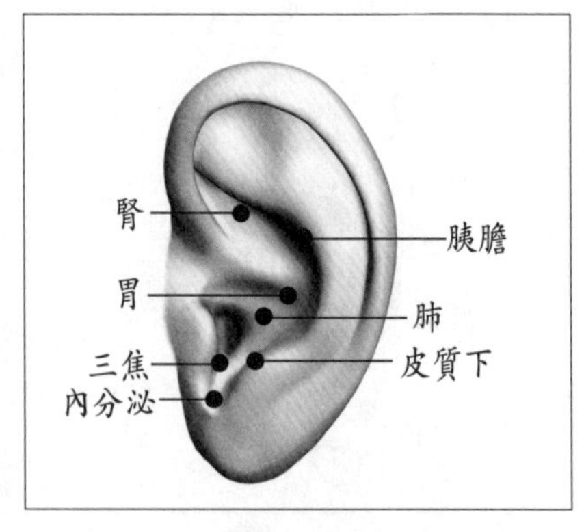

圖3–30–2

操作：清洗耳部，輕捏耳周和耳廓部，由下至上4～5次。在相應反射區部加重手法，緩慢放鬆。先在胰膽、內分泌部施重提輕放手法，反覆10次，以患者耐受為

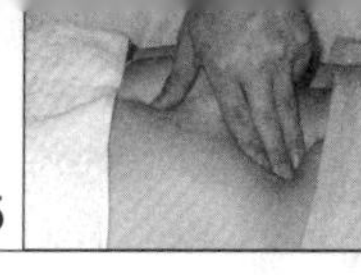

度，雙耳交替施術。在三焦、皮質下部施向上重提向外輕拉的按法，手不離開皮膚，持續 5～6 分鐘。反覆 3～4次。點按肺、胃或腎各 2～3 分鐘，力度適中，反覆 3～4 次，至紅潤為止。最後反覆輕揉每穴 5～6 次，持續 4～6 分鐘。力度由輕到重，再由重到輕，均勻施術。雙耳交替放鬆。

【手部全息按摩治療】

反射區：肺、胃、腎、胰（圖 3–30–3）。

操作：在面部均勻塗抹少量按摩介質。按摩整個手部，使其完全放鬆並產生熱感。點按肺、胃、腎、胰腺各 2～3 分鐘，每分鐘 60～100 次，手法柔和滲透，用力由輕到重。至局部產生酸痛感為度。然後再按揉 3～5 分鐘，每分鐘 100～200 次。

【足部全息按摩治療】

反射區：胰、腦垂體、胃、腎、腎上腺、肺、膀胱（圖 3–30–4）。

操作：在全足均勻地塗抹按摩介質，全足放鬆操作，

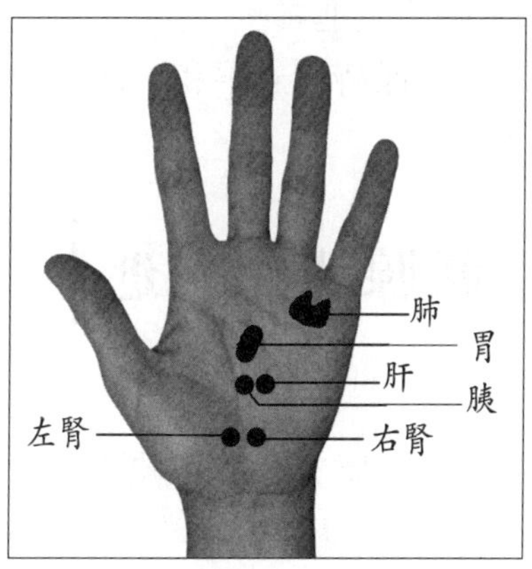

圖 3–30–3

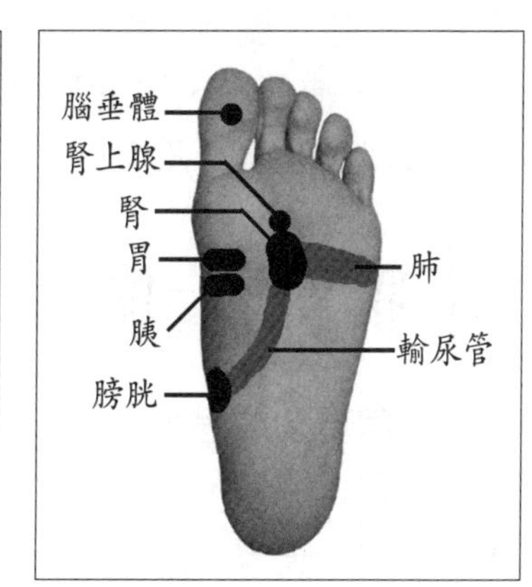

圖 3–30–4

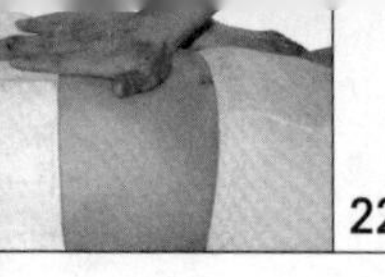

檢查心臟反射區，按摩腎、輸尿管和膀胱這三個基本反射區。拇指點按腦垂體、腎上腺、膀胱反射區各30～40次，按揉1分鐘左右，以酸脹或微微疼痛為度，拇指由外向內推胰、胃、腎、肺反射區各10～20次。再次刺激基本反射區，促進治療後機體產生的代謝產物儘快排出體外。再次進行全足放鬆操作。結束治療。

【自我保健】

（1）以雙手從上向下做拿法和揉法的治療，然後在其雙小腿內側做揉法、拿法、振法和擦法的治療。

（2）在章門、期門、中脘、下脘、建里、水分、關元、中極、梁門、陰陵泉、足三里、地機、三陰交、行間、湧泉穴位上進行按揉，每穴3～5分鐘。

【注意事項】

（1）本病除藥物治療外，注意生活調攝具有十分重要的意義。在保證機體合理需要的情況下，應限制糧食、油脂的攝入，忌食糖類，飲食宜以適量米、麵、雜糧，配以蔬菜、豆類、瘦肉、雞蛋等，定時定量進餐。

（2）戒菸酒、濃茶及咖啡等。保持情志平和。制訂並實施有規律的生活起居制度。

第三十一節　甲狀腺功能亢進

【常規按摩治療】

取穴：三陰交、照海、太谿、復溜、間使、神門、天突、水突、天容、內關、合谷、臑會（圖3-31-1）。

操作：術者用拇指指端點壓三陰交、照海、太谿、復

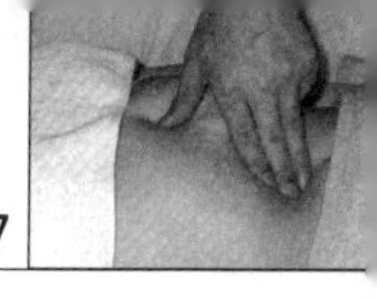

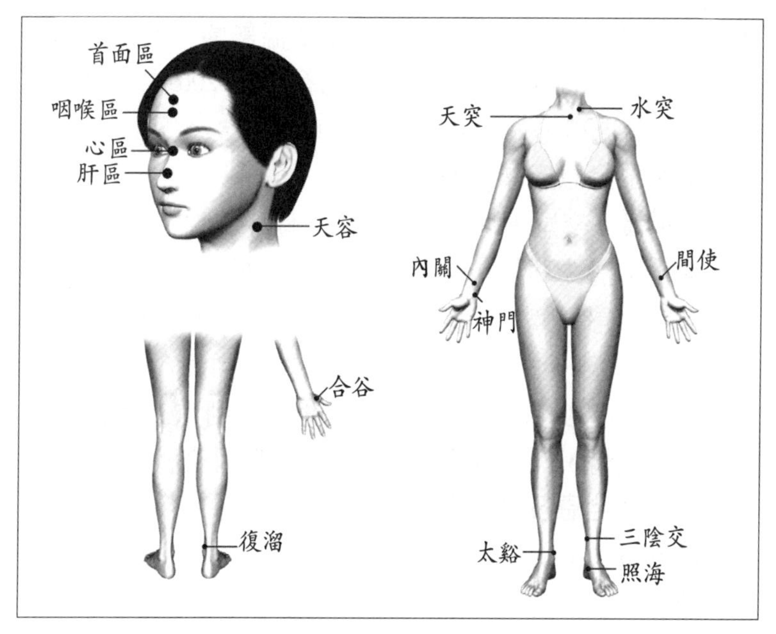

圖 3-31-1

溜、間使、內關、神門、合谷各 1 分鐘，然後改用拇指指腹以順時針方向按摩上述穴位各 36 次，用拇指指端點壓。雙手大魚際或其餘四指著力於同側胸脇部，從胸骨正中始自上而下順序分推至左右腋中線，反覆數次，再點按天突、水突、天容約 5 分鐘。術者自肩外側循手三陽經揉拿至腕部，往返數次，點按內關、合谷約 5 分鐘。

【面部全息按摩治療】

反射區：咽喉區、心區、肝區、首面區（圖 3-31-1）。

操作：在面部均勻塗抹按摩介質。用拂法和拇指平推法使面部放鬆並產生溫熱感。中指揉、點咽喉區各 3～5 分

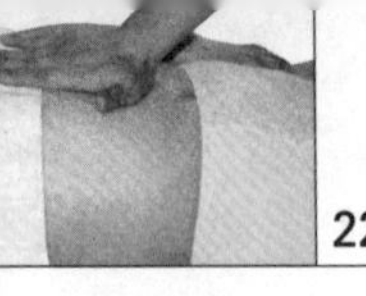

鐘，每分鐘 60～100 次，至局部產生溫熱感。點按心區、肝區、首面區各 3～5 分鐘，每分鐘 100～200 次，至局部產生酸痛感為度。做面部放鬆。結束治療。

【耳部全息按摩治療】

反射區：交感、耳尖、脾、心（圖 3–31–2）。

操作：清洗耳部，輕揉耳周和耳廓部，由上至下 4～5 次。點按交感、脾、心各 2～3 分鐘，力度適中，反覆 3～4次。掐耳尖部至紅潤為止。最後反覆輕揉每穴 5～6 次，持續 4 分鐘。此為結束手法，力度由輕到重，再由重到輕，均勻施術，一般持續半分鐘即可，雙耳交替放鬆。

【手部全息按摩治療】

反射區：甲狀腺、腎（圖 3–31–3）。

操作：在手部均勻塗抹按摩介質，對全掌進行放鬆手法，分別從大魚際、小魚際開始向指根方向揉捏手掌，頻率為每分鐘 60～100 次，然後分別揉捏或捻動每根手指，

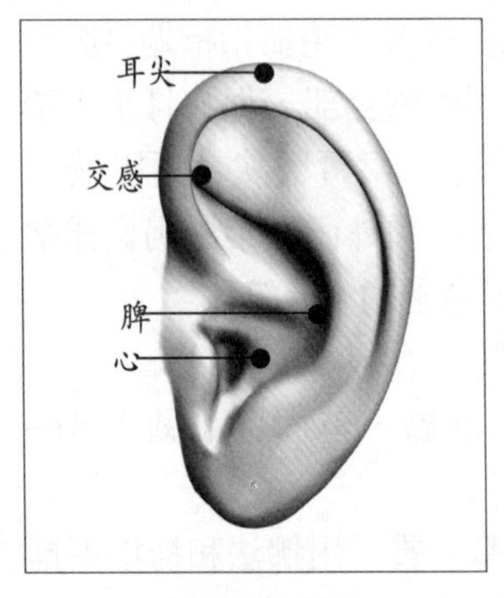

圖 3–31–2

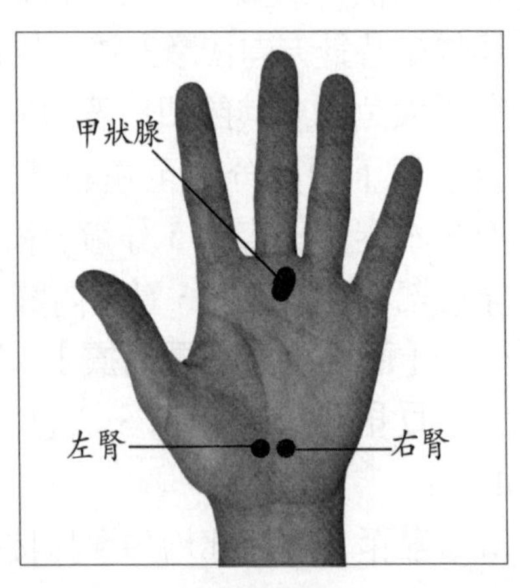

圖 3–31–3

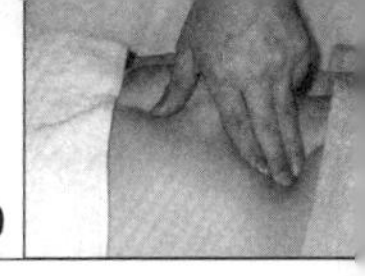

使整個手部處於放鬆狀態。用拇指指腹在甲狀腺反射區施以推法，從指尖向指根方向推，至局部產生熱感為度。再按揉 2～3 分鐘，每分鐘 60～100 次。點按腎反射區 2～3 分鐘，手法由輕到重，逐漸滲透。

【足部全息按摩治療】

反射區：甲狀腺、脾、腎、心、眼、胸部淋巴腺（圖 3-31-4）。

操作：在全足均勻地塗抹按摩介質，全足放鬆操作，檢查心臟反射區，按摩腎、輸尿管和膀胱這三個基本反射區。拇指點按心、甲狀腺、脾、胸部淋巴腺反射區各30～40 次，以酸脹或微微疼痛為度。拇指由上至下推腎反射區 10～20 次。再次刺激基本反射區，促進治療後機體產生的代謝產物儘快排出體外。再次進行全足放鬆操作。結束治療。

【自我保健】

用拇指指端點壓足三里、豐隆、關元、天柱、風池各

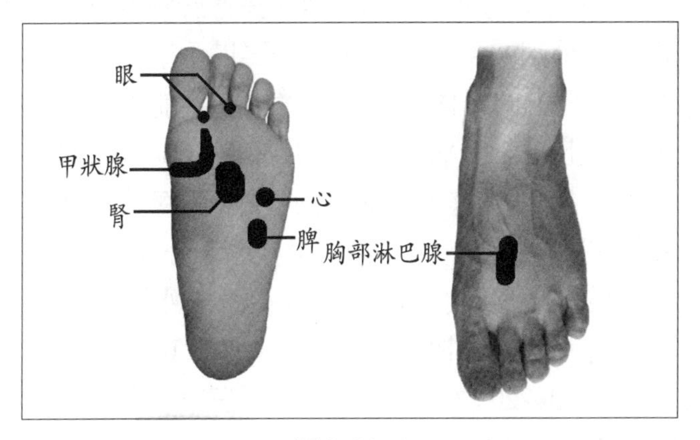

圖 3-31-4

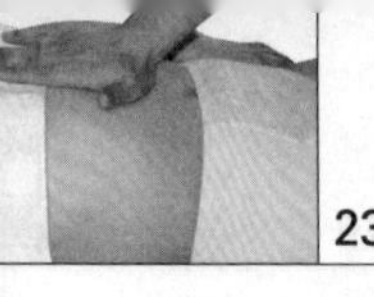

1 分鐘，然後改用拇指指腹以順時針方向按摩上述穴位各 36 次。

【注意事項】

（1）適當臥床休息，補充足夠營養，避免情緒波動。

（2）保護眼睛，戴太陽眼鏡防止強光與塵土刺激眼睛，睡眠時用抗生素眼膏並戴眼罩，以免角膜暴露而發生角膜炎。

第三十二節　肥胖症

【常規按摩治療】

取穴：中脘、天樞、氣海、關元、脾俞、胃俞、腎俞、足三里、水分、天樞、建里、水道、歸來、大巨、大橫、三焦俞、大腸俞、支溝、上巨虛等穴（圖 3–32–1）。

操作：術者兩手掌心交替從頭部枕後自上而下推頸項部 30 次，兩手輕握拳，捶叩肩部 30～50 次；拿項部、肩井各 20～30 次；兩手拇指與其他四指置於胸肋自上而下推 20～30 次。分別按中脘、天樞穴；再以手掌在腹部以臍為中心做逆時針方向按揉 3 分鐘；然後雙手前後交叉將腹直肌提起，自上腹部提拿至下腹部反覆數次；再以四指在左右腹上中下等距離選定三點上下顫動，每點顫動 7～10 次；最後在腹部以臍為中心順時針按摩 3 分鐘。

擦上肢 20～30 次，內側用掌心擦，外側用食指、中指、無名指、小指四指的掌面擦；拿上臂 10～20 次，兩手輕握擊下肢 10～20 次，按揉足三里、三陰交各 2 分鐘，最後捶腰背 30～40 次。

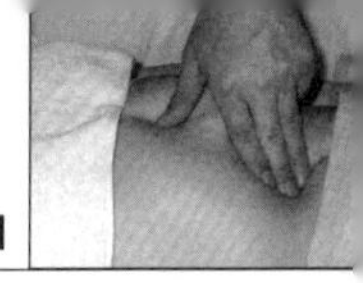

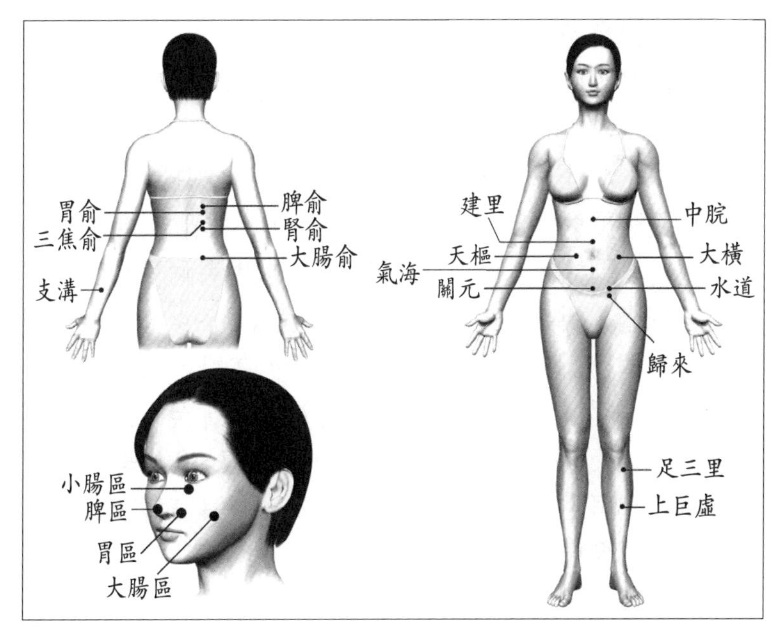

圖 3-32-1

點按氣海、關元、脾俞、胃俞、腎俞、足三里、水分、天樞、建里、水道、歸來、大巨、大橫、三焦俞、大腸俞、支溝、上巨虛各 1 分鐘。

【面部全息按摩治療】

反射區：脾區、胃區、大腸區、小腸區（圖 3-32-1）。

操作：在面部均勻塗抹按摩介質。用拂法和拇指平推法使面部放鬆並產生溫熱感。中指揉、點脾區、胃區各 3～5 分鐘，每分鐘 60～100 次，至局部產生溫熱感。點按大腸區、小腸區各 3～5 分鐘，每分鐘 100～200 次，至局部產生酸痛感為度。做面部放鬆。結束治療。

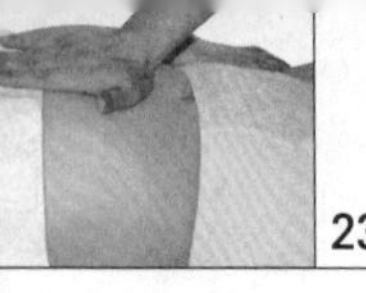

【耳部全息按摩治療】

反射區：肺、腎、交感、內分泌、脾、胃、腹部（圖 3-32-2）。

操作：清洗耳部，輕揉耳周和耳廓部，由上至下 4～5 次。在相應反射區部加中重度手法，緩慢放鬆，共操作 10 分鐘左右。點掐胃、脾、肺各 10 次，以患者耐受為度，雙耳交替施術。點按腹部 5～6 分鐘，反覆 3～4 次，至紅潤為止。提捏交感部 1 分鐘，力度適中，在患者耐受範圍內逐漸加力，反覆 5～6 次。點按內分泌數次，至耳部有熱感即止。最後反覆輕揉每穴 3～5 次，持續 7～8 分鐘。力度由輕至重，再由重到輕，反覆 3～4 次。雙耳交替放鬆。

【手部全息按摩治療】

反射區：肺、脾、腎、胃、小腸、大腸、升結腸、降結腸、橫結腸、膀胱（圖 3-32-3）。

操作：在手部均勻塗抹按摩介質，對全掌進行放鬆手

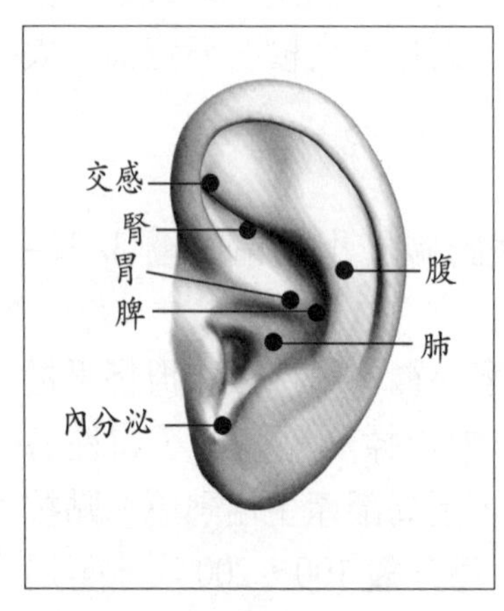

圖 3-32-2

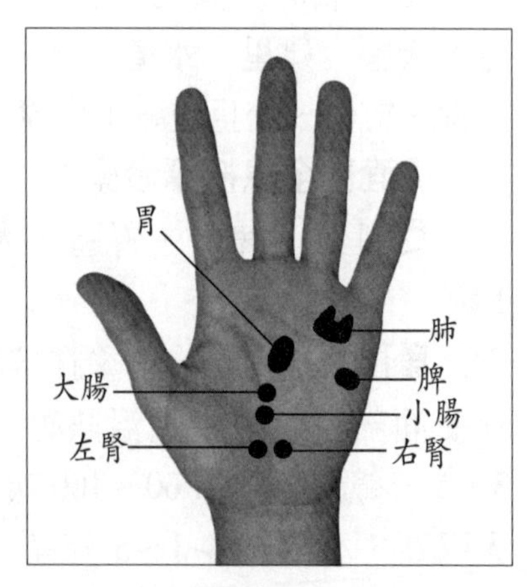

圖 3-32-3

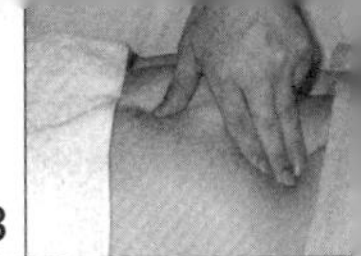

法，分別從大魚際、小魚際開始向指根方向揉捏手掌，頻率為每分鐘 60～100 次，然後分別揉捏或捻動每根手指，使整個手部處於放鬆的狀態。拇指按揉肺反射區上 2～3 分鐘，再點按至局部產生酸痛感為度。但注意手法要滲透柔和，逐漸加力。拇指指腹推胃、小腸、大腸、升結腸、降結腸、橫結腸、膀胱反射區，從指尖向指根方向推，至局部產生熱感為度。再按揉 2～3 分鐘，每分鐘 60～100 次。點按脾、腎反射區 2～3 分鐘，手法由輕到重，逐漸滲透。

【足部全息按摩治療】

反射區：腎上腺、脾、胃、小腸、橫結腸、升結腸、降結腸、肺、膀胱、腹腔神經叢（圖 3–32–4）。

操作：在全足均勻地塗抹按摩介質，全足放鬆操作，檢查心臟反射區，隨時瞭解心臟的狀態。按摩腎、輸尿管和膀胱這三個基本反射區。拇指點按脾、膀胱反射區各 30～40 次，按揉 1 分鐘左右，以酸脹或微微疼痛為度。拇指由外向內推腎上腺、小腸、橫結腸、升結腸、降結腸、

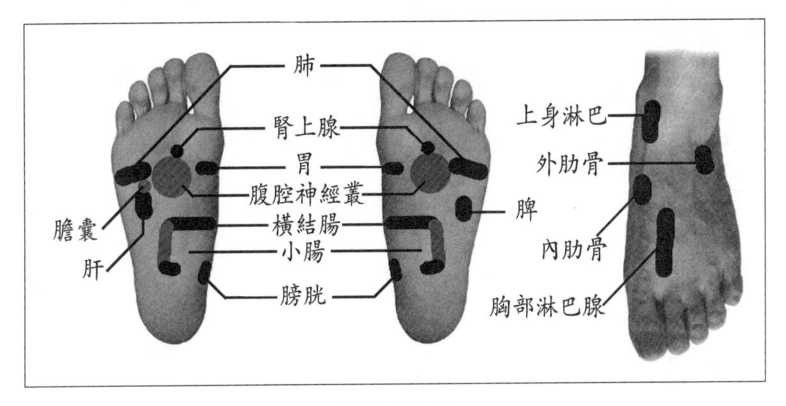

圖 3–32–4

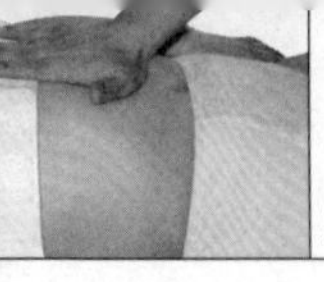

肺、胃反射區各 10～20 次，拇指由上至下推腎反射區各 10～20 次。拇指由外向內按揉腹腔神經叢 3 ～5 分鐘。再次刺激基本反射區，促進治療後機體產生的代謝產物儘快排出體外。再次進行全足放鬆操作。結束治療。

【自我保健】

（1）直推胸腹，橫摩上腹，推胃，揉小腸，震全腹，提抖腹壁（大把拿起腹壁進行抖動，反覆進行 1～2 分鐘，在操作中感到腹內疼痛要立即放鬆）。仰臥抬腿，仰臥起坐。

（2）以輕手法點中脘、氣海、關元、脾俞、胃俞、腎俞、足三里。以重手法點下脘、水分、天樞、建里、水道、歸來、大巨、大橫、三焦俞、大腸俞、支溝、上巨虛。

【注意事項】

（1）對於單純性肥胖的患者，要減少熱量的攝入，增加機體對熱量的消耗，從事各種體力勞動和體育運動。

（2）對於病理性肥胖的患者，要根據其病因進行針對性的治療。

（3）患者每日於睡前平臥，做快速的腹式呼吸，並進行仰臥起坐及腰部的屈、伸、側屈和旋轉運動。

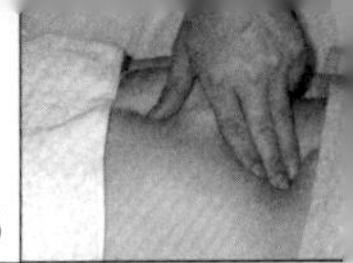

第四章 外科疾病

第一節　痔　瘡

【常規按摩治療】

取穴：百會、大椎、天樞、會陽、長強、足三里、三陰交、孔最（圖 4–1–1）。

操作：指壓頭部百會、頸根部的大椎，沿膀胱經指壓背部、腰部的各穴位。尤其對接近患部的會陰與長強穴要重點施以指壓法。在天樞、關元穴處施以掌摩法，反覆操作 2～3 分鐘，以局部產生熱感為度。分別按揉、點壓孔最、足三里、三陰交穴，至局部產生酸脹感。

【面部全息按摩治療】

反射區：大腸區、肝區、膽區、脾區、胃區（圖 4-1-1）。

操作：在面部均勻塗抹按摩介質。用拂法和拇指平推法使面部放鬆並產生溫熱感。中指揉大腸區 3～5 分鐘，每分鐘 60～100 次，至局部產生溫熱感。點按肝區、膽區、脾區、胃區 3～5 分鐘，每分鐘 100～200 次，至局部產生酸痛感為度。做面部放鬆。結束治療。

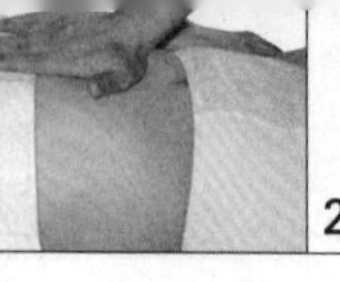

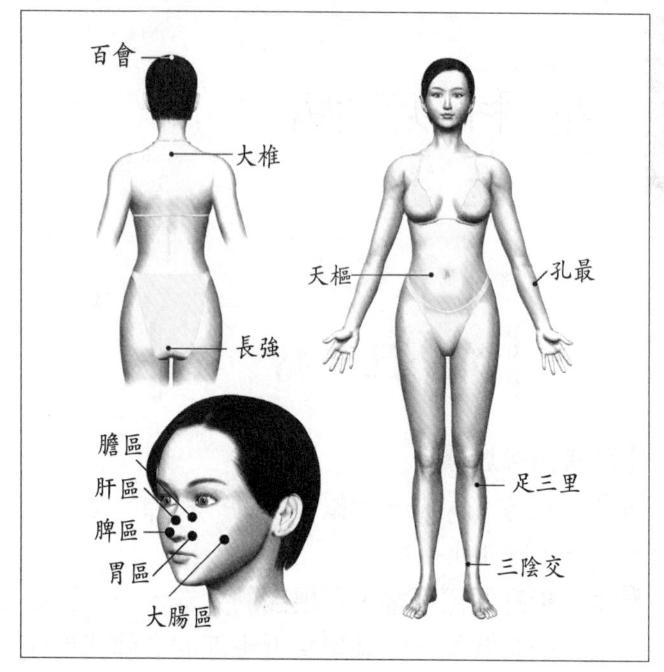

圖 4-1-1

【耳部全息按摩治療】

反射區：直腸下段、耳尖、神門（圖 4-1-2）。

操作：清洗耳部，輕捏耳周和耳廓部，由下至上 4～5 次。在相應反射區部加重手法，緩慢放鬆。先在耳尖部施重提輕放手法，反覆 10 次，以患者耐受為度，雙耳交替施術。在直腸下段部施向上重提向外輕拉的按法，手不離開皮膚，持續 5～6 分鐘，反覆 3～4 次。點按神門 2～3 分鐘，力度適中，反覆 3～4 次。至紅潤為止。最後反覆輕揉每穴 5～6 次，持續 4～6 分鐘。力度由輕到重，再由重到輕，均勻施術。雙耳交替放鬆。

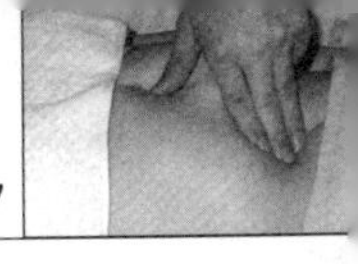

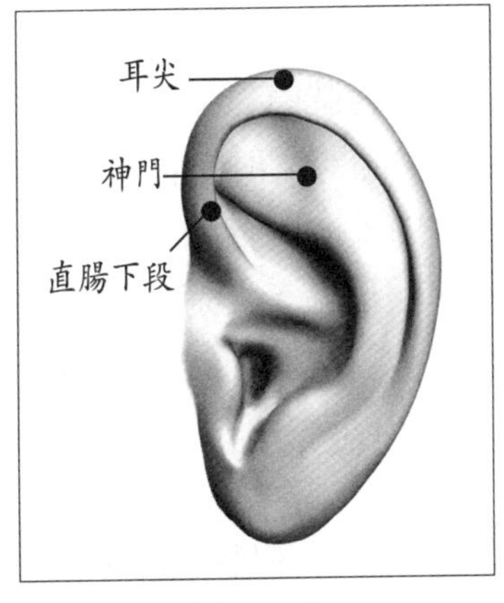

圖 4–1–2

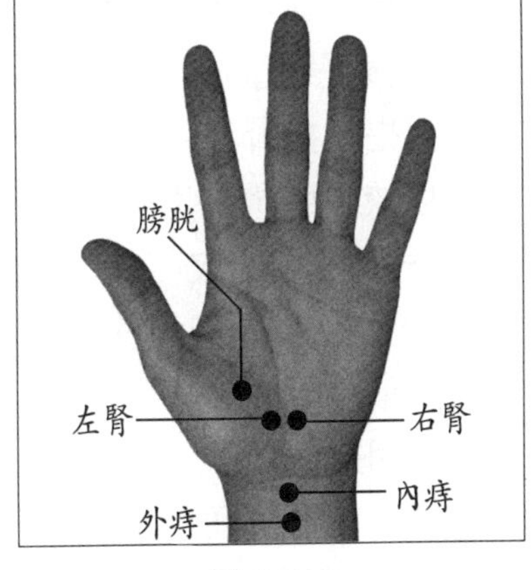

圖 4–1–3

【手部全息按摩治療】

反射區：內痔、外痔、腎、膀胱（圖 4–1–3）。

操作：在手部均勻塗抹按摩介質，全掌進行放鬆手法。拇指點按內痔點、外痔點各 3～5 分鐘，每分鐘 60～100 次，以局部產生熱感為度。再施以按揉法，反覆操作 2～3 分鐘，至局部出現酸、脹、痛的感覺。點揉捏腎、膀胱反射區各 3～5 分鐘，每分鐘 60～100 次，然後施以拇指點按法，反覆操作 2～3 分鐘，以患者手部反射區上出現酸、脹、痛的感覺為度。

【足部全息按摩治療】

反射區：腎上腺、輸尿管、腎、膀胱、直腸、肛門（圖 4–1–4）。

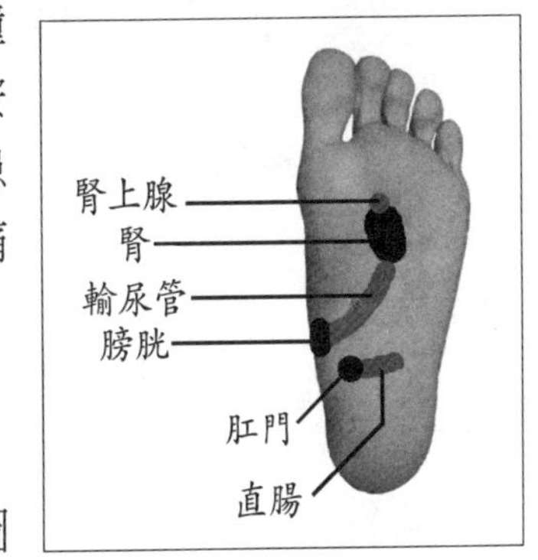

圖 4–1–4

操作：在全足均勻地塗抹按摩介質，全足放鬆操作，檢查心臟反射區，按摩腎、輸尿管和膀胱這三個基本反射區。拇指點按腎上腺、膀胱、直腸、肛門反射區各 30～40 次，以酸脹或微微疼痛為度，拇指由外向內推輸尿管、腎反射區各 10～20 次。再次刺激基本反射區，促進治療後機體產生的代謝產物儘快排出體外。再次進行全足放鬆操作。結束治療。

【自我保健】

睡覺前要洗肛門、會陰、痔瘡。外痔在痔瘡上進行按摩，內痔在肛門和會陰穴之間進行按摩。每次按摩 3～5 分鐘，按摩前後各做提肛動作 20～30 次。

【注意事項】

（1）少食刺激性食物，多食瓜果、蔬菜之類食物。忌飲酒。

（2）平時注意大便調暢，養成定時排便的習慣，便後隨時用溫開水或冷水清洗肛門。適當進行提肛運動。

第二節　前列腺炎

【常規按摩治療】

取穴：天樞、氣海、關元、中極、氣衝、會陰、腎俞、氣海俞（圖 4–2–1）。

操作：掌摩天樞、氣海、關元、中極穴，至局部產生熱感為度。然後以中指和無名指按揉氣衝穴。用食指、中指、無名指三指按揉會陰穴 2～3 分鐘。按揉腎俞、氣海俞 2～3 分鐘，然後橫擦腰骶部，重點在腎俞、氣海俞穴等穴

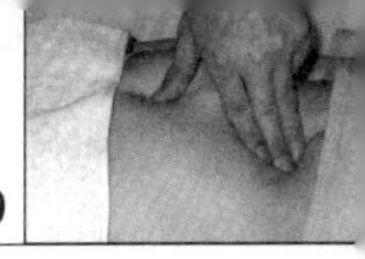

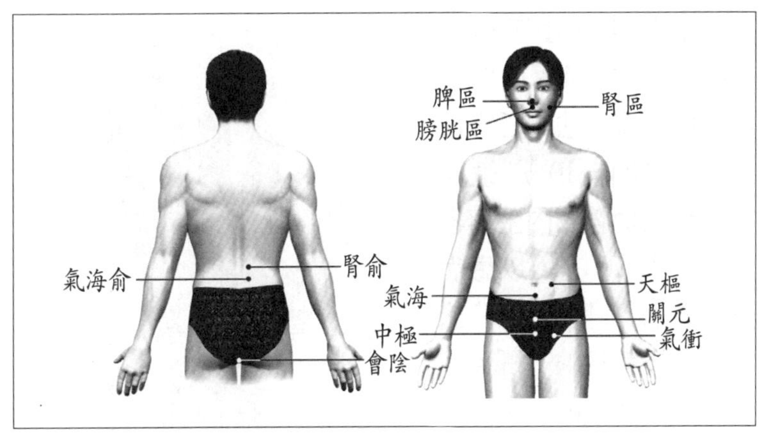

圖 4-2-1

位上，至腰骶部產生熱感為度。

【面部全息按摩治療】

反射區：膀胱區、腎區、脾區（圖 4-2-1）。

操作：面部均勻塗抹按摩介質。用拂法和拇指平推法使面部放鬆並產生溫熱感。中指揉、點膀胱區 3～5 分鐘，每分鐘 60～100 次，至局部產生溫熱感。點按腎區、脾區各 3～5 分鐘，每分鐘 100～200 次，至局部產生酸痛感為度。做面部放鬆。結束治療。

【耳部全息按摩治療】

反射區：盆腔、前列腺、耳尖、腎上腺（圖 4-2-2）。

操作：清洗耳部，輕揉耳

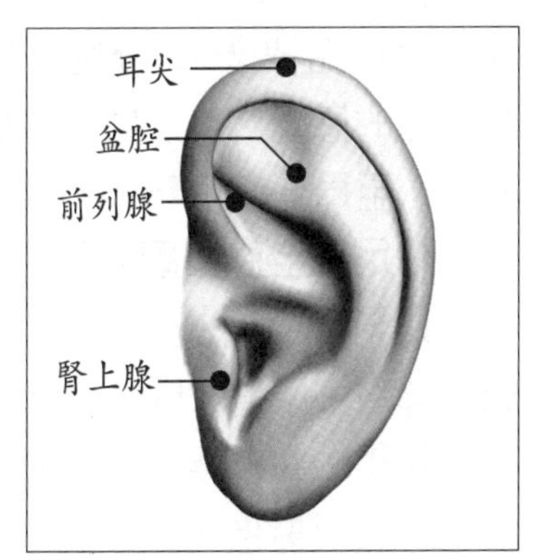

圖 4-2-2

周和耳廓部，由下至上4～5次。在相應反射區部加中重度手法，緩慢放鬆，共操作10分鐘左右。點掐盆腔、內生殖器點，反覆10次，以患者耐受為度，雙耳交替施術。點按前列腺、耳尖、腎上腺部5～6分鐘，反覆3～4次，至紅潤為止。最後每穴反覆輕揉3～5次，持續7～8分鐘。力度由輕至重，再由重到輕，反覆3～4次。雙耳交替放鬆。

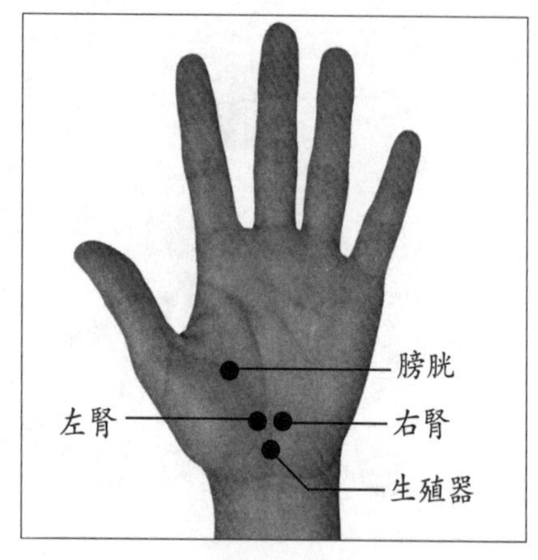

圖4-2-3

【手部全息按摩治療】

反射區：生殖器、腎臟、膀胱（圖4-2-3）。

操作：在手部均勻塗抹按摩介質，全掌進行放鬆手法。拇指按揉生殖器反射區3～5分鐘，每分鐘60～100次。然後點按2～3分鐘，以患者手部反射區上出現酸、脹、痛的感覺為度。點按腎臟反射區、膀胱反射區各3～5分鐘，至局部產生熱感。操作時間可稍長。

【足部全息按摩治療】

反射區：腎上腺、脾、肝、腎、前列腺、下身淋巴腺、解谿、尿道（圖4-2-4）。

操作：在全足均勻地塗抹按摩介質，全足放鬆操作，檢查心臟反射區，按摩腎、輸尿管和膀胱這三個基本反射區。拇指點按腎上腺、脾、下身淋巴腺、解谿反射區各

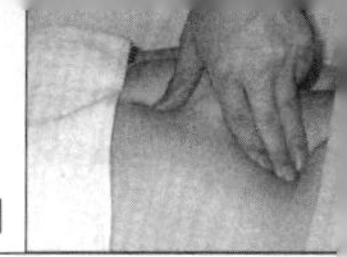

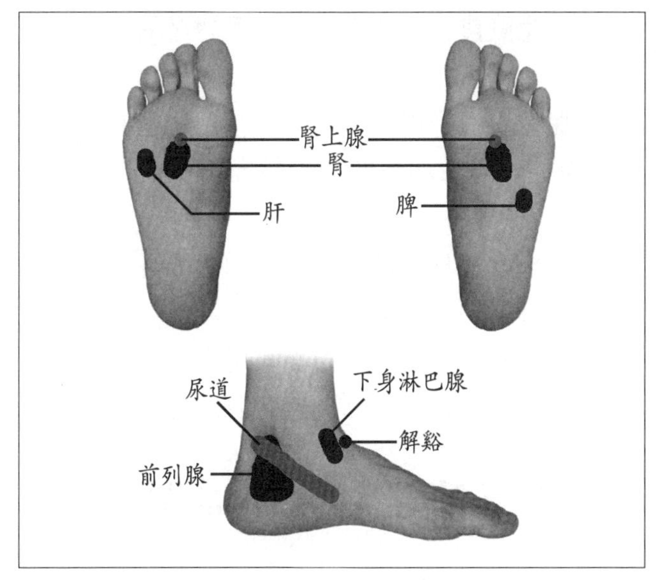

圖 4-2-4

30～40 次，以酸脹或微微疼痛為度，拇指由外向內推肝、腎、前列腺、尿道反射區各 10～20 次。再次刺激基本反射區，促進治療後機體產生的代謝產物儘快排出體外。再次進行全足放鬆操作。結束治療。

【自我保健】

（1）用手掌按摩小腹部 3～5 分鐘。

（2）雙手握拳，用掌指關節揉腰椎部脊柱兩側，上下 20 次，酸痛部位可適當多施手法。

【注意事項】

（1）預防感冒著涼　因受涼之後可能引起交感神經興奮性增高，使尿道內壓增高，前列腺也因收縮而排泄障礙，產生鬱積充血，往往使病情反覆或加重。

（2）注意飲食　少食辛辣肥甘炙煿之品，少吸菸、少飲酒。

（3）保持心情舒暢，注意勞逸結合，坐的時間過長會影響局部血運，性生活不要過於頻繁，不要中斷性交，強忍精出。

（4）積極參加身體鍛鍊，預防和治療身體其他部位的感染，如扁桃體炎、結腸炎等。

（5）前列腺按摩時，用力不宜過大，按摩時間亦不宜太長，按摩次數不宜過頻。急性前列腺炎禁止按摩。

第三節　肩關節周圍炎

【常規按摩治療】

取穴：肩井、肩髃、肩內陵、秉風、天宗、肩貞、曲池、手三里、合谷以及肩臂部（圖 4–3–1）。

操作：

（1）醫者一手托住患者上臂使其微微外展，另一手對肩及上臂軟組織施以拿揉手法，同時配合患肢的被動外展、旋外和旋內活動。

（2）醫者一手握住其腕部，另一手用滾法施於肩前部、上臂內側緣及三角肌部。兩手協調配合，做肩關節旋內和旋外活動。

（3）點按，彈撥肩井、秉風、天宗、肩內陵、肩貞、肩髃、曲池各穴，以局部產生酸脹感為度。

（4）醫者一手扶住患肩，另一手握住其腕部或托住肘部，以肩關節為軸心作環轉運動，幅度由小到大。然後再

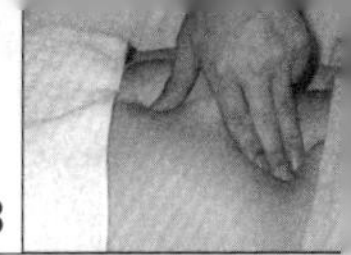

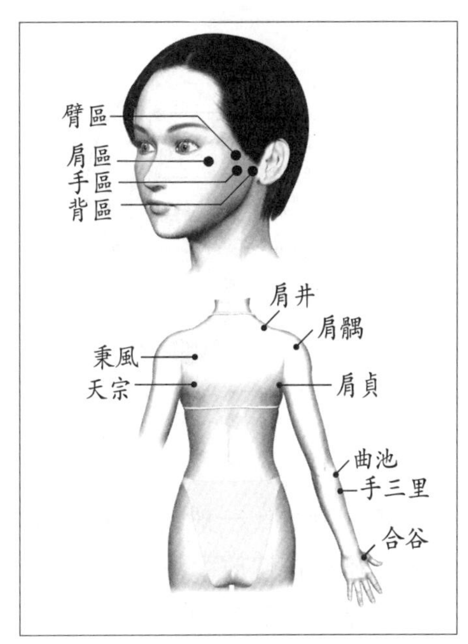

圖 4-3-1

作肩關節內收、外展、後伸及內旋的扳動。

（5）醫者站在患肩外側方，雙手握住患肢手腕部並使稍外展，然後做牽拉抖動。抖動時囑患者將患肢放鬆，抖動頻率要快，幅度要小，抖動感傳至肩部。用搓法從肩部到前臂上下搓動，以放鬆肩關節。拿肩內陵、曲池、合谷。

【面部全息按摩治療】

反射區：肩區、臂區、背區、手區（圖 4-3-1）。

操作：在面部均勻塗抹按摩介質。用拂法和拇指平推法使面部放鬆並產生溫熱感。中指揉、點肩區 3～5 分鐘，每分鐘 60～100 次，至局部產生溫熱感。點按臂區、背區、手區各 3～5 分鐘，每分鐘 100～200 次，至局部產生酸痛感為度。做面部放鬆。結束治療。

【耳部全息按摩治療】

反射區：肩、鎖骨、神門、肝、耳背相應部位（圖 4-3-2）。

操作：清洗耳部，輕揉耳周和耳廓部，遇上述穴位時可在輕揉的同時加入按壓手法，壓力由輕到重，再由重到

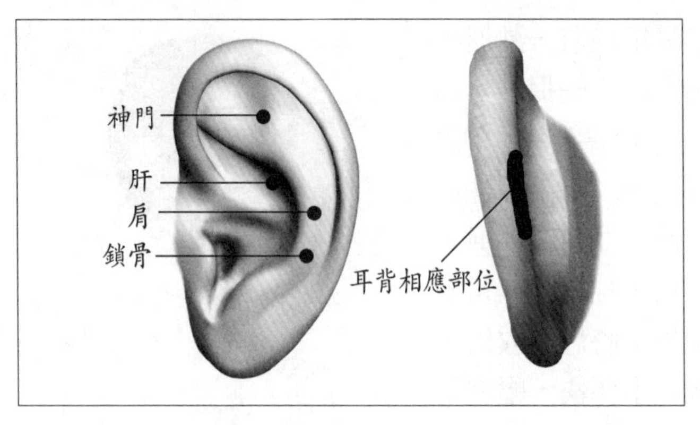

圖 4–3–2

輕，均勻施術，一般持續半分鐘即可。雙耳交替。在肩、鎖骨部施重按快放手法，反覆 10 次，以患者耐受為度，雙耳交替施術，點壓神門、肝、耳背相應部位各 2～3 分鐘，力度適中，反覆 3～4 次。最後反覆擦每穴 5～6 次，持續 4 分鐘。

【手部全息按摩治療】

反射區：肩部、頸椎、肝臟（圖 4–3–3）。

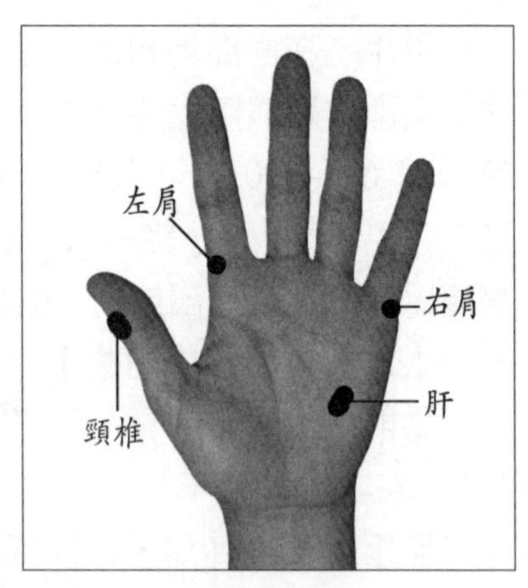

圖 4–3–3

操作：在手部均勻塗抹按摩介質，對全掌進行放鬆手法。拇指點按肩部反射區 3～5 分鐘，每分鐘 60～100 次，以局部產生熱感為度。再按揉法 2～3 分鐘，手法可稍重。點按頸椎反射區 3～5 分鐘，每分鐘 60～100

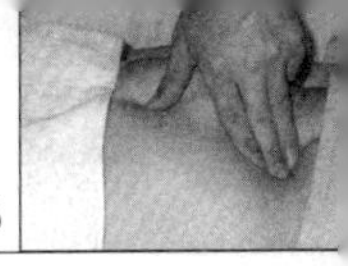

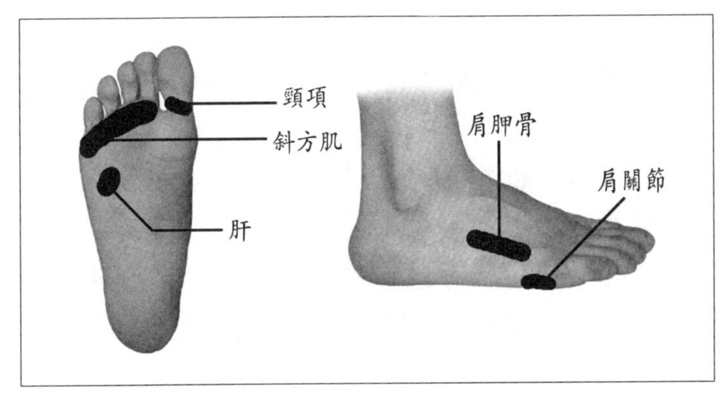

圖 4-3-4

次，再用拇指按揉 2～3 分鐘，以患者手部反射區上出現酸、脹、痛的感覺為度。點揉肝臟反射區 3～5 分鐘，操作時間可稍長。

【足部全息按摩治療】

反射區：斜方肌、肩胛骨、肩關節、頸項、肝（圖 4-3-4）。

操作：在全足均勻地塗抹按摩介質，全足放鬆操作，檢查心臟反射區，按摩腎、輸尿管和膀胱這三個基本反射區。拇指點按肩胛骨、肩關節反射區各 30～40 次，以酸脹或微微疼痛為度，拇指由外向內推斜方肌、頸、肝反射區各 10～20 次。再次刺激基本反射區，促進治療後機體產生的代謝產物儘快排出體外。再次進行全足放鬆操作。結束治療。

【自我保健】

1. 蠍子爬牆：面對牆壁，兩腳自然分開立定，肘關節屈曲，雙手五指張開扶在牆上。雙手或單手用力緩慢向上

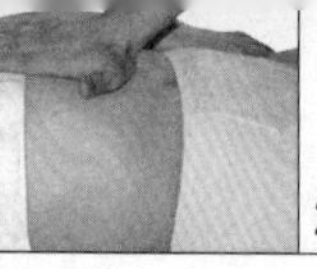

爬。

2. 雙手托天：兩腳平行分開與肩等寬，雙手指交叉，掌心向上置於少腹前。反掌上舉，掌心向上，同時抬頭，眼看手背高度逐漸增加，以患側不痛為度。

【注意事項】

（1）急性期治療手法宜輕柔，切不可用力下壓患部體表，以免加重滑囊損傷，慢性期手法可稍重，但在用彈撥法時，用力也不宜過猛。

（2）平時應加強體育鍛鍊，比如練太極拳或甩手，增加肩關節的活動。局部注意保暖。睡臥時應穿內衣，肩部不要外露於被外，以免肩部受寒。患肩不可過分強調制動，急性期可作適當的輕度活動，慢性期則應進行適當的功能鍛鍊。

第四節　頸椎病

【常規按摩治療】

取穴：風池、風府、肩井、肩外俞、天宗、曲池、小海、合谷、心俞等穴（圖 4-4-1）。

操作：用拇指指腹與中指指腹同時按揉風池穴 1 分鐘，再拿捏頸脊柱旁開 1.5 寸的軟組織 5 分鐘；在兩側肩胛上分別用㨰法，每側 2 分鐘；一手托住下頜，一手扶住枕部做頸的左、右旋轉活動，每側轉動 5～8 遍（動作要緩緩而行）；一手扶住前額，一手扶住頸項部，做頸的後伸 5～8 遍；一手扶住枕部，一手扶住頸項部，做頸的前屈 5～8 遍；一手扶住肩部，一手放在頭的側面，做頸的左、

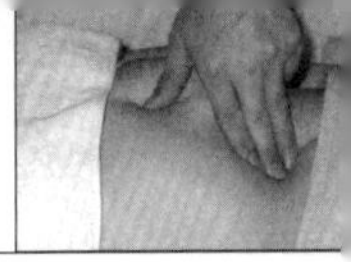

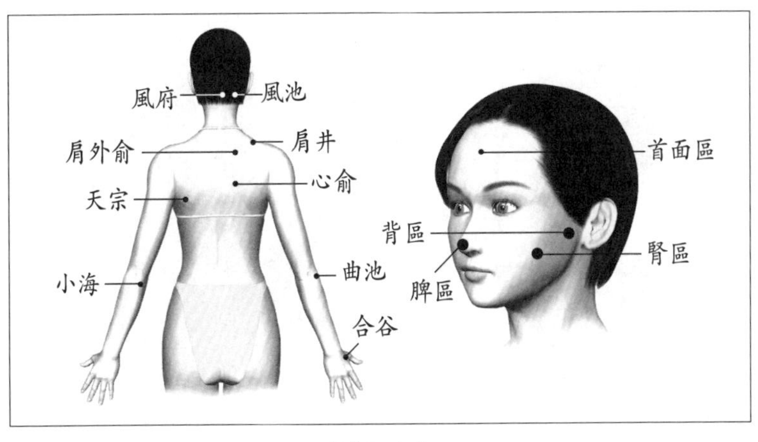

圖 4-4-1

右側彎 5～8 遍。醫者雙手重疊放在患者的下頜處（不要壓迫喉部），患者的枕部緊貼醫者的胸部，患者的頸稍前屈 5°～10°，將托下頦的雙手緩緩向上提起，做頸椎拔伸法，持續 30 秒至 1 分鐘後，再緩緩地做頸的旋轉，每側 5～8 遍後，再緩緩地放下拔伸頸椎的雙手。分別以拇指按揉左右肩井、肩外俞等穴，每穴 30 下。拿肩井穴 30 下。

【面部全息按摩治療】

反射區：背區、首面、腎區、脾區（圖 4-4-1）。

操作：在面部均勻塗抹按摩介質。用拂法和拇指平推法使面部放鬆並產生溫熱感。中指揉、點背區 3～5 分鐘，每分鐘 60～100 次，至局部產生溫熱感。點按首面區、腎、脾區各 3～5 分鐘，每分鐘 100～200 次，至局部產生酸痛感為度。做面部放鬆。結束治療。

【耳部全息按摩治療】

反射區：頸椎、枕、內分泌、神門、脾（圖 4-4-

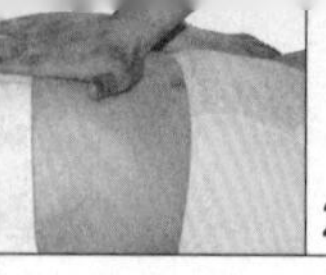

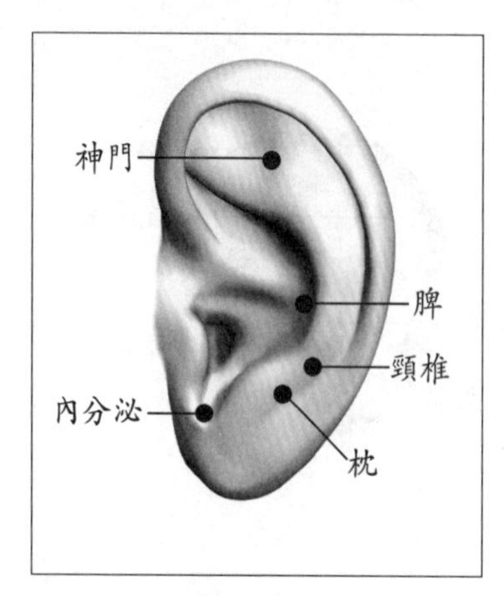

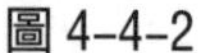
圖 4-4-2

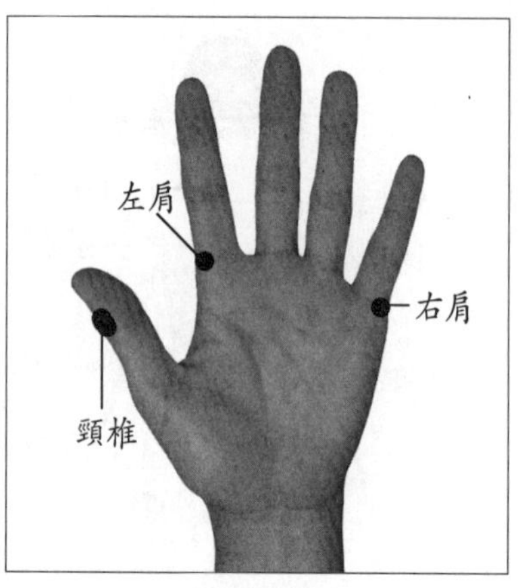

圖 4-4-3

2）。

操作：清洗耳部，輕揉耳周和耳廓部，由上至下 4～5 次。先在頸椎、枕部施重按輕提手法，反覆 10 次，手不離開皮膚，以患者耐受為度，雙耳交替施術。點按神門 2～3 分鐘，力度適中，反覆 3～4 次。掐內分泌、脾部，至紅潤為止。最後輕揉每穴 5～6 次，持續 4 分鐘。力度由輕到重，再由重到輕。雙耳交替放鬆。

【手部全息按摩治療】

反射區：頸椎、肩部（圖 4-4-3）。

操作：在手部均勻塗抹按摩介質，對全掌進行放鬆手法，點按頸椎反射區 3～5 分鐘，每分鐘 60～100 次，再用拇指按揉 2～3 分鐘，以患者手部反射區上出現酸、脹、痛的感覺為度。以拇指點按肩部反射區 3～5 分鐘，每分鐘 60～100 次，以局部產生熱感為度。再施以按揉法，反覆操作 2～3 分鐘。手法可稍重。

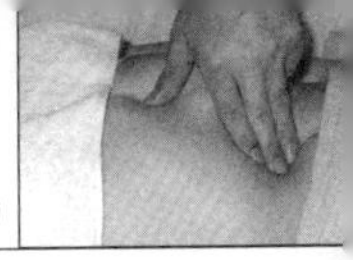

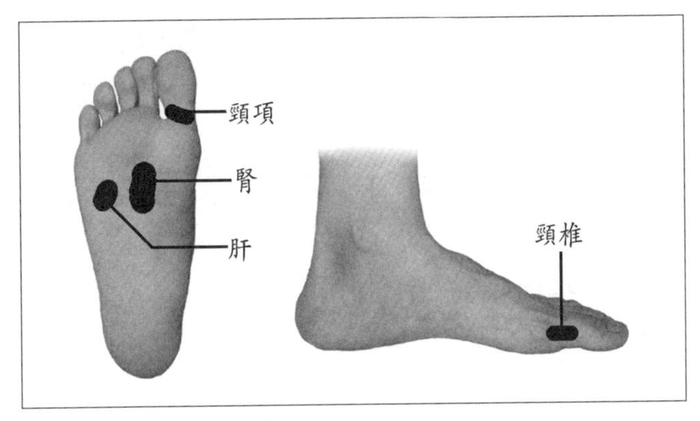

圖 4–4–4

【足部全息按摩治療】

反射區：頸椎、頸項、肝、腎（圖 4–4–4）。

操作：在全足均勻地塗抹按摩介質，全足放鬆操作，檢查心臟反射區，按摩腎、輸尿管和膀胱這三個基本反射區。拇指由外向內推頸椎、頸項、肝、腎反射區各 10～20 次。再次刺激基本反射區，促進治療後機體產生的代謝產物儘快排出體外。再次進行全足放鬆操作。結束治療。

【自我保健】

患者坐位或立位，以雙手食指、中指、無名指分別撥動頸椎棘突左右各旁開 1.5 寸的軟組織 5 分鐘；做頸項的前屈、後伸、左右側彎、左右旋轉，每個方向 20 次。活動時，速度不宜太快，幅度按實際情況逐步增加。隨後，再按揉頸椎兩側的軟組織 5 分鐘。大幅度搖動肩關節，兩側交替進行，正反方向各為 20 次。有頭暈、頭脹者，再按揉內關、足三里穴各 30 秒；有胸悶不適者，按揉內關、膻中穴各 30 秒；再以右掌面貼於心前區，做順時針的環狀揉動

5 分鐘；有下肢症狀者，鍛鍊下蹲、起立，再下蹲、再起立動作。運動的次數，視自己實際情況，逐步增加。

【注意事項】

（1）避免長期伏案，減少頸部疲勞。避免頸部劇烈運動和快速旋轉。

（2）頸項部保暖，急性期可用頸領。

（3）低枕平臥。

第五節　乳腺增生病

【常規按摩治療】

取穴：乳根、膻中、中脘、天樞、氣海、肝俞、脾俞、胃俞、風池、肩井、天宗、曲池、內關（圖 4–5–1）。

操作：醫者輕輕用揉、摩法施於乳房及周圍的乳根、膻中穴約 2 分鐘，然後，按揉中脘、天樞、氣海穴各 2～3

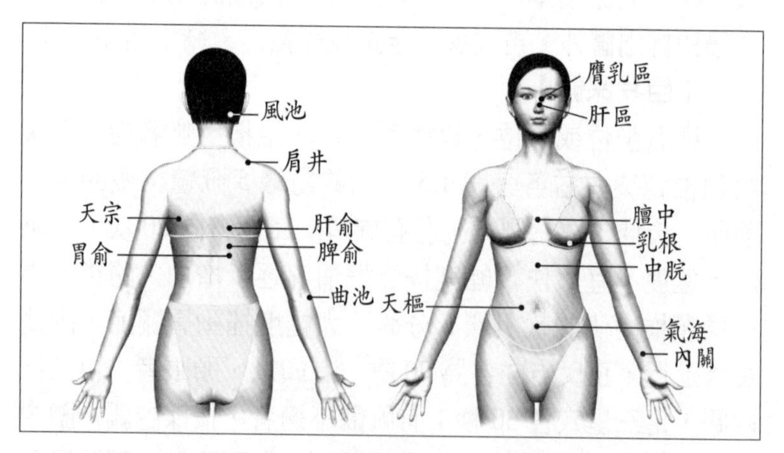

圖 4–5–1

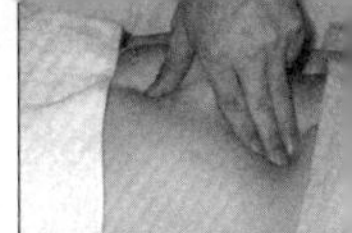

分鐘，接著用順時針揉摩法施於胃脘部及腹部各 5 分鐘。用一指禪推法沿背部膀胱經第一、二側線反覆操作，然後拇指按揉肝俞、脾俞、胃俞穴各 2 分鐘。醫者先按、揉其風池穴，再沿頸椎兩側向下到大椎兩側，往返按揉 30 遍，然後拿風池、肩井，點按天宗、曲池、內關各半分鐘。

【面部全息按摩治療】

反射區：膺乳區、肝區（圖 4–5–1）。

操作：在面部均勻塗抹按摩介質，用拂法和拇指平推法使面部放鬆並產生溫熱感。中指揉、點膺乳區 3～5 分鐘，每分鐘 60～100 次，至局部產生溫熱感。點按肝區 3～5 分鐘，每分鐘 100～200 次，至局部產生酸痛感為度。做面部放鬆。結束治療。

【耳部全息按摩治療】

反射區：乳腺、耳尖、神門、腎上腺（圖 4–5–2）。

操作：清洗耳部，輕揉耳周和耳廓部，由下至上 4～5 次。在相應反射區部加中重度手法，緩慢放鬆，共操作 10 分鐘左右。點掐乳腺、腎上腺部各 10 次，以患者耐受為度，雙耳交替施術。點按耳尖、神門穴部各 5～6 分鐘，反覆 3～4 次，至紅潤為止。最後輕揉每穴 3～5 次，持續 7～8 分鐘。力度由輕至重，再由重到輕，反覆 3～4 次。雙耳交替放鬆。

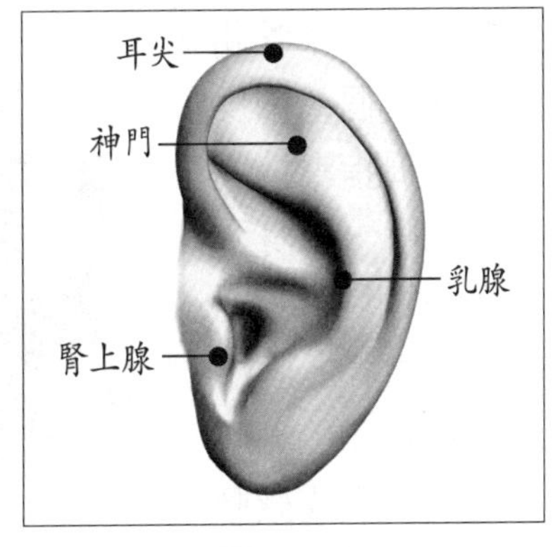

圖 4–5–2

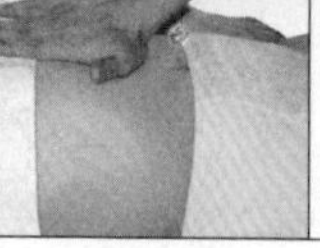

【手部全息按摩治療】

反射區：內分泌、肝（圖4–5–3）。

操作：在手部均勻塗抹按摩介質，對全掌進行放鬆手法，點按內分泌反射區3～5分鐘，每分鐘60～100次，然後用拇指按揉2～3分鐘，以患者手部反射區上出現酸、脹、痛的感覺為度。點按肝反射區2～3分鐘，可逐漸加力，手法做到柔和滲透。

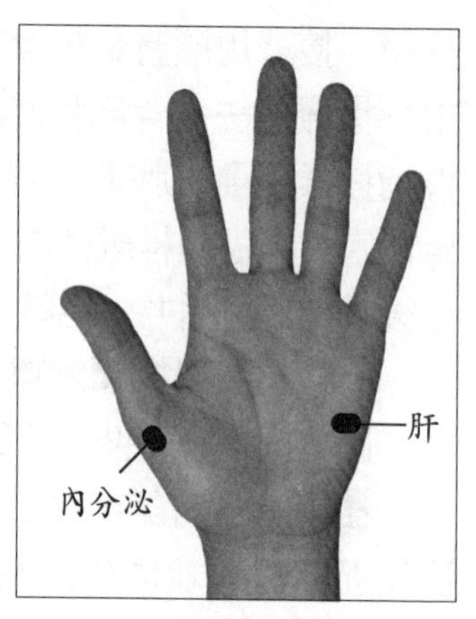

圖4–5–3

【足部全息按摩治療】

反射區：乳房、胸部淋巴腺、上身淋巴腺、下身淋巴腺、生殖腺、脾、胃（圖4–5–4）。

操作：在全足均勻地塗抹按摩介質，全足放鬆操作，檢查心臟反射區，按摩腎、輸尿管和膀胱這三個基本反射區。拇指點按胸部淋巴腺、上身淋巴腺、下身淋巴腺、生殖腺、脾反射區各30～40次，以酸脹或微微疼痛為度，拇指由

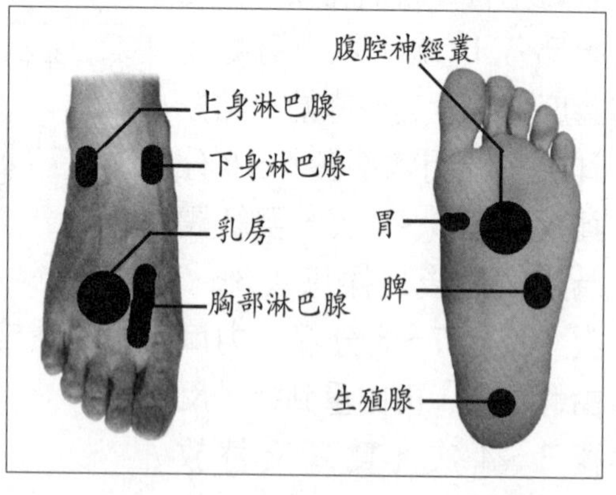

圖4–5–4

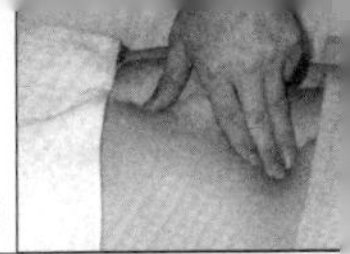

外向內推乳房、胃反射區各 10～20 次。再次刺激基本反射區，促進治療後機體產生的代謝產物儘快排出體外。再次進行全足放鬆操作。結束治療。

【自我保健】

1. 推撫法：取坐位或側臥位。雙手全掌由乳房四周沿乳腺管輕輕向乳頭方向推撫 50～100 次。

2. 揉壓法：以手掌上的小魚際或大魚際著力於患部，有硬塊的地方可反覆揉壓數次。

3. 揉、捏、拿法：以右手五指著力，抓起患側乳房部，一抓一鬆，反覆施術 10～15 次。

4. 振盪法：以右手小魚際部著力，從乳房腫結處，沿乳根向乳頭方向做高速振盪推趕，反覆 3～5 遍。局部出現有微熱感時，效果更佳。

【注意事項】

（1）在醫生指導下，選用合適的節育方法。促進與維持夫妻間的和諧的性生活。

（2）節制飲食，少食肥甘厚味之品，戒菸。

（3）保持心理穩定，情緒樂觀，切忌憤怒、抑鬱等情緒刺激。

第六節　慢性腰肌勞損

【常規按摩治療】

取穴：腎俞、腰陽關、大腸俞、八髎、秩邊、委中、承山、腰臀部（圖 4–6–1）。

操作：醫者先用深沉而柔和的揉法沿兩側足太陽膀胱

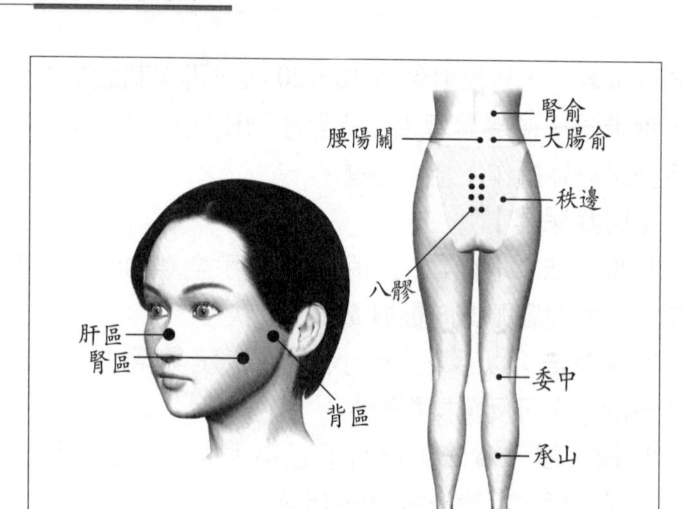

圖 4–6–1

經自上而下施術 5～6 遍，然後用掌根在痛點周圍按揉 1～2 分鐘。用雙手拇指依次按揉兩側三焦俞、腎俞、氣海俞、大腸俞、關元俞、膀胱俞、志室、秩邊等穴位，以酸脹為度。患者側臥位，醫者與患者面對面，施腰部斜扳法，左右各一次。再仰臥位，作屈髖屈膝被動運動。醫者用掌擦法直擦腰背兩側膀胱經，橫擦腰骶部，以透熱為度。最後用桑枝棒拍擊腰骶部，結束治療。

【面部全息按摩治療】

反射區：背區、肝區、腎區（圖 4–6–1）。

操作：在面部均勻塗抹按摩介質，用拂法和拇指平推法使面部放鬆並產生溫熱感。中指揉、點背區 3～5 分鐘，每分鐘 60～100 次，至局部產生溫熱感。點按肝區、腎區各 3～5 分鐘，每分鐘 100～200 次，至局部產生酸痛感為

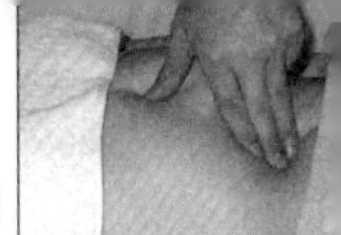

度。做面部放鬆。結束治療。

【耳部全息按摩治療】

反射區：腰椎、神門、皮質下、腎、膀胱（圖 4-6-2）。

操作：清洗耳部。治療前先找陽性反應點，按壓穴位發熱，放射至腰部最好。然後用指腹按摩上述穴位，每穴 1～2 分鐘。點掐腰椎、神門、皮質下，反覆 10 次，以患者耐受為度，雙耳交替施術。點按腎、膀胱部各 5～6 分鐘，反覆 3～4 次，至紅潤為止。最後輕揉每穴 3～5 次，持續 7～8 分鐘。力度由輕至重，再由重到輕，反覆 3～4 次。雙耳交替放鬆。

【手部全息按摩治療】

反射區：腰腿痛點、腎臟、腰椎、骶椎（圖 4-6-3）。

操作：在手部均勻塗抹按摩介質，對全掌進行放鬆手法。拇指點按腰腿痛點 3～5 分鐘，每分鐘 60～100 次，以

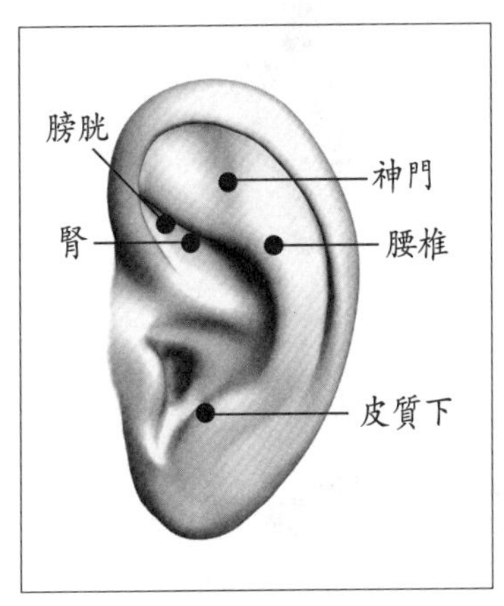

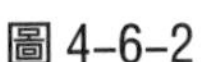
圖 4-6-2

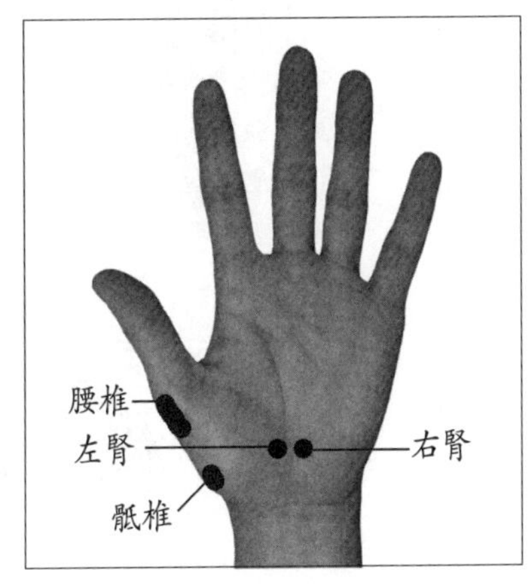

圖 4-6-3

局部產生熱感為度。再按揉 2～3 分鐘。點按腎臟反射區 3～5 分鐘，每分鐘 60～100 次，然後用拇指按揉 2～3 分鐘，以患者手部反射區上出現酸、脹、痛的感覺為度。點按腰椎、骶椎反射區，可稍用力，操作時間可稍長，再採用按揉手法，操作要持久有力，頻率適中。

【足部全息按摩治療】

反射區：腎、肝、脾、腰椎（圖 4-6-4）。

操作：在全足均勻地塗抹按摩介質，全足放鬆操作，檢查心臟反射區，隨時瞭解心臟的狀態。按摩腎、輸尿管和膀胱這三個基本反射區。拇指點按脾反射區 30～40 次，按揉 1 分鐘左右，以酸脹或微微疼痛為度。拇指由外向內推腎、肝、腰椎反射區各 10～20 次。再次刺激基本反射

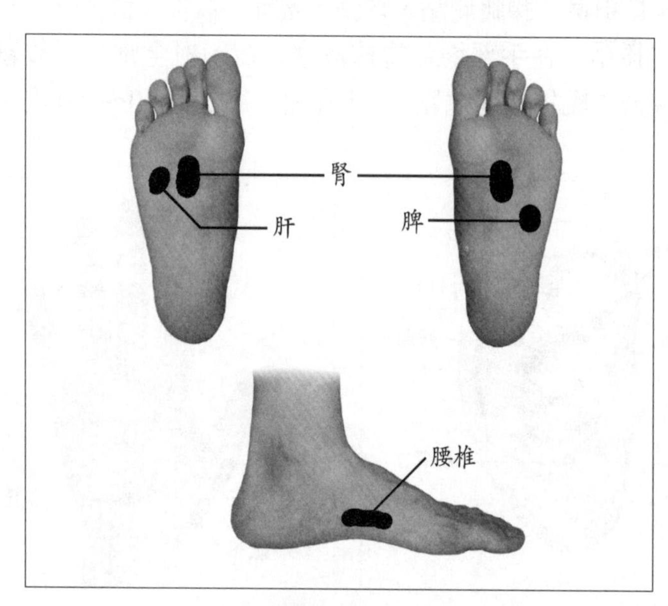

圖 4-6-4

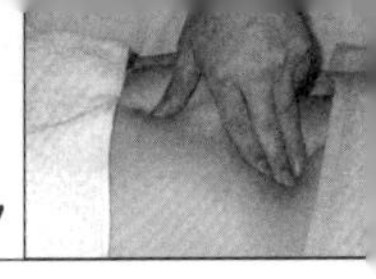

區，促進治療後機體產生的代謝產物儘快排出體外。再次進行全足放鬆操作。結束治療。

【自我保健】

（1）雙手握拳，用掌指關節揉腰椎部脊柱兩側上下20次，酸痛部位可適當增加揉動時間。

（2）仰臥，雙手置於雙側，腹、臀向上抬起至最大度，使腰、臀離開床面並持續數秒至30秒，接著再放下。抬起及放下動作均應緩緩進行。

【注意事項】

（1）在平時的活動中，應注意不要在熱甚汗出時脫衣服，更不能汗出當風，以免感受風寒。

（2）對腰部的急性損傷，應積極進行治療，力爭早日康復，不可延誤病機而轉入慢性。

（3）盡可能避免站立位負重工作。適宜睡硬板床。

第七節　足根痛

【常規按摩治療】

取穴：解谿、承山、崑崙、丘墟、照海、湧泉（圖4-7-1）。

操作：掌根按揉膕窩至跟腱（手法刺激量不宜過大）約5分鐘。用拇指按揉承山、崑崙穴各30秒。一手握住足部做踝關節的被動屈伸，另一手用擦法施治於跟腱處（兩手同時操作需協調進行）約2分鐘。拇指按揉膝外側至外踝上下往返10次。患者俯臥位，患側屈膝90°，醫者站其患側，並用拇指按揉法於足跟處壓痛點上（壓力不要太

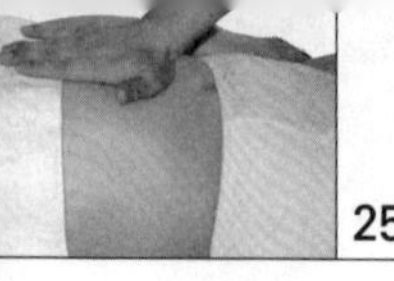

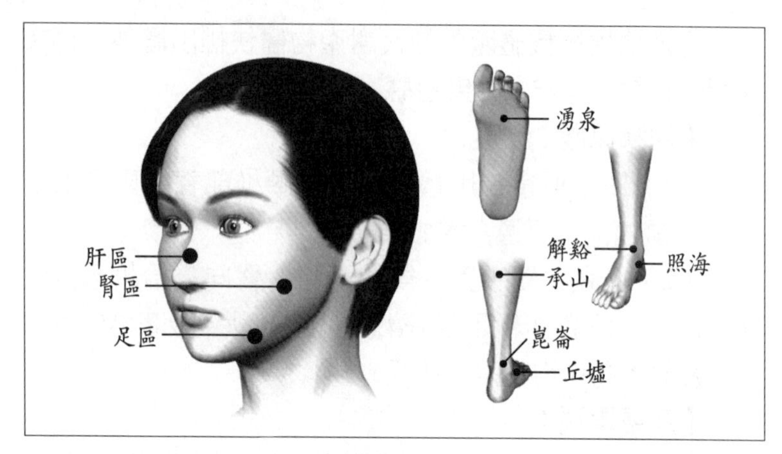

圖 4-7-1

大）約 1 分鐘。拇指按揉湧泉穴 30 秒，繼而擦足跟，使之發熱。擦畢，熱敷於足跟處。

【面部全息按摩治療】

反射區：足區、肝區、腎區（圖 4-7-1）。

操作：在面部均勻塗抹按摩介質，用拂法和拇指平推法使面部放鬆並產生溫熱感。中指揉、點足區 3～5 分鐘，每分鐘 60～100 次，至局部產生溫熱感。點按肝區、腎區各 3～5 分鐘，每分鐘 100～200 次，至局部產生酸痛感為度。做面部放鬆。結束治療。

【耳部全息按摩治療】

反射區：跟、腎、肝、神門（圖 4-7-2）。

操作：清洗耳部，輕揉耳周和耳廓部，由下至上 4～5 次。在相應反射區部加中重度手法，緩慢放鬆，共操作 10 分鐘左右。點掐跟、腎、肝部，反覆 10 次，以患者耐受為度，雙耳交替施術。點按神門部 5～6 分鐘，反覆 3～4

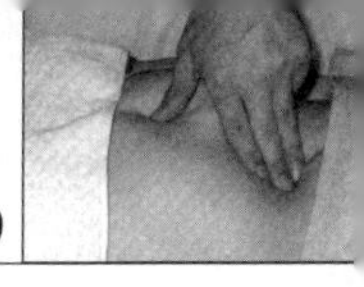

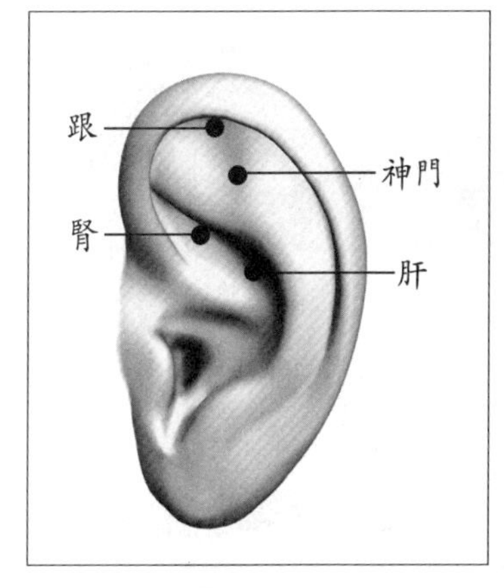

圖 4-7-2

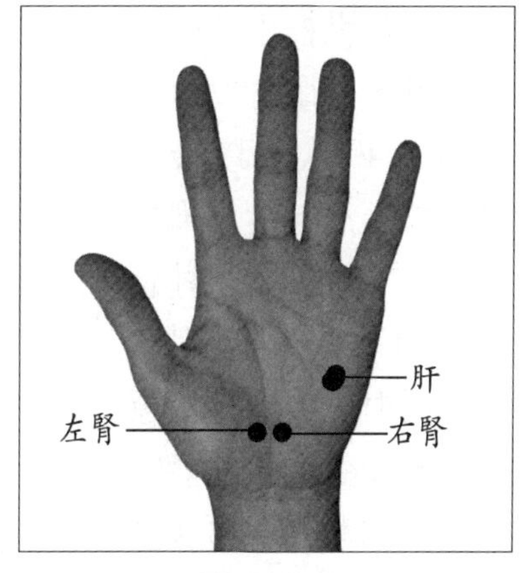

圖 4-7-3

次，至紅潤為止。最後輕揉每穴 3～5 次，持續 7～8 分鐘。力度由輕至重，再由重到輕，反覆 3～4 次。雙耳交替放鬆。

【手部全息按摩治療】

反射區：腎臟、肝臟（圖 4-7-3）。

操作：在手部均勻塗抹按摩介質，對全掌進行放鬆手法。拇指點按腎臟 3～5 分鐘，每分鐘 60～100 次，以局部產生熱感為度。再施以按揉法，反覆操作 2～3 分鐘。點按肝臟反射區 3～5 分鐘，每分鐘 60～100 次，然後用拇指按揉 2～3 分鐘，以患者手部反射區上出現酸、脹、痛的感覺為度。

【足部全息按摩治療】

反射區：生殖腺、腎、內尾骨、外尾骨（圖 4-7-4）。

操作：在全足均勻地塗抹按摩介質，全足放鬆操作，檢查心臟反射區，按摩腎、輸尿管和膀胱這三個基本反射區。拇指點按生殖腺、內尾骨、外尾骨反射區各 30～40 次，以酸脹或微微疼痛為度，拇指由外向內推腎反射區 10～20 次。再次刺激基本反射區，促進治療後機體產生的代謝產物儘快排出體外。再次進行全足放鬆操作。結束治療。

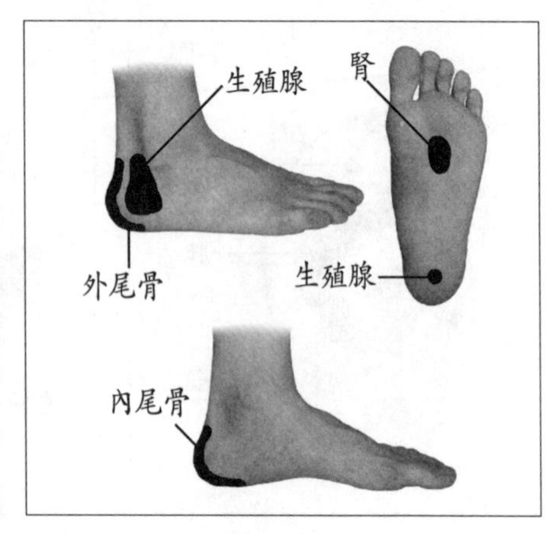

圖 4-7-4

【自我保健】

患者取坐位，患側足放在健側大腿上，然後用拇指指面按揉足跟部的壓痛點及其周圍 10 分鐘；按揉湧泉穴 30 秒鐘；小腿後側腓腸部 2 分鐘；擦熱足跟部並熱敷之。

【注意事項】

避免劇烈運動，減少足跟部的外傷，可減少本病的發生。急性期宜休息，減少承重所致疼痛，症狀緩減後應減少站立和步行。宜穿軟底鞋或在患足鞋內放置海綿墊。

第八節　坐骨神經痛

【常規按摩治療】

取穴：環跳、承扶、委中、承山、風市、足三里、陽陵泉、崑崙、阿是穴等（圖 4-8-1）。

操作：醫者掌根按揉腰、臀部（患側為重點治療），

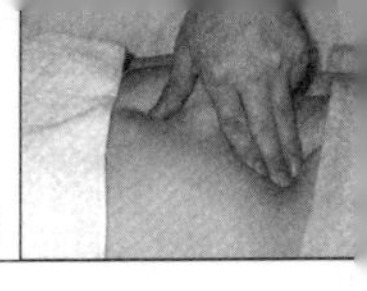

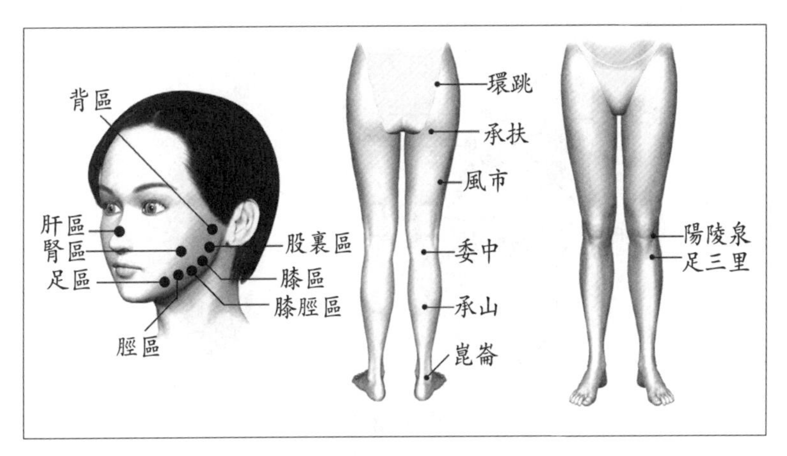

圖 4-8-1

然後用肘尖用力點環跳穴 3～4 遍。用點法或拇指按揉法施治於患側環跳、承扶、委中、承山、風市、足三里、陽陵泉、崑崙穴各 1 分鐘。按揉患側臀部、大腿後側及小腿後側 5 分鐘。

【面部全息按摩治療】

反射區：背區、肝區、腎區、股裏區、膝區、膝脛區、脛區、足區（圖 4-8-1）。

操作：在面部均勻塗抹按摩介質，用拂法和拇指平推法使面部放鬆並產生溫熱感。中指揉、點背區 3～5 分鐘，每分鐘 60～100 次，至局部產生溫熱感。點按肝區、腎區、股裏區、膝區、膝脛區、脛區、足區各 3～5 分鐘，每分鐘 100～200 次，至局部產生酸痛感為度。做面部放鬆。結束治療。

【耳部全息按摩治療】

反射區：臀、坐骨神經、上耳背、股關穴、神門穴

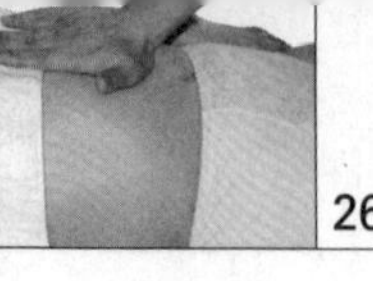

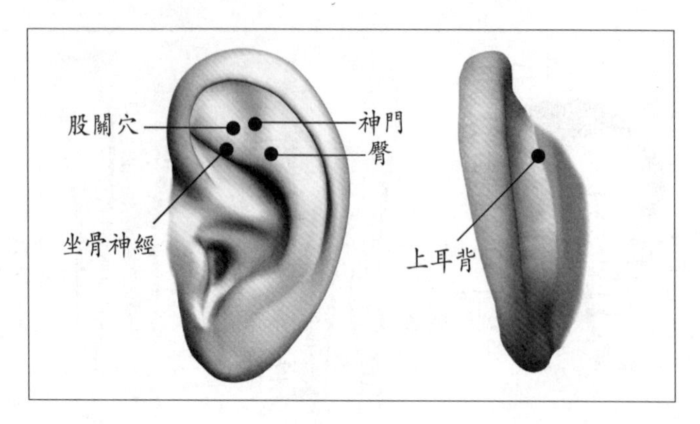

圖 4-8-2

（圖 4-8-2）。

操作：清洗耳部，輕揉耳周和耳廓部，由上至下 4～5 次。先在臀、坐骨神經部施重按輕提手法，反覆 10 次，手不離開皮膚，以患者耐受為度，雙耳交替施術。點按神門 2～3 分鐘，力度適中，反覆 3～4 次。之後掐上耳背、股關穴部，至紅潤為止。最後輕揉每穴 5～6 次，持續 4 分鐘。此為結束手法。力度由輕到重，再由重到輕。雙耳交替放鬆。

【手部全息按摩治療】

反射區：坐骨神經、腰椎、骶椎、尾骨、左右下肢（圖 4-8-3）。

操作：在手部均勻塗抹按摩介質，對全掌進行放鬆手法。先以拇指點按坐骨神經反射區 3～5 分鐘，每分鐘 60～100 次，以局部產生熱感為度。再用拇指按揉 3～5 分鐘，手法可稍重，操作時間可稍長。點按腰椎反射區 3～5 分鐘，每分鐘 60～100 次，再用拇指按揉 2～3 分鐘，以患

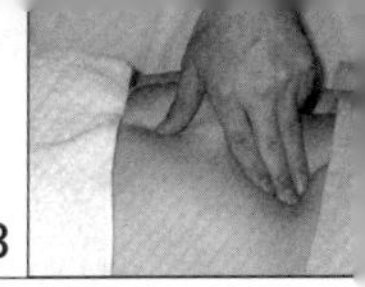

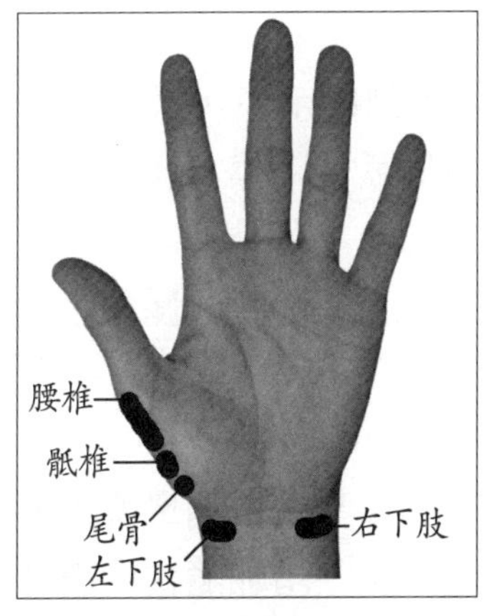

圖 4-8-3

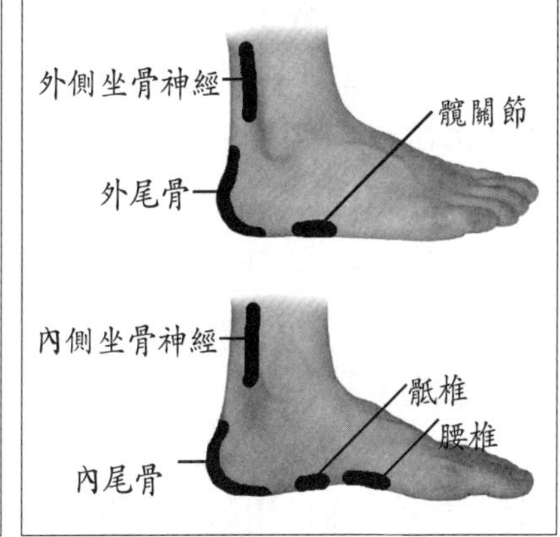

圖 4-8-4

者手部反射區上出現酸、脹、痛的感覺為度。點按骶椎、尾骨反射區各 3～5 分鐘，至局部產生酸痛的感覺。點揉左右下肢反射區，操作時間可稍長，再採用按揉手法，反覆操作 3～5 分鐘。

【足部全息按摩治療】

反射區：膝關節、腰椎、骶椎、內尾骨、外尾骨、內側坐骨神經、外側坐骨神經、髖關節（圖 4-8-4）。

操作：在全足均勻地塗抹按摩介質，全足放鬆操作，檢查心臟反射區，按摩腎、輸尿管和膀胱這三個基本反射區。拇指點按髖關節、膝關節反射區各 30～40 次，以酸脹或微微疼痛為度，拇指由外向內推腰椎、骶椎、內尾骨、外尾骨、內側坐骨神經、外側坐骨神經反射區各 10～20 次。再次刺激基本反射區，促進治療後機體產生的代謝產物儘快排出體外。再次進行全足放鬆操作。結束治療。

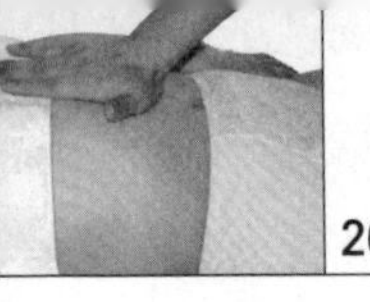

【自我保健】

（1）健側在下，側臥位，用患側的手擦、揉腰、臀部，再按揉患側腎俞穴，然後換患側臥位，擦、揉健康一側腰臀部及按揉腎俞穴。

（2）健側在下，用手擦、捏、揉、拍患側大腿和小腿後外側，反覆操作數遍。

【注意事項】

注意勞動強度和改正不良的勞動姿勢，長期彎腰或腰部負重的工種可用腰圍護腰。避免久坐，增加適當的體育鍛鍊，以避免加速腰椎間盤的蛻變和在腰椎間盤蛻變基礎上引起的坐骨神經痛。急性損傷時，應臥床休息為主，局部注意保暖。

第九節　三叉神經痛

【常規按摩治療】

取穴：太陽、頭維、睛明、四白、上關、下關、顳部膽經等穴及觸發點（圖 4-9-1）。

操作：以一指禪推法或揉法自太陽至頭維、上關、下關等穴，往返 3～5 遍；以一指禪推法沿眼眶做往返的「∞」形操作，重點施於睛明、四白等穴；用掃散法在顳部膽經循行路線自前上方向後下方操作，兩側交替進行，各數 10 次。用點法、揉法操作於疼痛觸發點上，力量要大，刺激要強。

【面部全息按摩治療】

反射區：首面區、肝區、脾區（圖 4-9-1）。

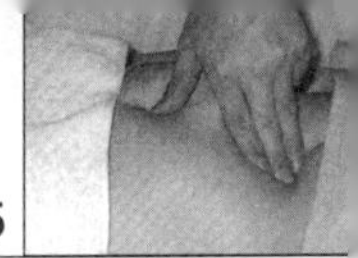

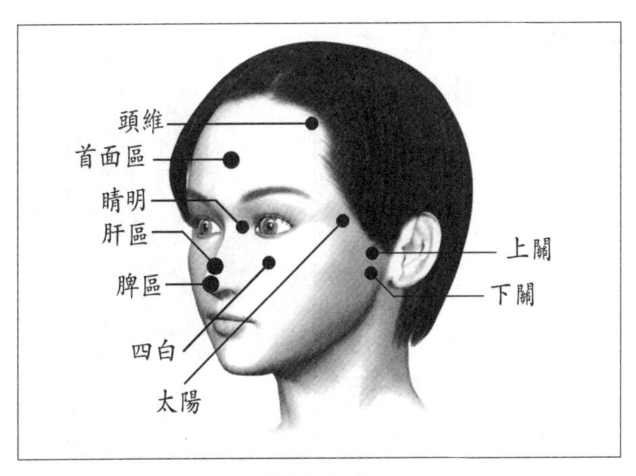

圖 4-9-1

操作：在施術部位均勻塗抹按摩介質，用拂法和拇指平推法使面部放鬆並產生溫熱感。中指揉、點首面區 3～5 分鐘，每分鐘 60～100 次，至局部產生溫熱感。點按肝區、脾區各 3～5 分鐘，每分鐘 100～200 次，至局部產生酸痛感為度。做面部放鬆。結束治療。

【耳部全息按摩治療】

反射區：面頰、神門、枕、三焦、外耳（圖 4-9-2）。

操作：清洗耳部，然後用四指指腹以中度手法摩上述穴位，每穴 1～2 分鐘至耳見紅潤後，改用拇食指指腹相對，輕揉耳周和耳廓部，由下至上 4～5 次。在相應反射區部加中重度手法，緩慢放鬆，共操作 10 分鐘左

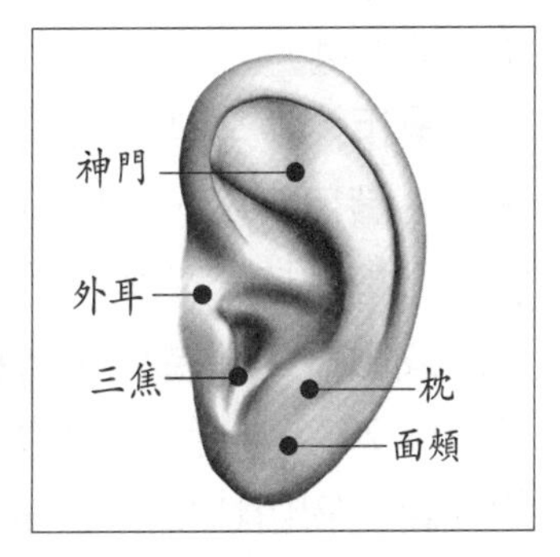

圖 4-9-2

右。點掐面頰、神門部，反覆 10 次，以患者耐受為度，雙耳交替施術。點按枕、三焦、外耳部 5～6 分鐘，反覆 3～4 次，至紅潤為止。最後輕揉每穴 3～5 次，持續 7～8 分鐘。力度由輕至重，再由重到輕，反覆 3～4 次。雙耳交替放鬆。

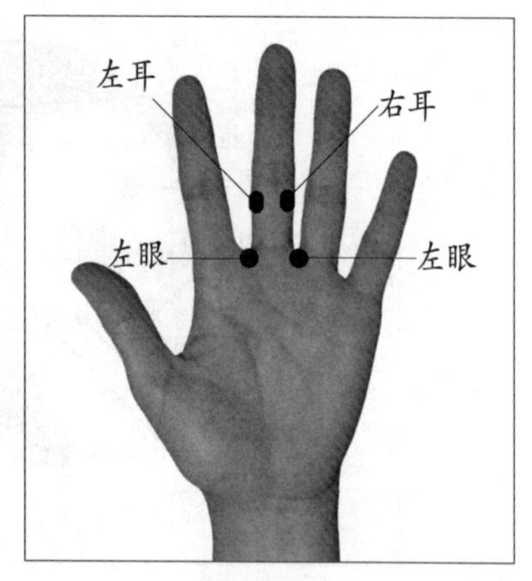

圖 4–9–3

【手部全息按摩治療】

反射區：眼部、耳部（圖 4–9–3）。

操作：在手部均勻塗抹按摩介質，對全掌進行放鬆手法。分別以拇指點按眼部、耳部反射區 3～5 分鐘，每分鐘 60～100 次，以局部產生熱感為度。再按揉 2～3 分鐘，至局部產生熱感，操作時間可稍長。

【足部全息按摩治療】

反射區：三叉神經、上頜、下頜、眼、上身淋巴腺（圖 4–9–4）。

操作：在全足均勻地塗抹按摩介質，全足放鬆操作，檢查心臟反射區，按摩腎、輸尿管和膀胱這三個基本反射區。拇指點按三叉神經、眼、上身淋巴腺各 30～40次，以酸脹或微微疼痛為度，拇指由外向內推上頜、下頜反射區各 10～20 次。再次刺激基本反射區，促進治療後機體產生的代謝產物儘快排出體外。再次進行全足放鬆操作。結束治療。

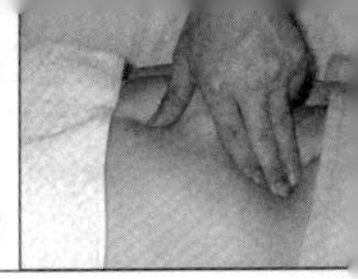

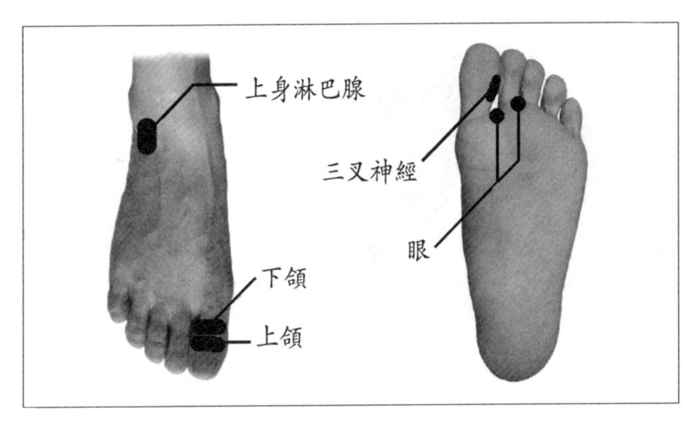

圖 4-9-4

【自我保健】

發作間歇期，患者可自行按揉太陽、風池、翳風、四白、上關、下關諸穴各 1～2 分鐘，每日數次。

【注意事項】

（1）注意排除腦部占位性病變。

（2）起居，避風寒，以防禦外邪侵襲。

（3）當參加體育鍛鍊，以增強體質。

（4）戒菸酒，避免吃辛辣等刺激性食物。

（5）節情志，避免不良情緒的刺激。

第十節　肋間神經痛

【常規按摩治療】

取穴：支溝、陽陵泉、夾脊、背俞穴（圖 4-10-1）。

操作：醫者按揉兩側支溝、陽陵泉以疏通經氣；然後以掌根自上而下按壓胸椎，疏通督脈；再以拇指按揉疼痛

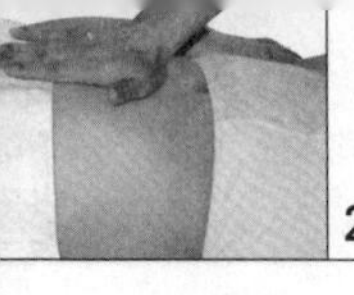

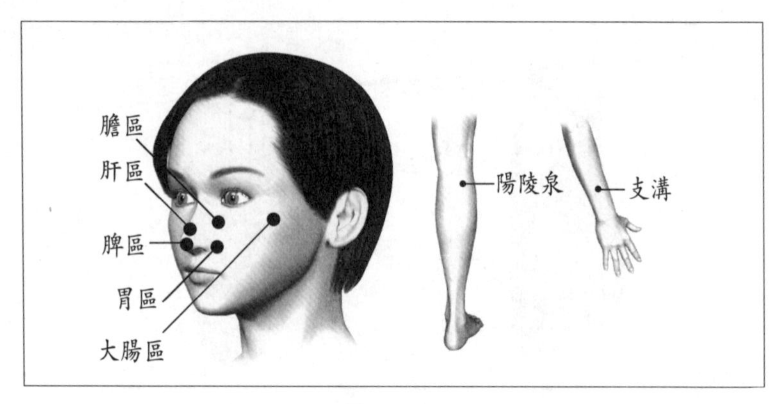

圖 4-10-1

節段的夾脊、背俞穴。以拇指指腹沿病變肋間隙自後向前按揉、彈撥，往返 3 遍；最後搓脇肋，以舒肝寬胸。

【面部全息按摩治療】

反射區：肝區、膽區、胃區、脾區、大腸區（圖 4-10-1）。

操作：在面部均勻塗抹按摩介質，用拂法和拇指平推法使面部放鬆並產生溫熱感。中指揉、點肝區、膽區 3～5 分鐘，每分鐘 60～100 次，至局部產生溫熱感。點按大腸區、脾區、胃區 3～5 分鐘，每分鐘 100～200 次，至局部產生酸痛感為度。做面部放鬆。結束治療。

【耳部全息按摩治療】

反射區：胸、耳背肝、肝、神門穴（圖 4-10-2）。

操作：清洗耳部，捏揉耳周和耳廓部，由上至下 4～5 次。在上述反射區上施以重度捏法，持續 1～2 分鐘，加入揉法，再持續 1～2 分鐘。雙耳交替施術。先在耳背肝、神門穴部施重按輕提手法，反覆 10 次，手不離開皮膚，以患者耐受為度，雙耳交替施術。點按肝、胸部 2～3 分鐘，力度以中重度為宜，反覆 3～4 次，至紅潤為止。最後輕揉每穴 5～6 次，持續 3 分鐘。力度由輕到重，再由重到輕。雙耳交替放鬆。

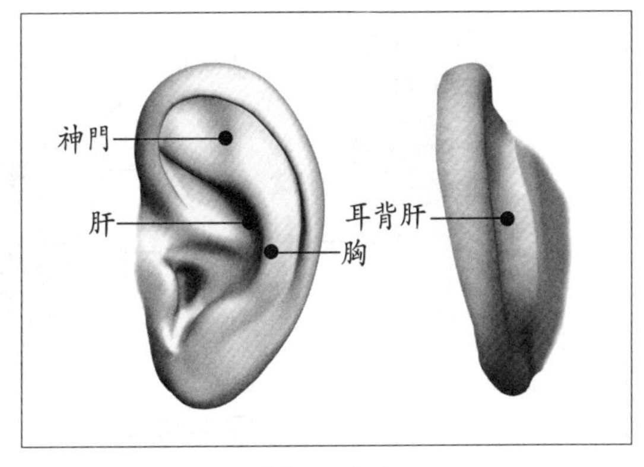

圖 4-10-2

【手部全息按摩治療】

反射區：肝臟、胸椎（圖 4-10-3）。

操作：在手部均勻塗抹按摩介質，對全掌進行放鬆手法。先以拇指點按胸椎反射區 3～5 分鐘，每分鐘 60～100 次，以局部產生酸、痛的感覺為度。再施以按揉法，反覆操作 2～3 分鐘，至局部產生熱感。拇指按揉肝臟反射區 3～5 分鐘，每分鐘 60～100 次，然後再用拇指點按 2～3 分鐘，以患者手部反射區上出現酸、脹、痛的感覺為度。

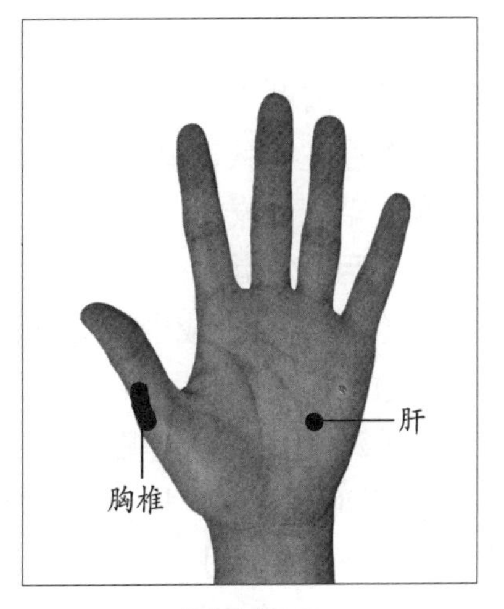

圖 4-10-3

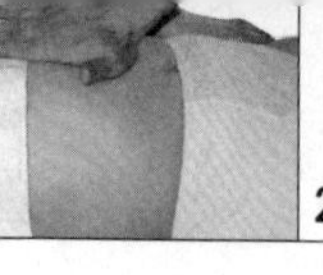

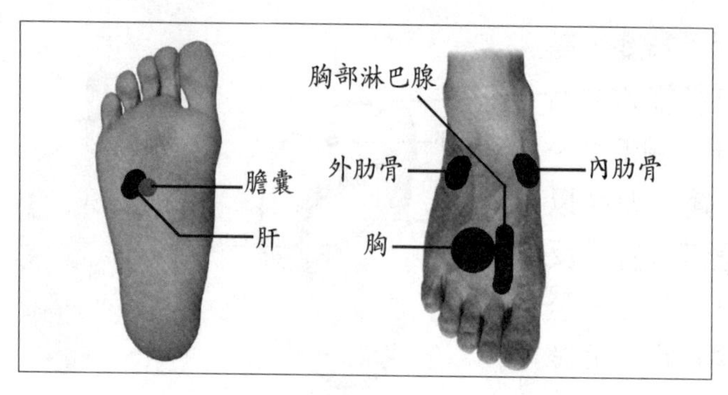

圖 4–10–4

【足部全息按摩治療】

反射區：內肋骨、外肋骨、胸、胸部淋巴腺、肝、膽囊（圖 4–10–4）。

操作：在全足均勻地塗抹按摩介質，全足放鬆操作，檢查心臟反射區，按摩腎、輸尿管和膀胱這三個基本反射區。拇指點按內肋骨、外肋骨、胸部淋巴腺、膽囊反射區各 30～40 次，以酸脹或微微疼痛為度，拇指由外向內推胸、肝反射區 10～20 次。再次刺激基本反射區，促進治療後機體產生的代謝產物儘快排出體外。再次進行全足放鬆操作。結束治療。

【自我保健】

（1）用食指或中指自鎖骨下肋間隙自上而下、由內向外用力按揉每個肋間隙，以酸脹為宜。

（2）用一手大魚際或全掌緊貼胸脇體表，橫向用力來回摩擦 20 次左右，以自覺發熱為度。

【注意事項】

（1）飲食宜以清淡為主，忌食過於油膩、辛辣之品。

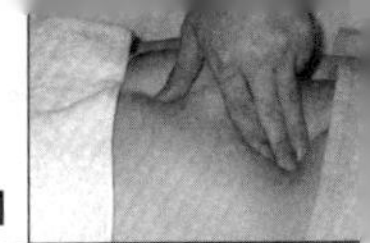

（2）如係傳染性肝炎，應注意隔離。
（3）患者宜心情舒暢，保證充足睡眠。
（4）適當進行體育鍛鍊，以增強體質。
（5）注意衛生，預防和治療蛔蟲病。

第十一節　胰腺炎

【常規按摩治療】

取穴：中脘、天樞、氣海、關元、脾俞、胃俞、腎俞、大腸俞、長強、足三里、豐隆、上巨虛（圖 4-11-1）。

操作：醫者摩腹治療 8 分鐘。在其背、腰、骶部採用㨰法、按法、揉法治療 5 分鐘左右。然後在腰骶部行擦法

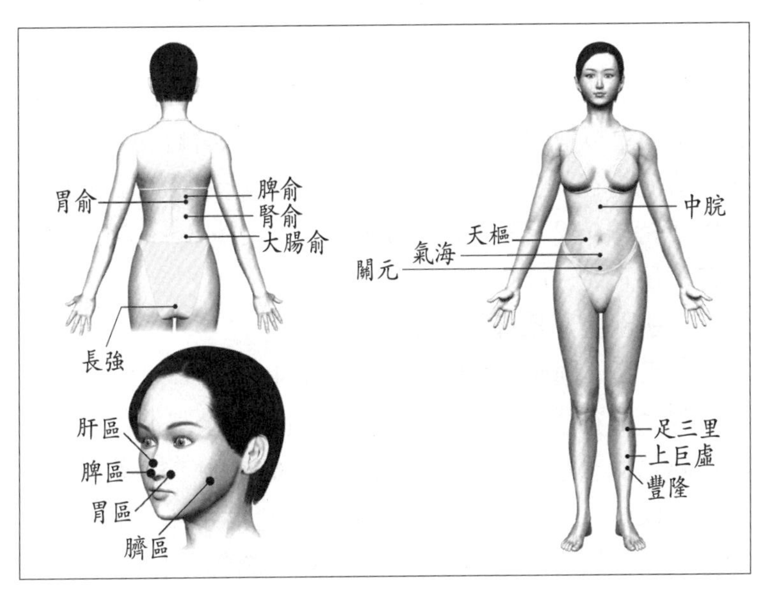

圖 4-11-1

治療，要使患者感到治療部位有熱感。拇指點按中脘、天樞、氣海、胃俞、腎俞、長強、足三里、豐隆等穴。

【面部全息按摩治療】

反射區：脾區、肝區、胃區、臍區（圖 4–11–1）。

操作：在面部均勻塗抹按摩介質。用拂法和拇指平推法使面部放鬆並產生溫熱感。中指揉、點脾區 3～5 分鐘，每分鐘 60～100 次，至局部產生溫熱感。點按肝區、胃區、臍區 3～5 分鐘，每分鐘 100～200 次，至局部產生酸痛感為度。做面部放鬆。結束治療。

【耳部全息按摩治療】

反射區：胰膽、胰腺點、耳尖、內分泌、皮質下（圖 4–11–2）。

操作：清洗耳部，輕揉耳周和耳廓部，遇上述穴位時可在輕揉的同時加入按壓手法壓力由輕到重，再由重到輕，均勻施術，一般持續 1 分鐘。雙耳交替。在胰膽、胰腺點部施重按快放手法，反覆 10 次，以患者耐受為度，雙耳交替施術在耳尖、內分泌、皮質下部施點壓法，不離開皮膚，持續按 2～3 分鐘，力度適中，反覆 3～4 次。最後反覆擦每穴 5～6 次，持續 4 分鐘。

【手部全息按摩治療】

反射區：胰腺、肝臟、膽囊（圖 4–11–3）。

操作：在手部均勻塗抹按摩介質，對全掌進行放鬆。點按胰腺反射區 3～5 分鐘，每分鐘 60～100 次，然後施以拇指按揉法，反覆操作 2～3 分鐘，以患者手部反射區上出現酸、脹、痛的感覺為度。點按肝臟、膽囊反射區 3～5 分鐘，每分鐘 60～100 次，再用拇指按揉 3～5 分鐘，至手部

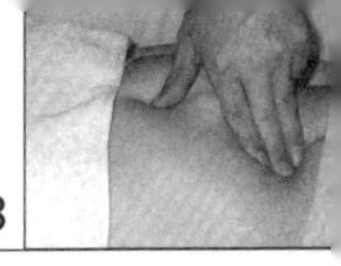

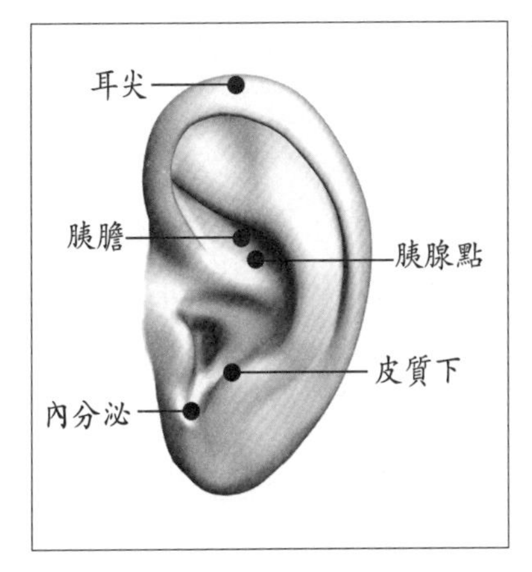

圖 4-11-2

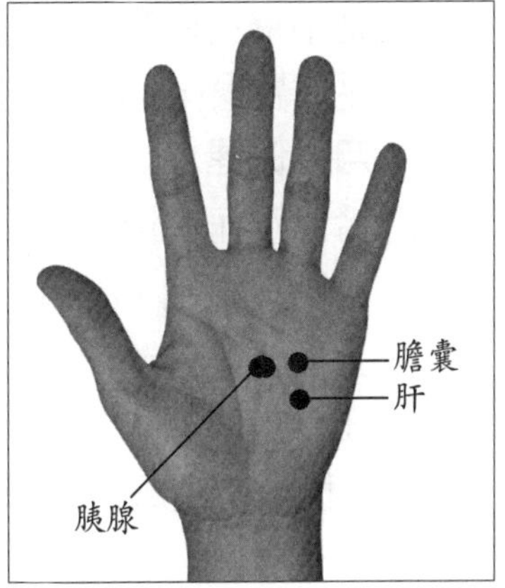

圖 4-11-3

反射區上出現酸、熱、痛的感覺。

【足部全息按摩治療】

反射區：胰、腎上腺、肝、膽囊、下身淋巴腺、解谿（圖 4-11-4）。

操作：在全足均勻地塗抹按摩介質，全足放鬆操作，檢查心臟反射區，按摩腎、輸尿管和膀胱這三個基本反射區。拇指點按腎上腺、膽囊、下身淋巴腺、解谿 30～40 次，按揉 1 分鐘左右，以酸脹或微微疼痛為度，拇指由外向內推胰、肝反射區 10～20 次。再次刺激基本反射

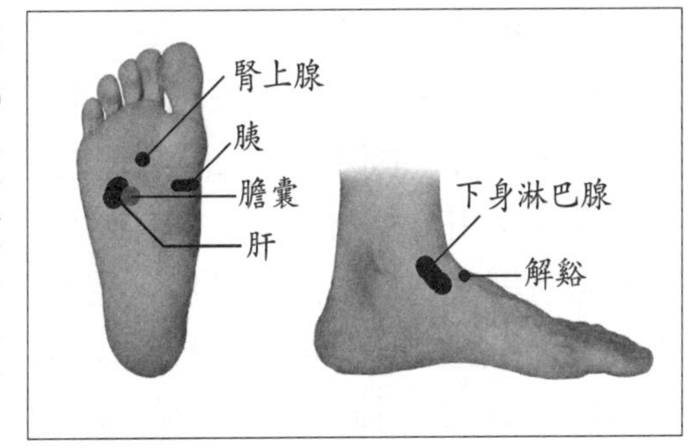

圖 4-11-4

區，促進治療後機體產生的代謝產物儘快排出體外。再次進行全足放鬆操作。結束治療。

【自我保健】

患者以沉而緩慢的摩法在腹部治療，要使治療部位有熱感。再點按中脘、天樞、氣海、關元、長強、足三里、豐隆、上巨虛等穴。

【注意事項】

(1) 積極防治膽道疾患，是預防胰腺炎發生的重要措施。

(2) 避免暴飲暴食及過度進食脂肪。

(3) 輕症患者不需禁食，可給予低脂流質或半流質飲食，病情較重者必須禁食。

(4) 平時切忌暴飲暴食，過量飲酒，過度疲勞；積極治療防治併發胰腺炎的其他疾病如甲亢、營養不良，高血脂症等。

第十二節　腎結石

【常規按摩治療】

取穴：天樞、關元、腎俞、大腸俞、膀胱俞、志室、足三里、血海、陰陵泉、三陰交、太谿（圖 4–12–1）。

操作：用雙手拇指依次按揉兩側腎俞、大腸俞、膀胱俞、志室等穴位，以酸脹為度。用深沉而柔和的揉法沿兩側足太陽膀胱經自上而下施術 5～6 遍，然後用掌根在痛點周圍按揉 1～2 分鐘。掌摩天樞、關元穴，至局部產生熱感為度。按揉足三里、血海、陰陵泉、三陰交、太谿穴各

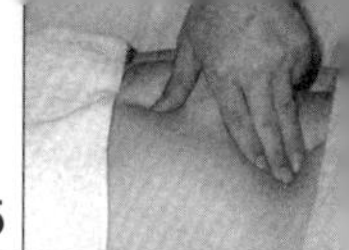

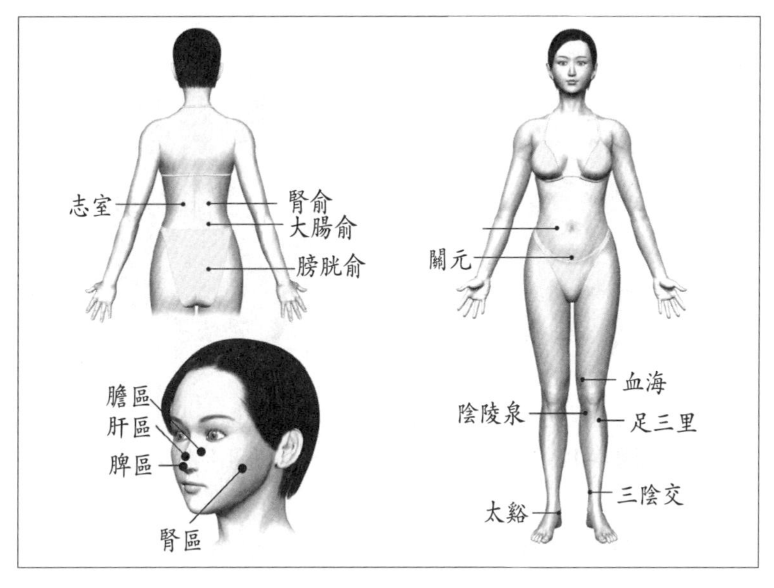

圖 4-12-1

2～3 分鐘。

【面部全息按摩治療】

反射區：腎區、脾區、肝區、膽區（圖 4-12-1）。

操作：在面部均勻塗抹按摩介質，用拂法和拇指平推法使面部放鬆並產生溫熱感。中指揉、點腎區 3～5 分鐘，每分鐘 60～100 次，至局部產生溫熱感。點按肝區、膽區、脾區 3～5 分鐘，每分鐘 100～200 次，至局部產生酸痛感為度。做面部放鬆。結束治療。

【耳部全息按摩治療】

反射區：腎、膀胱、輸尿管、尿道、三焦、生殖器（圖 4-12-2）。

操作：清洗耳部，輕揉耳周和耳廓部，由上至下 4～5

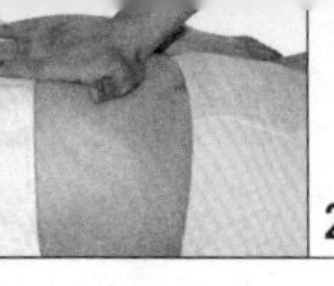

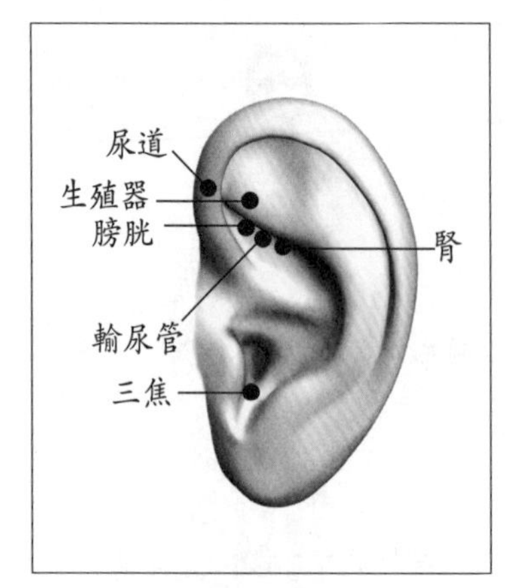

圖 4-12-2

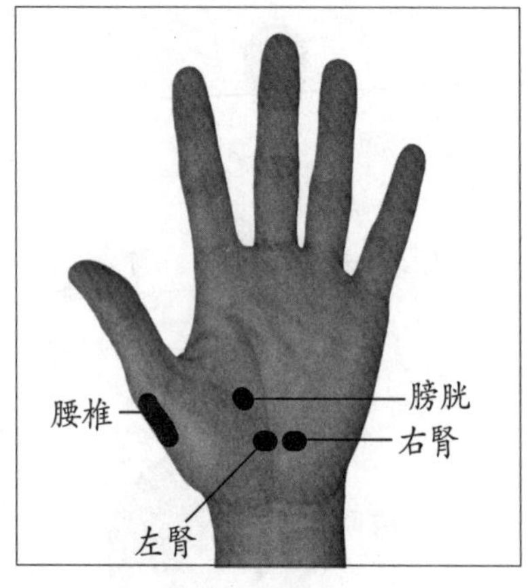

圖 4-12-3

次。先在腎、膀胱、輸尿管部施重按輕提手法，反覆 10 次，手不離開皮膚，以患者耐受為度，雙耳交替施術。點按尿道、三焦、生殖器 2～3 分鐘，力度適中，反覆 3～4 次。之後在尿道部施以掐法，至紅潤為止。最後輕揉每穴 5～6 次，持續 4 分鐘，此為結束手法。力度由輕到重，再由重到輕。雙耳交替放鬆。

【手部全息按摩治療】

反射區：膀胱、腎、腰椎（圖 4-12-3）。

操作：在手部均勻塗抹按摩介質，揉捏整個手掌，使手部放鬆並產生熱感。拇指推腰椎反射區 60～100 次，至局部產生熱感。然後再按揉 3～5 分鐘，每分鐘 60～100 次，以患者手部反射區上出現酸、脹、痛的感覺為度。然後再施以點法，可用力稍重，但應逐漸加力，手法做到柔和滲透。點按膀胱、腎反射區 3～5 分鐘，每分鐘 100～200 次，至局部產生酸痛感為度。

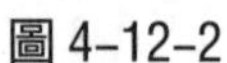

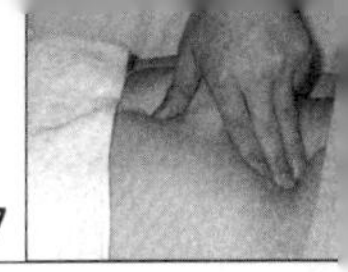

【足部全息按摩治療】

反射區：腎上腺、腎、膀胱、輸尿管、下腹部、前列腺（子宮）（圖 4–12–4）。

操作：在全足均勻地塗抹按摩介質，全足放鬆操作，檢查心臟反射區，按摩腎、輸尿管和膀胱這三個基本反射區。拇指點按腎上腺、膀胱反射區 30～40 次，以酸脹或微微疼痛為度，拇指由外向內推腎、輸尿管、下腹部、前列腺（子宮）反射區 10～20 次。再次刺激基本反射區，促進治療後機體產生的代謝產物儘快排出體外。再次進行全足放鬆操作。結束治療。

【自我保健】

（1）用手掌按摩小腹部 3～5 分鐘。

（2）雙手握拳，用掌指關節揉腰椎部脊柱兩側，上下 20 次，疼痛部位可適當多施手法。

【注意事項】

（1）多飲水　正常人 24 小時尿量應在 1500ml 左右，患過結石的病人，則應維持在 2000～3000ml。如果能飲用磁化水，則更為理想。飲水宜分多次。

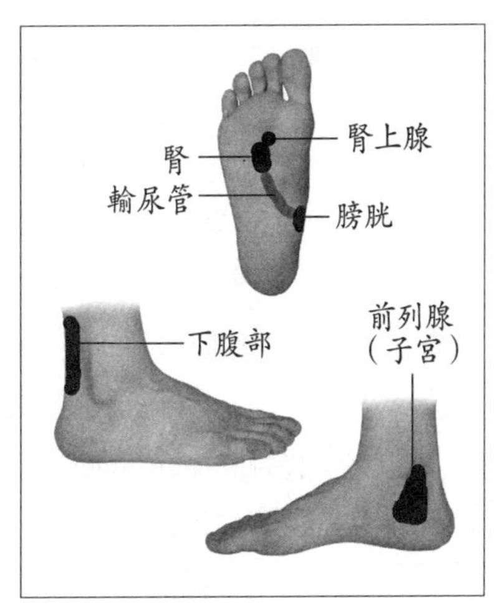

圖 4–12–4

（2）節制飲食　嬰幼兒給予母乳餵養或牛乳代替。合理地進蛋白質飲食，不使之超負荷。痛風性腎結石應忌食動物內臟、肥甘之

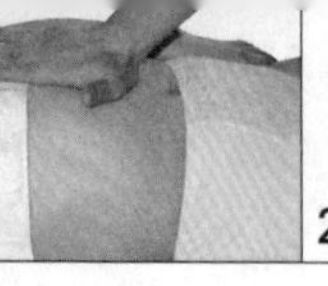

品。菠菜、豆腐、竹筍、莧菜之類最好少食。總之宜注意飲食與營養的搭配。

（3）及時治療尿路感染和解除尿路梗阻。

（4）服用排出或抑制結石的藥物，如中藥金錢草、玉米鬚、白茅根等，泡水代茶飲。

第十三節　類風濕性關節炎

【常規按摩治療】

取穴：中脘、氣海、關元、膏肓、心俞、肺俞、脾俞、胃俞、腎俞、肩髃、肩髎、曲池、外關、大陵、環跳、居髎、委中、承山、足三里、陽陵泉、崑崙及病變關節等處（圖 4-13-1）。

操作：一指禪推法推中脘、氣海、關元穴各 2～3 分鐘；然後掌摩腹部約 10 分鐘。沿手臂內、外側從手指關節按揉至肩部 3～5 遍，然後拇指指端按揉肩髃、肩髎、曲池、外關、大陵、內關、合谷穴各半分鐘；隨後拿肩部到腕部 3 遍；捻每一手指關節與掌指關節並配合小關節的拔伸、搖法；搖肩關節 3 次；搓揉肩部至腕部 3～5 次。接著沿雙腿內外側自大腿向小腿外側按揉，配合髖關節屈曲、膝關節屈伸的被動運動；然後用拇指指端按揉足三里、陽陵泉、崑崙穴各 1 分鐘；再用拇指螺紋面按揉踝關節周圍及足背，配合踝關節屈伸及內、外翻運動，操作 2～3 分鐘；其後捻各趾關節、趾間關節，配合關節拔伸、環搖；最後用搓法在大腿上部至踝部做輕快的來回搓揉，重複 3～5 次。左右相同。一指禪推法推雙側膏肓、心俞、肺

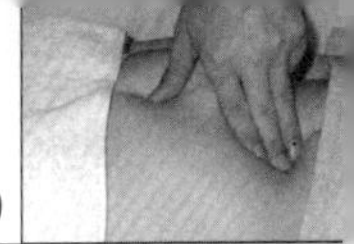

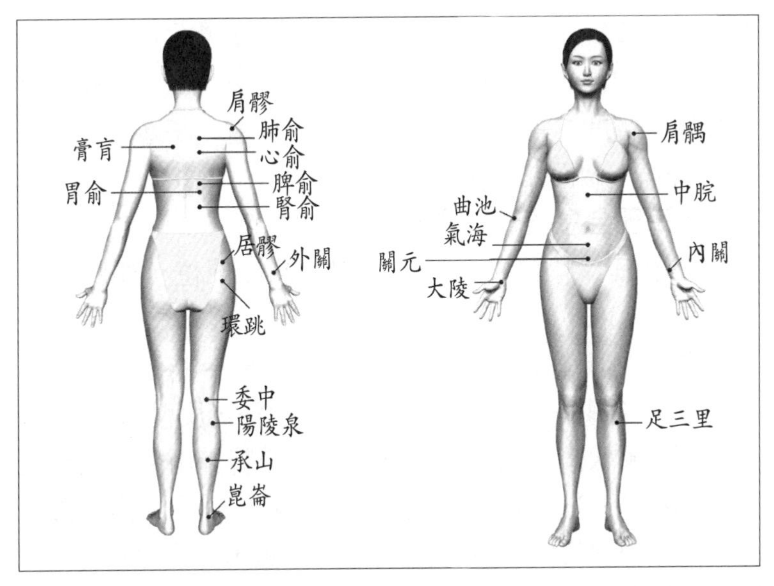

圖 4-13-1

俞、脾俞、胃俞、腎俞各 1～2 分鐘，然後捏脊自尾骨到大椎，共 5 次。直擦督脈（自大椎到長強），再直擦脊柱兩側膀胱經第一側線，橫擦八髎區域，均以透熱為度。

【面部全息按摩治療】

反射區：腎區、肺區、肝區、臂區、手區、股裏區、膝區、膝脛區（圖 4-13-2）。

操作：在面部均勻塗抹按摩介質，用拂法和拇指平推法，使面部放鬆並產生溫熱感。中指揉、點腎

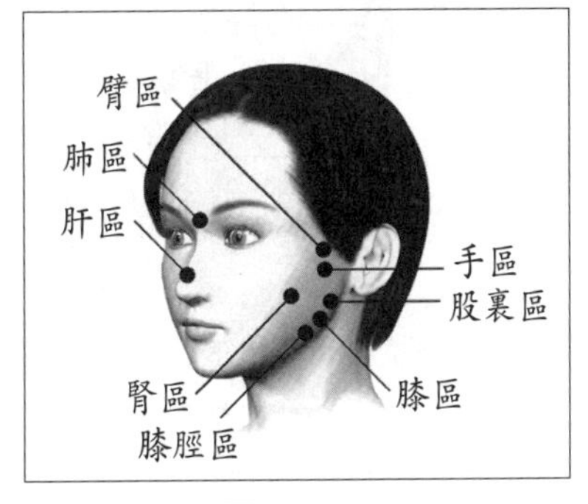

圖 4-13-2

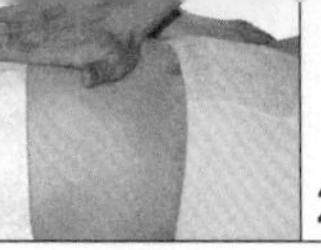

區 3～5 分鐘，每分鐘 60～100 次，至局部產生溫熱感。點按肝區、肺區 3～5 分鐘，每分鐘 100～200 次，至局部產生酸痛感為度。點揉臂區、手區、股裏區、膝區、膝脛區 3～5 分鐘。做面部放鬆。結束治療。

【耳部全息按摩治療】

反射區：膝關節、耳尖、相應關節部位（如膝、肘等，圖 4–13–3）。

操作：清洗耳部，輕揉耳周和耳廓部，由上至下 4～5 次。先在膝關節、耳尖部施重按輕提手法，反覆 10 次，手不離開皮膚，以患者耐受為度，雙耳交替施術。在相應關節部點按 2～3 分鐘，力度適中，反覆 3～4 次，至紅潤為止。最後輕揉每穴 5～6 次，持續 4 分鐘，力度由輕到重，再由重到輕。雙耳交替放鬆。

【手部全息按摩治療】

反射區：腎臟、脾臟、左右下肢（圖 4–13–4）。

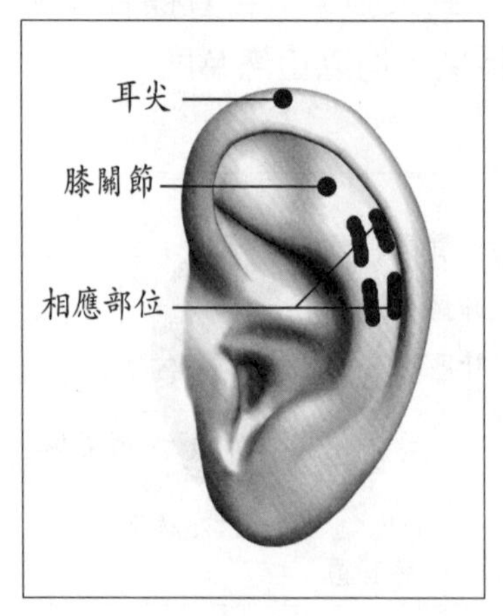

圖 4–13–3

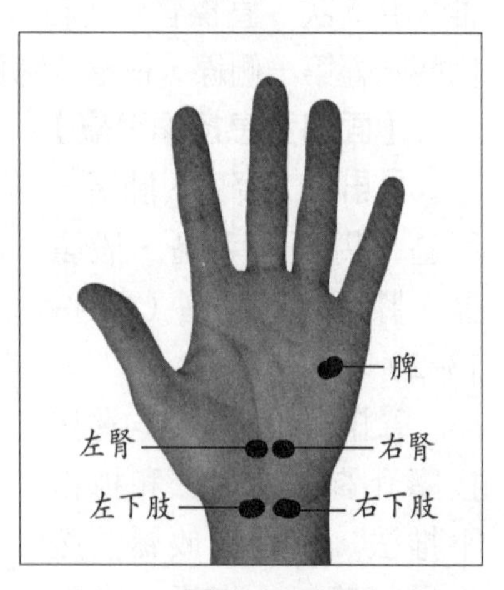

圖 4–13–4

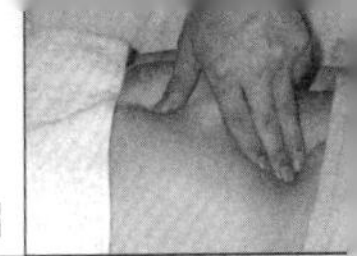

操作：在手部均勻塗抹按摩介質，揉捏整個手掌，使手部放鬆並產生熱感。拇指推腎臟、脾臟反射區 60～100 次，至局部產生熱感。然後再按揉 3～5 分鐘，每分鐘 60～100 次，以患者手部反射區上出現酸、脹、痛的感覺為度。然後在施以點法，可用力稍重，但應逐漸加力，手法做到柔和滲透。點按左右下肢反射區 3～5 分鐘，每分鐘 100～200 次，至局部產生酸痛感為度。再施以推法，至反射區局部產生熱感。

【足部全息按摩治療】

反射區：腎、脾、肺、髖關節、膝關節、肘關節、甲狀旁腺（圖 4-13-5）。

操作：在全足均勻地塗抹按摩介質，全足放鬆操作，檢查心臟反射區，按摩腎、輸尿管和膀胱這三個基本反射區。拇指點按脾、髖關節、膝關節、肘關節、甲狀旁腺反射區 30～40 次，按揉 1 分鐘左右，以酸脹或微微疼痛為度。病變涉及到的關節反射區，根據病變的具體部位再進行加減選用。拇指由外向內推腎、肺、反射區 10～20 次。再次刺激基本反射區，促進治療後機體產生的代謝產物儘快排出體外。再次進行全足放

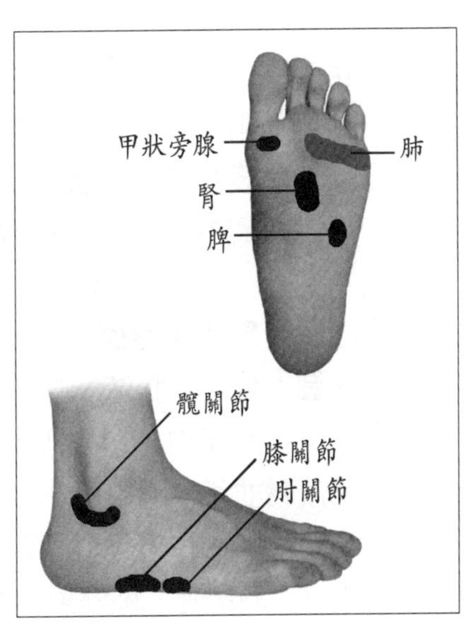

圖 4-13-5

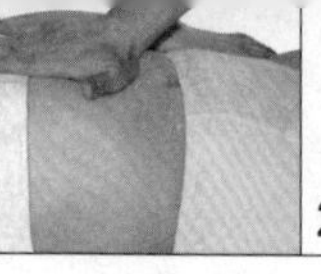

鬆操作，結束治療。

【注意事項】

（1）注意保暖，避免受寒。在病變關節處進行熱敷。

（2）進行適當的體育鍛鍊，但不宜過度疲勞，以促進關節功能的恢復和預防肌肉萎縮。

（3）注意營養，忌食生冷寒涼食物。

（4）初次治療後，如有疼痛症狀加重者，進行適當的對症處理。

第十四節　膽結石

【常規按摩治療】

取穴：膽囊、膽俞、肝俞、膈俞、章門、期門（圖 4–14–1）。

操作：重手法點按背部壓痛點及兩側膽囊穴 2～3 分鐘。按揉背部兩側膀胱經 6 分鐘，再按膽俞、肝俞、膈俞各 1 分鐘，最後擦背部膀胱經，以透熱為度。擦在兩側脇肋部，以微微透熱為度，按揉兩側章門、期門各 1 分鐘，以酸脹為度。

【面部全息按摩治療】

反射區：膽區、肝區、脾區、胃區（圖 4–14–1）。

操作：在面部均勻塗抹按摩介質。用拂法和拇指平推法使面部放鬆並產生溫熱感。中指揉、點膽區 3～5 分鐘，每分鐘 60～100 次，至局部產生溫熱感。點按肝區、脾區、胃區 3～5 分鐘，每分鐘 100～200 次，至局部產生酸痛感為度。做面部放鬆。結束治療。

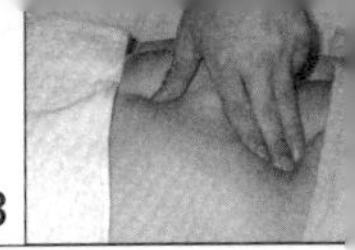

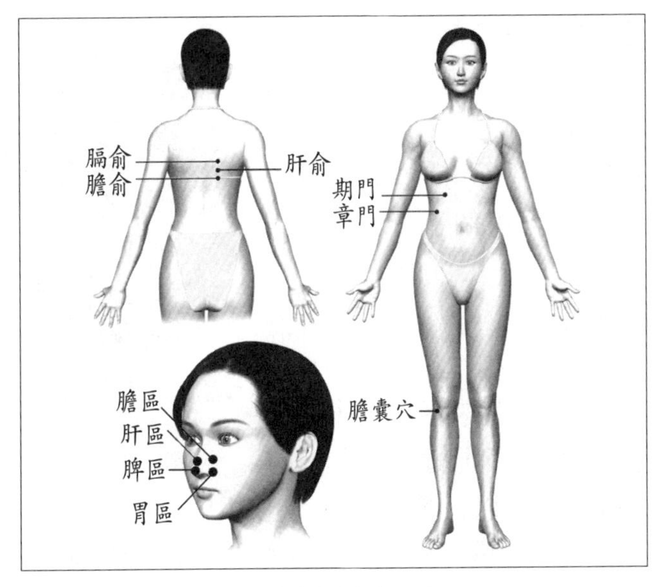

圖 4-14-1

【耳部全息按摩治療】

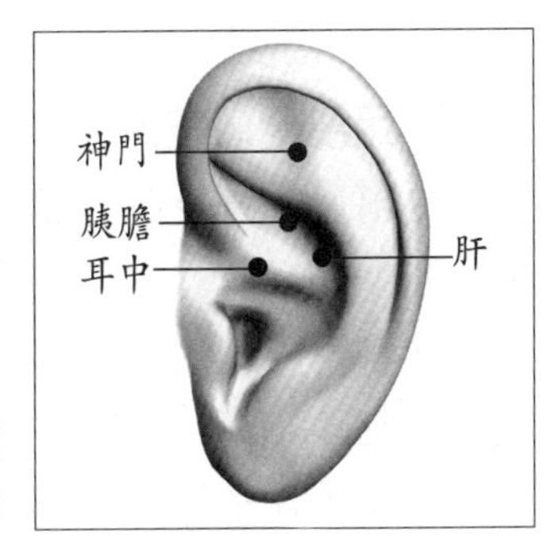

圖 4-14-2

反射區：胰膽、神門穴、肝、耳中（圖 4-14-2）。

操作：清洗耳部，輕捏耳周和耳廓部，由上至下 4～5 次。在相應反射區部加重手法，緩慢放鬆。在胰膽、肝、耳中部施向上重提向外輕拉的按法，手不離開皮膚，持續 5～6 分鐘。反覆 3～4 次。點按神門 2～3 分鐘，力度適中，反覆 3～4 次，至紅潤為止。最後輕揉每穴 5～6 次，持續 4～6 分鐘。力度由輕到重，再由重到輕。雙耳交替放鬆。

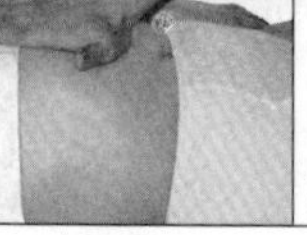

【手部全息按摩治療】

反射區：肝、膽、十二指腸（圖 4–14–3）。

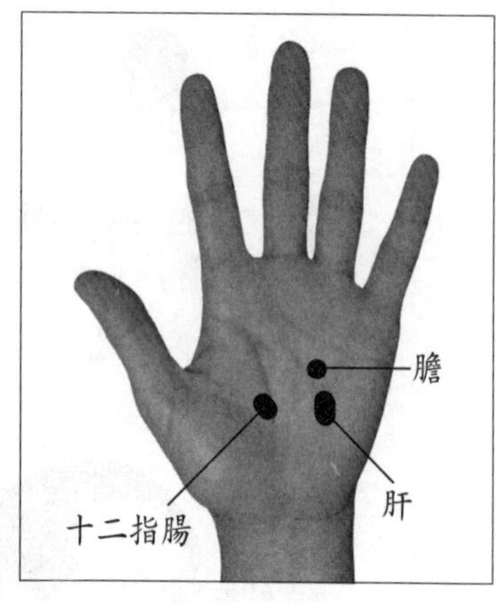

圖 4–14–3

操作：在手部均勻塗抹按摩介質，揉捏整個手掌，再捻動每根手指 3～5 分鐘，使手部放鬆並產生熱感。拇指點按十二指腸反射區 2～3 分鐘，至局部產生熱感。然後用拇指按揉 3～5 分鐘，每分鐘 60～100 次，以患者手部反射區上出現酸、脹、痛的感覺為度。然後再施以點法，可用力稍重，但應逐漸加力，手法做到柔和滲透。點按肝、膽反射區 2～3 分鐘，每分鐘 100～200 次，再用拇指按揉 3～5 分鐘，至局部產生酸痛感為度。

【足部全息按摩治療】

反射區：腎上腺、膀胱、肝、膽囊、十二指腸、上身淋巴腺、下身淋巴腺（圖 4–14–4）。

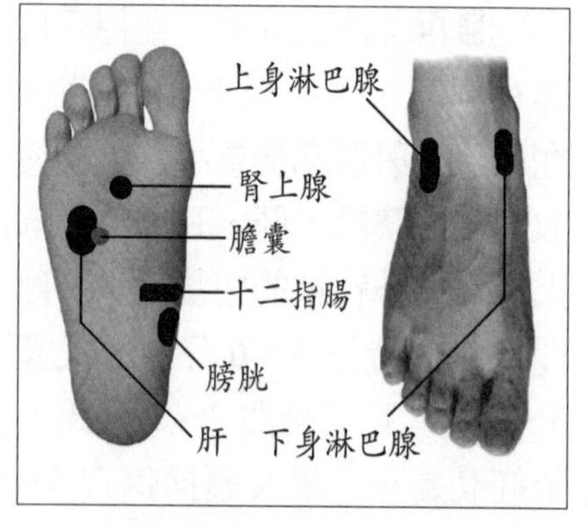

圖 4–14–4

操作：在全足均勻地塗抹按摩介質，全足放鬆操作，檢查心臟反射區，按摩腎、輸尿管和膀胱這三個基本反射區。拇指點按腎上腺、膀胱、膽囊、

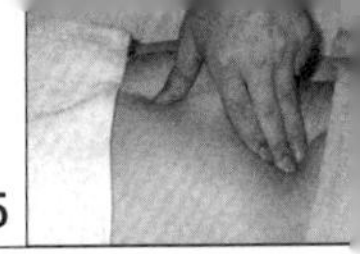

上身淋巴腺、下身淋巴腺反射區各 30～40 次，以酸脹或微微疼痛為度，拇指由外向內推肝、十二指腸反射區各 10～20 次。再次刺激基本反射區，促進治療後機體產生的代謝產物儘快排出體外。再次進行全足放鬆操作。結束治療。

【自我保健】

（1）用食指、中指、無名指指腹按摩右上腹部 3～5 分鐘。

（2）雙手握拳，用掌指關節按揉背部膽囊穴、肝俞、膽俞穴處，操作 3～5 分鐘。

【注意事項】

（1）調節飲食，避免過食肥甘厚味。

（2）注意飲食衛生，積極防治腸蛔蟲病。

（3）膽道蛔蟲病者，力求將蟲驅盡，以免死蛔留在膽道，成為結石。

第十五節　腰椎間盤突出症

【常規按摩治療】

取穴：腎俞、命門、秩邊、居髎、環跳、承扶、委中、足三里、陽陵泉、解谿、阿是穴等（圖 4–15–1）。

操作：

（1）先以掌根按揉腰脊柱兩側的肌肉 5 分鐘，以鬆解緊張的肌肉（患側為重點治療）；醫者一手握拳，以中指指間關節背側處抵壓住腰部的壓痛點（即病變節段處的棘間旁）做（按醫生方向）前下方擠壓動作。擠壓時，向前下方側用力，回收時不用力，擠壓 10～15 次，如此反覆

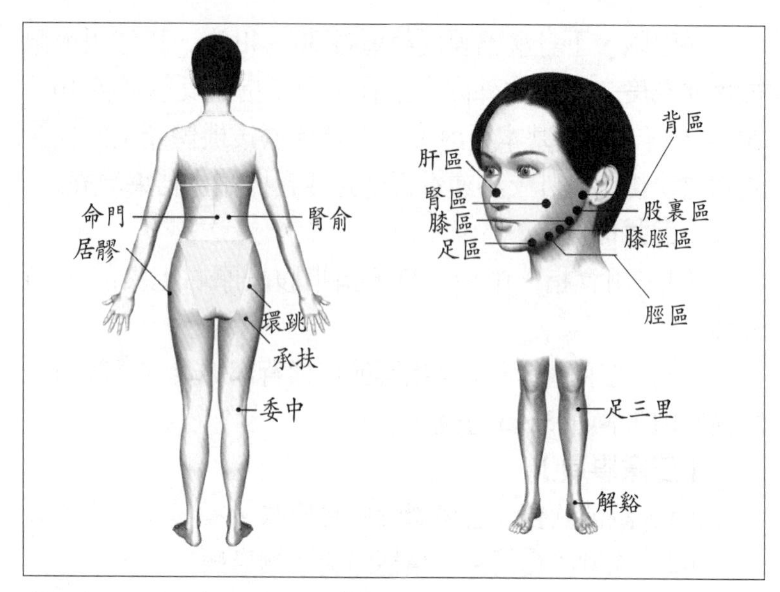

圖 4-15-1

3～4 遍。

（2）點患側秩邊、居髎、環跳、委中、承山穴各 1 分鐘；揉按患側臀部、大腿後側及小腿後側 5 分鐘。

（3）患者側臥位（健側在下），用掌根按揉臀外側 3 分鐘；用肘壓法頂壓坐骨大孔處 1 分鐘；用掌根按壓自股骨大結節外側緣至膝外側上方，由上而下緩緩下移共 3 遍；用拇指彈撥法施於陽陵泉穴至外踝上緣段，由上而下共 3 遍；做腰部斜扳法。

（4）拇指按揉患側的大腿前側和緊張的股內收肌處 5 分鐘；做患側下肢的強迫抬腿；按揉解谿穴 1 分鐘；由上而下，拿大腿和小腿 3 遍。

（5）對於腰椎平直、後凸或側凸畸形者，可增加墊枕

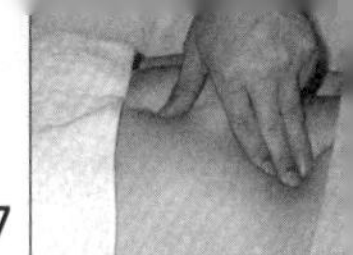

壓法，即患者俯臥位，在其胸不下墊兩只枕頭，在其大腿中段偏下墊兩只枕頭，醫者立其患側，用掌根頂壓在病變節段棘間旁（壓痛點處）向患者的前下方按壓，按壓一側，放鬆一次，力量及幅度由小到大，一般按壓 10～15 次左右。

【面部全息按摩治療】

反射區：背區、肝區、腎區、股裏區、膝區、膝脛區、脛區、足區（圖 4–15–1）。

操作：在面部均勻塗抹按摩介質，用拂法和拇指平推法使面部放鬆並產生溫熱感。中指揉、點背區 3～5 分鐘，每分鐘 60～100 次，至局部產生溫熱感。點按肝區、腎區各 3～5 分鐘，每分鐘 100～200 次，至局部產生酸痛感為度。點揉股裏區、膝區、膝脛區、脛區、足區各 3～5 分鐘。做面部放鬆。結束治療。

【耳部全息按摩治療】

反射區：腰椎、腎、神門、膀胱（圖 4–15–2）。

操作：清洗耳部，輕捏耳周和耳廓部，由上至下 4～5 次。在相應反射區部加重手法，緩慢放鬆。先在腰椎部施重提輕放手法，反覆 10 次，以患者耐受為度，雙耳交替施術。在膀胱、腎部施向上重提向外輕拉的按法，手不離開皮膚，持續 5～6 分鐘。反覆 3～4 次。點按神門 2～3 分鐘，力度適中，反覆 3～4 次，至紅潤為止。最後輕揉每穴 5～6 次，持續 4～6 分鐘。力度由輕到重，再由重到

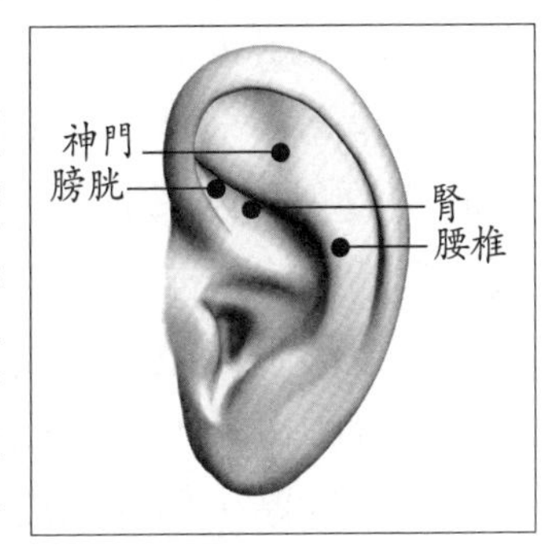

圖 4–15–2

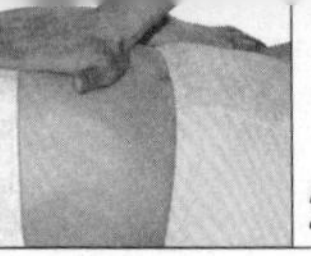

輕。雙耳交替放鬆。

【手部全息按摩治療】

反射區：腰椎、骶椎、腎（圖 4–15–3）。

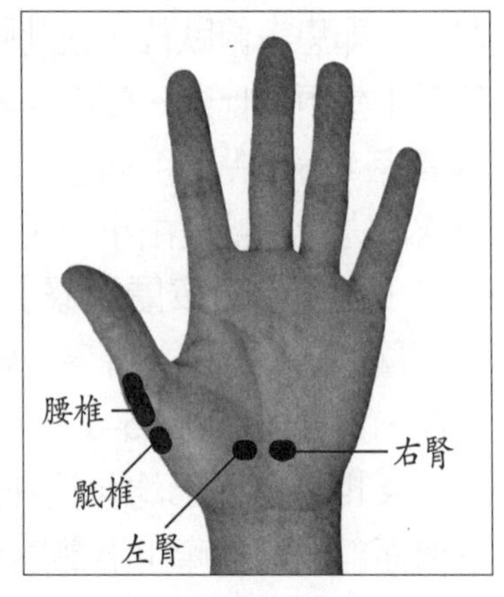

圖 4–15–3

操作：在手部均勻塗抹按摩介質，對全掌進行放鬆手法，分別從大魚際、小魚際開始向指根方向揉捏手掌，頻率為每分鐘 60～100 次，然後分別揉捏每根手指，使整個手掌柔軟，手指放鬆。拇指分別點按腰椎、骶椎反射區 3～5 分鐘，每分鐘 60～100 次，以局部產生熱感為度。再施以按揉法，反覆操作 2～3 分鐘。操作要持久有力。點按腎臟反射區 3～5 分鐘，每分鐘 60～100 次，然後施以拇指按揉法，反覆操作 2～3 分鐘，以患者手部反射區上出現酸、脹、痛的感覺為度。

【足部全息按摩治療】

反射區：肝、腎、腰椎、骶椎、外側坐骨神經、內側坐骨神經（圖 4–15–4）。

操作：在全足均勻塗抹按摩介質，全足放鬆操作，檢查心臟反射區，按摩腎、輸尿管和膀胱這三個基本反射區。拇指點按腰椎、骶椎反射區各 30～40 次，按揉 1 分鐘左右，以酸脹或微微疼痛為度，拇指由外向內推肝、腎、外側坐骨神經、內側坐骨神經反射區各 10～20 次。再次刺激基本反射區，促進治療後機體產生的代謝產物儘快排出體外。再次進行全足放鬆操作。結束治療。

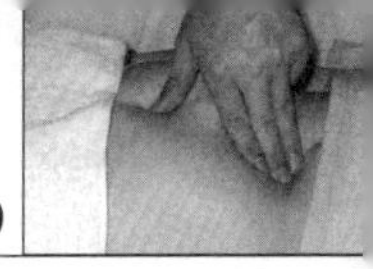

【自我保健】

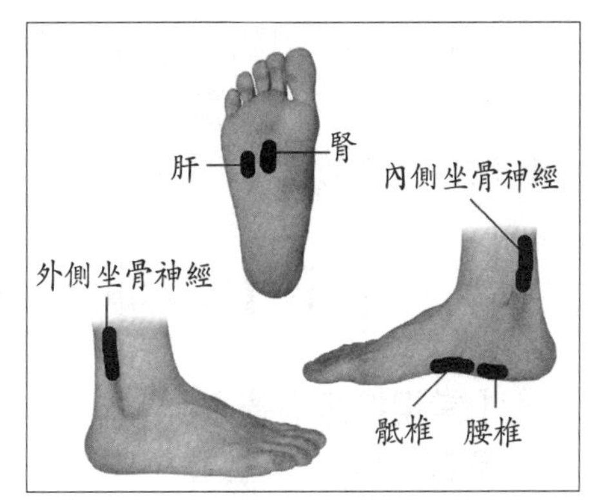

圖 4-15-4

1. 魚躍勢：患者俯臥，雙手置於腰部，項背、胸背做主動後伸動作，雙下肢伸直，做腰、髖的主動後伸（此時膝不能彎曲），接著再放下。項背、胸背、腰、髖後伸及伸後的放下，均應緩緩進行。

2. 拱橋勢：患者仰臥，雙手置於雙側，腹、臀向上抬起至最大度，使腰、臀離開床面並持續數秒至 30 秒，接著再放下。抬起及放下動作均應緩緩進行。

上述鍛鍊方法可任選一種，亦可同用。但需根據自己的實際情況，運動量逐漸增加，不必貪求一氣呵成。

【注意事項】

（1）有 20～30%的腰椎間盤突出症患者，經系統的保守治療仍然無效，可考慮手術治療，如病史在半年以上，反覆發作，雖經系統的保守治療，但確實無效者；有馬尾神經或神經根受壓，發生拇伸肌、足外翻肌的損害或不全性癱瘓，大小便障礙者；經放射線特殊造影檢查，顯示明顯充盈缺損或伴有椎管狹窄者。

（2）椎間盤巨大突出或突出物骨化、症狀典型而持久者腰椎間盤突出症，急性期應以臥床休息為主，以減少椎間盤所承受的壓力，有利於纖維環的修復。配合辨證用藥，並適當地進行屈髖屈膝、伸展下肢和腰背肌功能鍛鍊。

（3）「動」「靜」結合，能提高療效，縮短療程。

（4）在臨床症狀解除後，仍應注意合理的生活規律和正確的勞動姿勢，以防復發。

第十六節　落　枕

【常規按摩治療】

取穴：風池、肩井、天宗、肩外俞等穴（圖 4–16–1）。

操作：一指禪推法或拇指按揉法在頸椎旁開 1.5 寸的軟組織處（以患側做重點治療部位）治療約 5 分鐘。按揉肩胛骨上方（重點治療患側）約 5 分鐘。做頸部的被動運動，包括前屈、後伸、左右旋轉、左右側彎，每個方向分別操作 10 遍，拿肩井、搓肩背 1 分鐘，最後在肌痙攣處施以熱敷。

【面部全息按摩治療】

反射區：背區、肩區、脾區（圖 4–16–1）。

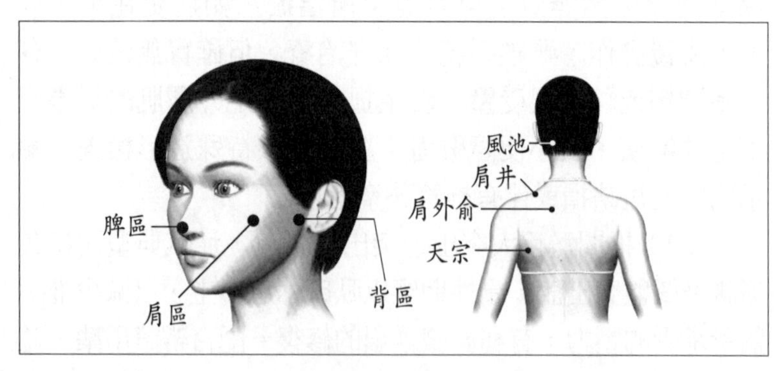

圖 4–16–1

操作：在面部均勻塗抹按摩介質，用拂法和拇指平推法使面部放鬆並產生溫熱感。中指揉、點背區3～5分鐘，每分鐘60～100次，至局部產生溫熱感。點按肩區、脾區3～5分鐘，每分鐘100～200次，至局部產生酸痛感為度。做面部放鬆。結束治療。

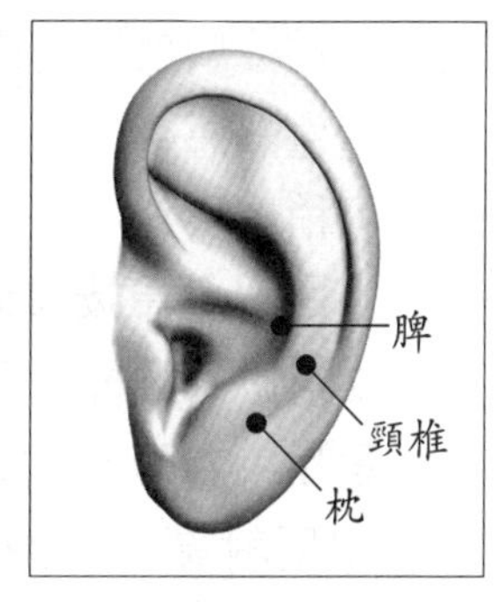

圖 4-16-2

【耳部全息按摩治療】

反射區：頸椎、枕、脾（圖 4-16-2）。

操作：清洗耳部，輕揉耳周和耳廓部，由上至下4～5次。先在頸椎、枕部施重按輕提手法，反覆10次，手不離開皮膚，以患者耐受為度，雙耳交替施術；然後再點按2～3分鐘，力度適中，反覆3～4次。之後掐脾部施以反射區，至紅潤為止。最後輕揉每穴5～6次，持續4分鐘。此為結束手法。力度由輕到重，再由重到輕。雙耳交替放鬆。

【手部全息按摩治療】

反射區：頸椎、肩部（圖 4-16-3）。

操作：在手部均勻塗抹按摩介質，對全掌進行放鬆手法。點按頸椎反射區3～5分鐘，每分鐘60～100次，再用拇指按揉2～3分鐘，以患者手部反射區上出現酸、脹、痛的感覺為度。

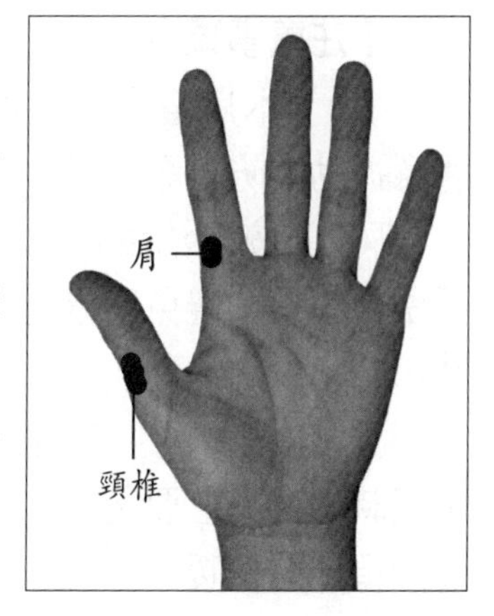

圖 4-16-3

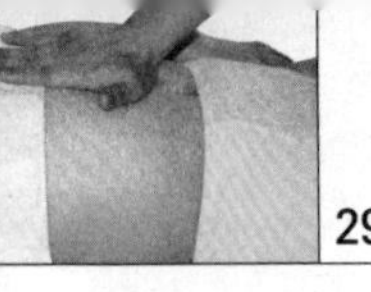

以拇指點按肩部反射區 3～5 分鐘，每分鐘 60～100 次，以局部產生熱感為度。再施以按揉法，反覆操作 2～3 分鐘。手法可稍重。

【足部全息按摩治療】

反射區：頸椎、頸項、脾（圖 4–16–4）。

操作：在全足均勻塗抹按摩介質，全足放鬆操作，檢查心臟反射區，按摩腎、輸尿管和膀胱這三個基本反射區。拇指由外向內推頸椎、頸項反射區各 10～20 次。再次刺激基本反射區，促進治療後機體產生的代謝產物儘快排出體外。再次進行全足放鬆操作。結束治療。

【自我保健】

（1）患者活動頭部，從活動中找出牽拉、板滯、疼痛最明顯處，然後用熱毛巾做局部熱敷，熱敷之後再做頸項的各方向自主活動。

（2）可做熱水淋浴，以熱水沖洗牽拉板滯、疼痛最明顯處，再做頸項的各方向自主活動。

【注意事項】

（1）本病發生後，切忌隨意扳動，防止發生意外。

（2）按摩治療過程中，手法要輕柔，避免用過重的手法，防止肌肉的更加痙攣。

（3）經常發生落枕者，睡眠時墊枕高低要適當，並注意頸項部的保暖。

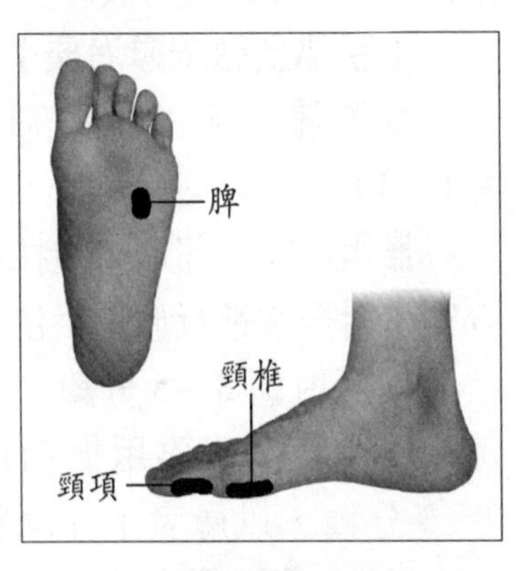

圖 4–16–4

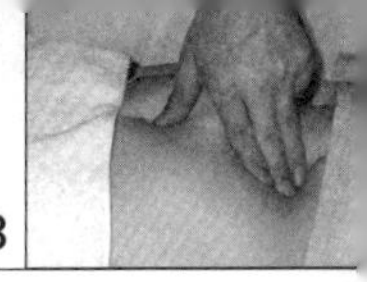

第五章　婦科疾病

第一節　月經不調

【常規按摩治療】

取穴：氣海、關元、中極、血海、陰陵泉、三陰交、腎俞、八髎、章門、期門、肝俞、膈俞（圖 5–1–1）。

操作：右手掌按順時針方向摩患者的下腹部約 10 分鐘；再用一指禪推法推於氣海、關元、中極穴各 2～3 分鐘；拇指按揉雙側的血海、陰陵泉、三陰交穴各 2 分鐘。拇指按揉腎俞和八髎穴，每穴 2～3 分鐘，隨後用擦腎俞和八髎穴，以透熱為度，結束治療。

【面部全息按摩治療】

反射區：子宮區、肝區、脾區（圖 5–1–1）。

操作：在面部均勻塗抹按摩介質，用拂法和拇指平推法使面部放鬆並產生溫熱感。中指揉、點子宮區 3～5 分鐘，每分鐘 60～100 次，至局部產生溫熱感。點按肝區、脾區各 3～5 分鐘，每分鐘 100～200 次，至局部產生酸痛感為度。做面部放鬆。結束治療。

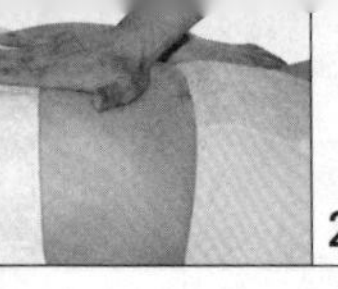

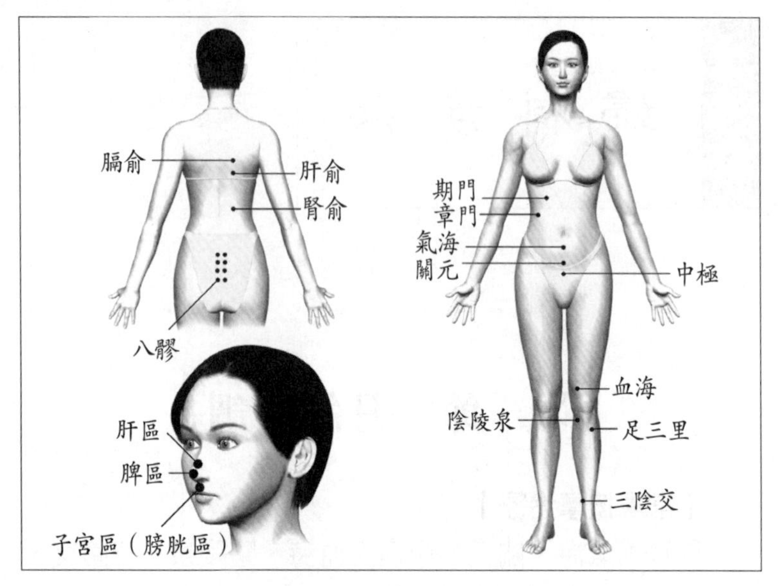

圖 5-1-1

【耳部全息按摩治療】

反射區：子宮、卵巢、內分泌、肝、脾、腎（圖 5-1-2）。

操作：清洗耳部，由下至上輕揉耳周和耳廓部 4～5 次。在相應反射區部加中重度手法，緩慢放鬆，共操作 10 分鐘左右。點掐子宮、卵巢部 10 次，以患者耐受為度，雙耳交替施術。點按內分泌、肝、脾、腎部 5～6 分鐘，反覆 3～4 次，至紅潤為止。最後輕揉每穴 3～5 次，持續 7～8 分鐘。力度由輕至重，再由重到輕，反覆 3～4 次。雙耳交替放鬆。

【手部全息按摩治療】

反射區：生殖器、內分泌、肝、腎臟（圖 5-1-3）。

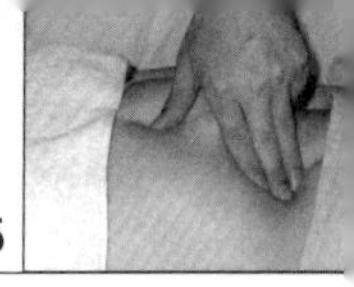

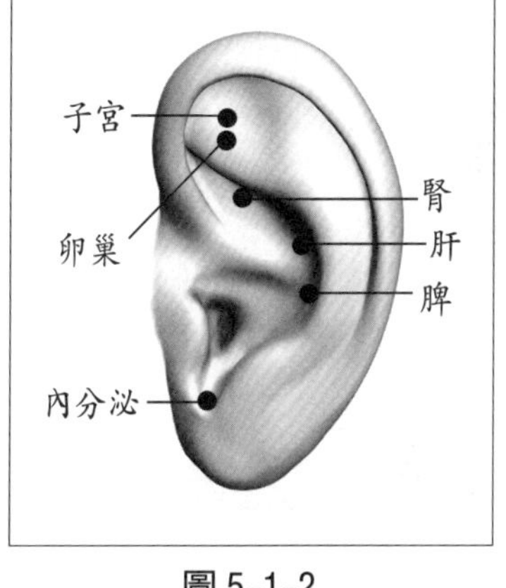

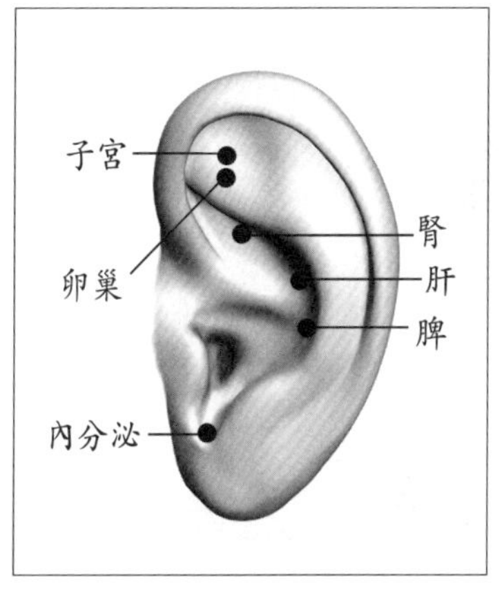

圖 5-1-2

圖 5-1-3

操作：在手部均勻塗抹按摩介質，對全掌進行放鬆手法。按揉生殖器反射區 2～3 分鐘，每分鐘 120 次，以手部產生酸、脹、痛感為度，手法要柔和，由輕到重逐漸加力。點按內分泌反射區 2～3 分鐘，每分鐘 60～100 次，以手部反射區出現酸痛感為度。點按肝反射區 2～3 分鐘，每分鐘 60～100 次。推腎臟反射區 60～100 次，以反射區局部出現熱感為度。

【足部全息按摩治療】

反射區：腎上腺、脾、肝、腎、子宮、卵巢、生殖腺、腹腔神經叢、下腹部（圖 5-1-4）。

操作：在全足均勻地塗抹上按摩介質，全足放鬆操作，檢查心臟反射區，按摩腎、輸尿管和膀胱這三個基本反射區。拇指點按腎上腺、脾、生殖腺反射區各 30～40 次，以酸脹或微微疼痛為度。拇指由外向內推肝、腎、子宮、卵巢、下腹部反射區各 10～20 次，拇指由外向內按揉腹腔神

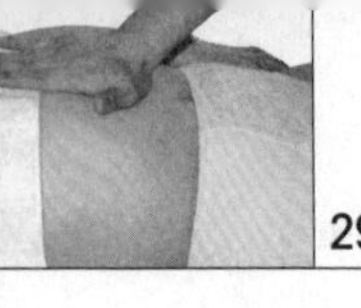

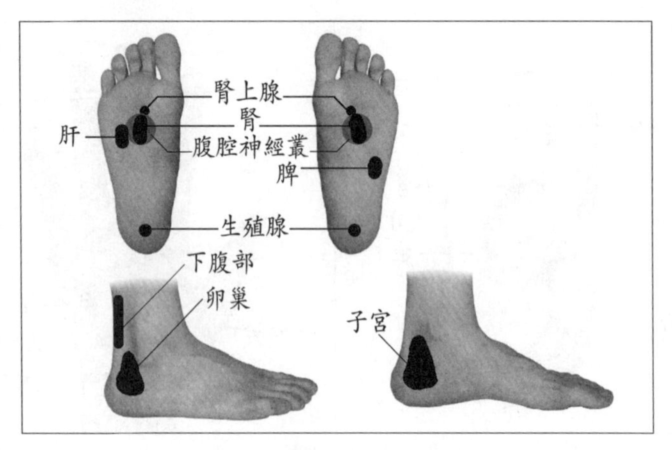

圖 5-1-4

經叢 3 ～5 分鐘。再次刺激基本反射區，促進治療後機體產生的代謝產物儘快排出體外。再次進行全足放鬆操作。結束治療。

【自我保健】

（1）患者仰臥位，以一手掌心貼於小腹部，另一手按其手背上，做順時針方向旋轉揉動約 3 分鐘。

（2）患者坐位，以一手拇指螺紋面緊貼三陰交、血海穴，用力按揉 2～3 分鐘；然後兩手掌根緊按腰部，用力上下擦動，動作要迅速有力，至發熱為止。

上述方法堅持每日一次。

第二節　痛　經

【常規按摩療法】

取穴：關元、氣海、血海、三陰交、足三里、脾俞、

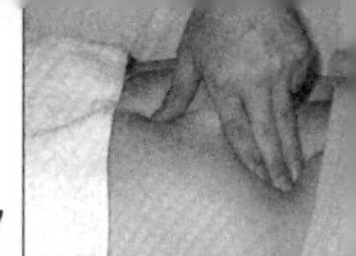

胃俞、腎俞等穴（圖 5–2–1）。

操作：逆時針摩小腹，同時按揉關元、氣海穴，時間約 10 分鐘。按揉血海、三陰交、足三里穴各 2 分鐘。一指禪推法治療腰部脊柱兩旁，重點在肝俞、脾俞、腎俞穴各 1～2 分鐘，然後再按揉上述穴位各 2 分鐘，最後用擦法擦督脈、八髎穴，以透熱為度。

【面部全息按摩治療】

反射區：子宮區、肝區、臍區（圖 5–2–1）。

操作：在面部均勻塗抹按摩介質，用拂法和拇指平推法使面部放鬆並產生溫熱感。中指揉、點子宮區 3～5 分鐘，每分鐘 60～100 次，至局部產生溫熱感。點按肝區、臍區 3～5 分鐘，每分鐘 100～200 次，至局部產生酸痛感

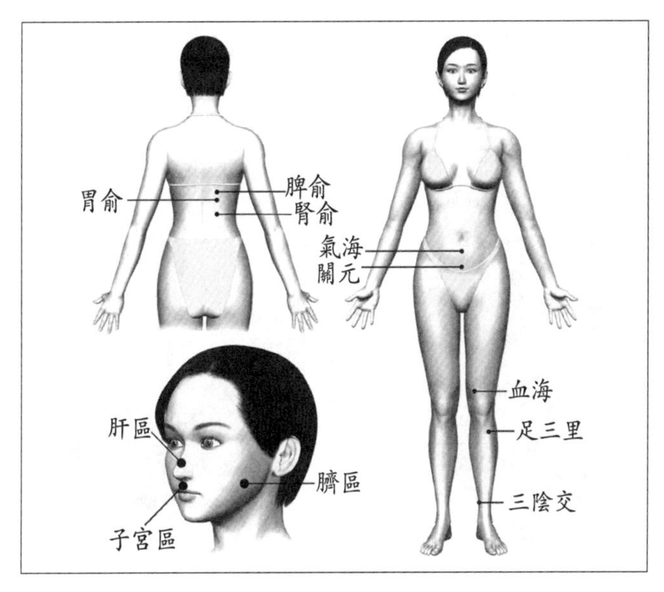

圖 5–2–1

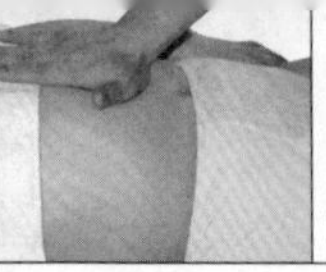

為度。做面部放鬆。結束治療。

【耳部全息按摩治療】

反射區：子宮、內分泌、神門、皮質下、盆腔（圖 5-2-2）。

操作：清洗耳部，捏揉耳周和耳廓部，由上至下 4～5 次。在上述反射區上施以重度捏法，持續 1～2 分鐘，雙耳交替施術。先在子宮、內分泌部施重按輕提手法，反覆 10 次，手不離開皮膚，以患者耐受為度，雙耳交替施術。點按神門、皮質下、盆腔，每穴 5～6 次。力度由輕到重，再由重到輕。雙耳交替放鬆。

每日 1 次，每次持續 20 分鐘，10 次為 1 療程，療程間休息 2 天。

【手部全息按摩治療】

反射區：內分泌、生殖器、肝、腎臟（圖 5-2-3）。

操作：在手部均勻塗抹按摩介質，對全掌進行放鬆手

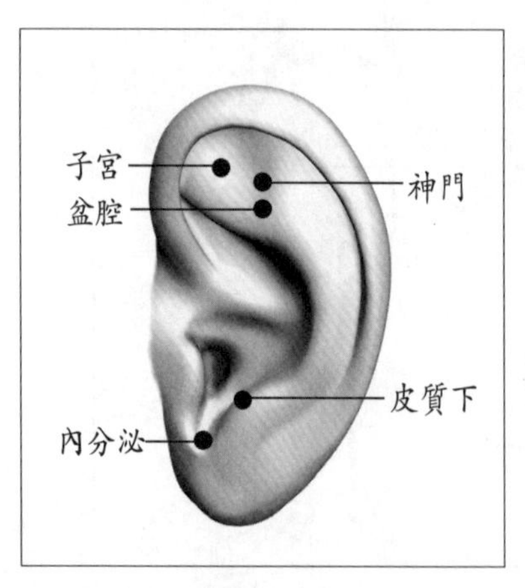

圖 5-2-2

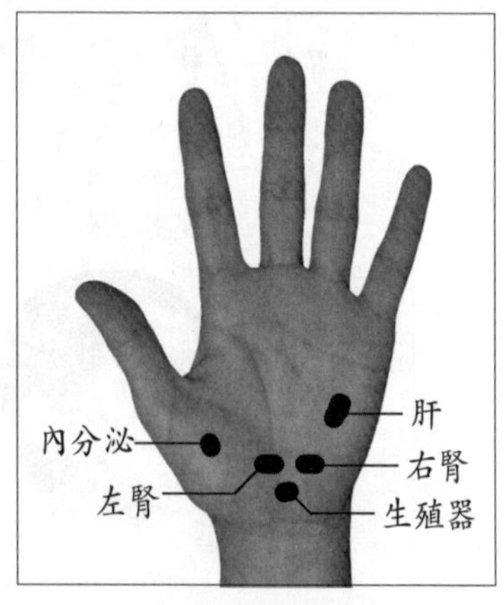

圖 5-2-3

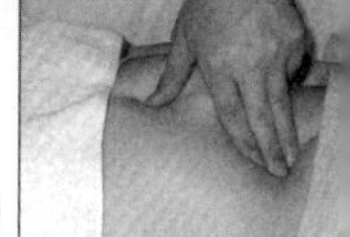

法。按揉生殖器反射區，每分鐘 120 次，點按生殖器反射區 2～3 分鐘，每分鐘 60～100 次，以手部產生酸、脹、痛感為度，手法要由輕到重逐漸加力。點按內分泌反射區 2～3 分鐘，每分鐘 60～100 次，以手部反射區出現酸痛感為度。點揉肝、腎反射區 3～5 分鐘，每分鐘 60～100 次，再採用推法，反覆推 60～100 次，至該反射區出現熱感為度。

【足部全息按摩治療】

反射區：腎上腺、脾、肝、腎、子宮、卵巢、生殖腺、腹腔神經叢、下腹部（圖 5-2-4）。

操作：在全足均勻地塗抹按摩介質，全足放鬆操作，檢查心臟反射區，按摩腎、輸尿管和膀胱這三個基本反射區。拇指點按腎上腺、脾、生殖腺反射區各 30～40 次，以酸脹或微微疼痛為度，拇指由外向內推肝、腎、子宮、卵巢、下腹部反射區各 10～20 次，拇指由外向內按揉腹腔神

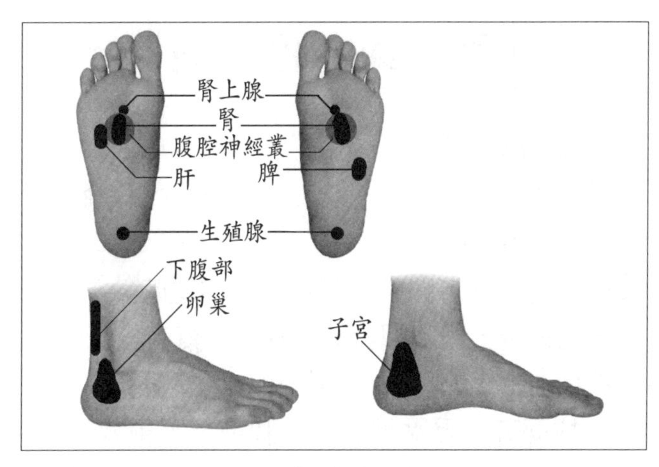

圖 5-2-4

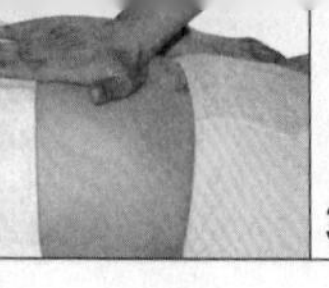

經叢3～5分鐘。再次刺激基本反射區，促進治療後機體產生的代謝產物儘快排出體外。再次進行全足放鬆操作。結束治療。

【自我保健】

（1）患者仰臥，兩下肢屈曲，腹肌放鬆，一手掌心貼小腹部，另一手按其手背上，順時針摩小腹法約2分鐘。

（2）一手拇指緊貼血海、三陰交、足三里穴處做按揉，每穴2分鐘。

（3）兩手掌根緊按腰部，用力上下擦動，至發熱為止。

【注意事項】

（1）注意飲食起居，不貪食生冷、寒涼、油膩之品。經期避受風寒，忌冒雨涉水。

（2）注意調節情志，消除恐懼，焦慮情緒。

（3）月經期間避免劇烈運動和過重的體力勞動。

第三節　停　經

【常規按摩治療】

取穴：關元、氣海、三陰交、足三里、脾俞、胃俞、腎俞等穴（圖5–3–1）。

操作：逆時針方向（腹部移動方向順時針）摩腹，手法要求深沉緩慢，同時配合按揉關元、氣海穴，時間約10分鐘。按揉血海、三陰交、足三里穴各2分鐘。用一指禪推腰部脊柱兩旁，重點推肝俞、脾俞、腎俞穴各1～2分鐘，然後再按揉上述穴位各2分鐘，最後用擦法擦督脈、

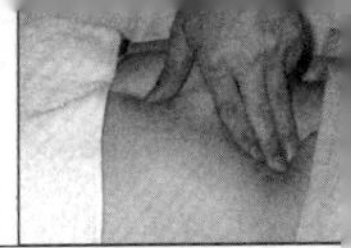

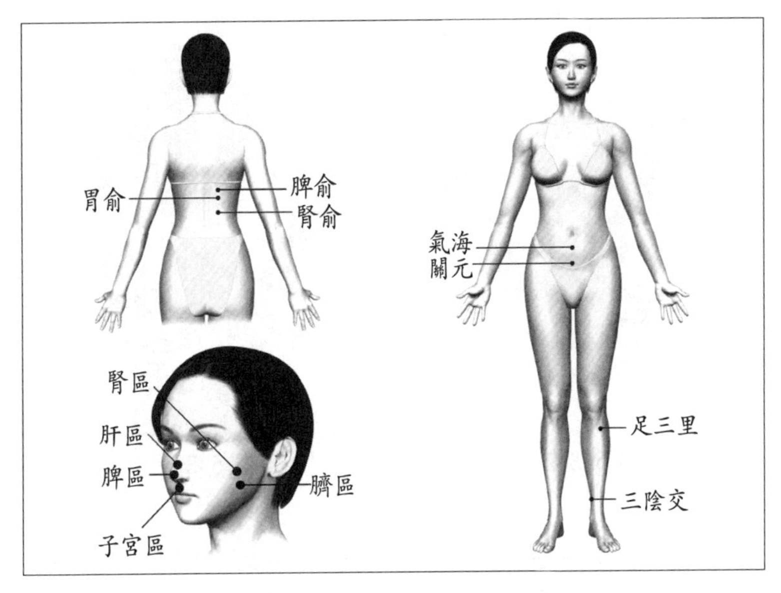

圖 5-3-1

八髎穴，以透熱為度。

【面部全息按摩治療】

反射區：子宮區、臍區、肝區、脾區、腎區（圖 5-3-1）。

操作：在面部均勻塗抹按摩介質，用拂法和拇指平推法使面部放鬆並產生溫熱感。用中指揉、點子宮區 3～5 分鐘，每分鐘 60～100 次，至局部產生溫熱感。點按肝區、脾區、腎區、臍區 3～5 分鐘，每分鐘 100～200 次，至局部產生酸痛感為度。做面部放鬆。結束治療。

【耳部全息按摩治療】

反射區：子宮、卵巢、內分泌、肝、腎（圖 5-3-2）。

操作：清洗耳部，輕捏耳周和耳廓部，由下至上 4～5

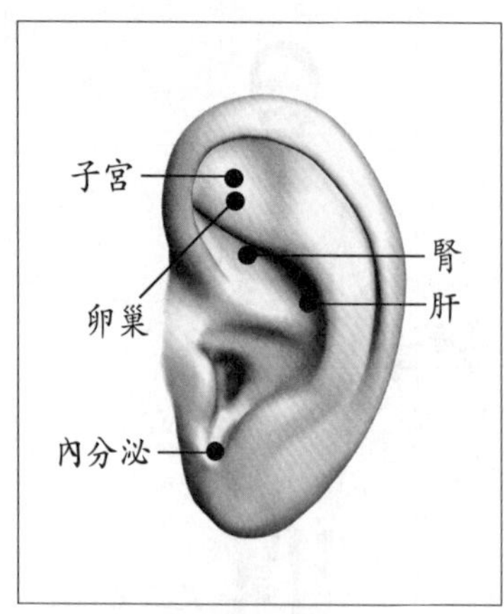

圖 5-3-2

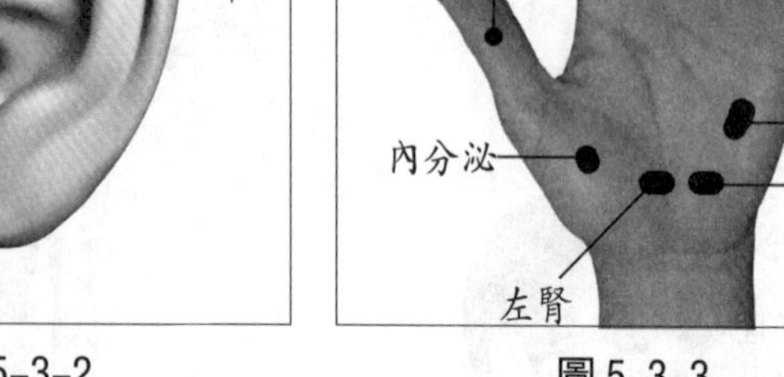

圖 5-3-3

次。在相應反射區部加重手法，緩慢放鬆。先在子宮、卵巢部施重提輕放手法，反覆 10 次，以患者耐受為度，雙耳交替施術。在內分泌部施向上重提向外輕拉的按法，手不離開皮膚，持續 5～6 分鐘。反覆 3～4 次。點按肝、腎 2～3 分鐘，力度適中，反覆 3～4 次。至紅潤為止。輕揉每穴 5～6 次，持續 4～6 分鐘。力度由輕到重，再由重到輕。雙耳交替放鬆。

【手部全息按摩治療】

反射區：內分泌、腎臟、肝臟、脾點（圖 5-3-3）。

操作：在手部均勻塗抹按摩介質，對全掌進行放鬆手法。按揉內分泌反射區 2～3 分鐘，每分鐘 120 次，然後再點按 2～3 分鐘，每分鐘 60～100 次，以手部產生酸、脹、痛感為度，手法要由輕到重逐漸加力。反覆推肝、腎反射區 60～100 次，至該反射區出現熱感為度。點、按、揉脾點反射區各 2～3 分鐘，每分鐘 60～100 次，以患者脾點反

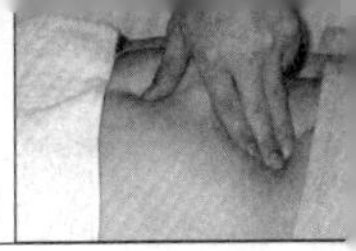

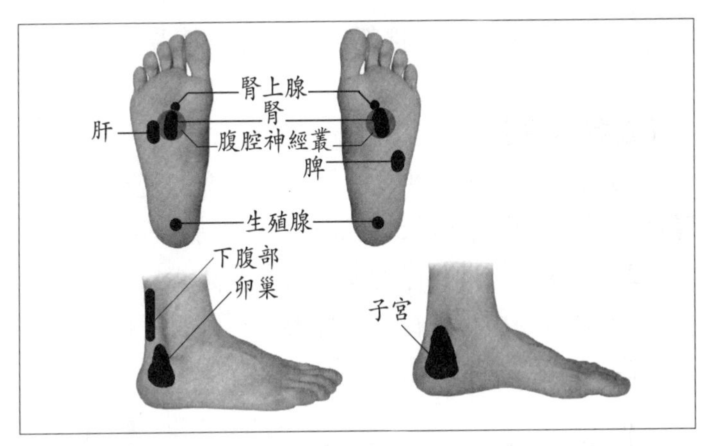

圖 5-3-4

射區局部產生酸痛感為度。

【足部全息按摩治療】

反射區：腎上腺、脾、肝、腎、子宮、卵巢、生殖腺、腹腔神經叢、下腹部（圖 5-3-4）。

操作：在全足均勻地塗抹按摩介質，全足放鬆操作，檢查心臟反射區，按摩腎、輸尿管和膀胱這三個基本反射區。拇指點按腎上腺、脾、生殖腺反射區各 30～40 次，拇指由外向內按揉腹腔神經叢 3 ～5 分鐘，以酸脹感為度。再次刺激基本反射區，促進治療後機體產生的代謝產物儘快排出體外。再次進行全足放鬆操作。結束治療。

【自我保健】

（1）患者仰臥，雙下肢屈曲，腹肌放鬆，疊掌按順時針方向做摩小腹法，操作約 2 分鐘。

（2）一手拇指緊貼血海、三陰交、足三里穴處做按揉，每穴 2 分鐘。

（3）兩手掌根緊按腰部，用力上下擦動，至發熱為止。

【注意事項】

（1）平時注意飲食平衡，肥胖者應增加體育活動，減輕體重；營養不良者，應改善飲食，注意加強營養。

（2）注意月經期、產褥期的衛生保健。

（3）患者要積極進行心理輔導，正確對待疾病，解除心理負擔，穩定情緒，配合治療。

第四節　功能性子宮出血

【常規按摩治療】

取穴：關元、氣海、子宮、三陰交、腎俞、肝俞、膈俞（圖 5-4-1）。

操作：按揉關元、氣海、子宮穴，同時用逆時針方向摩小腹，配合時間約 10 分鐘。按揉血海、三陰交、足三里穴各 2 分鐘。點按肝俞、腎俞、膈俞穴各 1～2 分鐘，最後用擦法橫擦腰骶部，以透熱為度。

【面部全息按摩治療】

反射區：子宮區、肝區、脾區、腎區（圖 5-4-1）。

操作：在面部均勻塗抹按摩介質，用拂法和拇指平推法使面部放鬆並產生溫熱感。中指揉、點子宮區 3～5 分鐘，每分鐘 60～100 次，至局部產生溫熱感。點按肝區、脾區、腎區 3～5 分鐘，每分鐘 100～200 次，至局部產生酸痛感為度。做面部放鬆。結束治療。

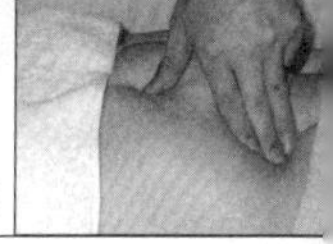

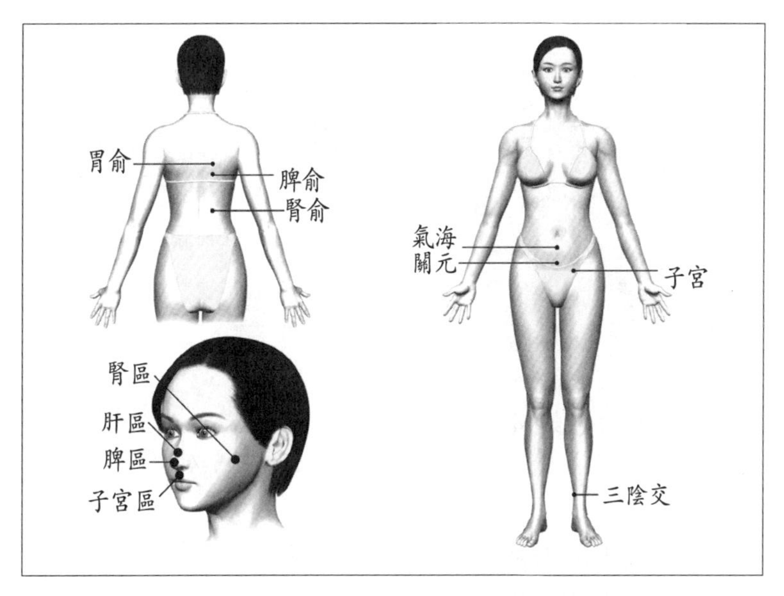

圖 5-4-1

【耳部全息按摩治療】

反射區：子宮、卵巢、輸卵管、盆腔、脾、腎上腺（圖 5-4-2）。

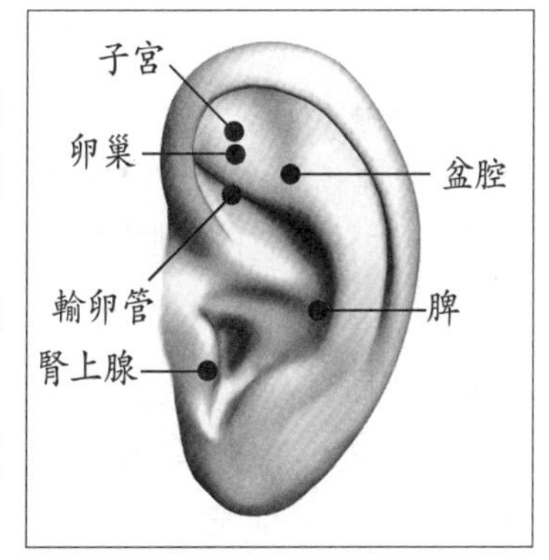

圖 5-4-2

操作：清洗耳部，輕揉耳周和耳廓部，由上至下 4～5 次。先在卵巢、輸卵管部施重按輕提手法，反覆 10 次，手不離開皮膚，以患者耐受為度，雙耳交替施術。點按盆腔、脾、腎上腺 2～3 分鐘，力度適中，反覆 3～4 次。掐子宮部至紅潤為止。輕揉每穴 5～6 次，持續 4 分鐘。此為

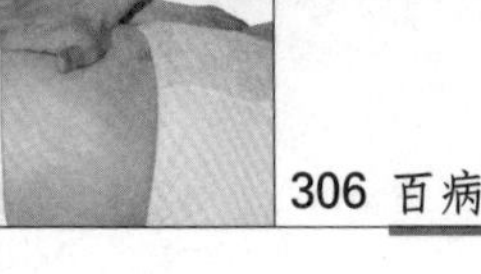

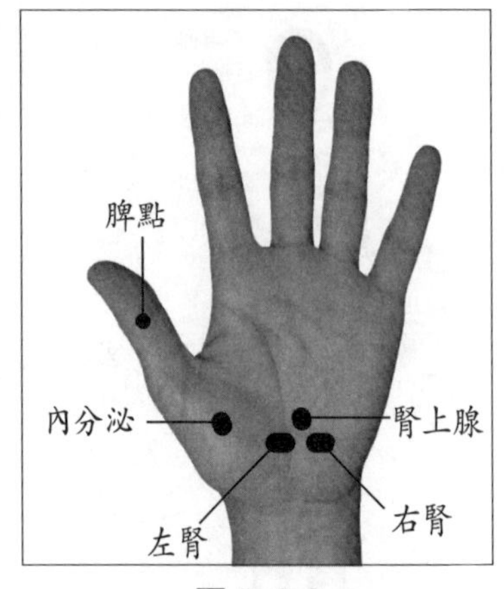

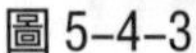
圖 5-4-3

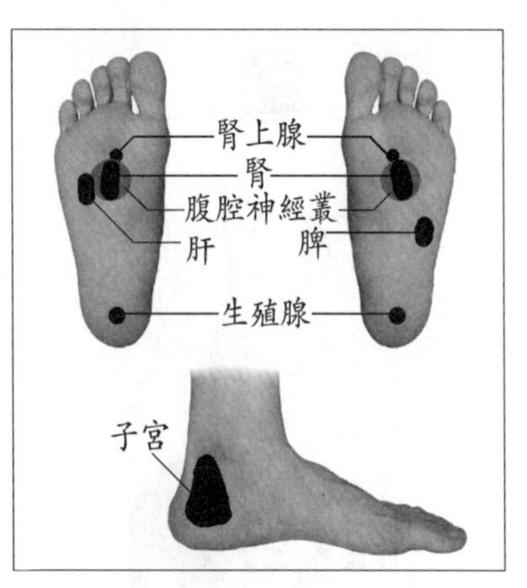

圖 5-4-4

結束手法。力度由輕到重，再由重到輕。雙耳交替放鬆。

【手部全息按摩治療】

反射區：內分泌、腎、脾點、腎上腺（圖 5-4-3）。

操作：在手部均勻塗抹按摩介質，對全掌進行放鬆手法。按揉內分泌反射區 2～3 分鐘，每分鐘 120 次，再點按 2～3 分鐘，每分鐘 60～100 次，以手部產生酸、脹、痛感為度，手法要由輕到重逐漸加力。

點揉腎臟反射區 60～100 次，至該反射區出現酸痛感覺的。再施以點法，反覆操作 3～5 分鐘。點按脾點反射區 2～3 分鐘， 每分鐘 100 次，然後按揉 2～3 分鐘，每分鐘 60～100 次，使患者手部反射區產生酸、脹、痛的感覺。注意用力要由輕到重，不可突然加力。點按腎上腺反射區 3～5 分鐘，至局部產生酸、脹、痛的感覺為度。

【足部全息按摩治療】

反射區：腎上腺、脾、肝、腎、子宮、生殖腺、腹腔

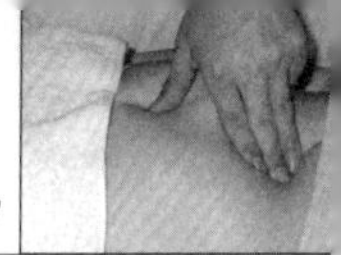

神經叢（圖 5–4–4）。

操作：在全足均勻地塗抹按摩介質，全足放鬆操作，檢查心臟反射區，按摩腎、輸尿管和膀胱這三個基本反射區。拇指點按腎上腺、脾、生殖腺反射區各 30～40 次，以酸脹或微微疼痛為度。拇指由外向內推肝、腎、子宮反射區 10～20 次，拇指按揉由外向內腹腔神經叢 3 ～5 分鐘。再次刺激基本反射區，促進治療後機體產生的代謝產物儘快排出體外。再次進行全足放鬆操作。結束治療。

【自我保健】

（1）患者仰臥位，以一手掌心貼於小腹部，另一手按其手背上，做順時針方向旋轉揉動 3 分鐘。注意手法要柔和。

（2）患者坐位，以一手拇指螺紋面按揉足三里、三陰交穴 2～3 分鐘；然後兩手掌根緊按腰部，上下擦動，至發熱為止。

【注意事項】

（1）消除恐懼心理，特別注意避免不良精神刺激。

（2）加強營養，禁食辛辣刺激食物。

（3）多臥床休息，出血量多時，取頭低足高位。

第五節　帶下病

【常規按摩治療】

取穴：關元、氣海、腎俞、八髎、氣衝、三陰交、太衝（圖 5–5–1）。

操作：摩法操作於小腹部關元、氣海、氣衝穴處，手法

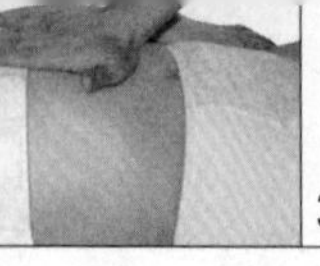

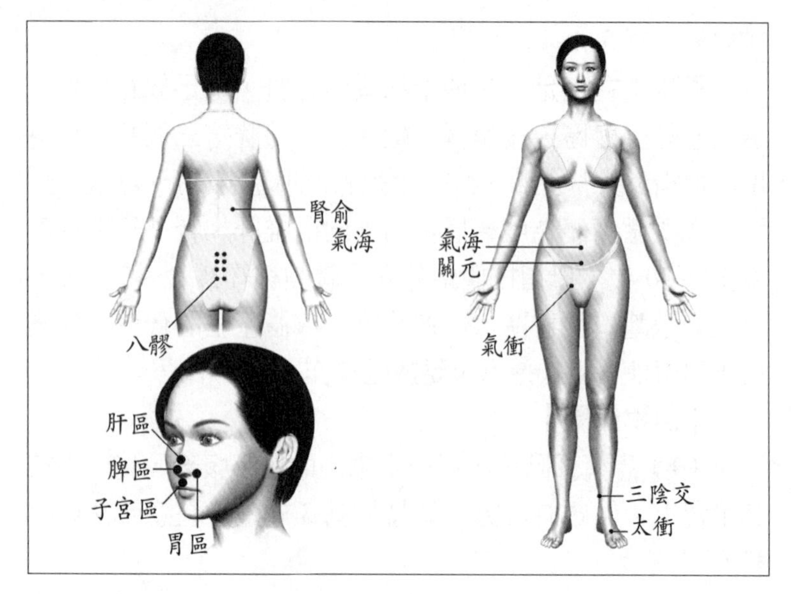

圖 5-5-1

要求深沉緩慢，同時配合按揉關元、氣海穴約 10 分鐘。掌根揉腎俞、八髎穴各 1～2 分鐘，然後再按揉三陰交、太衝穴各 2 分鐘，最後用擦法擦督脈、八髎穴，以透熱為度。

【面部全息按摩治療】

反射區：子宮區、脾區、胃區、肝區（圖 5-5-1）。

操作：在面部均勻塗抹按摩介質，用拂法和拇指平推法使面部放鬆並產生溫熱感。中指揉、點子宮區 3～5 分鐘，每分鐘 60～100 次，至局部產生溫熱感。點按肝區、脾區、胃區 3～5 分鐘，每分鐘 100～200 次，至局部產生酸痛感為度。做面部放鬆。結束治療。

【耳部全息按摩治療】

反射區：脾、腎、肝、子宮、內分泌、膀胱（圖 5-5-

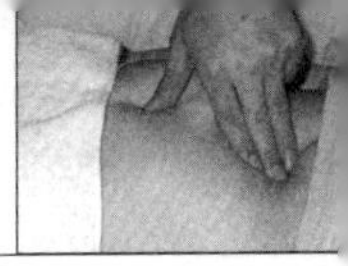

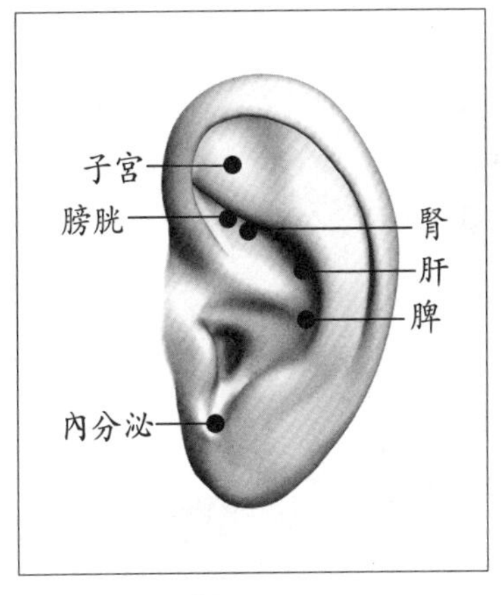

圖 5–5–2

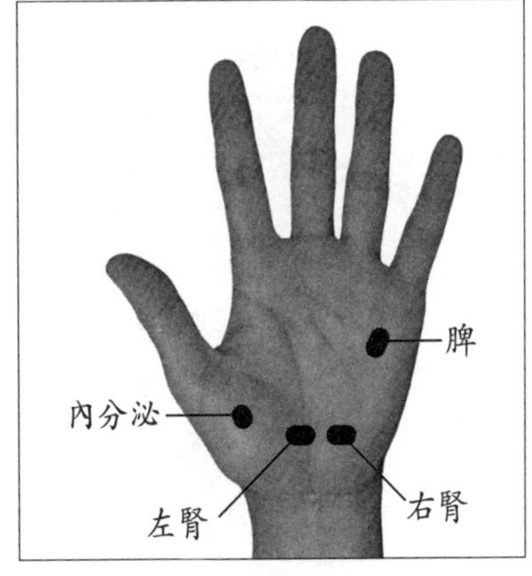

圖 5–5–3

2）。

操作：清洗耳部，輕揉耳周和耳廓部，遇上述穴位時可在輕揉的同時加入按壓手法，用力由輕到重，再由重到輕，均勻施術，一般持續半分鐘即可。雙耳交替。在脾、腎、肝部施重按快放手法，反覆 10 次，以患者耐受為度，雙耳交替施術。點壓子宮、內分泌、膀胱部 2～3 分鐘，力度適中，反覆 3～4 次。每穴擦 5～6 次，持續 4 分鐘。結束手法。

【手部全息按摩治療】

反射區：脾、腎臟（圖 5–5–3）。

操作：在手部均勻塗抹按摩介質，對全掌進行放鬆手法。點按腎臟、脾反射區 2～3 分鐘，每分鐘 60～100 次，以手部反射區出現酸痛感為度。然後，反覆推 60～100 次，至反射區局部產生熱感為度。

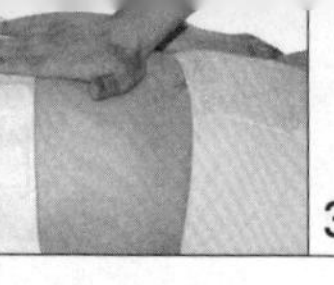

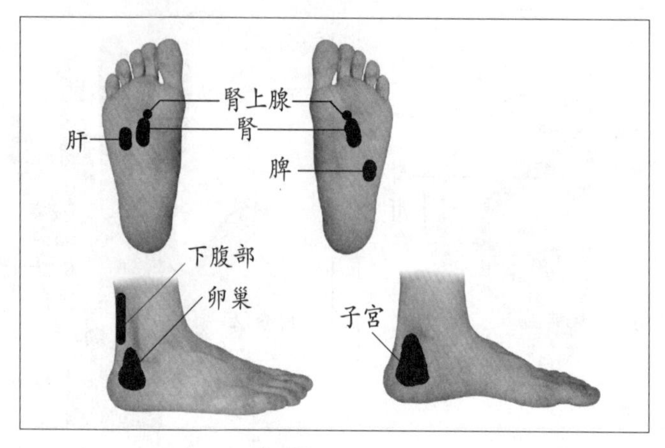

圖 5-5-4

【足部全息按摩治療】

反射區：腎上腺、脾、肝、腎、子宮、卵巢、下腹部（圖 5-5-4）。

操作：在全足均勻塗抹按摩介質，全足放鬆操作，檢查心臟反射區，按摩腎、輸尿管和膀胱這三個基本反射區。拇指點按腎上腺、脾反射區各 30～40 次，以酸脹或微微疼痛為度，拇指由外向內推肝、腎、子宮、卵巢、下腹部反射區各 10～20 次。再次刺激基本反射區，促進治療後機體產生的代謝產物儘快排出體外。再次進行全足放鬆操作。結束治療。

【自我保健】

（1）患者仰臥，腹肌放鬆，一手掌心貼小腹部，另一手按其手背上，按順時針方向摩小腹，操作約 2 分鐘。

（2）一手拇指緊貼三陰交、足三里穴處做按揉，每穴 2 分鐘。

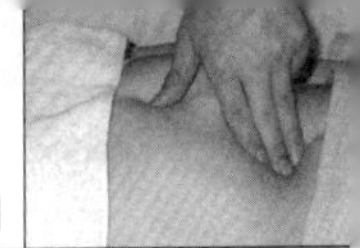

（3）兩手掌根緊按腰部，用力上下擦動，至發熱為止。

【注意事項】

（1）保持外陰清潔乾燥，勤換洗內褲，注意經期衛生。

（2）注意生活起居，飲食衛生等。

（3）保持樂觀情緒。

第六節　妊娠嘔吐

【常規按摩治療】

取穴：風府、啞門、足三里、膻中、內關、太衝（圖5-6-1）。

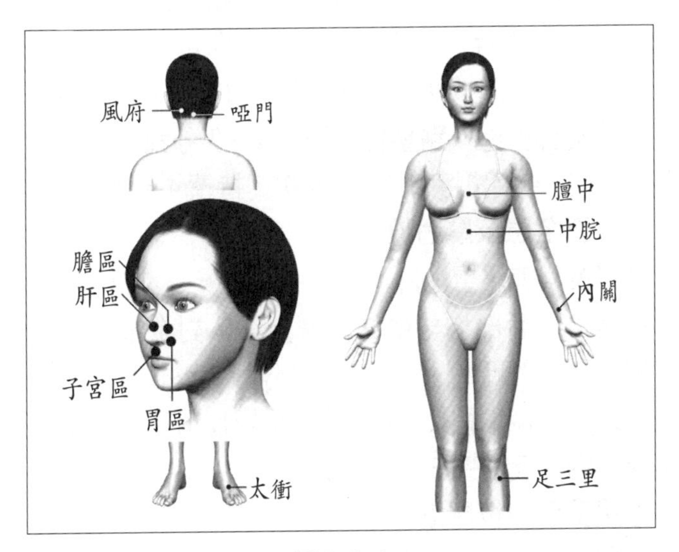

圖 5-6-1

操作：一指禪自上而下推風府、啞門、足三里、膻中穴5分鐘，再以拇指指腹揉1分鐘。按揉內關、太衝穴各3～5分鐘。

【面部全息按摩治療】

反射區：子宮區、胃區、肝區、膽區（圖5-6-1）。

操作：在面部均勻塗抹按摩介質，用拂法和拇指平推法使面部放鬆並產生溫熱感。中指揉、點子宮區3～5分鐘，每分鐘60～100次，至局部產生溫熱感。點按胃區、肝區、膽區3～5分鐘，每分鐘100～200次，至局部產生酸痛感為度。做面部放鬆。結束治療。

【耳部全息按摩治療】

反射區：食道、賁門（圖5-6-2）。

操作：清洗耳部，輕揉耳周和耳廓部，遇上述穴位時，可在輕揉的同時加入按壓手法，壓力由輕到重，再由重到輕，均勻施術，一般持續半分鐘即可。雙耳交替。在食道、賁門部施重按快放手法，反覆10次，以患者耐受為度，雙耳交替施術。點壓胃、腹部2～3分鐘，力度適中，反覆3～4次。反覆擦每穴5～6次，持續4分鐘。

【手部全息按摩治療】

反射區：脾、胃、肝（圖5-6-3）。

操作：在手部均勻塗抹按摩介質，對全掌進行放鬆手法。按揉脾反射區3～5分鐘，每分鐘60～100次，手法應柔和滲透，然後點按2～3分鐘。推胃反射區至局部產生熱感為度。點肝反射區3～5分鐘。

【足部全息按摩治療】

反射區：腎上腺、脾、胃、肝、腎、子宮、卵巢（圖

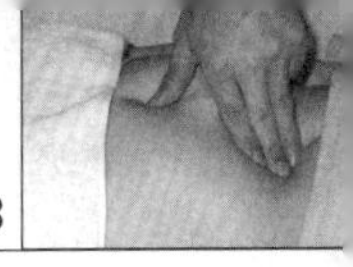

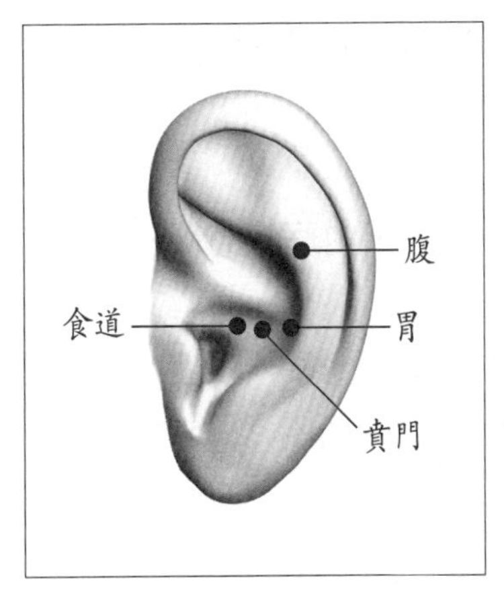

圖 5-6-2

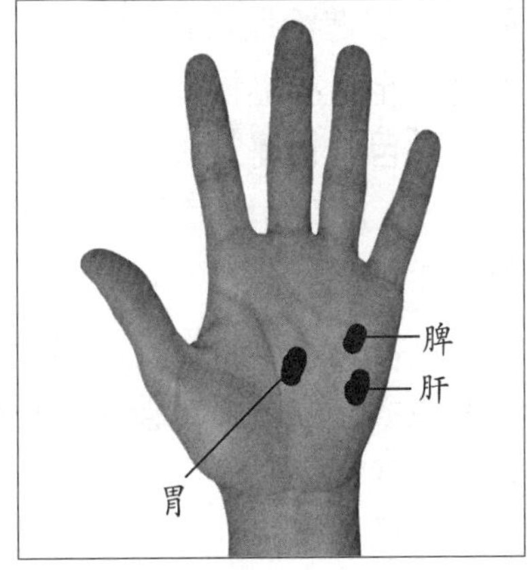

圖 5-6-3

5-6-4）。

操作：在全足均勻地塗抹上按摩介質，全足放鬆操作，檢查心臟反射區，按摩腎、輸尿管和膀胱這三個基本反射區。拇指點按腎上腺、脾反射區各 30–40 次，按揉 1 分鐘左右，以酸脹或微微疼痛為度，拇指由外向內推胃、肝、腎、子宮、卵巢反射區各 10～20 次。再次刺激基本反

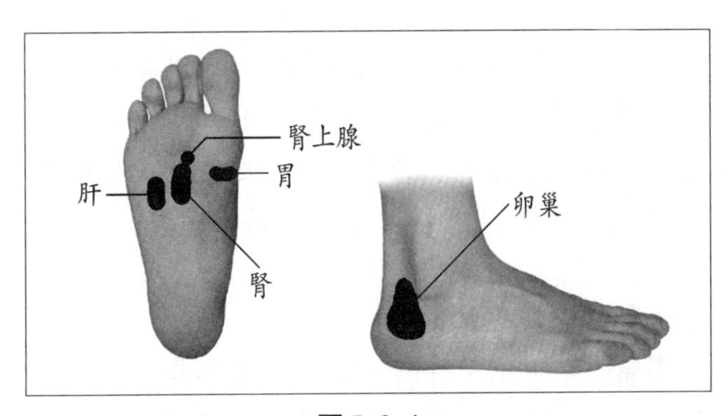

圖 5-6-4

射區，促進治療後機體產生的代謝產物儘快排出體外。再次進行全足放鬆操作。結束治療。

【自我保健】

（1）拇指按揉足部衝陽、太白、內庭穴各 10 分鐘，每日 1～3 次。

（2）按壓足部厲兌、隱白兩穴 10～25 分鐘。對於症狀嚴重者，同時可揉按手食指指甲旁的商陽穴 3～5 分鐘，每日 1 次。

【注意事項】

（1）保持情緒穩定，心情舒暢。

（2）飲食應忌辛辣、油膩，不可盲目追求高營養。

（3）注意環境衛生，避免聞及異味。

第七節　胎位不正

【常規按摩治療】

取穴：至陰、關元、氣海、三陰交、足三里（圖 5-7-1）。

操作：摩小腹部，手法要求輕緩，使手能感觸胎動，同時配合按揉關元、氣海穴，時間約 10 分鐘。點揉至陰穴 100 次。用手指點揉內、外關穴各 100 次，力度輕微，揉動時掌往上推。點揉然谷、湧泉穴各 50 次，力度輕重兼用。

【面部全息按摩治療】

反射區：子宮區、肝區、腎區（圖 5-7-1）。

操作：在面部均勻塗抹按摩介質，用拂法和拇指平推

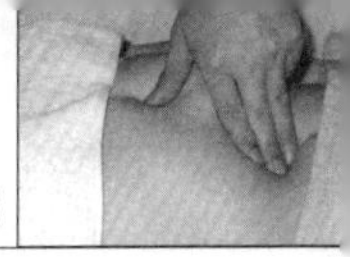

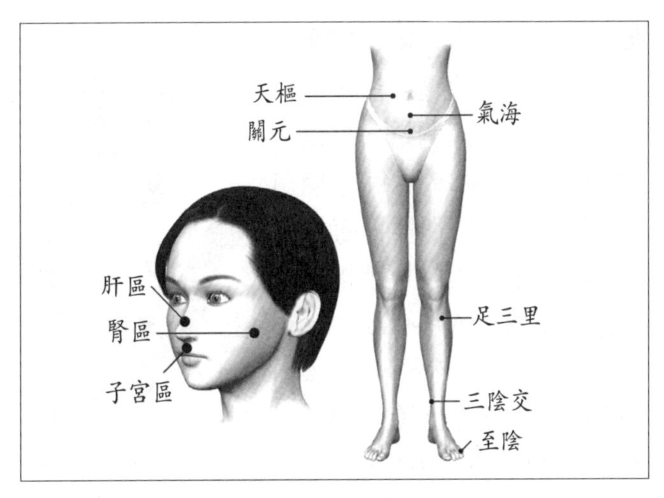

圖 5–7–1

法使面部放鬆並產生溫熱感。中指揉、點子宮區 3～5 分鐘，每分鐘 60～100 次，至局部產生溫熱感。點按肝區、腎區 3～5 分鐘，每分鐘 100～200 次，至局部產生酸痛感為度。做面部放鬆。結束治療。

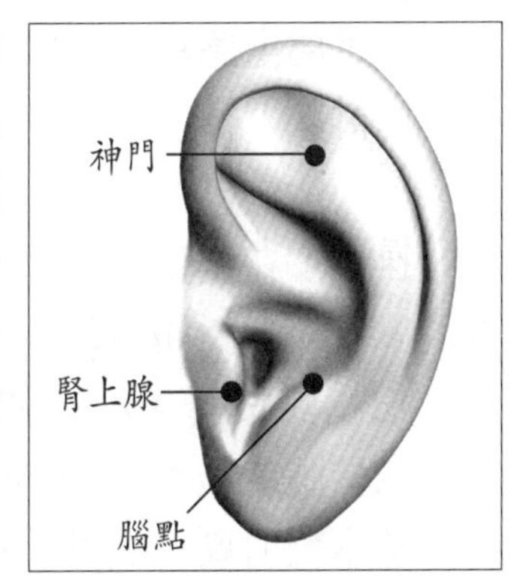

圖 5–7–2

【耳部全息按摩治療】

反射區：神門、腎上腺、腦點（圖 5–7–2）。

操作：對本病，手法要輕。在清洗過耳部後，輕揉耳部反射區。10 次為 1 個療程。只做配合治療。

【手部全息按摩治療】

反射區：心、脾、肝（圖 5–7–3）。

操作：在手部均勻塗抹按摩介質，對全掌進行放鬆手法，分別從大魚際、小魚際開始向指根方向揉捏手掌，頻率為每分鐘 60～100 次，然後分別揉捏每根手指，使整個手掌柔軟，手指放鬆。推心臟反射區 60～100 次，至局部產生熱感，然後再按揉 3～5 分鐘。按揉脾臟反射區 3～5 分鐘，每分鐘 60～100 次，手法應柔和滲透，然後再點按 2～3 分鐘。點肝臟反射區 3～5 分鐘。

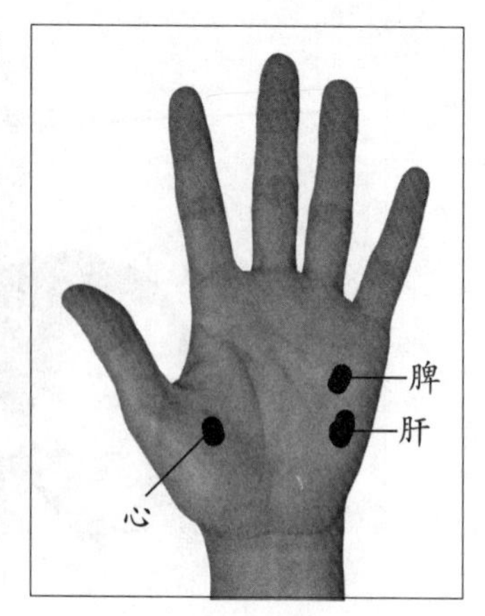

圖 5-7-3

【足部全息按摩治療】

反射區：腎上腺、脾、肝、腎、子宮、至陰（圖 5-7-4）。

操作：在全足均勻塗抹按摩介質，全足放鬆操作，檢查心臟反射區，按摩腎、輸尿管和膀胱這三個基本反射區。拇指點按腎上腺、脾、肝、腎、子宮反射區 30～40 次，以酸脹或微微疼痛為度，再點按至陰穴 5 分鐘。再次刺激基本反射區，促進治療後機體產生的代謝產物儘快排出體外。再次進行全足放鬆操作。結束治療。

【自我保健】

（1）每日按揉至陰穴數遍。

（2）孕婦可用胸膝臥式。要領是解盡小便，放鬆褲帶，跪在鋪著棉絮的硬板床上，雙手前臂伸直，胸部儘量與床貼緊，臀部上翹，大腿與小腿成直角。如此每日兩

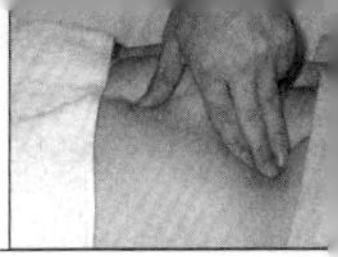

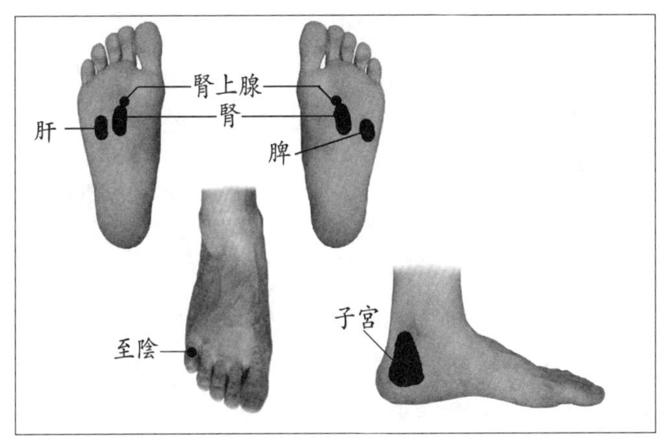

圖 5-7-4

次，開始時每次 3～5 分鐘，以後增至每次 10～15 分鐘。胸膝臥位可使胎臀退出盆腔，增加胎頭轉為頭位機會。

【注意事項】

（1）保持心情舒暢，避免緊張情緒。

（2）做適當的運動，定期進行檢查。

第八節　產後汗證

【常規按摩治療】

取穴：三陰交、復溜、合谷、太谿、關元、氣海、足三里（圖 5-8-1）。

操作：右手手掌置於患者關元、氣海穴處，在患者的下腹部做掌摩法（從患者右下腹開始向上與臍平後，再向左移動至左臍旁，再向下與中極穴位平後，向右下腹移動，如此反覆。手法移動要緩慢）約 10 分鐘。拇指按揉三陰交、復溜、合谷、太谿穴各2～3分鐘，至穴位局部產生酸脹感為度。

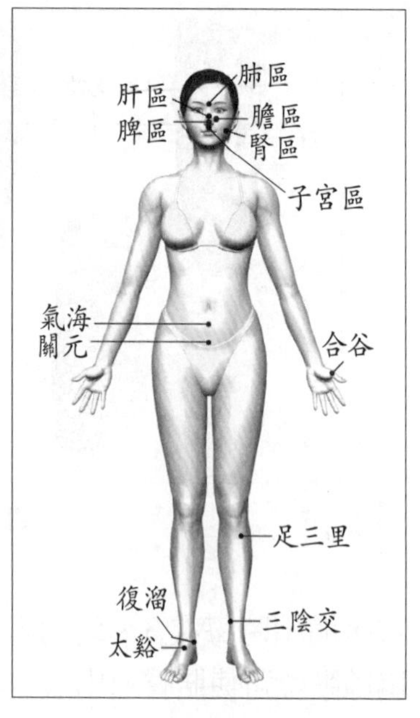

圖 5-8-1

【面部全息按摩治療】

反射區：子宮區、肺區、脾區、腎區、肝區、膽區（圖5-8-1）。

操作：在面部均勻塗抹按摩介質，用拂法和拇指平推法使面部放鬆並產生溫熱感。中指揉、點子宮區3～5分鐘，每分鐘60～100次，至局部產生溫熱感。點按肝區、膽區、脾區、胃區、肺區3～5分鐘，每分鐘100～200次，至局部產生酸痛感為度。做面部放鬆。結束治療。

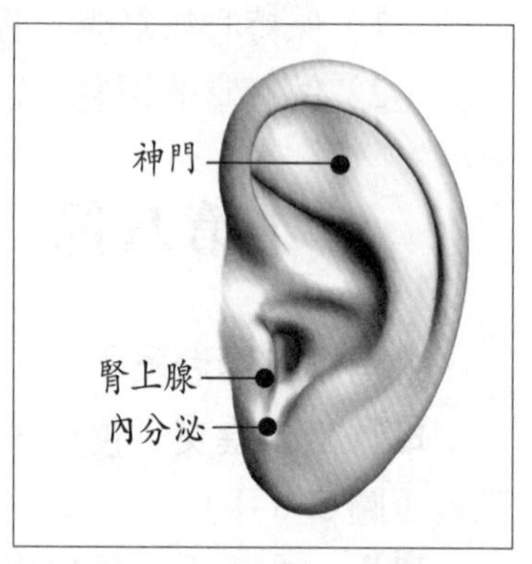

圖 5-8-2

【耳部全息按摩治療】

反射區：內分泌、腎上腺、神門（圖5-8-2）。

操作：清洗耳部數次，輕揉耳周和耳廓部，由上至下4～5次。先在內分泌、腎上腺部施重按輕提手法，反覆10次，手不離開皮膚，以患者耐受為度，雙耳交替施術。點按神門2～3分鐘，力度適中，反覆3～4次。掐內分泌部

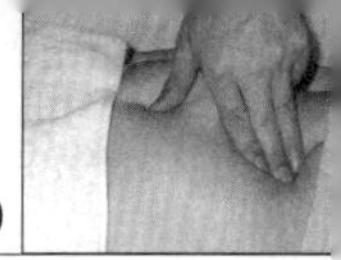

至紅潤為止。反覆輕揉每穴5～6次，持續4分鐘。此為結束手法。力度由輕到重，再由重到輕。雙耳交替放鬆。

【手部全息按摩治療】

反射區：內分泌、心、腎（圖5-8-3）。

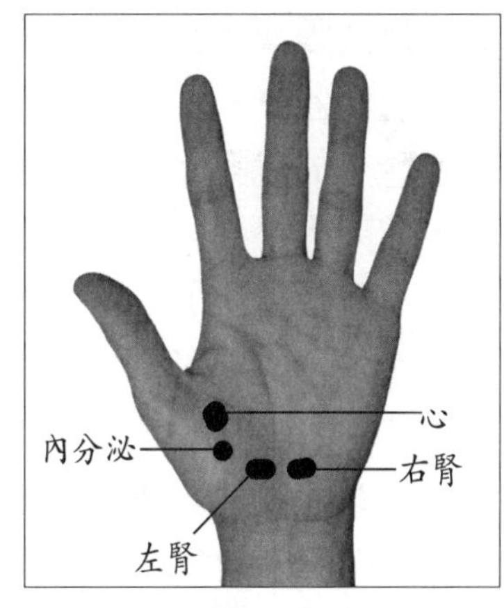

圖 5-8-3

操作：在手部均勻塗抹按摩介質，對全掌進行放鬆手法。按揉內分泌反射區2～3分鐘，每分鐘60～100次，然後再點按2～3分鐘，手法柔和滲透，用力由輕到重。點揉心臟、腎臟反射區60～100次，至局部產生熱感，然後再按揉3～5分鐘，每分鐘60～100次。

【足部全息按摩治療】

反射區：腎上腺、脾、肝、腎、子宮、心（圖5-8-4）。

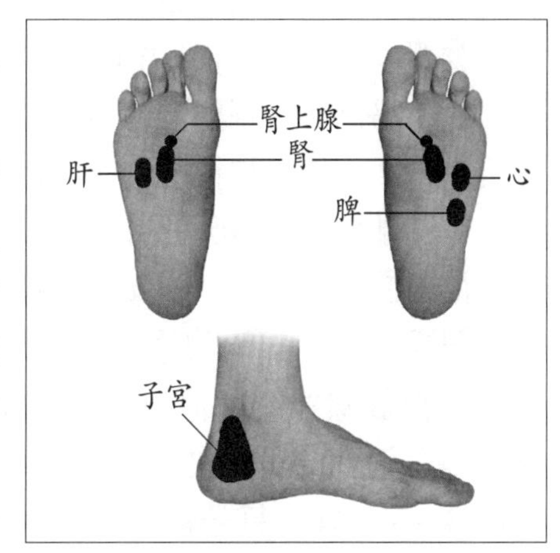

圖 5-8-4

操作：在全足均勻地塗抹按摩介質，全足放鬆操作，查心臟反射區，按摩腎、輸尿管和膀胱這三個基本反射區。拇指點按腎上腺、脾、心反射區各30～40次，按揉1分鐘左右，以酸脹或微微疼痛為度，拇指由外向內推肝、腎、子宮反射區各 10～20 次。再次刺激基本反射區，促進治療後機體產生的代謝產物儘快排出體外。再次進行全足放鬆操作。結束治療。

【注意事項】

（1）汗多時應及時用毛巾擦乾，注意保暖，預防感冒。

（2）注意生活起居，病時應多臥床休息，儘量減少活動，以防汗出過多。

（3）飲食應多食補益氣血之品，以增強體質。

第九節　產後宮縮痛

【常規按摩治療】

取穴：氣海、關元、中極、足三里、公孫、三陰交、脾俞、胃俞、三焦俞（圖 5-9-1）。

操作：全掌順時針方向摩小腹部（手法要求深沉緩慢）約 10 分鐘。按揉氣海、關元、中極、足三里、公孫、三陰交穴 2 分鐘。按揉脾俞、胃俞、三焦俞各 50 次。

【面部全息按摩治療】

反射區：子宮區、臍區、肝區（圖 5-9-1）。

操作：在面部均勻塗抹按摩介質，用拂法和拇指平推法使面部放鬆並產生溫熱感。中指揉、點子宮區 3～5 分鐘，每分鐘 60～100 次，至局部產生溫熱感。點按肝區、臍區 3～5 分鐘，每分鐘 100～200 次，至局部產生酸痛感為度。做面部放鬆。結束治療。

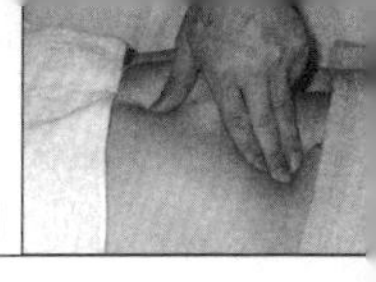

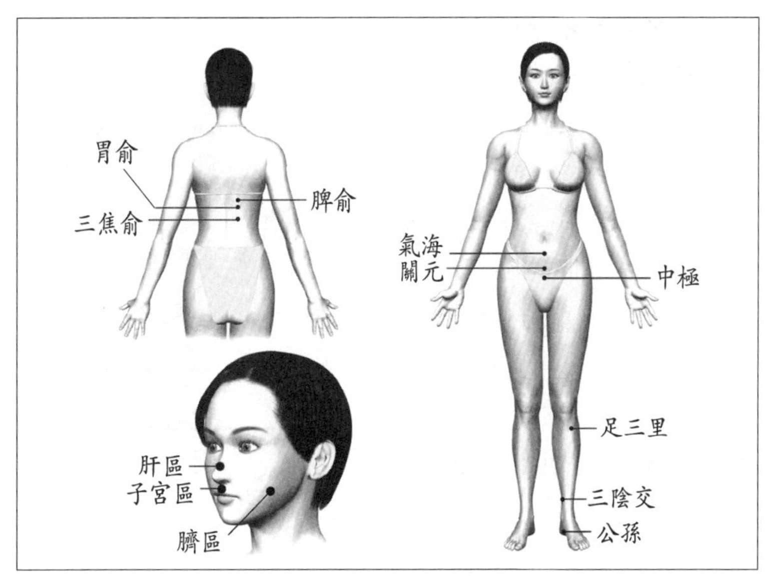

圖 5-9-1

【耳部全息按摩治療】

反射區：神門、腹、盆腔、內分泌（圖 5-9-2）。

操作：清洗耳部，輕揉耳周和耳廓部，由上至下 4～5 次。先在腹、盆腔部施重按輕提手法，反覆 10 次，手不離開皮膚，以患者耐受為度，雙耳交替施術。點按神門 2～3 分鐘，力度適中，反覆 3～4 次。掐內分泌部至紅潤為止。輕揉每穴 5～6 次，持續 4 分鐘。此為結束手法。力度由輕到重，再由重到輕。雙耳交替放鬆。

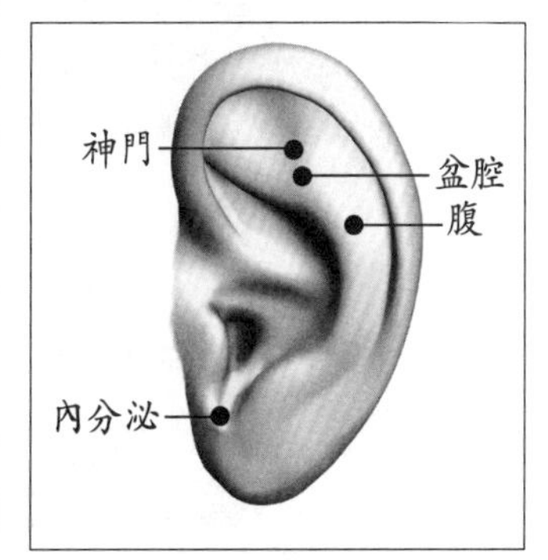

圖 5-9-2

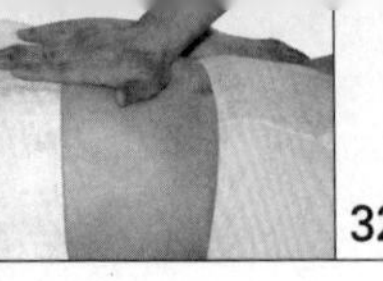

【手部全息按摩治療】

反射區：脾、肝、生殖器（圖 5-9-3）。

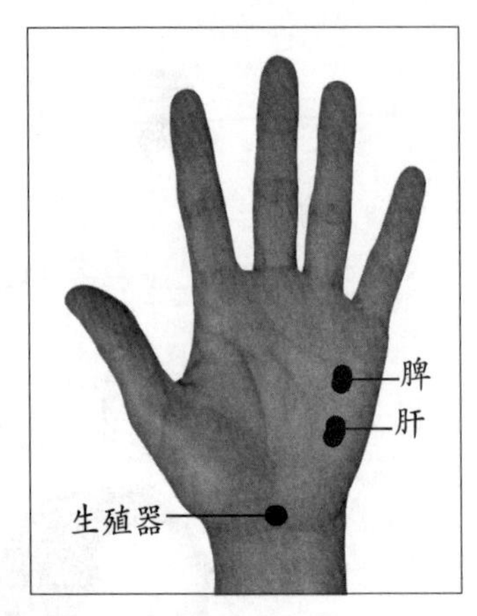

圖 5-9-3

操作：在手部均勻塗抹按摩介質，對全掌進行放鬆手法。拇指按揉肝、脾反射區 2～3 分鐘，每分鐘 60～100 次，以手部反射區上出現酸、脹、痛的感覺為度。然後施以點法，可用力稍重，但應逐漸加力，手法做到柔和滲透。拇指推生殖器反射區，從腕橫紋向掌根方向推，頻率為每分鐘 60～80 次，手法可以稍用力，至局部產生熱感為度。

【足部全息按摩治療】

反射區：腎上腺、脾、肝、腎、子宮、卵巢、下腹部、腹腔神經叢（圖 5-9-4）。

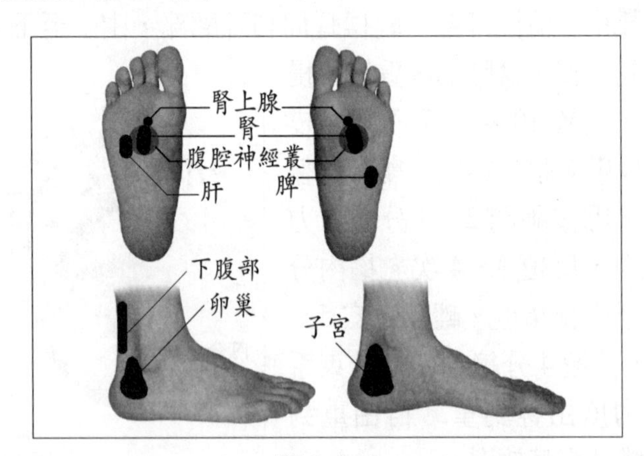

圖 5-9-4

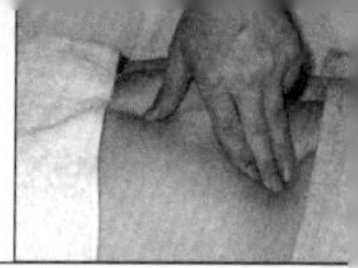

操作：在全足均匀地塗抹按摩介質，全足放鬆操作，檢查心臟反射區，按摩腎、輸尿管和膀胱這三個基本反射區。拇指點按腎上腺、脾、肝、腎、子宮、卵巢、生殖器反射區各30～40次，以酸脹或微微疼痛為度。拇指由外向內按揉腹腔神經叢3～5分鐘。再次刺激基本反射區，促進治療後機體產生的代謝產物儘快排出體外。再次進行全足放鬆操作。結束治療。

【自我保健】

（1）患者仰臥，兩下肢屈曲，腹肌放鬆，一手掌心貼小腹部，另一手按其手背上，做摩小腹法（順時針方向為佳）約2分鐘。

（2）一手拇指緊貼三陰交、足三里穴處做按揉，每穴2分鐘。

【注意事項】

（1）精神放鬆，保持心情舒暢。

（2）臥床休息，保證充分睡眠，注意保暖。

（3）保持外陰清潔，預防邪毒感染。

（4）注意飲食調節，忌食辛辣、生冷寒涼之品。

第十節　產後缺乳

【常規按摩治療】

取穴：乳根、膻中、足三里、太衝（圖5-10-1）。

操作：在乳房部施以揉捏法，用手揉捏雙乳，力度輕緩，每次揉捏100次以上。然後再自乳根向乳頭方向推抹30～50次。點揉乳根、膻中穴各160次，再用手指點揉乳

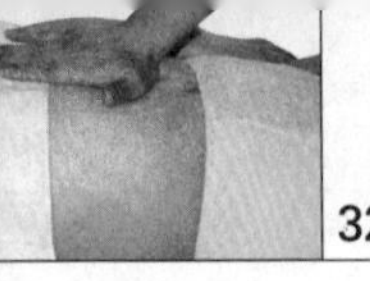

房四周。按揉足三里、太衝穴各 2～3 分鐘。

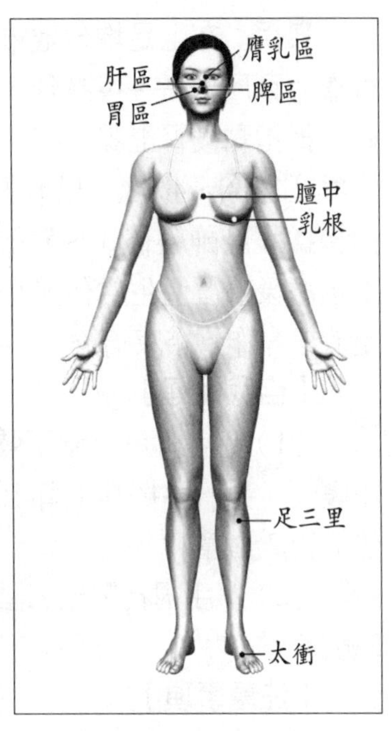

圖 5-10-1

【面部全息按摩治療】

反射區：膺乳區、肝區、脾區、胃區（圖 5-10-1）。

操作：在面部均勻塗抹按摩介質，用拂法和拇指平推法使面部放鬆並產生溫熱感。中指揉、點膺乳區 3～5 分鐘，每分鐘 60～100 次，至局部產生溫熱感。點按肝區、脾區、胃區 3～5 分鐘，每分鐘 100～200 次，至局部產生酸痛感為度。做面部放鬆。結束治療。

【耳全息按摩治療】

反射區：內分泌、腎上腺、乳腺（圖 5-10-2）。

操作：清洗耳部，輕揉耳周和耳廓部，由上至下 4～5 次。先在內分泌部施重按輕提手法，反覆 10 次，手不離開皮膚，以患者耐受為度，雙耳交替施術。點按腎上腺 2～3 分鐘，力度適中，反覆 3～4 次。掐乳腺部至紅潤為止。輕揉每穴 5～6 次，持續 4 分鐘。此為結束手法。力度由輕到重，再由重到輕。雙耳交替放鬆。

【手部全息按摩治療】

反射區：內分泌、脾點、肝（圖 5-10-3）。

操作：在手部均勻塗抹按摩介質，對全掌進行放鬆手

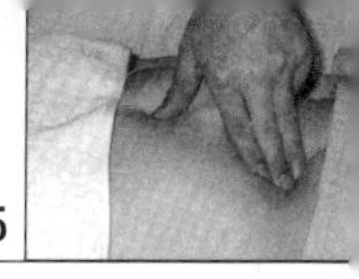

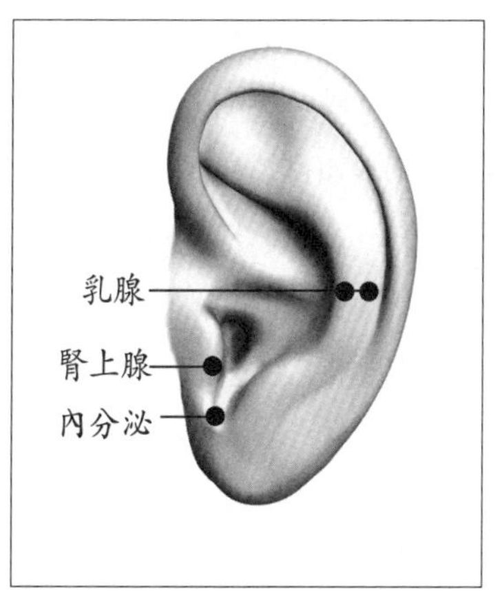

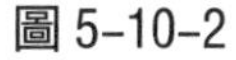
圖 5-10-2

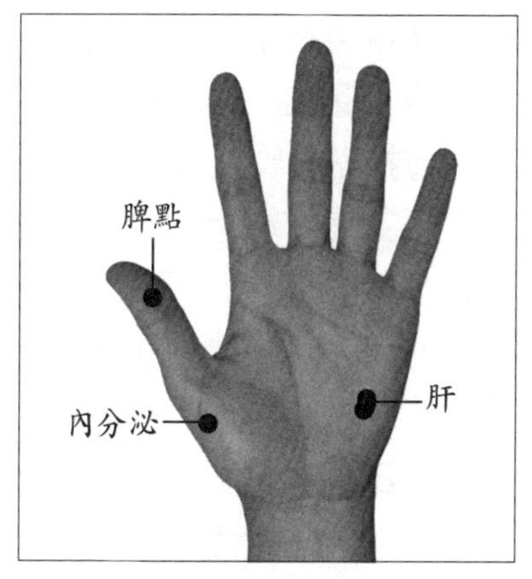

圖 5-10-3

法。按揉內分泌反射區 3～5 分鐘，每分鐘 60～100 次，然後反覆推 60～100 次，至局部產生熱感。拇指按揉脾點反射區 2～3 分鐘，每分鐘 60～100 次，以患者手部反射區上出現酸、脹、痛的感覺為度。點肝反射區 2～3 分鐘，然後再推 2～3 分鐘，每分鐘 60～100 次的速度，至局部產生熱感。

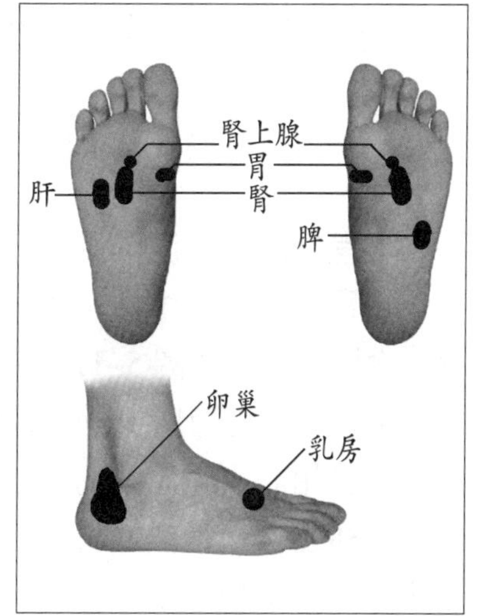

圖 5-10-4

【足部全息按摩治療】

反射區：腎上腺、脾、肝、腎、卵巢、乳房、胃（圖 5-10-4）。

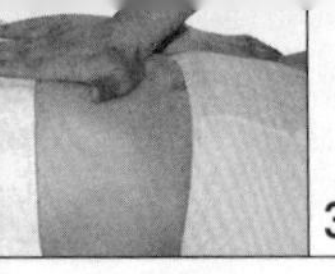

操作：在全足均勻塗抹按摩介質，全足放鬆操作，檢查心臟反射區，按摩腎、輸尿管和膀胱這三個基本反射區。拇指點按腎上腺、脾反射區各30～40次，以酸脹或微微疼痛為度，拇指由外向內推肝、腎、卵巢、乳房、胃反射區各10～20次。再次刺激基本反射區，促進治療後機體產生的代謝產物儘快排出體外。再次進行全足放鬆操作。結束治療。

【注意事項】

（1）加強營養，給予高蛋白以及新鮮蔬菜水果，易消化，多湯汁的食物，不宜食辛辣肥甘厚味。

（2）注意休息，保證充足的睡眠。

（3）調整心態，保持情緒穩定。

第十一節　子宮脫垂

【常規按摩治療】

取穴：百會、中極、關元、氣海、維道、足三里、腎俞、命門、長強（圖5-11-1）。

操作：一指禪推中極、關元、氣海、維道穴各2～3分鐘，然後用右手在患者的下腹部做掌摩法約5分鐘，手法移動要緩慢。拇指按揉百會穴和雙側足三里穴各2分鐘。再用雙手的拇指、中指分別對稱用力捏拿兩側的腹外斜肌3～5次。雙拇指按揉腎俞、命門、長強穴各2分鐘，再用擦法施於兩側腎俞、命門穴，以透熱為度。

【面部全息按摩治療】

反射區：子宮區、脾區、肝區（圖5-11-1）。

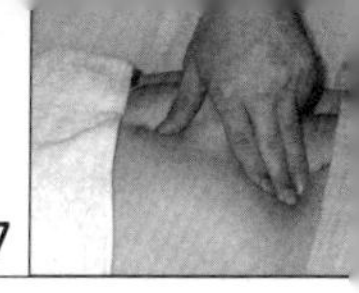

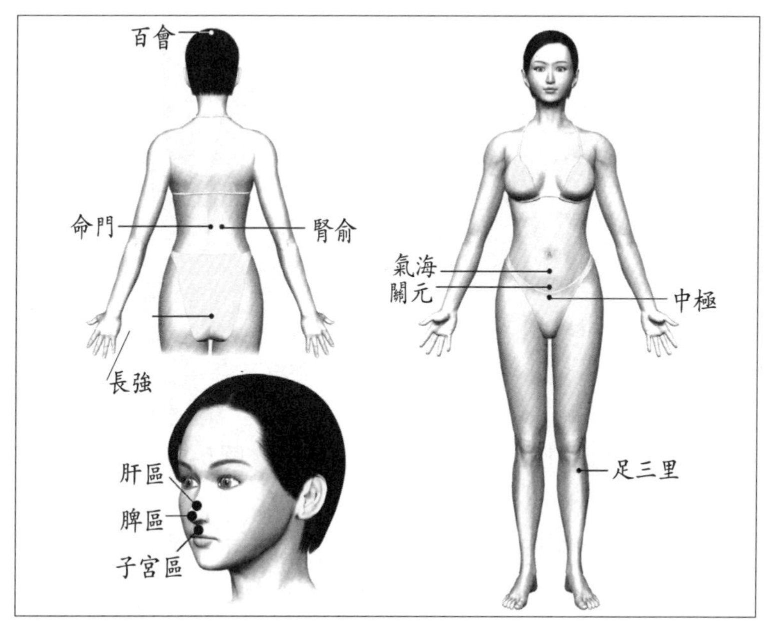

圖 5–11–1

操作：在施術部位均勻塗抹按摩介質，用拂法和拇指平推法使面部放鬆並產生溫熱感。中指揉、點子宮區 3～5 分鐘，每分鐘 60～100 次，至局部產生溫熱感。然後再施以點法，以患者適應為度，且應逐漸加力，手法做到柔和滲透，以患者面部反射區上出現酸、脹、痛的感覺為度。點按肝區、脾區 3～5 分鐘，每分鐘 100～200 次，至局部產生酸痛感為度。做面部放鬆。結束治療。

【耳部全息按摩治療】

反射區：外生殖器點、腹、子宮（圖 5–11–2）。

操作：清洗耳部，輕揉耳周和耳廓部，遇上述穴位時，可在輕揉的同時加入按壓手法，壓力由輕到重，再由

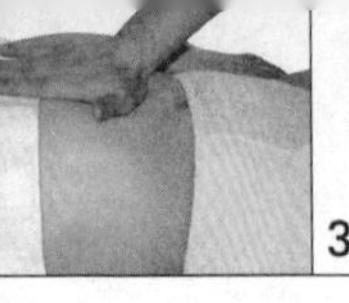

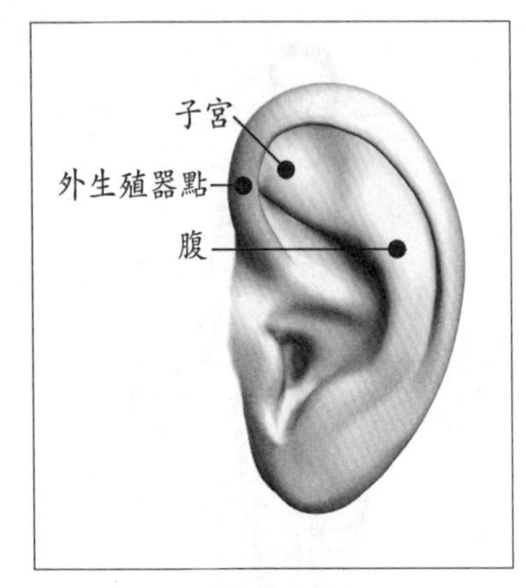

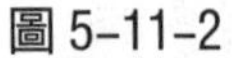
圖 5-11-2

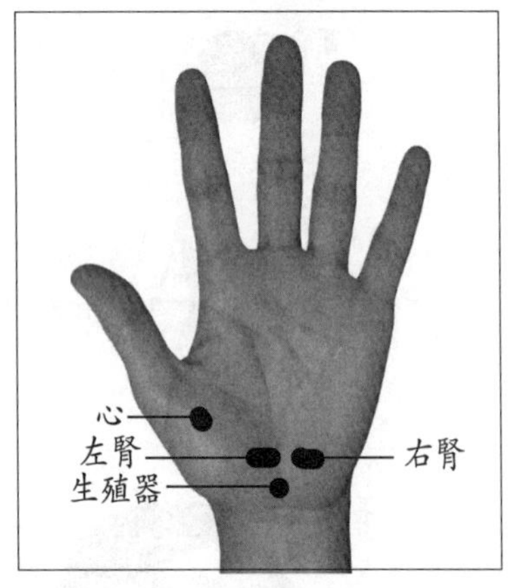

圖 5-11-3

重到輕，均勻施術，一般持續半分鐘即可。雙耳交替。點按子宮部 10 次，以患者耐受為度，雙耳交替施術。點壓腹、外生殖器 2～3 分鐘，手不離開皮膚，力度適中，反覆 3～4 次。擦每穴 5～6 次，持續 4 分鐘。

【手部全息按摩治療】

反射區：心、腎、生殖器（圖 5-11-3）。

操作：在手部均勻塗抹按摩介質，全掌進行放鬆手法。推心臟、腎臟反射區 60～100 次，至局部產生熱感。然後按揉 3～5 分鐘，每分鐘 60～100 次，拇指按揉生殖器反射區 2～3 分鐘，每分鐘 60～100 次，以患者手部反射區上出現酸、脹、痛的感覺為度。

【足部全息按摩治療】

反射區：腎上腺、脾、腎、子宮、腹腔神經叢、下腹部（圖 5-11-4）。

操作：在全足均勻地塗抹按摩介質，全足放鬆操作，

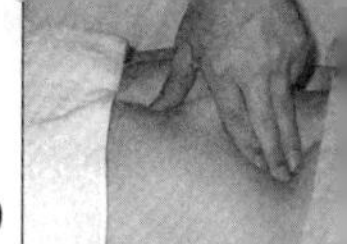

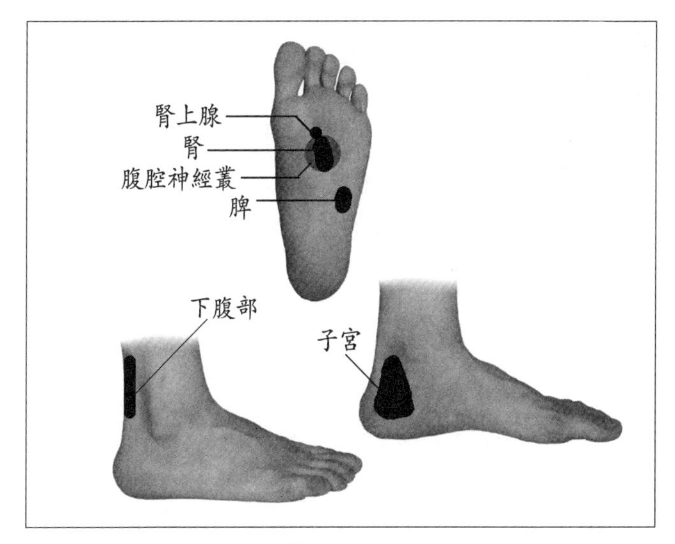

圖 5-11-4

檢查心臟反射區，按摩腎、輸尿管和膀胱這三個基本反射區。拇指點按腎上腺、脾反射區各 30～40 次，以酸脹或微微疼痛為度，拇指由外向內推腎、子宮、下腹部反射區各 10～20 次，拇指由外向內按揉腹腔神經叢 3 ～5 分鐘。再次刺激基本反射區，促進治療後機體產生的代謝產物儘快排出體外。再次進行全足放鬆操作。結束治療。

【自我保健】

（1）臀高頭低位，患者仰臥，雙手置於體側，頭不用枕墊，臀下墊一高枕（至少不低於 15 公分），膝屈曲，足底平踩床面。接著，雙手重疊置於恥骨聯合處下壓，向臍方向緩緩移動，此時，做緩慢的深吸氣，雙手至臍後離開腹部並做緩慢深吸氣。如此反覆循環 20 次左右。

（2）使屈曲的雙膝向胸壁靠近，雙手抱膝，持續 3～

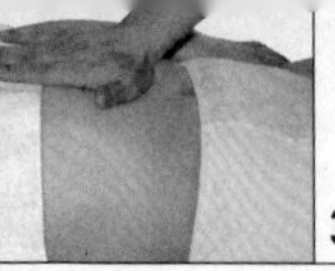

5分鐘。

【注意事項】

（1）產後一段時間內不應參加重體力勞動。

（2）積極治療慢性咳嗽、習慣性便秘。

（3）多吃蔬菜水果、核桃、芝麻等富含纖維和脂質的食物，保持大便通暢。

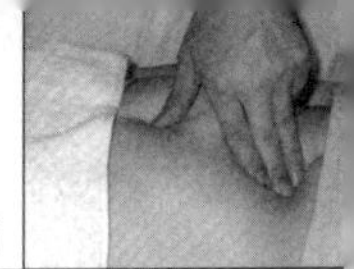

第六章　兒科疾病

第一節　急性上呼吸道感染

【常規按摩治療】

取穴：太陽、攢竹、迎香、風池、肺俞、大椎、天河水、三關、六腑（圖 6-1-1）。

操作：用兩拇指螺紋面從患兒印堂開始自下向上交替直推到前髮際 40 次，即推攢竹；用兩拇指螺紋面自眉心向兩側眉梢作分推 40 次，即推坎宮；推太陽 40 次；用中指螺紋面按揉迎香 20 次；推三關（手臂外側，從下而上）300 次；清天河水（手臂中間，從下而上）300 次；退六腑（手臂內側，從上而下）300 次。中指指端按揉風池、風府各 1 分鐘；拿風池 30 次；用拇指指端按揉風門、肺俞各 1～2 分鐘；拿肩井 3～5 次。

【面部全息按摩治療】

反射區：肺區、咽喉區、首面區、背區（圖 6-1-1）。

操作：在面部均勻塗抹按摩介質，用拂法和拇指平推法。中指揉、點肺區 3～5 分鐘，每分鐘 60～100 次，至局部產生溫熱感。點按咽喉區、首面區、背區 3～5 分鐘，每

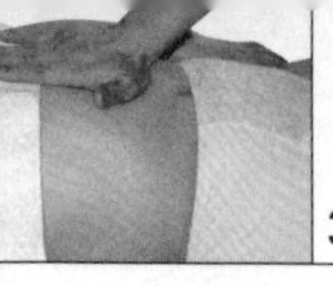

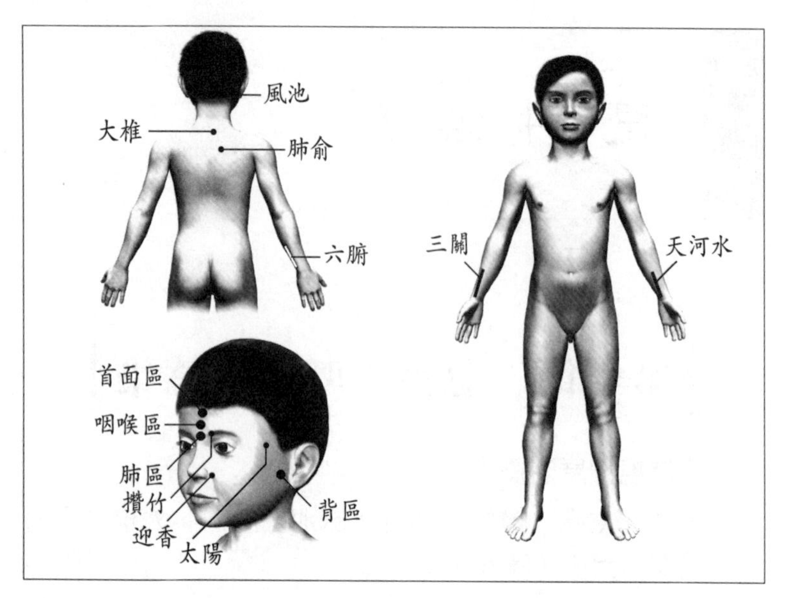

圖 6-1-1

分鐘 100～200 次，至局部產生酸痛感為度。做面部放鬆。結束治療。

【耳部全息按摩治療】

反射區：肺、內鼻、外鼻、耳尖、咽喉（圖 6-1-2）。

操作：清洗耳部，輕捏耳周和耳廓部，由上至下 4～5 次。在相應反射區部加重手法，緩慢放鬆。先在耳尖部施重提輕放手法，反覆 10 次，以患者耐受為度，雙耳交替施術。在肺部施向上重提向外輕拉的按法，手不離開皮膚，持續 3～4 分鐘。反覆 2～3 次。點按內鼻、外鼻、耳尖、咽喉 2～3 分鐘，力度適中，反覆 2～3 次。至紅潤為止。輕揉每穴 3～4 次，持續 2～4 分鐘。力度由輕到重，再由

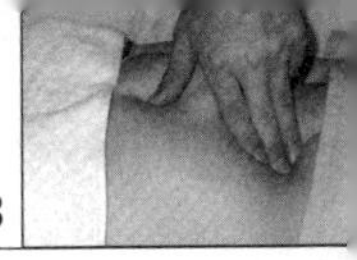

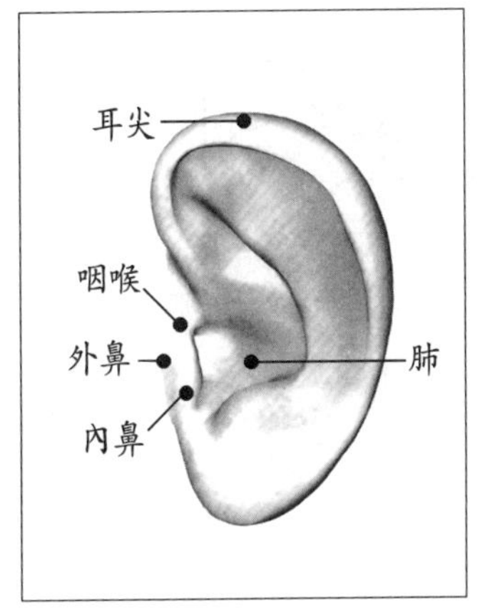

圖 6-1-2

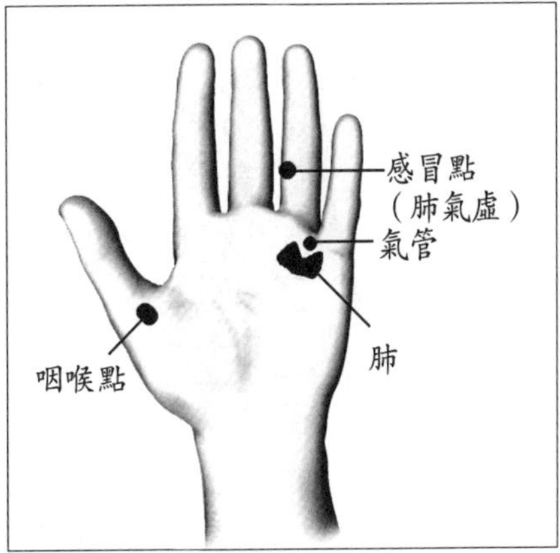

圖 6-1-3

重到輕。雙耳交替放鬆。

【手部全息按摩治療】

反射區：肺、氣管、咽喉點、感冒點（肺氣虛）（圖 6-1-3）。

操作：在手部均勻塗抹少量按摩介質。按摩整個手部，使其完全放鬆並產生熱感。按揉肺、氣管、咽喉點反射區 3～5 分鐘，每分鐘 100～200 次，然後再點按 2～3 分鐘，手法柔和滲透，力度由輕到重。推感冒點（肺氣虛）60～100 次，至局部產生熱感，然後再點按 3～5 分鐘，每分鐘 60～100 次，。

【足部全息按摩治療】

反射區：腎上腺、脾、腦垂體、額竇、鼻、支氣管、肺、咽喉、上身淋巴腺、下身淋巴腺、扁桃體（圖 6-1-4）。

操作：在全足均勻塗抹按摩介質，全足放鬆操作，檢

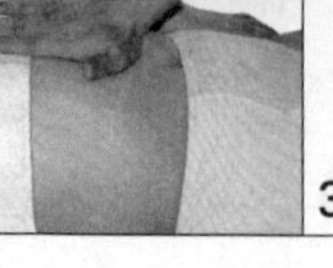

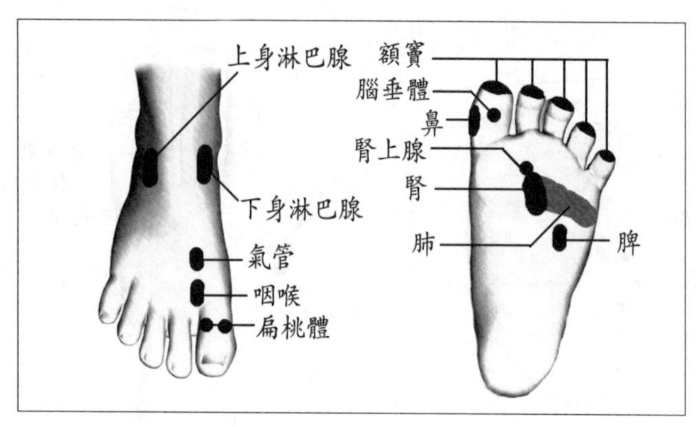

圖 6-1-4

查心臟反射區，按摩腎、輸尿管和膀胱這三個基本反射區。拇指點按咽喉、上身淋巴腺、下身淋巴腺、扁桃體、鼻、氣管、腎上腺、脾、腦垂體反射區各 30～40 次，按揉 1 分鐘左右，以酸脹或微微疼痛為度，拇指由外向內推額竇、肺反射區 10～20 次。再次刺激基本反射區，促進治療後機體產生的代謝產物儘快排出體外。再次進行全足放鬆操作。結束治療。

【注意事項】

（1）注意室內保暖、通風。

（2）適當進行戶外活動，增強體質。

（3）患病期間多飲開水，給予易消化食物。

第二節　咳　嗽

【常規按摩治療】

取穴：肺經、八卦、五指節、天突、膻中、乳旁、乳

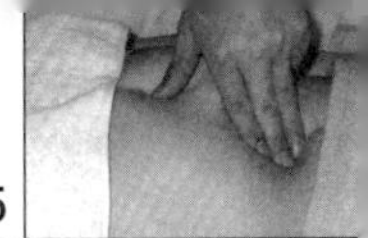

根、風門、肺俞、天樞、豐隆、足三里（圖 6–2–1）。

操作：中指指端按揉天突 20 次，分推膻中 1 分鐘，揉乳根、乳旁各 20 次，清肺經、補肺經各 500 次，運八卦穴 200 次；掐五指節各 10～20 次；用中指指端按揉兩側天樞、豐隆、足三里穴各 1 分鐘。按揉風門、定喘、肺俞穴各 1～2 分鐘；分推肩胛骨 100 次，用掌擦法作用於患兒背部，以溫熱為度。

【面部全息按摩治療】

反射區：肺區、肝區、脾區、膺乳區、大腸區（圖 6–2–1）。

操作：在面部均勻塗抹按摩介質，用拂法和拇指平推法使面部放鬆並產生溫熱感。中指揉、點肺區 3～5 分鐘，每分鐘 60～100 次，至局部產生溫熱感。點按肝區、脾

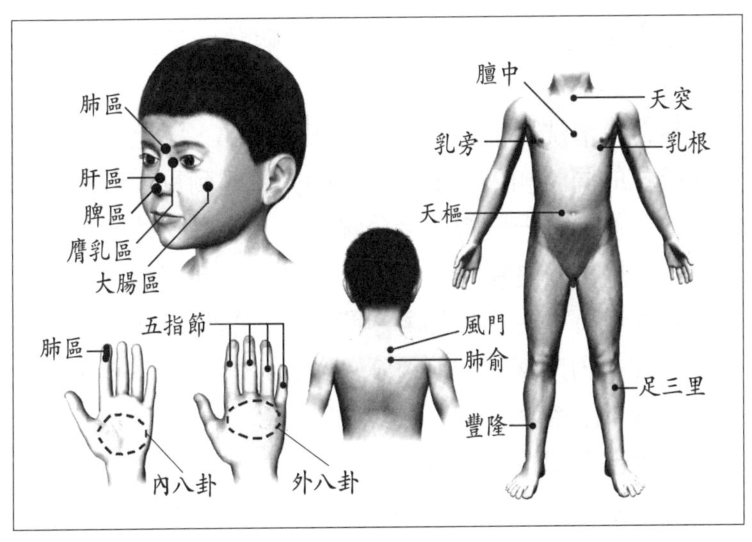

圖 6–2–1

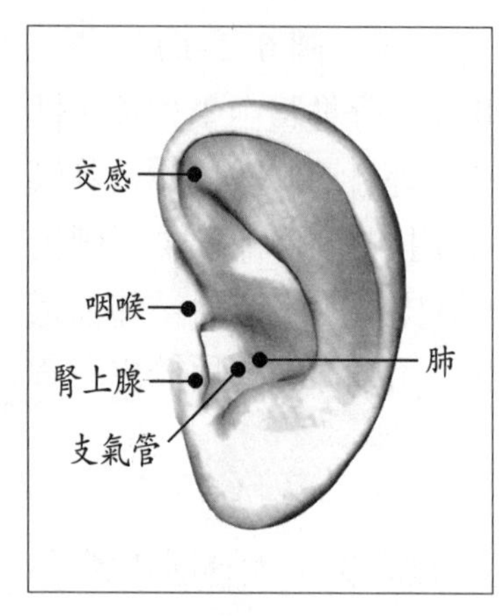

圖 6–2–2

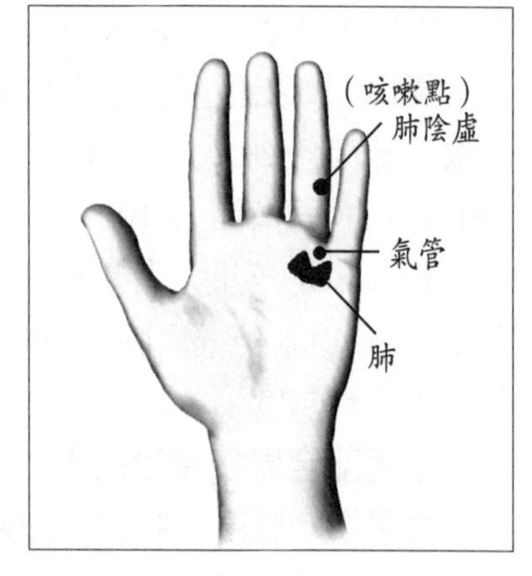

圖 6–2–3

區、膺乳區、大腸區 3～5 分鐘，每分鐘 100～200 次，至局部產生酸痛感為度。做面部放鬆。結束治療。

【耳部全息按摩治療】

反射區：肺、支氣管、腎上腺、咽喉、交感（圖 6–2–2）。

操作：清洗耳部，輕揉耳周和耳廓部，遇上述穴位時可在輕揉的同時加入按壓手法，壓力由輕到重，再由重到輕，均勻施術，一般持續半分鐘即可。雙耳交替。在肺、支氣管部施重按快放手法，反覆 10 次，以患者耐受為度，雙耳交替施術。點壓腎上腺、咽喉、交感部 2～3 分鐘，不離開皮膚，力度適中，反覆 3～4 次。擦每穴 5～6 次，持續 3 分鐘。結束手法。

【手部全息按摩治療】

反射區：肺、氣管、肺陰虛（咳嗽點）（圖 6–2–3）。

操作：在手部均勻塗抹少量按摩介質，按摩整個手

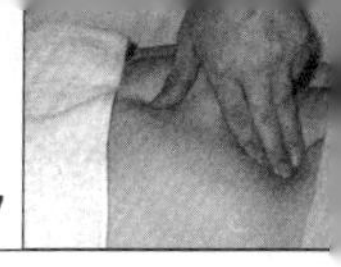

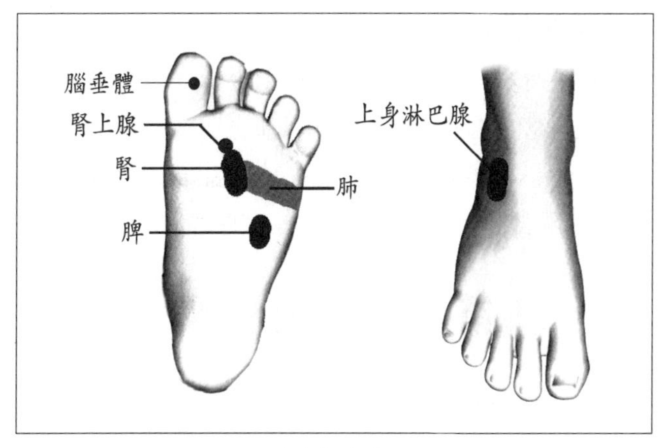

圖 6-2-4

部，使其完全放鬆並產生熱感。按揉肺、氣管反射區 3～5 分鐘，每分鐘 60～100 次，然後再點按 2～3 分鐘，手法柔和滲透，用力由輕到重。推肺陰虛、咳嗽點 60～100 次，至局部產生熱感，然後再點按 3～5 分鐘，每分鐘 60～100 次，以局部有酸痛感為度。

【足部全息按摩治療】

反射區：腦垂體、肺、腎上腺、腎、上身淋巴腺（圖 6-2-4）。

操作：在全足均勻塗抹按摩介質，全足放鬆操作，檢查心臟反射區，按摩腎、輸尿管和膀胱這三個基本反射區。拇指點按腦垂體、腎上腺、上身淋巴腺反射區各 30～40 次，按揉 1 分鐘左右，以酸脹或微微疼痛為度，拇指由外向內推肺、腎反射區用 10～20 次。再次刺激基本反射區，促進治療後機體產生的代謝產物儘快排出體外。再次進行全足放鬆操作。結束治療。

【注意事項】

（1）保持室內空氣流通，避免煤氣、煙塵等刺激。

（2）適當進行體格鍛鍊，增強體質，提高抗病能力。

（3）外感咳嗽初起，禁食生冷酸甜食品，以防加重咳嗽。勿食辛辣食品，以防燥傷肺陰。適當休息，多飲開水。

第三節　哮　喘

【常規按摩治療】

取穴：脾經、肺經、八卦、四橫紋、精寧、板門、天突、膻中、定喘、肺俞、承山、僕參、肩井（圖6-3-1）。

操作：分推坎宮（從前額正中分推至太陽）20次，推太陽30次，揉天突20次，按揉膻中、乳根、乳旁各1～2分鐘；掌揉臍部約3～5分鐘，動作需輕和緩；補脾土500次，清肺經300～500次，運八卦500次；掐四橫紋，每處10次；揉板門400次；掐精寧10～30次；依次掐五指節，每處10次；用兩拇指的掌面或兩手掌，自患兒的兩脇同時搓摩至兩肚角穴處，持續半分鐘至1分鐘；掐雙側承山穴10次；用中指指端揉雙側承山半分鐘；分別拿雙側承山30次；揉僕參半分鐘至1分鐘。中指指端揉大椎、定喘穴各100次；按揉肺俞100次，分推肩胛骨100次；橫擦背部肺俞穴區，以溫熱為度；拿雙側肩井穴5～10次。

【面部全息按摩治療】

反射區：肺區、肝區、脾區、膺乳區、大腸區（圖6-3-1）。

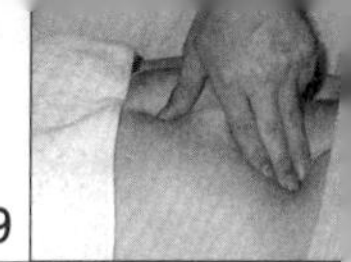

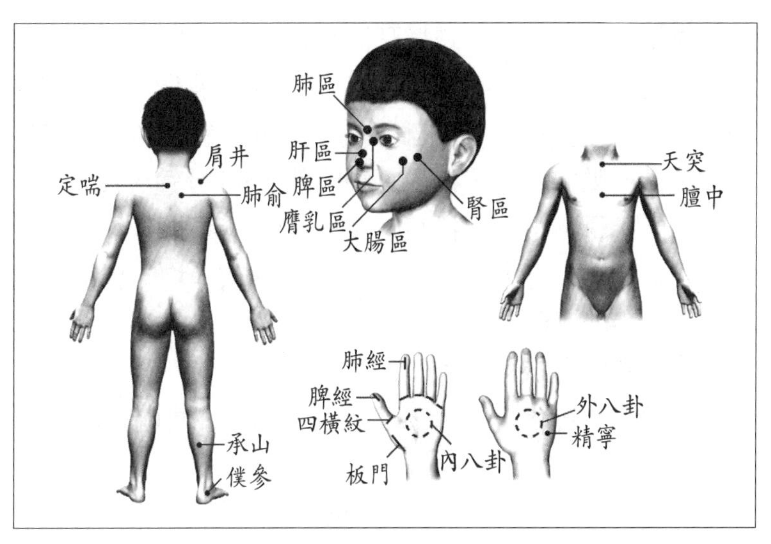

圖 6-3-1

操作：在面部均勻塗抹按摩介質，用拂法和拇指平推法使面部放鬆並產生溫熱感。中指揉、點肺區 3～5 分鐘，每分鐘 60～100 次，至局部產生溫熱感。點按肝區、脾區、膺乳區、大腸區 3～5 分鐘，每分鐘 100～200 次，至局部產生酸痛感為度。做面部放鬆。結束治療。

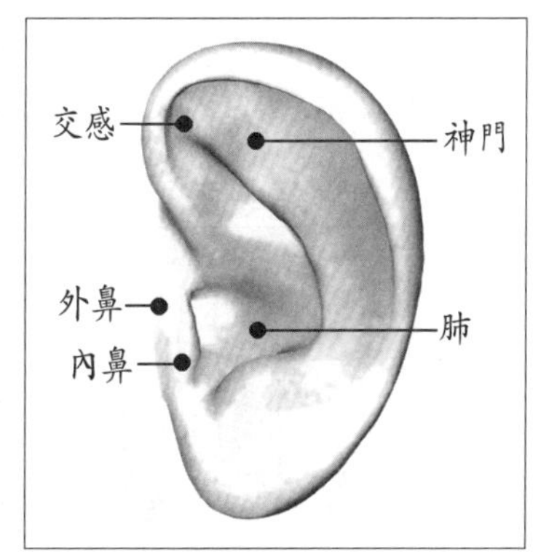

圖 6-3-2

【耳部全息按摩治療】

反射區：肺、內鼻、外鼻、神門、交感（圖 6-3-2）。

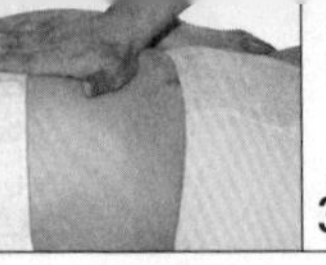

操作：清洗耳部，輕揉耳周和耳廓部，由上至下 3～4 次。在相應反射區部加中重度手法，緩慢放鬆，共操作 5 分鐘左右。點掐肺、交感部 5 次，以患者耐受為度，雙耳交替施術。點按內鼻、外鼻、神門部 3～4 分鐘，反覆 3～4 次，至紅潤為止。輕揉每穴 2～3 次，持續 3～4 分鐘。力度由輕至重，再由重到輕，反覆 3～4 次。均勻施術，一般持續 3～4 分鐘。雙耳交替放鬆。

【手部全息按摩治療】

反射區：肺、脾、腎、支氣管、喘點、息喘、哮喘新穴（圖 6–3–3）。

操作：在手部均勻塗抹少量按摩介質，按摩整個手部，使其完全放鬆並產生熱感。按揉肺、脾、腎、支氣管反射區 3～5 分鐘，每分鐘 100～200 次，然後再點按 2～3 分鐘，手法柔和滲透，用力由輕到重。點按喘點、息喘、哮喘新穴反射點 3～5 分鐘，每分鐘 60～100 次，反覆點

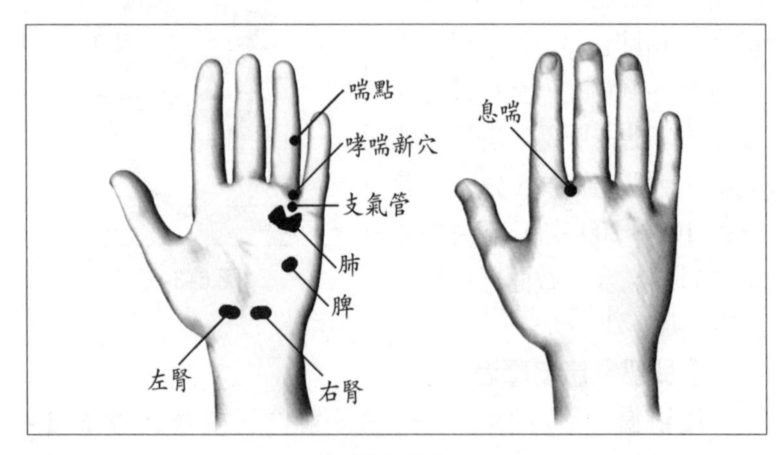

圖 6–3–3

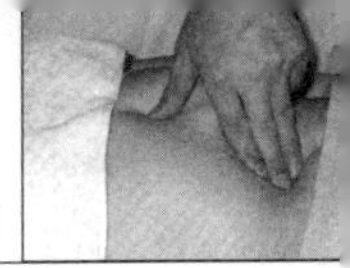

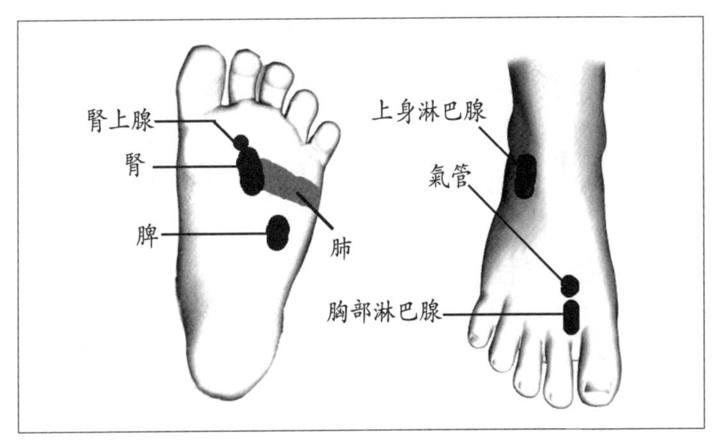

圖 6-3-4

按，至局部產生酸痛感為度。

【足部全息按摩治療】

反射區：氣管、肺、腎上腺、腎、上身淋巴腺、胸部淋巴腺（圖 6-3-4）。

操作：在全足均勻塗抹按摩介質，全足放鬆操作。檢查心臟反射區，隨時瞭解心臟的狀態。按摩腎、輸尿管和膀胱這三個基本反射區。點按氣管、肺、腎上腺、腎、上身淋巴腺、胸部淋巴腺反射區各 30～40 次，以酸脹或微微疼痛為度。再次刺激基本反射區，促進治療後機體產生的代謝產物儘快排出體外。再次進行全足放鬆操作。結束治療。

【注意事項】

（1）發病季節，防止活動過度和情緒激動，以免誘發哮喘。

（2）飲食宜清淡而富有營養，忌進生冷油膩、辛辣酸

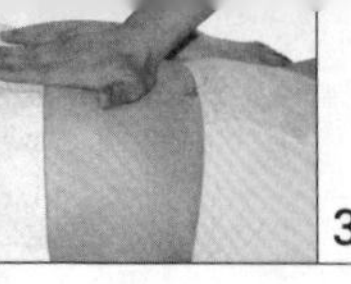

甜以及海鮮魚蝦等容易過敏食物，以免誘發哮喘。

（3）注意心率、脈象變化，防止哮喘大發作產生。

第四節　小兒便秘

【常規按摩治療】

取穴：腹、中脘、天樞、大腸俞、七節骨、龜尾、足三里（圖 6–4–1）。

操作：在患兒腹部做順時針方向摩腹 5 分鐘，揉天樞（左）、大橫各 5 分鐘，一指禪推中脘 3 分鐘，按揉足三里 30 次。用一指禪推法兩側大腸俞 3 分鐘；然後自上向下直推七節骨 300 次；指揉龜尾穴 300 次。

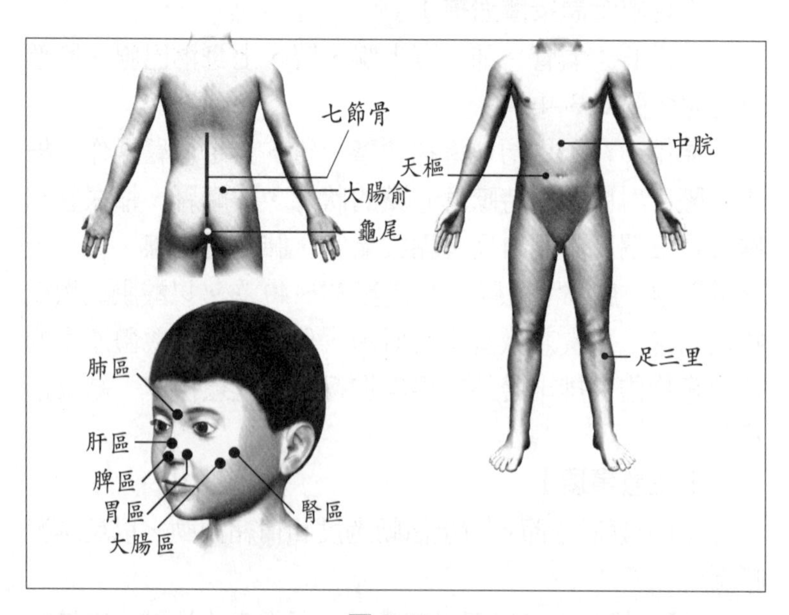

圖 6–4–1

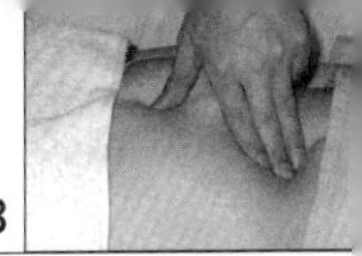

【面部全息按摩治療】

反射區：大腸區、脾區、胃區、腎區、肺區、肝區（圖 6–4–1）。

操作：在面部均勻塗抹按摩介質，用拂法和拇指平推法使面部放鬆並產生溫熱感。中指揉、點大腸區 3～5 分鐘，每分鐘 60～100 次，至局部產生溫熱感。點按脾區、胃區、肝區、腎區 3～5 分鐘，每分鐘 100～200 次，至局部產生酸痛感為度。點揉肺區 3～5 分鐘。做面部放鬆。結束治療。

【耳部全息按摩治療】

反射區：便秘點、大腸、直腸下段、腹、三焦（圖 6–4–2）。

操作：清洗耳部，輕揉耳周和耳廓部，遇上述穴位時可在輕揉的同時加入按壓手法，壓力由輕到重，再由重到輕，均勻施術，一般持續半分鐘即可。雙耳交替。在便秘點、大腸、直腸下段部施重按快放手法，反覆 10 次，以患者耐受為度，雙耳交替施術。在腹、三焦部施點壓法，不離開皮膚，持續按 2～3 分鐘，力度適中，反覆 3～4 次。擦每穴 5～6 次，持續 4 分鐘。結束手法。

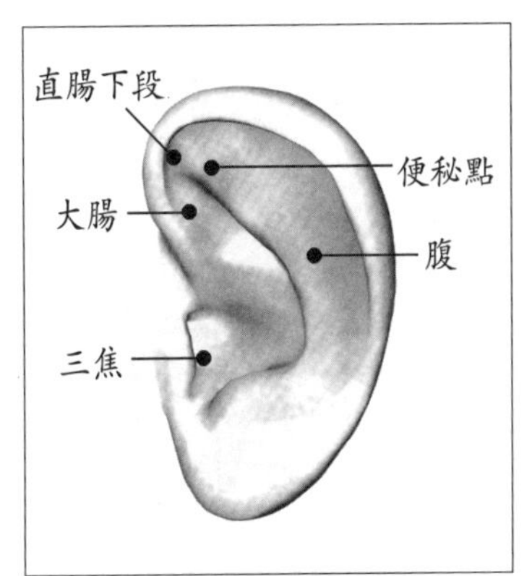

圖 6–4–2

【手部全息按摩治療】

反射區：大腸點、胃、肝（圖 6–4–3）。

操作：在手部均勻塗抹按

摩介質，對全掌進行放鬆手法。點按胃反射區 2～3 分鐘，手法由輕到重，至局部出現酸、脹、痛的感覺為度，再按揉 2～3 分鐘，每分鐘 60～100 次。拇指按揉肝、脾反射區 2～3 分鐘，再點 3～5 分鐘，至局部產生酸痛感為度。但注意手法要滲透柔和，逐漸加力。拇指指端點按大腸點，手法可稍重，持續時間可稍長。

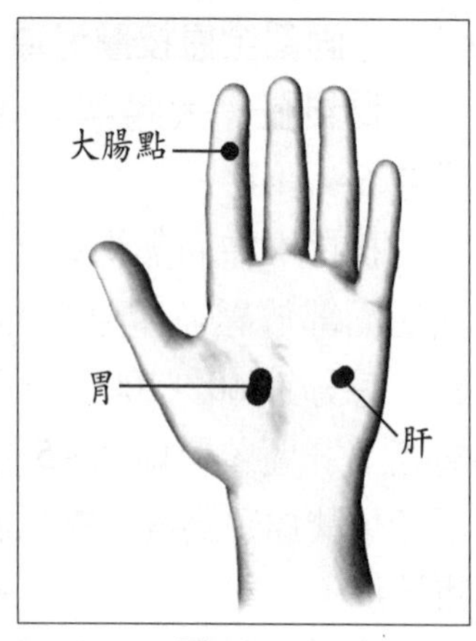

圖 6-4-3

【足部全息按摩治療】

反射區：乙狀結腸和直腸、肛門、升結腸、降結腸、橫結腸（圖 6-4-4）。

操作：在全足均勻塗抹按摩介質，全足放鬆操作，檢查心臟反射區，按摩腎、輸尿管和膀胱這三個基本反射

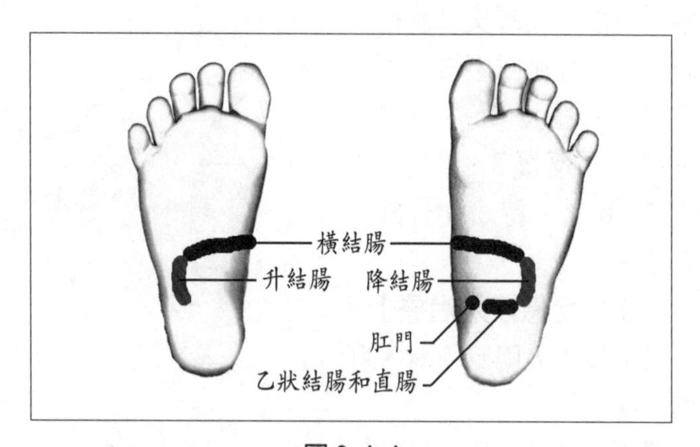

圖 6-4-4

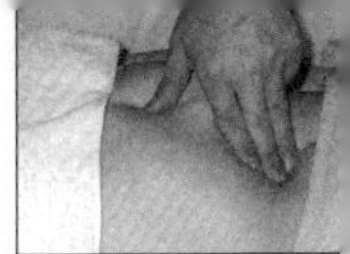

區。拇指點按肛門 30～40 次，按揉 1 分鐘左右，以酸脹或微微疼痛為度。拇指由外向內推乙狀結腸和直腸、升結腸、降結腸、橫結腸反射區 10～20 次。再次刺激基本反射區，促進治療後機體產生的代謝產物儘快排出體外。再次進行全足放鬆操作。結束治療。

【注意事項】

（1）提倡戶外活動，增加小兒抗病能力。

（2）冬春季節，少帶小兒去公共場所，避免交叉感染。

（3）重症肺炎，加強巡視觀察，密切注意體溫、呼吸、神情、氣色等變化。

第五節　小兒腹瀉

【常規按摩治療】

取穴：腹、臍、七節骨、龜尾、脾經、大腸、左端正、足三里（圖 6–5–1）。

操作：一手摩患兒臍部 5 分鐘；再揉臍上下部位 5 分鐘。以一手拇指螺紋面推脾經 100 次；推大腸 100 次；在患兒一手的左端正穴做掐 10～30 次；按揉雙側足三里各 1～2 分鐘。醫者以一手指螺紋面在患兒龜尾穴上做揉法，約 500 次；在患兒的七節骨穴處做推法，自尾骨端推向頂端，約 200 次；捏脊 5～7 遍。

【面部全息按摩治療】

反射區：大腸區、脾區、胃區、肝區、腎區（圖 6–5–1）。

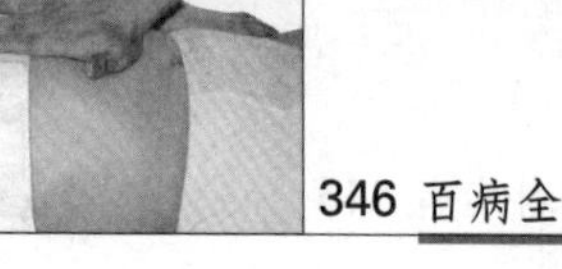

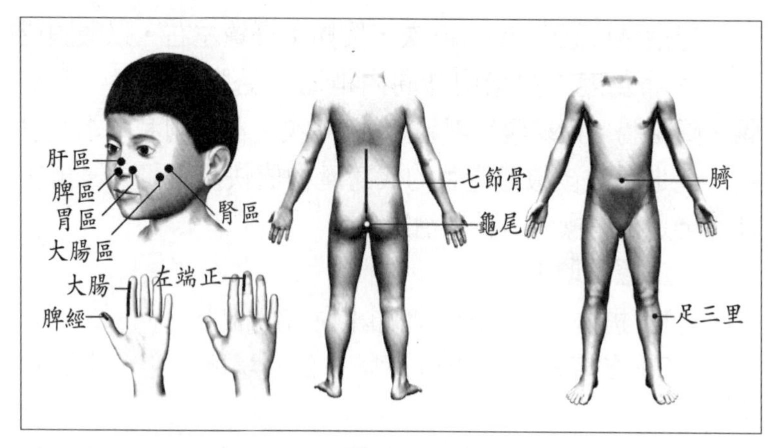

圖 6-5-1

操作：在面部均勻塗抹按摩介質，用拂法和拇指平推法使面部放鬆並產生溫熱感。中指揉、點大腸區 3～5 分鐘，每分鐘 60～100 次，至局部產生溫熱感。點按肝區、脾區、胃區、腎區 3～5 分鐘，每分鐘 100～200 次，至局部產生酸痛感為度。做面部放鬆。結束治療。

【耳部全息按摩治療】

反射區：脾、胃、大腸、小腸、神門（圖 6-5-2）。

操作：清洗耳部，輕捏耳周和耳廓部，由上至下 2～3 次。在相應反射區部加重手法，緩慢放鬆。先在脾、胃、大腸、小腸部施重提輕放手法，反覆 5 次，以患者耐受為度，雙耳交替施術。在大腸、

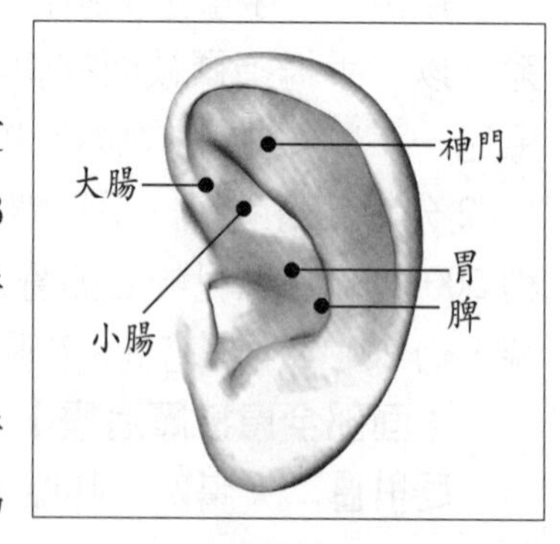

圖 6-5-2

小腸、皮質下部施向上重提向外輕拉的按法，手不離開皮膚，持續 2～3 分鐘。反覆 2～3 次。點按神門 2～3 分鐘，力度適中，反覆 3～4 次。至紅潤為止。輕揉每穴 5～6 次，持續 4～6 分鐘。力度由輕到重，再由重到輕。雙耳交替放鬆。

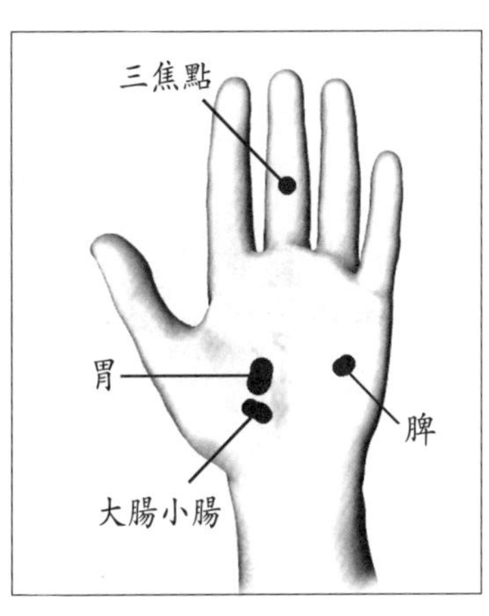

圖 6-5-3

【手部全息按摩治療】

反射區：脾、胃、大腸、小腸、三焦點（圖 6-5-3）。

操作：在手部均勻塗抹少量按摩介質，按摩整個手部，使其完全放鬆並產生熱感。按揉脾、胃、大腸、小腸反射區 3～5 分鐘，每分鐘 100～200 次，然後再點按 2～3 分鐘，手法柔和滲透，用力由輕到重。點按三焦點 3～5 分鐘，每分鐘 60～100 次，至局部產生酸痛感。

【足部全息按摩治療】

反射區：腹腔神經叢、小腸、胃、橫結腸、升結腸、降結腸、十二指腸、肝、膽囊、脾（圖 6-5-4）。

操作：在全足均勻地塗抹上按摩介質，全足放鬆操作，檢查心臟反射區，按摩腎、輸尿管和膀胱這三個基本反射區。拇指點按腹腔神經叢、小腸、胃、橫結腸、升結腸、降結腸、十二指腸、肝、膽囊、脾反射區各 30～40 次，按揉 1 分鐘左右，以酸脹或微微疼痛為度。再次刺激基本反射區，促進治療後機體產生的代謝產物儘快排出體

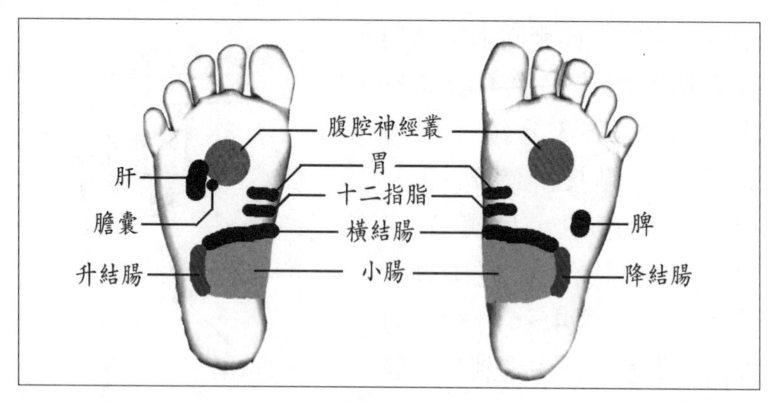

圖 6–5–4

外，再次進行全足放鬆操作。結束治療。

【注意事項】

（1）注意氣候變化，適當增減衣著，避免著涼與過熱。

（2）飲食宜清淡而富有營養，可給予易消化的流汁及半流汁。

第六節　佝僂病

【常規按摩治療】

取穴：脾經、胃經、內八卦、三關、中脘、足三里（圖 6–6–1）。

操作：一手持患兒拇指以固定，另一手以拇指螺紋面旋推患兒脾經（拇指螺紋面）；或將患兒拇指屈曲，以拇指端循患兒拇指指尖橈側緣向指根方向直推 100～500 次。再推患兒胃經（拇指近掌端的第一節），推 100～500 次。

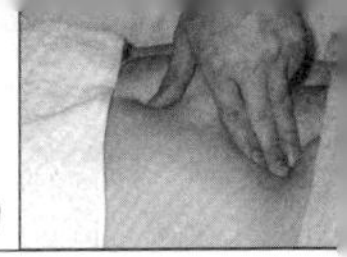

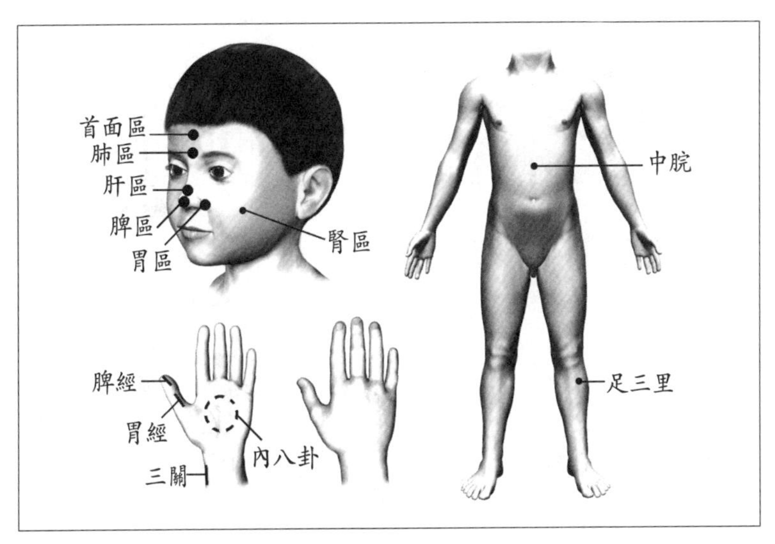

圖 6-6-1

順時針運內八卦 100～200 次。推三關 100～500 次。醫者用掌面或四指摩腹、摩中脘各 5 分鐘。用以拇指、食指、中指呈對稱著力，自龜尾開始，雙手一緊一鬆交替向上擠捏推進至大椎穴處，即捏脊 3～7 遍。最後按揉足三里約 5 分鐘。

【面部全息按摩治療】

反射區：肺區、脾區、胃區、腎區，肝區（圖 6-6-1）。

操作：在面部均勻塗抹按摩介質，用拂法和拇指平推法使面部放鬆並產生溫熱感。中指揉、點肺區、胃區、腎區 3～5 分鐘，每分鐘 60～100 次，至局部產生溫熱感。點按肝區、脾區 3～5 分鐘，每分鐘 100～200 次，至局部產生酸痛感為度。做面部放鬆。結束治療。

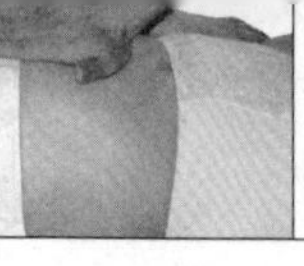

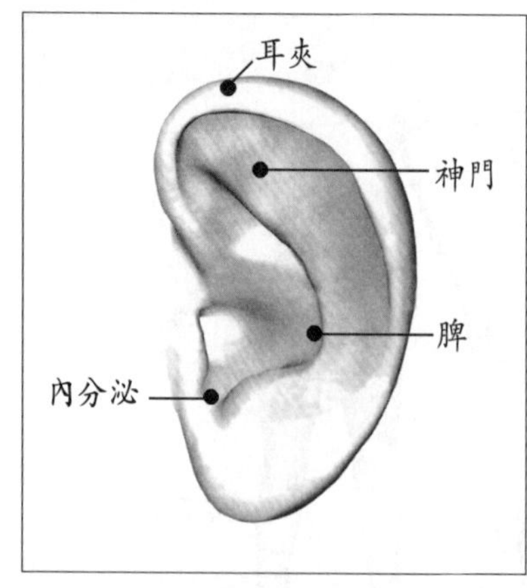

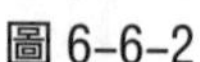

圖 6–6–2

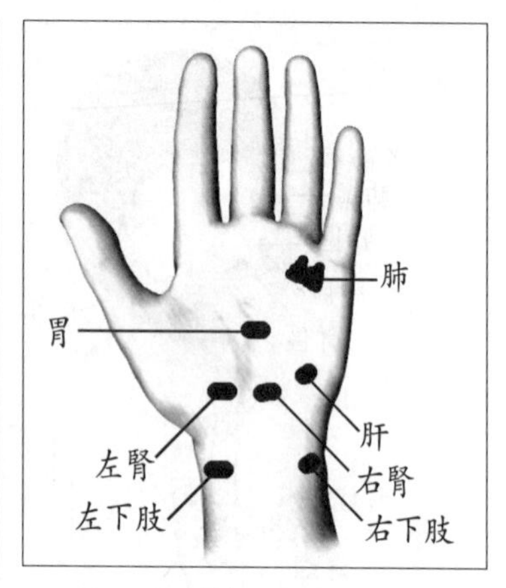

圖 6–6–3

【耳部全息按摩治療】

反射區：脾、耳尖、神門、內分泌、皮質下、相應的肌肉反射區（圖 6–6–2）。

操作：清洗耳部，輕揉耳周和耳廓部，由下至上 4～5 次。在相應反射區部加中重度手法，緩慢放鬆，共操作 10 分鐘左右。點掐脾、耳尖、神門部，反覆 10 次，以患者耐受為度，雙耳交替施術。點按內分泌、皮質下、相應的肌肉反射區部 3～4 次，可持續按 5～6 分鐘，至紅潤為止。輕揉每個反射區 3～5 次，持續 7～8 分鐘。力度由輕至重，再由重到輕，反覆 3～4 次。均勻施術，一般持續 4～5 分鐘。雙耳交替放鬆。

【手部全息按摩治療】

反射區：肺、胃、肝、腎、脊柱點（手背）、左下肢、右下肢（圖 6–6–3）。

操作：在手部均勻塗抹少量按摩介質，按摩整個手

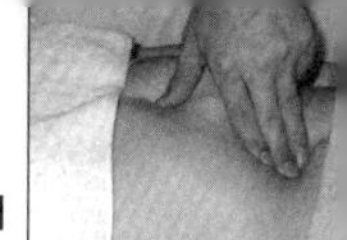

部，使其完全放鬆並產生熱感。按揉肺、胃、肝、腎反射區 3～5 分鐘，每分鐘 100～200 次，然後再點按 2～3 分鐘，每分鐘 60～100 次，手法柔和滲透，用力由輕到重。至局部產生酸痛感為度。推脊柱點、左、右下肢反射區 2～3 分鐘，每分鐘 60～100 次，至局部產生熱感為度。

【足部全息按摩治療】

反射區：腎上腺、脾、腦垂體、肝、腎、胃（圖 6-6-4）。

操作：在全足均勻塗抹按摩介質，全足放鬆操作，檢查心臟反射區，隨時瞭解心臟的狀態，按摩腎、輸尿管和膀胱這三個基本反射區。拇指點按腎上腺、脾、腦垂體反射區各 30～40 次，按揉 1 分鐘左右，以酸脹或微微疼痛為度，拇指由外向內推肝、腎、胃反射區 10～20 次。再次刺激基本反射區，促進治療後機體產生的代謝產物儘快排出體外。再次進行全足放鬆操作。結束治療。

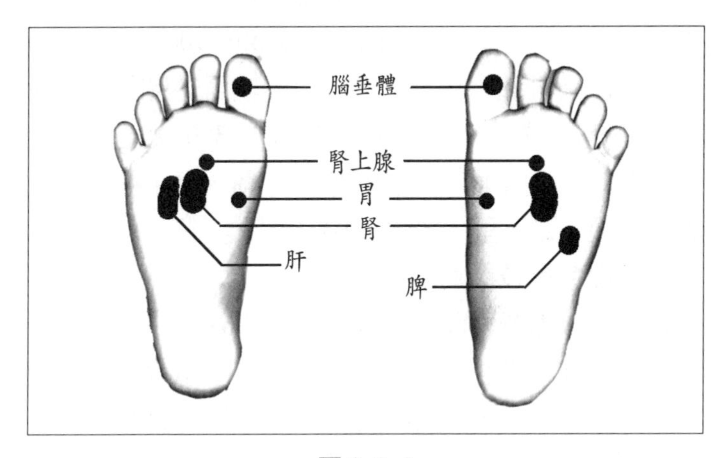

圖 6-6-4

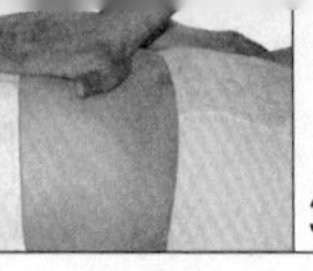

【注意事項】

（1）嚴格控制飲食，禁食肥甘厚味。定時定量進食，飲食應易消化並含豐富營養。

（2）有嘔吐者，給予生薑汁數滴，加少許糖水飲服。腹脹痛時可揉摩臍部。脾虛者常灸足三里。

（3）保持大便通暢。便秘者，給予蜂蜜 10～20 毫升沖服。

第七節　小兒疳積

【常規按摩治療】

取穴：脾經、板門、四橫紋、內八卦、中脘、腹、天樞、足三里（圖 6–7–1）。

操作：以一手持患兒拇指以固定，另一手以拇指螺紋面旋推患兒拇指螺紋面；或將患兒拇指屈曲，以拇指端循患兒拇指指尖橈側緣向指根方向直推 100～500 次。再以拇指端揉患兒板門（大魚際平面），揉 50～100 次。

患兒四指併攏，用另一手大指螺紋面從患兒食指橫紋處推向小指橫紋處，即推四橫紋 100～300 次。運內八卦 100～200 次。用掌面或四指摩腹 5 分鐘，摩中脘 5 分鐘。最後揉天樞、足三里各 3～5 分鐘。

【面部全息按摩治療】

反射區：脾區、胃區、小腸區（圖 6–7–1）。

操作：在面部位均勻塗抹按摩介質，用拂法和拇指平推法使面部放鬆並產生溫熱感。中指揉、點脾區 3～5 分鐘，每分鐘 60～100 次，至局部產生溫熱感。點按胃區、

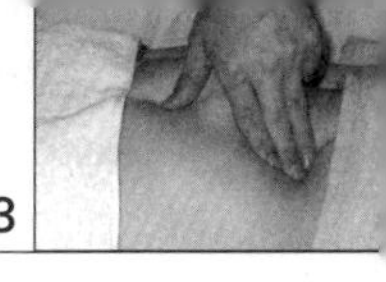

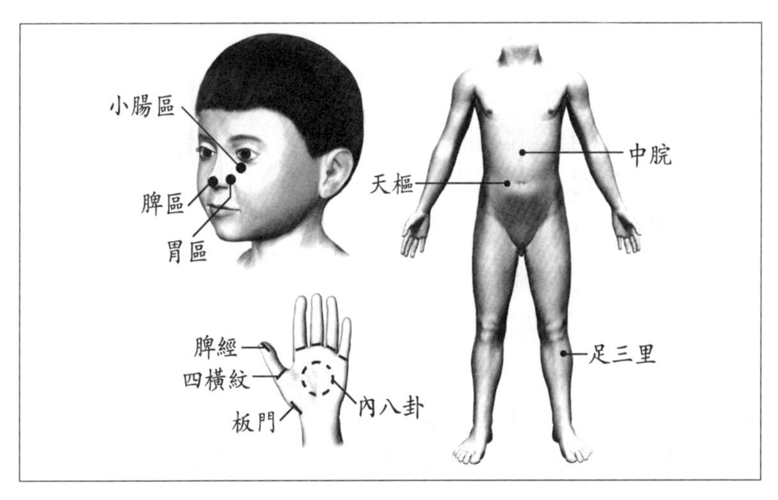

圖 6-7-1

小腸區 3～5 分鐘，每分鐘 100～200 次，至局部產生酸痛感為度。做面部放鬆。結束治療。

【耳部全息按摩治療】

反射區：胃、脾、膈、中耳背、耳背脾（圖 6-7-2）。

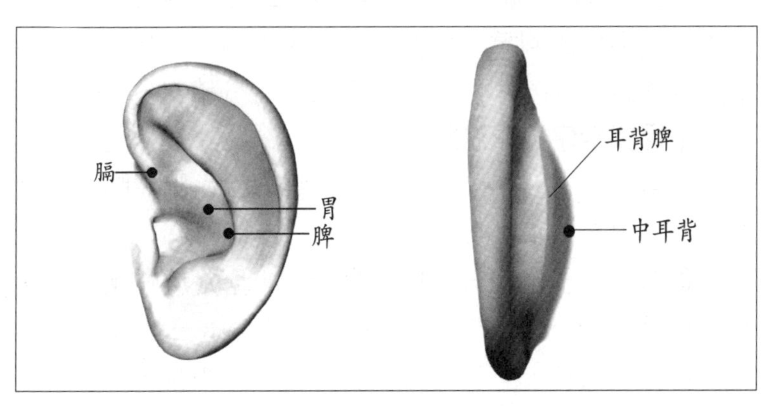

圖 6-7-2

操作：清洗耳部，輕揉耳周和耳廓部，由上至下3～4次。在相應反射區部加中度手法，緩慢放鬆。點按胃、脾部，反覆10次，以患者耐受為度，雙耳交替施術。點按膈、中耳背、耳背脾5～6分鐘，反覆3～4次，至紅潤為止。輕揉每穴3～4次，持續5～6分鐘。力度由重到輕直至手法結束，均勻施術，一般持續4～5分鐘。雙耳交替放鬆。

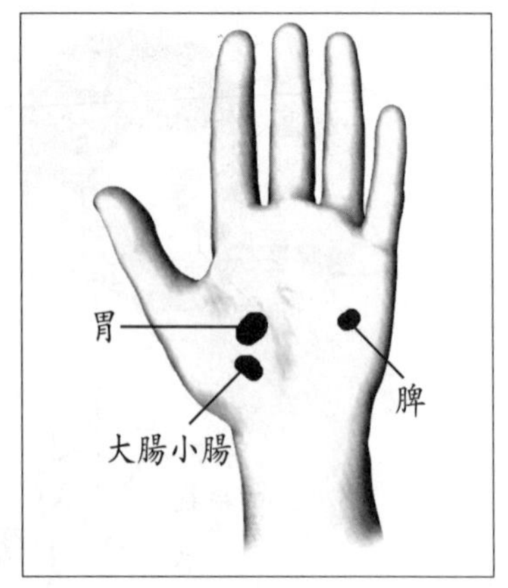

圖6-7-3

【手部全息按摩治療】

反射區：脾、胃、小腸、大腸（圖6–7–3）。

操作：在手部均勻塗抹少量按摩介質，按摩整個手部，使其完全放鬆並產生熱感。按揉脾、胃反射區3～5分鐘，每分鐘60～100次，然後再點按2～3分鐘，手法柔和滲透，用力由輕到重。指推小腸、大腸60～100次，至局部產生熱感，然後再點按3～5分鐘，每分鐘60～100次。

【足部全息按摩治療】

反射區：胃、十二指腸、肝、膽囊、小腸、脾、腹腔神經叢（圖6–7–4）。

操作：在全足均勻塗抹按摩介質，全足放鬆操作，檢查心臟反射區，按摩腎、輸尿管和膀胱這三個基本反射區。拇指點按胃、十二指腸、肝、膽囊、小腸、脾、腹腔神經叢反射區30～40次，按揉1分鐘左右，以酸脹或微微

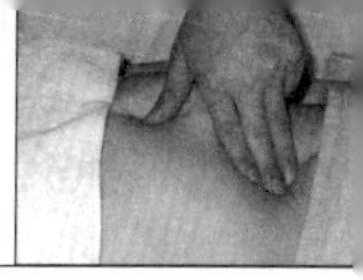

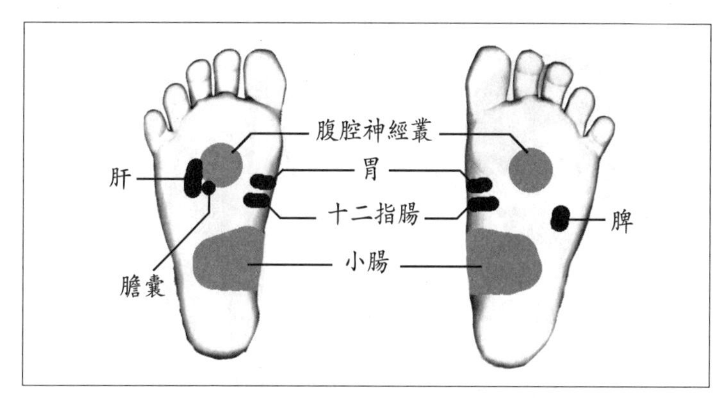

圖 6-7-4

疼痛為度。再次刺激基本反射區，促進治療後機體產生的代謝產物儘快排出體外。再次進行全足放鬆操作。結束治療。

【注意事項】

（1）帶小兒到戶外活動，呼吸新鮮空氣，多曬太陽，增強體質。

（2）提倡母乳餵養，宣傳合理餵養方法以及添加輔食的知識。

（3）如發現小兒體重不增或減輕，皮下脂肪減少，肌肉鬆弛，面色少華，應引起注意，分析原因，及時治療。

第八節　小兒厭食

【常規按摩治療】

取穴：脾經、胃經、板門、內八卦、中脘、足三里（圖 6-8-1）。

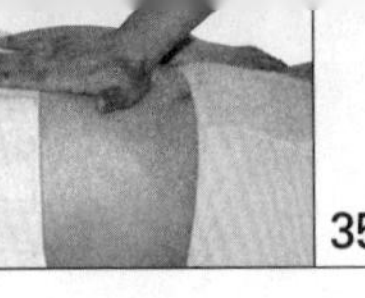

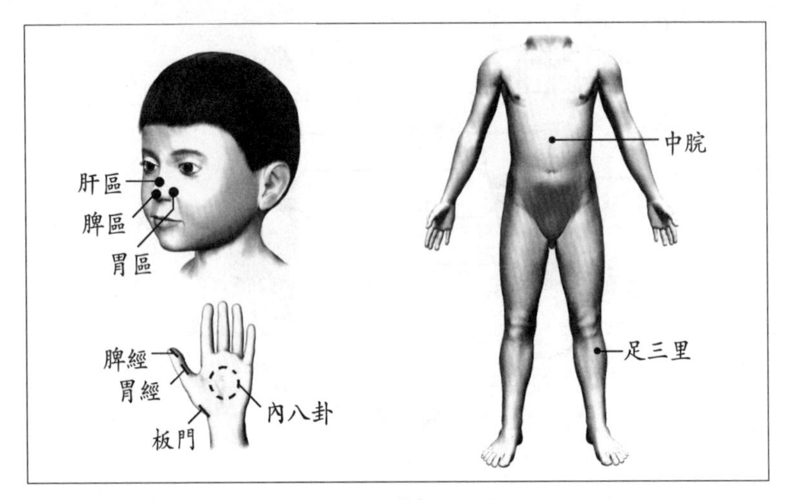

圖 6-8-1

操作：以一手持患兒拇指以固定，另一手以拇指螺紋面旋推患兒脾經（拇指螺紋面）；再推患兒胃經（拇指近掌端的第一節）100～500 次。拇指揉患兒板門（大魚際平面）50～100 次。順時針運內八卦 100～200 次。用掌面或四指摩中脘 5 分鐘。最後按揉足三里 3～5 分鐘。

【面部全息按摩治療】

反射區：胃區、脾區、肝區（圖 6-8-1）。

操作：在面部均勻塗抹按摩介質，用拂法和拇指平推法使面部放鬆並產生溫熱感。中指揉、點胃區 3～5 分鐘，每分鐘 60～100 次，至局部產生溫熱感。點按肝區、脾區 3～5 分鐘，每分鐘 100～200 次，至局部產生酸痛感為度。做面部放鬆。結束治療。

【耳部全息按摩治療】

反射區：胃、膈、中耳背、耳背脾（圖 6-8-2）。

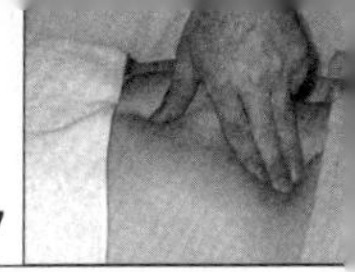

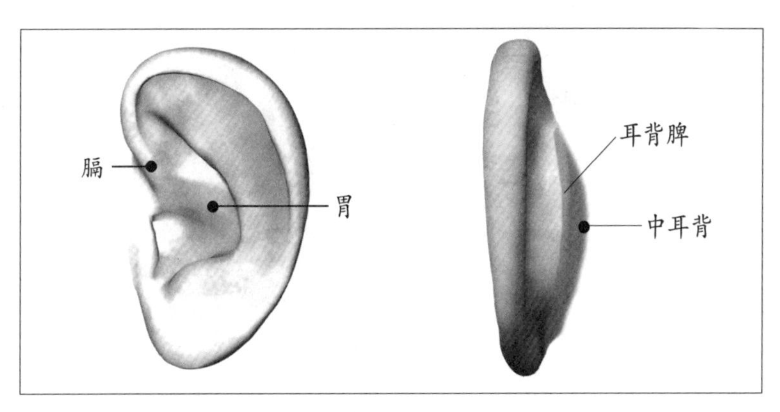

圖 6-8-2

操作：清洗耳部，輕揉耳周和耳廓部，由上至下 4～5 次。在相應反射區部加中度手法，緩慢放鬆。點按胃、膈部，反覆 10 次，以患者耐受為度，雙耳交替施術。點按中耳背、耳背脾 5～6 分鐘，反覆 3～4 次，至紅潤為止。輕揉每穴 3～4 次，持續 5～6 分鐘。力度由重到輕直至手法結束，均勻施術，一般持續 4～5 分鐘。雙耳交替放鬆。

【手部全息按摩治療】

反射區：脾、胃、胃腸點（圖 6-8-3）。

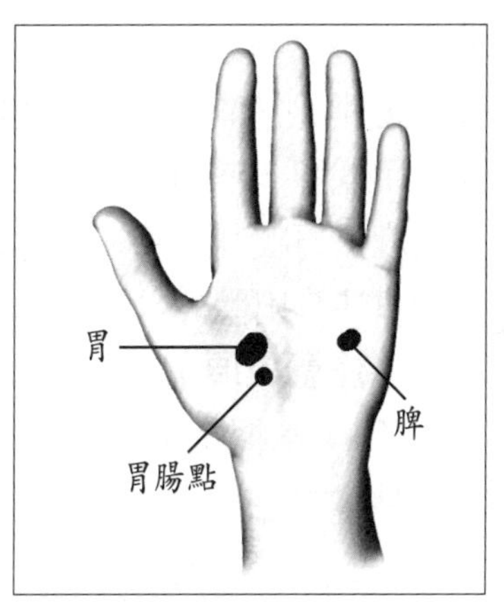

圖 6-8-3

操作：在手部均勻塗抹少量按摩介質。按摩整個手部，使其完全放鬆並產生熱感。按揉脾、胃反射區 3～5 分鐘，每分鐘 100～200 次，然後再點按 2～3 分鐘，手法柔和滲

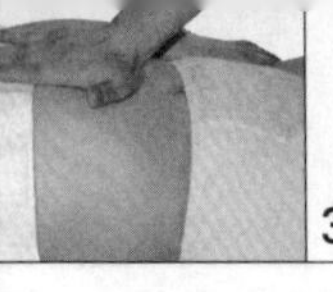

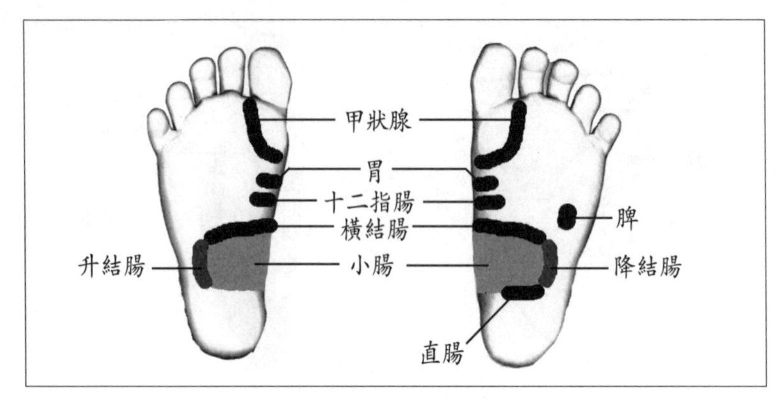

圖 6-8-4

透，用力由輕到重。點按胃腸點，每分鐘 60～100 次，至局部產生酸痛感為度。

【足部全息按摩治療】

反射區：胃、十二指腸、小腸、橫結腸、降結腸、升結腸、直腸、甲狀腺、脾（圖 6-8-4）。

操作：在全足均勻地塗抹按摩介質，全足放鬆操作，檢查心臟反射區，按摩腎、輸尿管和膀胱這三個基本反射區。拇指點按胃、十二指腸、小腸、橫結腸、降結腸、直腸、甲狀腺 30～40 次，按揉 1 分鐘左右，以酸脹或微微疼痛為度。再次刺激基本反射區，促進治療後機體產生的代謝產物儘快排出體外。再次進行全足放鬆操作。結束治療。

【注意事項】

（1）掌握正確的餵養方法，糾正不良飲食習慣，少食甘肥黏膩之品。多食易消化食物。

（2）找出厭食的原因，採取針對性措施。

（3）注意精神護理，讓小兒保持良好的情緒，以增強

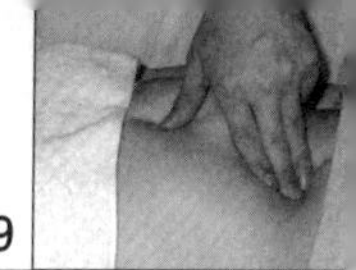

食慾。

第九節　兒童多動綜合徵

【常規按摩治療】

取穴：百會、內關、神門、風池、心俞、肝俞、志室、腎俞、命門、足三里、陽陵泉（圖 6–9–1）。

操作：先用食、中兩指指端按揉百會穴 1 分鐘；然後自印堂推向神庭，往返 3 遍；用中指指端按揉雙側太陽穴各 1～2 分鐘；接著，用兩拇指螺紋面抹動攢竹穴至太陽穴 5～7 遍；用中指指端按揉氣海、關元穴各 2 分鐘；摩腹 5 分鐘；用拇指指端按揉雙側曲池、手三里、內關、神門穴

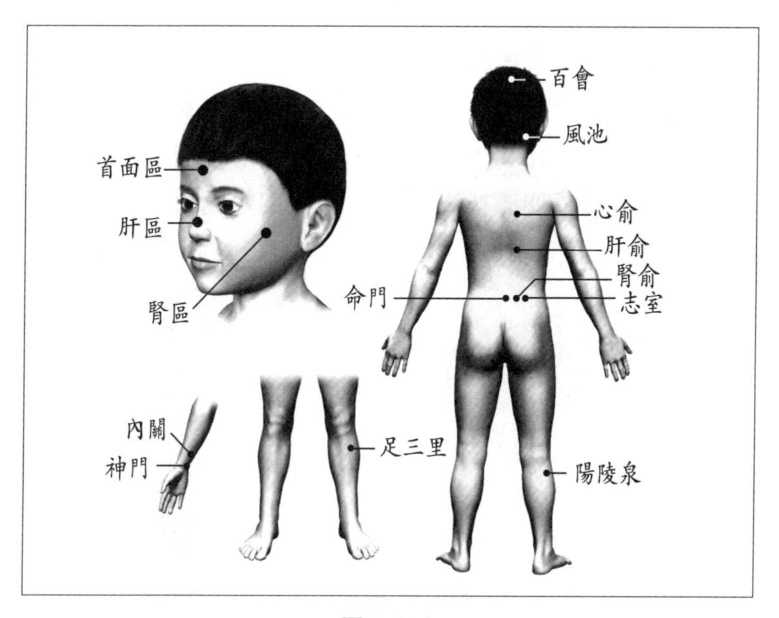

圖 6–9–1

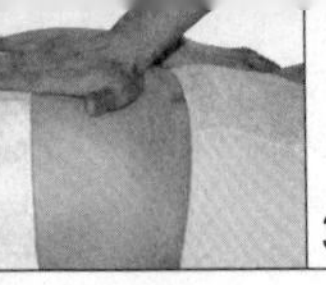

各 1～2 分鐘；拿合谷 20 次；用拇指指端按揉雙側足三里、陽陵泉、太衝各 1～2 分鐘。拇指指端按風池 20 次；用拇指指端按揉大椎穴 1 分鐘；拿頸項 1 分鐘，拿肩井半分鐘；施一指禪推法於志室、心俞穴各 1～2 分鐘；用拇指指端按揉肝俞、腎俞、命門穴各 1～2 分鐘；最後用擦法在患兒背部膀胱經第一側線上進行操作，以溫熱為度。

【面部全息按摩治療】

反射區：首面區、肝區、腎區（圖 6-9-1）。

操作：在面部均勻塗抹按摩介質，用拂法和拇指平推法使面部放鬆並產生溫熱感。中指揉、點首面區 3～5 分鐘，每分鐘 60～100 次，至局部產生溫熱感。點按肝區、腎區 3～5 分鐘，每分鐘 100～200 次，至局部產生酸痛感為度。做面部放鬆。結束治療。

【耳部全息按摩治療】

反射區：神門、心、交感、腎、耳背心（圖 6-9-2）。

操作：清洗耳部，輕揉耳周和耳廓部，遇上述穴位時可在輕揉的同時加入按壓手法，壓力由輕到重，再由重到

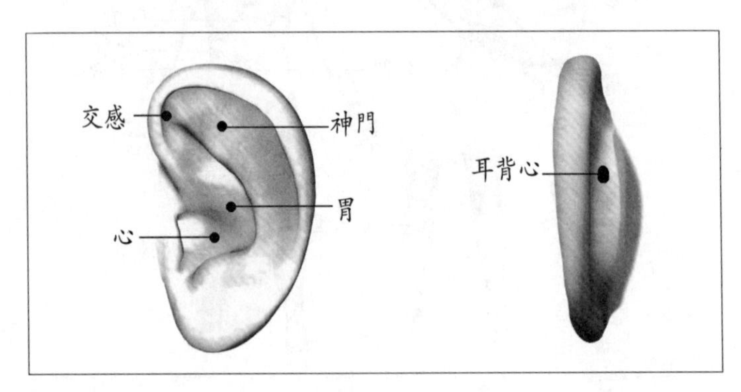

圖 6-9-2

輕，均勻施術，一般持續半分鐘即可。雙耳交替。在神門、心部施重按快放手法，反覆 5 次，以患者耐受為度，雙耳交替施術。點壓交感、腎、耳背心部，不離開皮膚，持續按 2～3 分鐘，力度適中，反覆 3～4 次。擦每穴 5～6 次，持續 4 分鐘。結束手法。

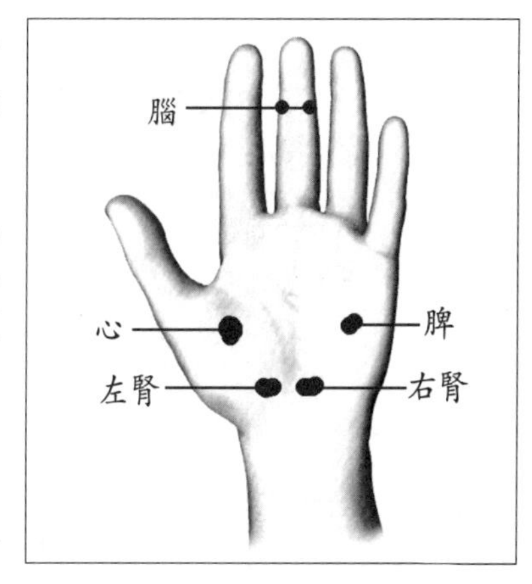

圖 6-9-3

【手部全息按摩治療】

反射區：心、脾、腎、腦（圖 6-9-3）。

操作：在手部均勻塗抹少量按摩介質。按摩整個手部，使其完全放鬆並產生熱感。按揉心、脾、腎反射區 3～5 分鐘，每分鐘 60～100 次，然後再點按 2～3 分鐘，手法柔和滲透，用力由輕到重。指推腦反射區 60～100 次，至局部產生熱感，然後再點按 3～5 分鐘，每分鐘 60～100 次。

【足部全息按摩治療】

反射區：肝、腎、腎上腺、腦垂體、小腦和腦幹、脾（圖 6-9-4）。

操作：在全足均勻塗抹按摩介質，全足放鬆操作，檢查心臟反射區，按摩腎、輸尿管和膀胱這三個基本反射區。拇指點按肝、腎、腎上腺、腦垂體、小腦和腦幹反射區 30～40 次，按揉 1 分鐘左右，以酸脹或微微疼痛為度。再次刺激基本反射區，促進治療後機體產生的代謝產物儘快排出體外。再次進行全足放鬆操作。結束治療。

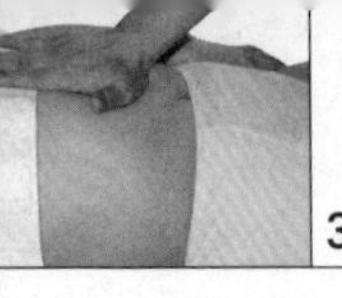

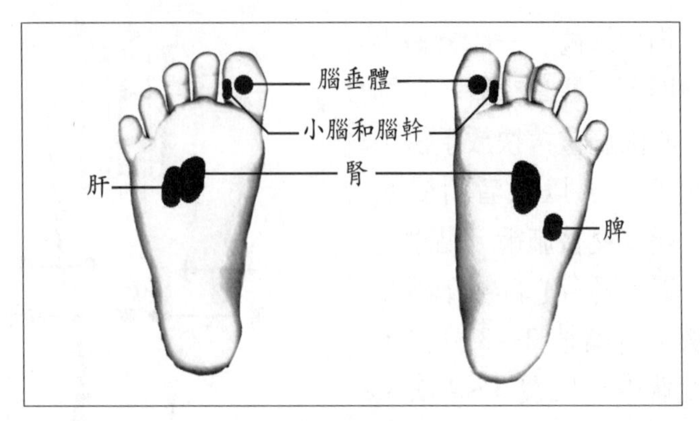

圖 6–9–4

【注意事項】

（1）保證患兒有規律的生活，培養良好的生活習慣。

（2）對患兒的學習進行耐心的訓練和幫助。

（3）保證患兒營養，補充蛋白質、水果和新鮮蔬菜。

第十節　小兒遺尿

【常規按摩治療】

取穴：丹田、腎俞、肝俞、三陰交、腎經、三關、小腹部、龜尾（圖 6–10–1）。

操作：揉丹田 100 次，摩揉臍部和小腹部各 100 次，按揉三陰交 100 次。揉腎俞 100 次，按揉命門 50 次，按揉肝俞 50 次，揉龜尾 100 次，捏脊 3～5 遍，橫擦腰骶部約 1 分鐘，以溫熱為度。

【面部全息按摩治療】

反射區：腎區、脾區（圖 6–10–1）。

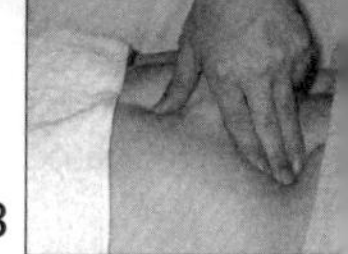

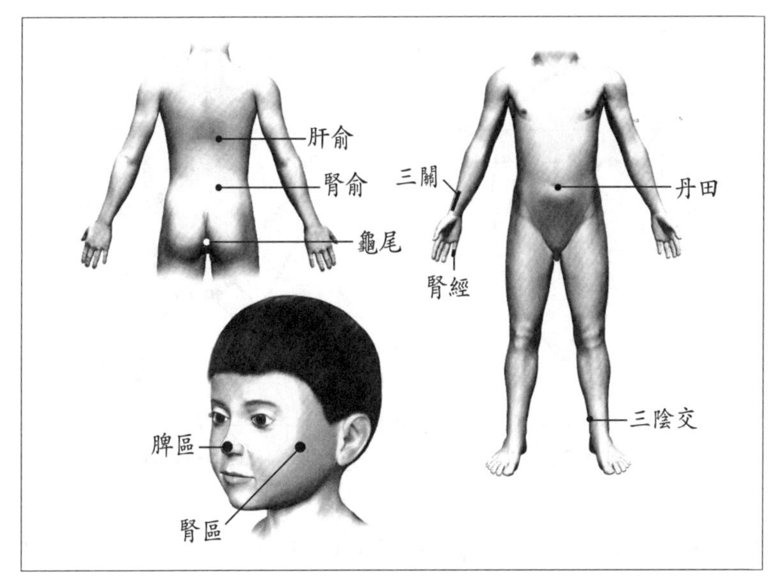

圖 6-10-2

操作：在面部均勻塗抹按摩介質，用拂法和拇指平推法使面部放鬆並產生溫熱感。中指揉、點腎區 3～5 分鐘，每分鐘 60～100 次，點按脾區 3～5 分鐘，每分鐘 100～200 次，至局部產生酸痛感為度。做面部放鬆。結束治療。

【耳部全息按摩治療】

反射區：腎、膀胱、輸尿管、心、神門（圖 6-10-2）。

操作：清洗耳部，輕揉耳周和耳廓部，由上至下 4～5 次。在相應反射區部加中重度手法，緩慢放鬆，共操作 10 分鐘左右。點掐腎、膀胱、輸尿管部 10 次，以患者耐受為度，雙耳交替施術。點按心、神門 5～6 分鐘，反覆 3～4 次。至紅潤為止。輕揉每穴 3～5 次，持續 7～8 分鐘。力

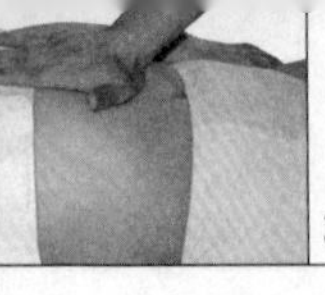

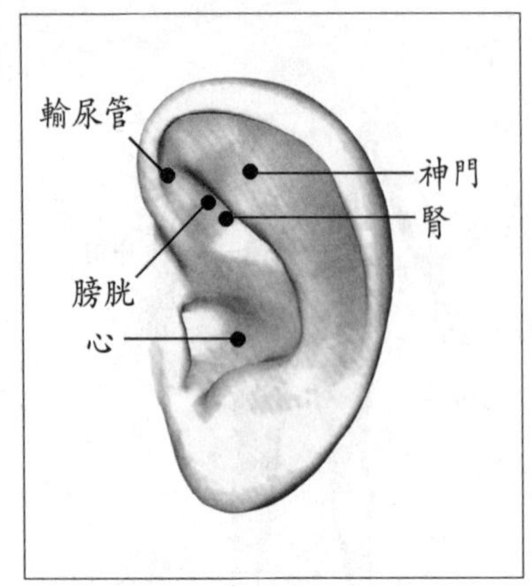

圖 6-10-2

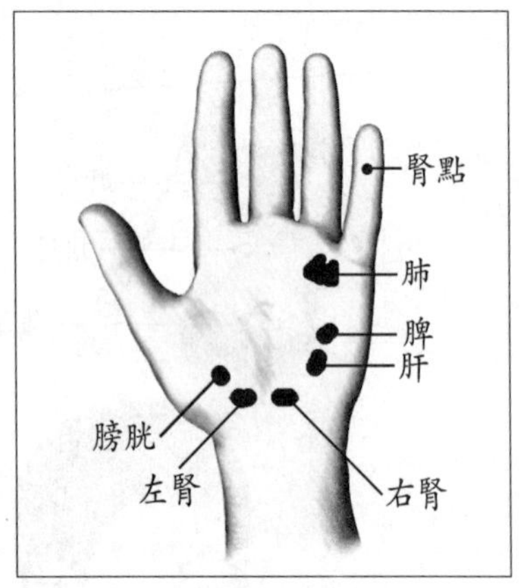

圖 6-10-3

度由輕至重，再由重到輕，反覆 3～4 次。均勻施術，一般持續 4～5 分鐘。雙耳交替放鬆。

【手部全息按摩治療】

反射區：肝、脾、腎、肺、腎點、膀胱（圖6-10-3）。

操作：在手部均勻塗抹少量按摩介質，按摩整個手部，使其完全放鬆並產生熱感。按揉肝、脾、腎、肺、膀胱反射區 3～5 分鐘，每分鐘 100～200 次，然後再點按 2～3 分鐘，手法柔和滲透，用力由輕到重。指推腎點 3～5 分鐘，每分鐘 60～100 次，推至局部產生熱感。

【足部全息按摩治療】

反射區：腹腔神經叢、腎臟、輸尿管、膀胱（圖 6-10-4）。

操作：在全足均勻塗抹按摩介質，全足放鬆操作，檢查心臟反射區，按摩腎、輸尿管和膀胱這三個基本反射

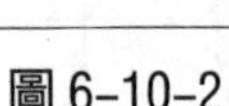

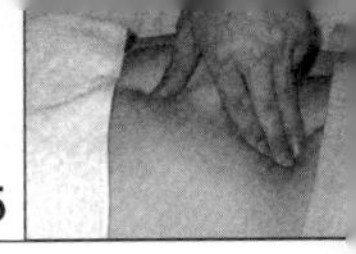

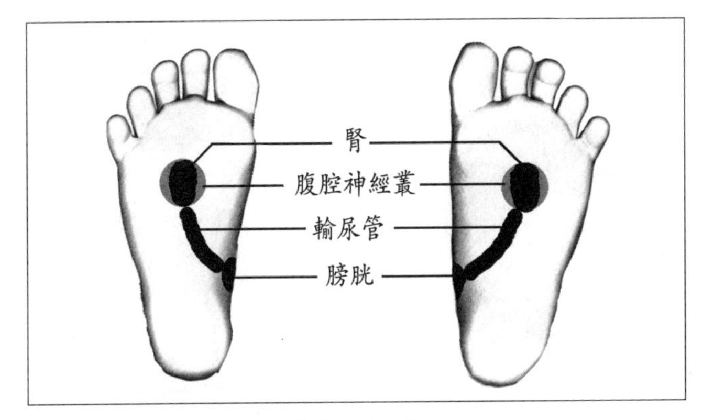

圖 6-10-4

區。拇指點按腹腔神經叢、腎臟、輸尿管、膀胱反射區30～40次，按揉1分鐘左右，以酸脹或微微疼痛為度。再次刺激基本反射區，促進治療後機體產生的代謝產物儘快排出體外。再次進行全足放鬆操作。結束治療。

【注意事項】

（1）勿使患兒過度疲勞和情緒激動，控制睡前飲水量。每晚尿床的患兒，夜間按時喚醒排尿，逐漸養成自控排尿的習慣。

（2）鼓勵患兒消除緊張怕羞情緒，建立戰勝遺尿的信心，積極配合服藥和各種治療。

第十一節　小兒夜啼

【常規按摩治療】

取穴：百會、心經、腎經、心俞、肝俞、內勞宮、耳後高骨、小天心（圖 6-11-1）。

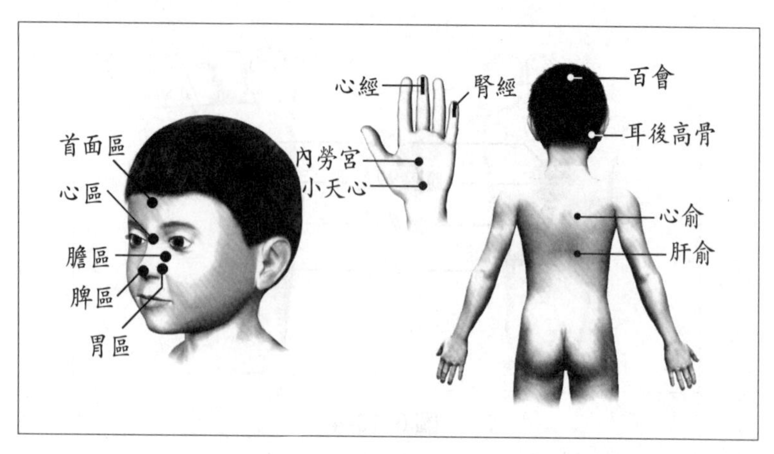

圖 6-11-1

操作：用兩拇指自兩眉中間向上交替直推至前髮際 30 次，即開天門；再用兩拇指自掌後橫紋中向兩旁分推 50 次；清心經 300 次；補腎經 100 次；揉內勞宮 200 次；掐揉小天心 50 次。醫者用中指指端按揉百會 100 次；用中指指端按揉耳後高骨 30 次；用中指指端按揉雙側心俞、肝俞穴各半分鐘至 1 分鐘。

【面部全息按摩治療】

反射區：首面區、心區、膽區、脾區、胃區（圖6-11-1）。

操作：在面部均勻塗抹按摩介質，用拂法和拇指平推法使面部放鬆並產生溫熱感。中指揉、點首面區 3～5 分鐘，每分鐘 60～100 次，至局部產生溫熱感。點按膽區、脾區、胃區、心區 3～5 分鐘，每分鐘 100～200 次，至局部產生酸痛感為度。做面部放鬆。結束治療。

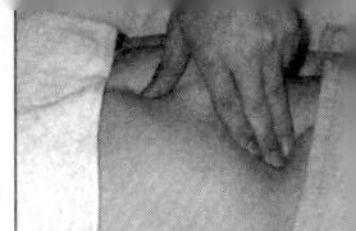

【耳部全息按摩治療】

反射區：神門穴、脾、胃、內分泌、腎上腺（圖 6–11–2）。

操作：清洗耳部，由上至下輕揉耳周和耳廓部 4～5 次。在相應反射區部加中重度手法，緩慢放鬆，共操作 10 分鐘左右。

點掐神門穴部 10 次，以患者耐受為度，雙耳交替施術。點按脾、胃部按 5～6 分鐘，反覆 3～4 次，至紅潤為止。提捏內分泌、腎上腺部 1 分鐘，力度適中，在患者耐受範圍內逐漸加力，反覆 3～4 次。輕揉每穴 3～5 次，持續 7～8 分鐘。力度由輕至重，再由重到輕，反覆 3～4 次。均勻施術，一般持續 4～5 分鐘。雙耳交替放鬆。

【手部全息按摩治療】

反射區：心、脾、肝、腎、腦（圖 6–11–3）。

操作：在手部均勻塗抹少量按摩介質，按摩整個手

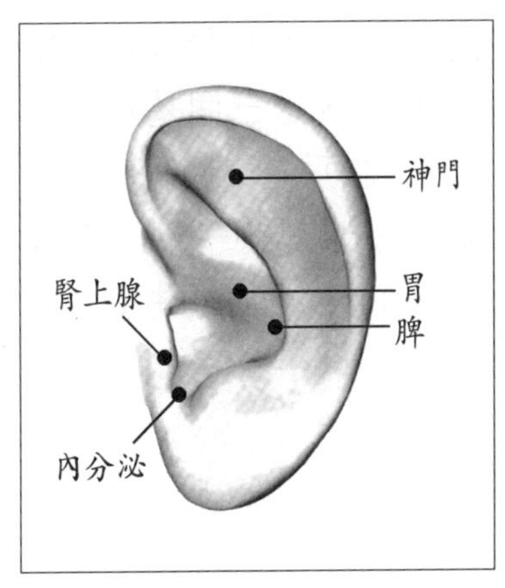

圖 6–11–2

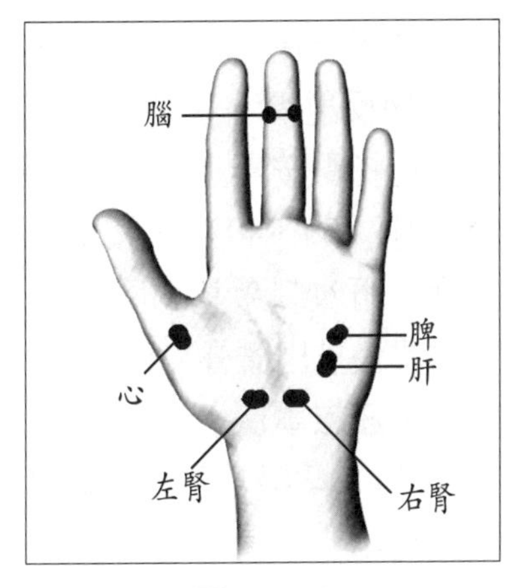

圖 6–11–3

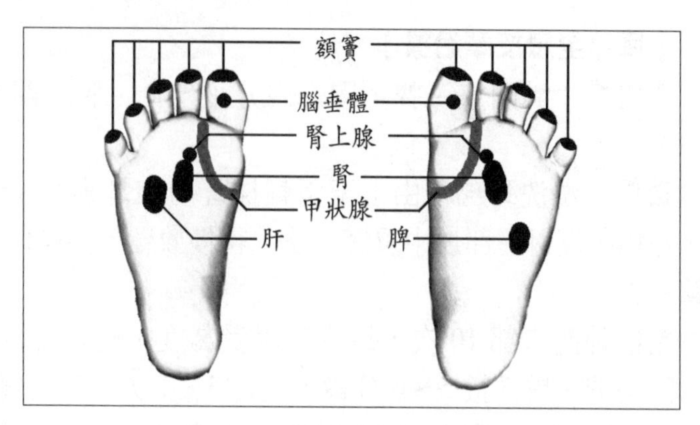

圖 6–11–4

部，使其完全放鬆並產生熱感。按揉心、脾、肝、腎、腦反射區 3～5 分鐘，每分鐘 100～200 次，然後再點按 2～3 分鐘，每分鐘 60～100 次，手法柔和滲透，用力由輕到重。

【足部全息按摩治療】

反射區：腎上腺、脾、肝、腎、腦垂體、甲狀腺、額竇（圖 6–11–4）。

操作：在全足均勻塗抹按摩介質，全足放鬆操作，檢查心臟反射區，按摩腎、輸尿管和膀胱這三個基本反射區。拇指點按腎上腺、脾、肝、腎、腦垂體、甲狀腺、額竇反射區 30～40 次，按揉 1 分鐘左右，以酸脹或微微疼痛為度。再次刺激基本反射區，促進治療後機體產生的代謝產物儘快排出體外。再次進行全足放鬆操作。結束治療。

【注意事項】

（1）孕婦及乳母不宜過食寒涼與辛辣等飲食。並注意補充鈣劑。

（2）保持環境安靜寧和。

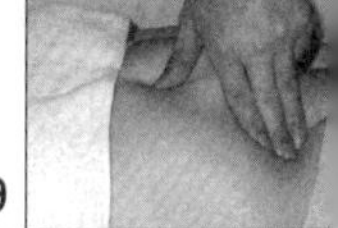

（3）加強新生兒護理，注意寒溫適當，注意保暖而切記過熱。

（4）飲食溫度適中，飲食量以滿足需要而不過量的原則。脾寒夜啼者，注意腹部保暖。

（5）注意衣物、被褥有無異物刺激皮膚；及時換尿布等。

（6）養成良好的睡眠習慣。

第十二節　小兒腦性癱瘓

【常規按摩治療】

取穴：腦空、風池、大椎、天柱、心俞、肝俞、腎俞、膻中、中脘、氣海、關元、極泉、曲池、手三里、合谷、環跳、髀關、風市、委中、承山、陽陵泉、崑崙（圖6-12-1）。

操作：先用中指揉法在雙側腦空、風池、天柱和大椎穴上進行治療，每穴1分鐘；接著在頸椎兩側由上向下緩緩地按揉動作3～5次；然後拿風池約半分鐘；拿肩井20次；掌根揉患兒腰背部約3分鐘；用一指禪推法由上向下推雙側腰背部膀胱經第一側線上的腧穴2遍，重點推心俞、肝俞、腎俞；然後直擦督背部膀胱經第一側線，以溫熱為度。用中指指端按揉膻中、中脘各1分鐘；接著揉摩患兒臍部約1～2分鐘；然後一指禪推氣海、關元穴各2分鐘；隨後摩腹5分鐘；最後用拇指指端按揉雙側足三里各1分鐘。

【面部全息按摩治療】

反射區：首面區、腎區、肝區、脾區、臂區、手區、

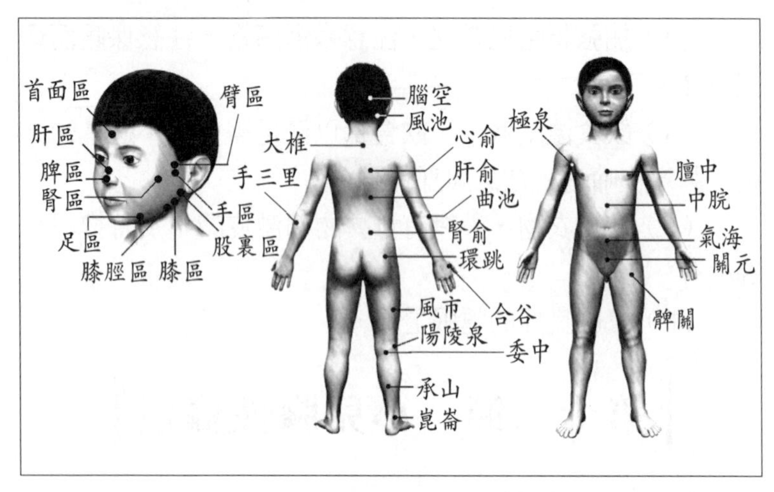

圖 6–12–1

股裏區、膝區、膝脛區、足區（圖 6–12–1）。

操作：在面部均勻塗抹按摩介質，用拂法和拇指平推法使面部放鬆並產生溫熱感。中指揉、點首面區 3～5 分鐘，每分鐘 60～100 次，至局部產生溫熱感。點按肝區、腎區、脾區 3～5 分鐘，每分鐘 100～200 次，至局部產生酸痛感為度。點揉臂區、手區、股裏區、膝區、膝脛區、足區 3～5 分鐘。做面部放鬆。結束治療。

【耳部全息按摩治療】

反射區：腦、皮質下、腦幹、神門（圖 6–12–2）。

操作：清洗耳部，輕捏耳周和耳廓部，由下至上 4～5 次。在相應反射區部加重手法，緩慢放鬆。先在腦部施重提輕放手法，反覆 10 次，以患者耐受為度，雙耳交替施術。在皮質下、腦幹部施向上重提向外輕拉的按法，手不離開皮膚，持續 5～6 分鐘。反覆 3～4 次。點按神門穴

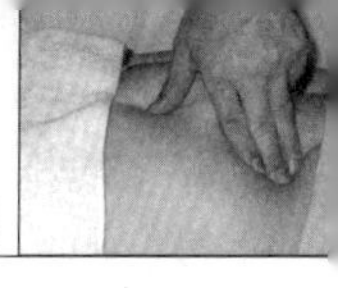

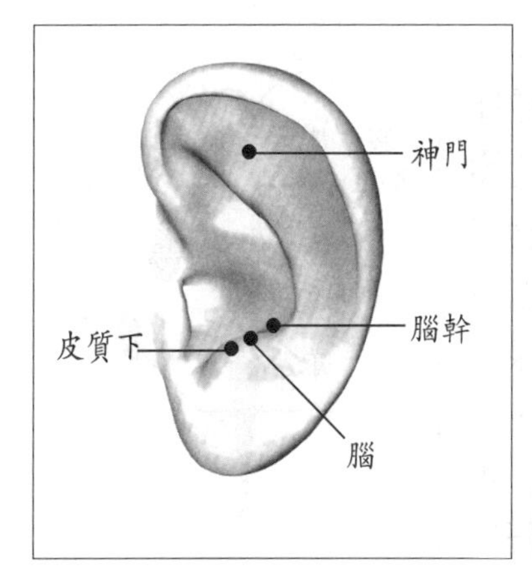

圖 6-12-2

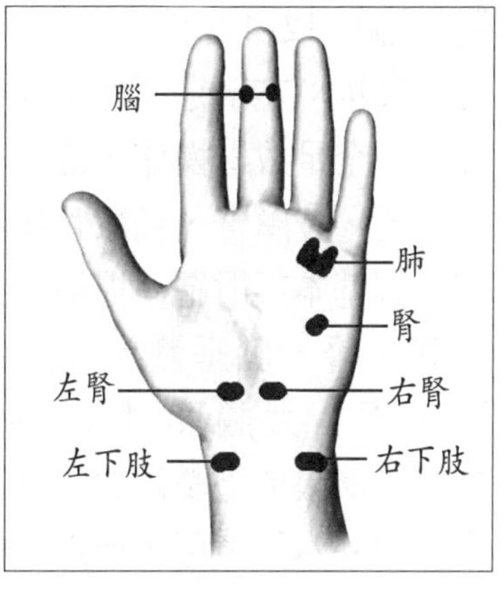

圖 6-12-3

2～3 分鐘，力度適中，反覆 3～4 次，至紅潤為止。輕揉每穴 5～6 次，持續 4～6 分鐘。力度由輕到重，再由重到輕，均勻施術，一般持續 2～3 分鐘。雙耳交替放鬆。

每日 1 次，每次持續 20 分鐘，7 次為 1 療程，療程間休息 2 天。

【手部全息按摩治療】

反射區：肺、脾、腎、腦、左下肢、右下肢（圖 6-12-3）。

操作：在手部均勻塗抹少量按摩介質，按摩整個手部，使其完全放鬆並產生熱感按揉肺、脾、腎、腦反射區 3～5 分鐘，每分鐘 100～200 次，然後再點按 2～3 分鐘，手法柔和滲透，用力由輕到重。指推下肢 3～5 分鐘，每分鐘 60～100 次，至局部產生熱感。

【足部全息按摩治療】

反射區：腎上腺、腎、腦垂體、甲狀腺、脾、胃、大

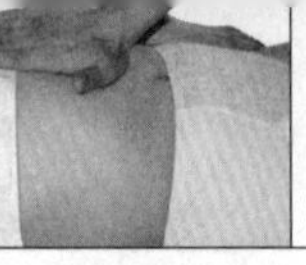

腦（圖 6–12–4）。

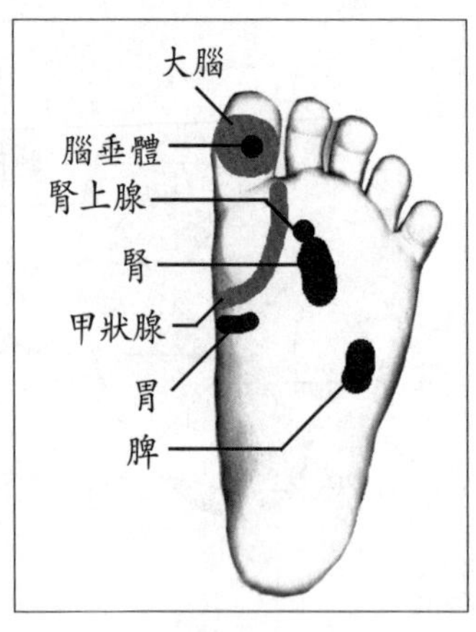

圖 6–12–4

操作：在全足均勻塗抹按摩介質，全足放鬆操作，檢查心臟反射區，按摩腎、輸尿管和膀胱這三個基本反射區。拇指點按腎上腺、腎、腦垂體、甲狀腺、脾、胃、大腦反射區 30～40 次，以酸脹或微微疼痛為度。再次刺激基本反射區，促進治療後機體產生的代謝產物儘快排出體外。再次進行全足放鬆操作。結束治療。

【注意事項】

（1）腦性癱瘓是由固定的腦部病變所引起，治療起來比較困難，但如能早期發現，給予適當治療，可減輕功能障礙。

（2）要加強護理，對患兒要給予易消化富於營養的食物，如雞蛋、瘦肉、魚、肉、小米粥、牛奶等，並要多給患兒吃水果和蔬菜。

（3）讓患兒進行合理的功能鍛鍊，如日常生活動作訓練、語言訓練和預防肌肉攣縮的措施等。

（4）腦性癱瘓的小兒，身體的抵抗力大都低下，要避免接觸患有傳染病和急性感染性疾病的人。

（5）家長除睡前給小兒按摩外，在白天按上述方法，再加 1～2 次治療，以利於提高治療效果。

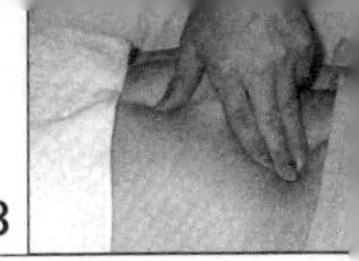

第七章　五官科疾病

第一節　麥粒腫

【常規按摩治療】

取穴：睛明、魚腰、絲竹空、太陽、瞳子髎、風池、翳風、肩井（圖 7–1–1）。

操作：用一指禪推法從印堂至睛明，再沿上眼眶下緣、下眼眶上緣抹動約 5 分鐘。點按睛明、魚腰、絲竹空、太陽。再在額部及沿眼眶用緩和而深沉的抹法，往返操作 7～8 遍。用拇指指端按揉雙側翳風穴，以酸脹得氣為度。再拿風池，並沿頸椎向下至大椎兩側自上而下操作 2

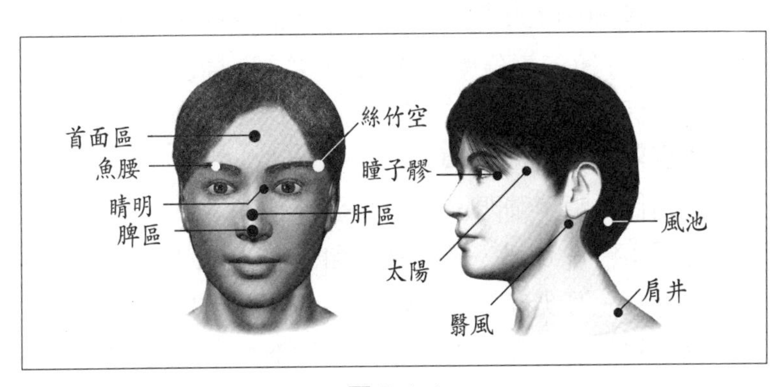

圖 7–1–1

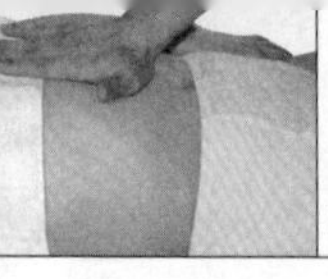

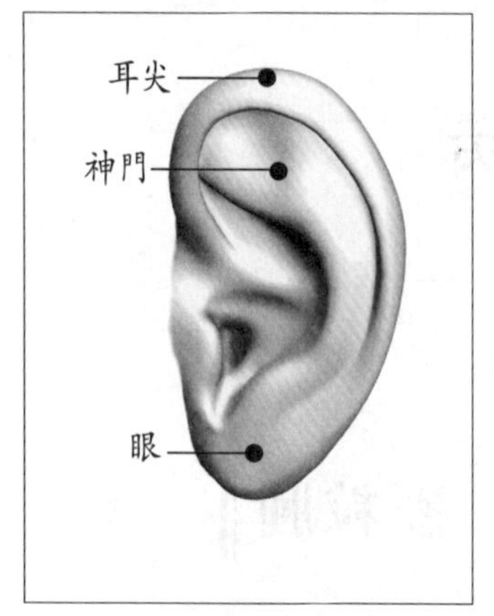

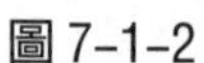
圖 7-1-2

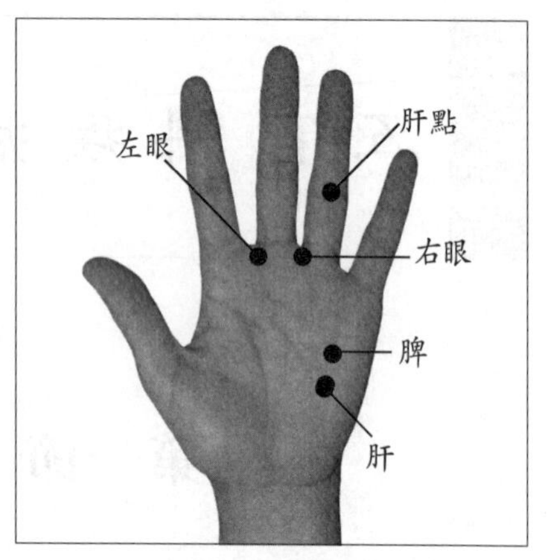

圖 7-1-3

分鐘。最後拿雙側肩井穴 20 次，以通調全身氣血，結束治療。

【面部全息按摩治療】

反射區：首面區、脾區、肝區（圖 7-1-1）。

操作：在面部位均匀塗抹按摩介質，用拂法和拇指平推法使面部放鬆並產生溫熱感。中指揉、點首面區 3～5 分鐘，每分鐘 60～100 次，至局部產生溫熱感。點按肝區、脾區 3～5 分鐘，每分鐘 100～200 次，至局部產生酸痛感為度。做面部放鬆。結束治療。

【耳部全息按摩治療】

反射區：眼、神門、耳尖（圖 7-1-2）。

操作：清洗耳部，輕揉耳周和耳廓部，由上至下 4～5 次。先在眼、耳尖部施重按輕提手法，反覆 10 次，手不離開皮膚，以患者耐受為度，雙耳交替施術。點按神門 2～3 分鐘，力度適中，反覆 3～4 次。之後在眼部施以掐法，至

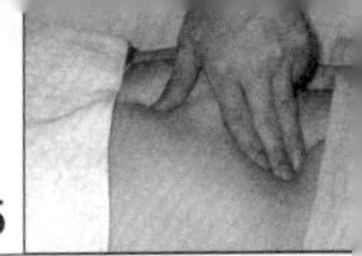

紅潤為止。輕揉每穴5～6次，持續4分鐘。此為結束手法。力度由輕到重，再由重到輕，均勻施術，一般持續半分鐘即可。雙耳交替放鬆。

【手部全息按摩治療】

反射區：眼、肝、脾、眼點、肝點（圖7-1-3）。

操作：在手部均勻塗抹少量按摩介質，按摩整個手部，使其完全放鬆並產生熱感。按揉脾、眼、肝反射區3～5分鐘，每分鐘100～200次，然後再點按2～3分鐘，手法柔和滲透，用力由輕到重。點壓眼點、肝點3～5分鐘，每分鐘60～90次，至局部產生酸痛感為度。

【足部全息按摩治療】

反射區：眼、肝、額竇、胸部淋巴腺、脾、上身淋巴腺、解谿（圖7-1-4）。

操作：在全足均勻塗抹按摩介質，全足放鬆操作，檢查心臟反射區，按摩腎、輸尿管和膀胱這三個基本反射區。拇指點按眼、肝、額竇、胸部淋巴腺、脾、上身淋巴腺反射區30～40次，按揉1分鐘左右，以酸脹或微微疼痛

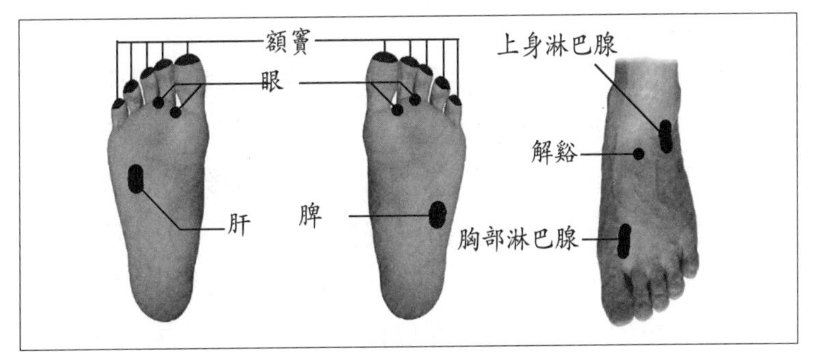

圖7-1-4

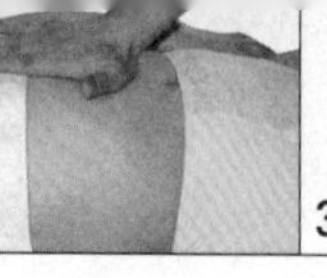

為度。再次刺激基本反射區，促進治療後機體產生的代謝產物儘快排出體外。再次進行全足放鬆操作。結束治療。

【自我保健】

患者平時可用中指指端按揉雙側睛明、陽白、魚腰穴各 2 分鐘。再用拇指指端按揉雙側太陽穴各 2 分鐘。食指、中指分開分別置於上瞼與下瞼上，由內向外抹 2 分鐘。每日 2 次為宜。

【注意事項】

（1）全息按摩治療本病，對炎症初期療效較好，可以促使其吸收，消腫，並有止痛作用；若已化膿、由施術可以促使其成熟。但還應注意與藥物相結合。

（2）本病膿成不潰切忌擠壓，禁服辛辣食物，多吃含維生素豐富的蔬菜、水果。

第二節　眼瞼下垂

【常規按摩治療】

取穴：睛明、魚腰、太陽、瞳子髎、風池、翳風、肩井（圖 7–2–1）。

操作：用一指禪推法從印堂至睛明，再沿上眼眶下緣、下眼眶上緣抹動約 6 分鐘，用拇指指端按揉雙側睛明、陽白、魚腰、太陽穴各 1～2 分鐘。最後拿雙側合谷穴各半分鐘至 1 分鐘。拇指指端按揉雙側完骨、翳風穴，以酸脹得氣為度。再拿風池，並沿頸椎兩側向下至大椎兩側 5～7 遍。用㨰法在患者背部自枕骨下經風府、大椎至肩中俞、肩外俞處進行治療，約 3 分鐘。拇指指端按揉大杼、

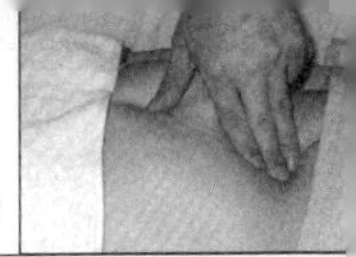

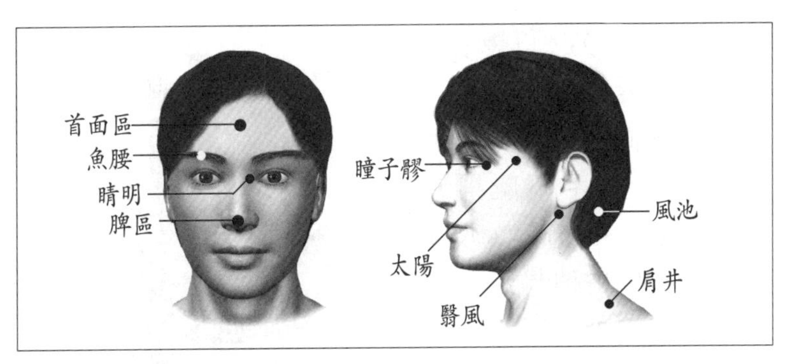

圖 7-2-1

肩中俞、肩外俞各 1～2 分鐘。最後拿雙側肩井穴 20 次，以通調全身氣血，結束治療。

【面部全息按摩治療】

反射區：首面區、脾區（圖 7-2-1）。

操作：在面部均勻塗抹按摩介質，用拂法和拇指平推法使面部放鬆並產生溫熱感。中指揉、點首面區 3～5 分鐘，每分鐘 60～100 次，至局部產生溫熱感。點按脾區 3～5 分鐘，每分鐘 100～200 次，至局部產生酸痛感為度。做面部放鬆。結束治療。

【耳部全息按摩治療】

反射區：眼、脾、腎、神門（圖 7-2-2）。

操作：清洗耳部，輕捏耳周和耳廓部，由下至上 4～5 次。在相應反射區部加重手法，緩慢放鬆。先在耳尖部施重提輕放手

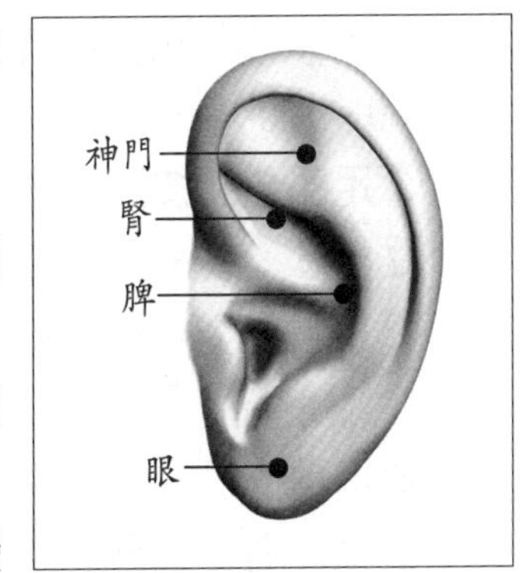

圖 7-2-2

法，反覆10次，以患者耐受為度，雙耳交替施術。在眼部施向上重提向外輕拉的按法，手不離開皮膚，持續5～6分鐘。反覆3～4次。點按神門2～3分鐘，力度適中，反覆3～4次，至紅潤為止。輕揉每穴5～6次，持續4～6分鐘。力度由輕到重，再由重到輕，均勻施術，一般持續2～3分鐘。雙耳交替放鬆。

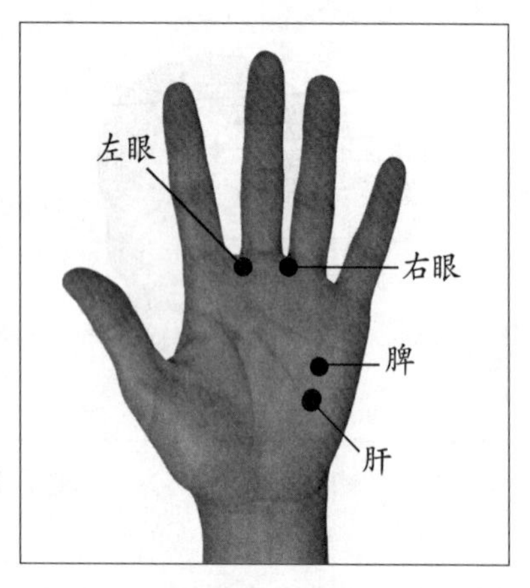

圖7–2–3

【手部全息按摩治療】

反射區：眼、脾、肝、眼（圖7–2–3）。

操作：在手部均勻塗抹少量按摩介質，按摩整個手部，使其完全放鬆並產生熱感。按揉脾、眼、肝反射區3～5分鐘，每分鐘100～200次，然後再點按2～3分鐘，手法柔和滲透，用力由輕到重。點按眼點60～100次，每分鐘60～100次，至局部產生酸痛感。

【足部全息按摩治療】

反射區：眼、肝、額竇、脾、腎（圖7–2–4）。

操作：在全足均勻塗抹按摩介質，全足放鬆操作，檢查心臟反射區，按摩腎、輸尿管和膀胱這三個基本反射區。拇指點按眼、肝、額竇、脾、腎反射區30～40次，按揉1分鐘左右，以酸脹或微微疼痛為度。再刺激基本反射區，促進治療後機體產生的代謝產物儘快排出體外。再次進行全足放鬆操作。結束治療。

【自我保健】

患者平時可用中指指端按揉雙側睛明、陽白、魚腰、太陽穴各2分鐘。再用拇指指端按揉雙側足三里穴各2分鐘。每日2次為宜。

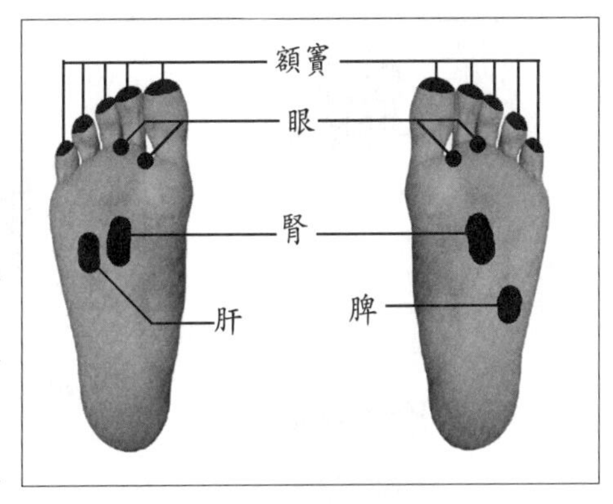

圖 7-2-4

【注意事項】

（1）施術前應注意局部皮膚是否完好，有無破損。如有破損則不適用本方法。

（2）手法不宜過重，若患者在施術過程中不耐受，則應考慮適當放慢速度以免出現負損傷。

（3）本病應從先天和後天兩方面加以注意，因其病因複雜，所以應從多角度考慮，尤其是對於有家族史的人群。注意適當休息，避免過多的體力活動，避免面部風冷刺激。若屬重症肌無力患者，應注意除眼部表現以外的全身其他症狀，進行神經、內分泌檢查。

第三節　眼瞼瞤動

【常規按摩治療】

取穴：睛明、魚腰、太陽、瞳子髎、風池、翳風、肩井、肝俞、脾俞（圖 7-3-1）。

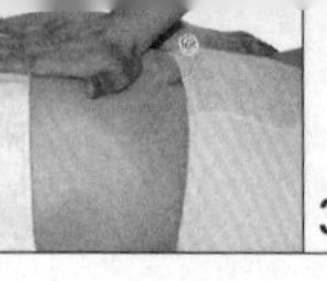

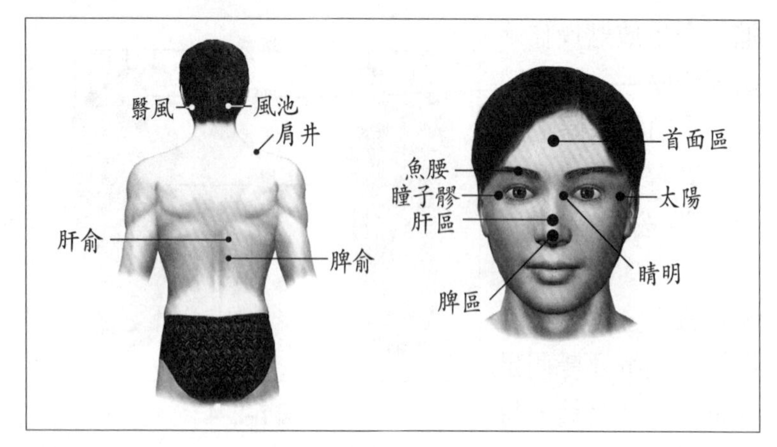

圖 7-3-1

操作：用一指禪推法從印堂至睛明，再沿上眼眶下緣、下眼眶上緣抹約 6 分鐘，點按睛明、魚腰、絲竹空、陽白、太陽穴各 1～2 分鐘。最後施拿法於雙側合谷穴各半分鐘至 1 分鐘。用拇指指端按揉雙側完骨、翳風穴，以酸脹得氣為度。再拿風池，並沿頸椎兩側向下至大椎兩側，自上而下操作 5～7 遍。拿雙側肩井穴 20 次，隨後用掌根揉法作用於背部膀胱經第一側線的俞穴上，重點在肝俞、脾俞，約 3 分鐘；其後用拇指指端按揉肝俞、脾俞穴各 1～2 分鐘；最後用全掌擦法作用於腰骶部，以溫熱為度。

【面部全息按摩治療】

反射區：首面區、脾區、肝區（圖 7-3-1）。

操作：在面部均勻塗抹按摩介質，用拂法和拇指平推法使面部放鬆並產生溫熱感。中指揉、點首面區 3～5 分鐘，每分鐘 60～100 次，至局部產生溫熱感。點按肝區、脾區 3～5 分鐘，每分鐘 100～200 次，至局部產生酸痛感

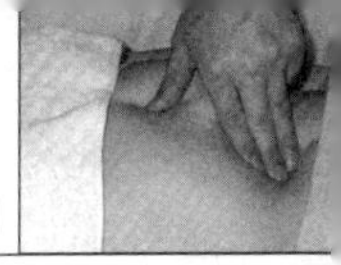

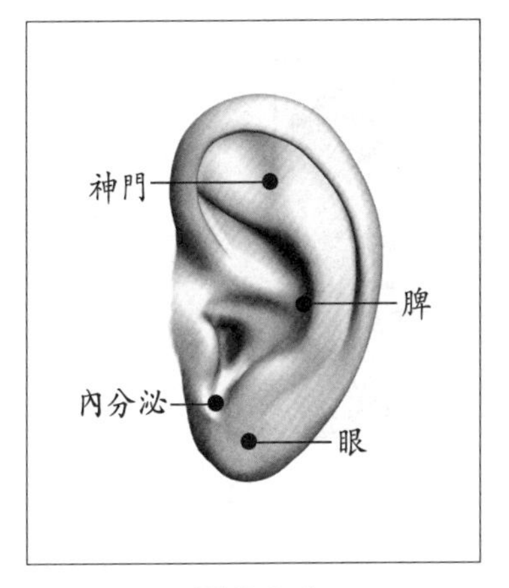

圖 7-3-2

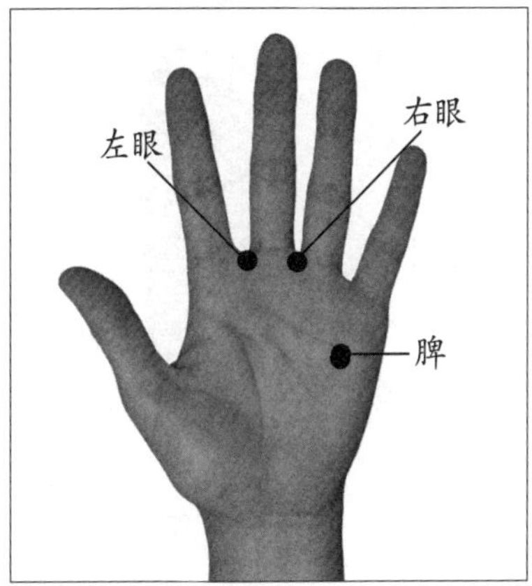

圖 7-3-3

為度。做面部放鬆。結束治療。

【耳部全息按摩治療】

反射區：神門、眼、脾、內分泌（圖 7-3-2）。

操作：清洗耳部，輕揉耳周和耳廓部，由下至上 4～5 次。在相應反射區部加中度手法，緩慢放鬆。點按神門部 10 次，以患者耐受為度，雙耳交替施術。點按眼部、脾、內分泌 5～6 分鐘，反覆 3～4 次，至紅潤為止。輕揉每穴 5～6 次，持續 7～8 分鐘。力度由重到輕直至手法結束，均勻施術，一般持續 4～5 分鐘。雙耳交替放鬆。

【手部全息按摩治療】

反射區：脾、眼、眼點（圖 7-3-3）。

操作：在手部均勻塗抹少量按摩介質，按摩整個手部，使其完全放鬆並產生熱感。按揉脾、眼反射區 3～5 分鐘，每分鐘 100～200 次，然後再點按 2～3 分鐘，手法柔和滲透，用力由輕到重。壓眼點 3～5 分鐘，每分鐘 60～

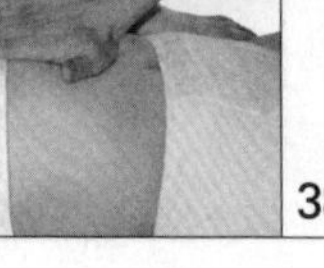

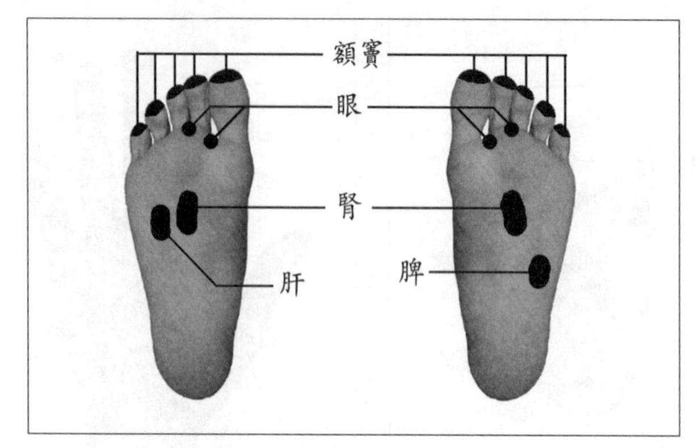

圖 7-3-4

90 次，至局部產生酸痛感為度。

【足部全息按摩治療】

反射區：眼、肝、額竇、脾、腎（圖 7-3-4）。

操作：在全足均勻塗抹按摩介質，全足放鬆操作，檢查心臟反射區，按摩腎、輸尿管和膀胱這三個基本反射區。拇指點按眼、肝、額竇、脾、腎反射區 30～40 次，以酸脹或微微疼痛為度。再次刺激基本反射區，促進治療後機體產生的代謝產物儘快排出體外。再次進行全足放鬆操作。結束治療。

【自我保健】

患者平時可用中指指端按揉雙側睛明、陽白、魚腰、太陽穴，每穴 2 分鐘。再用拇指指端按揉雙側足三里穴各 2 分鐘。食指、中指分開分別置於上瞼與下瞼上，由內向外抹 2 分鐘。每日 2 次為宜。

【注意事項】

（1）本症的病因較為複雜，一旦發病較為難治。所以

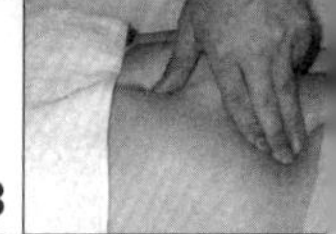

在施治時，還應注意與他法相結合。

（2）本法屬動，所以施術應以靜為主，手法應輕揉適度。施術前應注意局部皮膚是否完好，有無破損。如有破損則不適用本方法。

（3）有顱神經受損症狀者，為繼發性面肌痙攣，應進一步檢查。確診後再實行治療。

第四節　近　視

【常規按摩治療】

取穴：攢竹、睛明、四白、魚腰、太陽、風池、養老、光明、肝俞（圖 7-4-1）。

操作：用偏峰一指禪推法自右側太陽穴起始，慢慢地向右側陽白穴移去，經印堂、左側陽白穴到左側太陽穴，然後再從左側太陽推向左側陽白，經印堂、右側陽白穴至

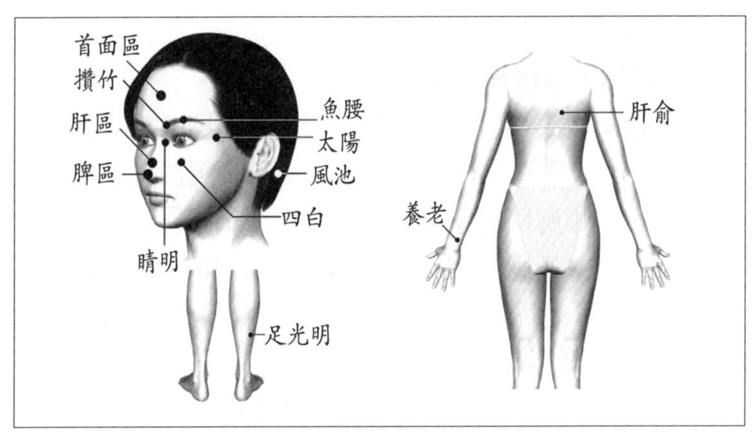

圖 7-4-1

右側太陽穴，如此往復 3 遍；最後用雙手拇指指腹分別從內向外抹上眼眶和下眼眶 10 次。用五指拿法從前髮際緩慢地向後髮際移動，約 5 次；然後拿風池 30 次；接著用按揉法在頸椎的兩側做緩緩的按揉，由上向下，往返 3 遍；最後用拇指指端按揉肝俞、養老和光明穴各 1～2 分鐘。

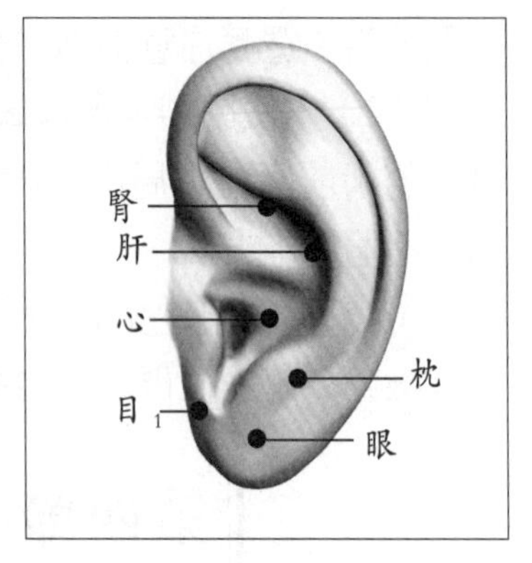

圖 7-4-2

【面部全息按摩治療】

反射區：首面區、肝區、脾區（圖 7-4-1）。

操作：在面部均勻塗抹按摩介質，用拂法和拇指平推法使面部放鬆並產生溫熱感。中指揉、點首面區 3～5 分鐘，每分鐘 60～100 次，至局部產生溫熱感。點按肝區、脾區 3～5 分鐘，每分鐘 100～200 次，至局部產生酸痛感為度。做面部放鬆。結束治療。

【耳部全息按摩治療】

反射區：眼、目$_1$、心、肝、腎、枕（圖 7-4-2）。

操作：清洗耳部數次，輕揉耳周和耳廓部，由下至上 4～5 次。在相應反射區部加中重度手法，緩慢放鬆，共操作 10 分鐘左右。點掐眼、目$_1$反射區部 10 次，以患者耐受為度，雙耳交替施術。點按肝、腎、枕部 5～6 分鐘，反覆 3～4 次，至紅潤為止。輕揉每穴 3～5 次，持續 7～8 分鐘。力度由輕至重，再由重到輕，反覆 3～4 次。均勻施術，一般持續 4～5 分鐘。雙耳交替放鬆。

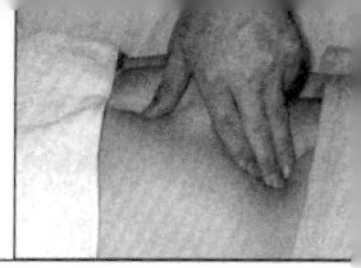

【手部全息按摩治療】

反射區：心、脾、肝、眼、眼點（圖 7–4–3）。

操作：在手部均勻塗抹少量按摩介質，按摩整個手部，使其完全放鬆並產生熱感。按揉心、脾、肝、眼反射區 3～5 分鐘，每分鐘 100～200 次，然後再點按 2～3 分鐘，手法柔和滲透，用力由輕到重。點按眼點 60～100 次，每分鐘 60～100 次，至局部產生酸痛感。

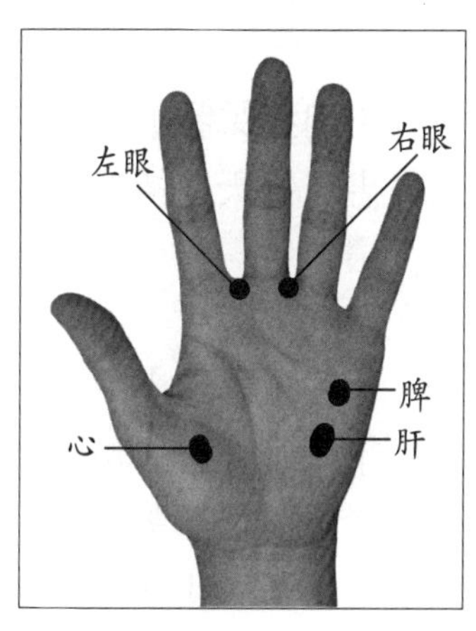

圖 7–4–3

【足部全息按摩治療】

反射區：眼、肝、額竇、腎、脾（圖 7–4–4）。

操作：在全足均勻塗抹按摩介質，全足放鬆操作，檢查心臟反射區，按摩腎、輸尿管和膀胱這三個基本反射區。拇指點按眼、肝、額竇、腎、脾反射區 30～40 次，按揉 1 分鐘左右，以酸脹或微微疼痛為度。再次刺激基本反射區，促進治療後機體產生的代謝產物儘快排出體外。再次進行全足放鬆操作。結束

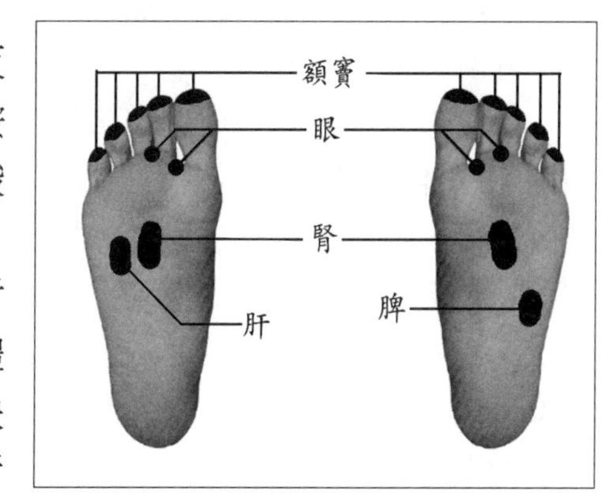

圖 7–4–4

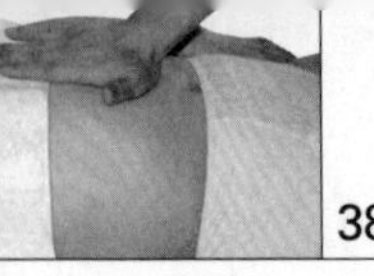

治療。

【自我保健】

患兒每天在持續看書或寫字 1 小時後，可自我按揉睛明、攢竹、陽白、四白穴各 1 分鐘，這對保護視力大有益處。

【注意事項】

本病應多注意預防及用眼衛生。如在工作和學習一段時間後，望遠處數分鐘。多進行戶外活動，用乾淨的手按摩眼區，每天 1 次或工作學習後按摩 1 次。壓力適中，防止壓破局部皮膚引起感染。青少年患者應加強身體鍛鍊，堅持做眼保健操，輔助治療。加強營養、多食含豐富蛋白質、維生素、微量元素鋅等的食物。

第五節　斜　視

【常規按摩治療】

取穴：睛明、瞳子髎、魚腰、風池、合谷、橋弓、肝俞、腎俞（圖 7–5–1）。

操作：先用偏峰一指禪推法從右側太陽穴起始，慢慢地向右頭維穴移去，再沿前髮際向左頭維、左太陽穴推去，然後，沿眶上緣緩慢移動，推向右太陽穴，如此反覆 3 遍；然後用拇指指端按揉睛明、瞳子髎、魚腰（眉心中點）、球後（眶下緣外 1/4 和內 3/4 交界處）穴各 2 分鐘；再用偏峰一指禪推法自左睛明沿上眼眶向外、下眼眶向內的順序呈「∞」形環，往返操作約 3～5 遍；抹眼周 3～5 次；推患側橋弓穴 30 次；拿雙側合谷各 20 次。用中

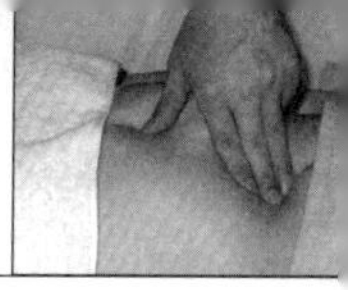

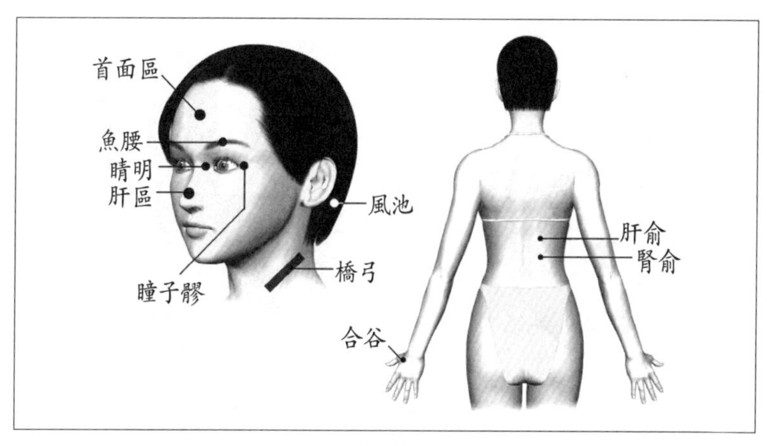

圖 7-5-1

指指端揉風池、天柱穴各 1 分鐘；接著由上向下緩緩地按揉頸椎兩側 3～5 遍；然後拿風池 30 次；掌根揉背部膀胱經第一側線，重點按揉肝俞、腎俞穴各 3 分鐘；其後用拇指指端按揉肝俞、腎俞、命門各 1～2 分鐘；最後用全掌擦法作用於腰骶部，以溫熱為度。

【面部全息按摩治療】

反射區：首面區、肝區（圖 7-5-1）。

操作：在面部均勻塗抹按摩介質，用拂法和拇指平推法使面部放鬆並產生溫熱感。中指揉、點首面區 3～5 分鐘，每分鐘 60～100 次，至局部產生溫熱感。點按肝區 3～5 分鐘，每分鐘 100～200 次，至局部產生酸痛感為度。做面部放鬆。結束治療。

【耳部全息按摩治療】

反射區：眼、肝、腎、交感、目$_2$（圖 7-5-2）。

操作：清洗耳部，輕揉耳周和耳廓部，由下至上 4～5

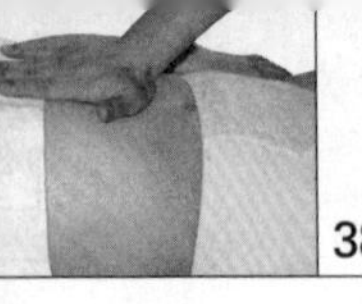

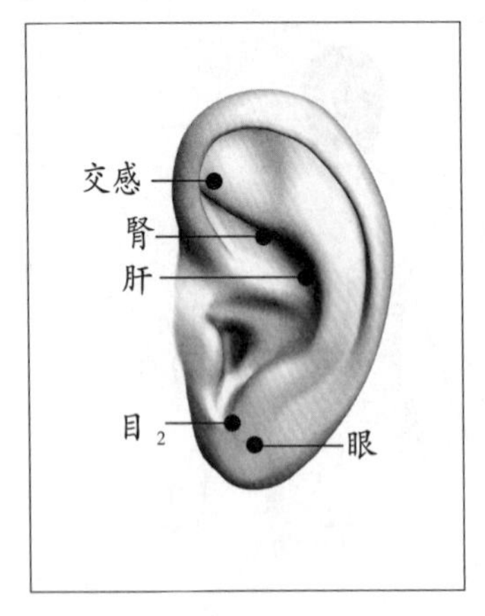

圖 7–5–2

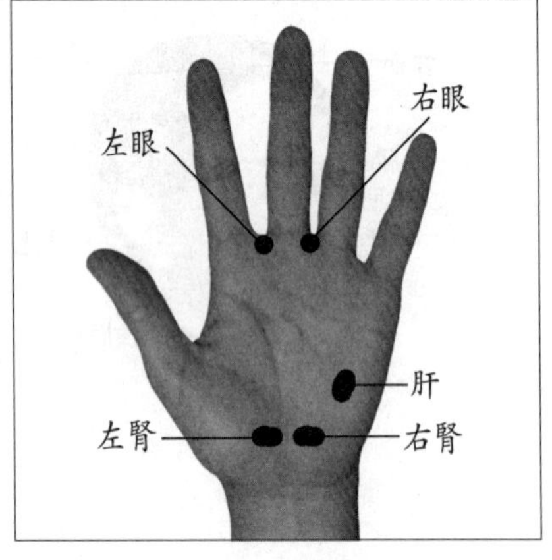

圖 7–5–3

次。在相應反射區部加中重度手法，緩慢放鬆，共操作 10 分鐘左右。點掐眼、目 $_2$、交感部 10 次，以患者耐受為度，雙耳交替施術。點按肝、腎部 5～6 分鐘，反覆 3～4 次，至紅潤為止。輕揉每穴 3～5 次，持續 7～8 分鐘。力度由重到輕，再由輕至重，反覆 3～4 次。均勻施術，一般持續 4～5 分鐘。雙耳交替放鬆。

【手部全息按摩治療】

反射區：眼、肝、腎、眼（圖 7–5–3）。

操作：在手部均勻塗抹少量按摩介質，按摩整個手部，使其完全放鬆並產生熱感。按揉眼、肝、腎反射區 3～5 分鐘，每分鐘 100～200 次，然後再點按 2～3 分鐘，手法柔和滲透，用力由輕到重。點按眼點 3～5 分鐘，每分鐘 60～100 次，至局部產生酸痛感。

【足部全息按摩治療】

反射區：眼、肝、額竇、腎、脾、胃（圖 7–5–4）。

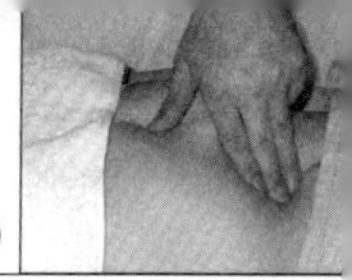

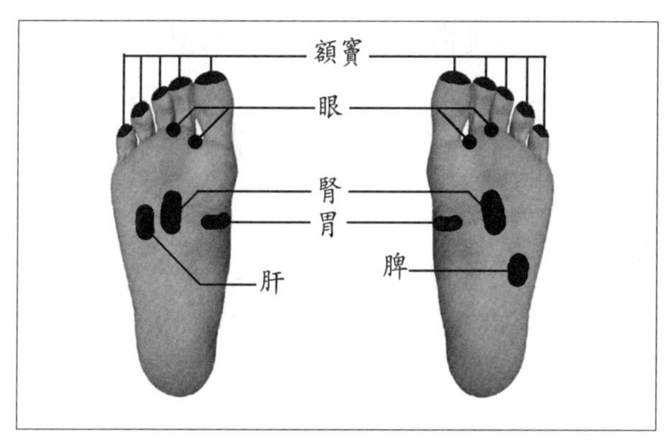

圖 7-5-4

操作：在全足均勻塗抹按摩介質，全足放鬆操作，檢查心臟反射區，按摩腎、輸尿管和膀胱這三個反射區基本反射區。拇指點按眼、肝、額竇、腎、脾、胃反射區 30～40 次，以酸脹或微微疼痛為度。再次刺激基本反射區，促進治療後機體產生的代謝產物儘快排出體外。再次進行全足放鬆操作。結束治療。

【自我保健】

患者平時可用中指指端按揉雙側睛明、陽白、魚腰、太陽穴，每穴 2 分鐘。再用食指指端按揉雙側四白穴，每側 2 分鐘。每日 2 次為宜。

【注意事項】

（1）本病常是其他病的一個症狀，所以預防本病首先要預防其他病變。辨證明確後方可施術。手法在患者耐受的情況下宜重。但應防止用力太大而造成負損傷。對於年老、孕婦、體弱患者、精神緊張的患者可考慮較輕的手法。

（2）在生活中要注意用眼衛生，適當的休息，多吃含

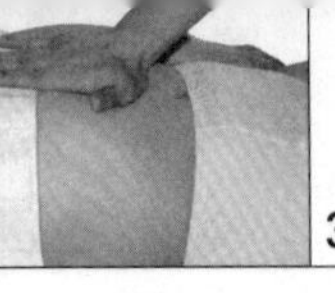

維生素多的水果、食物，有助於本病的預防。

第六節　青光眼

【常規按摩治療】

取穴：太陽、睛明、瞳子髎、球後、魚腰、風池、天柱、肝俞、腎俞、命門（圖 7-6-1）。

操作：

（1）患兒仰臥於治療床上，醫者坐其右側，先用偏峰一指禪推法從右側太陽穴起始，慢慢地向右頭維穴移去，再沿前髮際向左頭維、左太陽穴推去，然後，沿眶上緣緩慢移動，推向右太陽穴，如此反覆 3 遍；然後用拇指指端按揉睛明、瞳子髎、魚腰（眉心中點）、球後（眶下緣外 1/4 和內 3/4 交界處）穴，每穴 2 分鐘；再用偏峰一指禪推法自左睛明沿上眼眶向外、下眼眶向內的順序呈「∞」形環，往返操作約 3～5 遍；抹眼周 3～5 次。

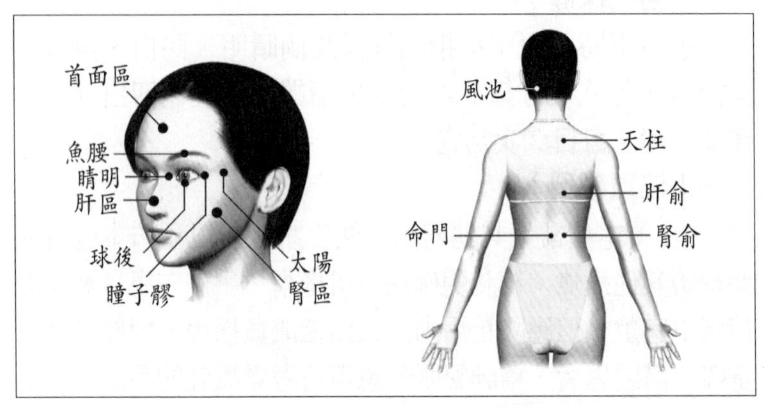

圖 7-6-1

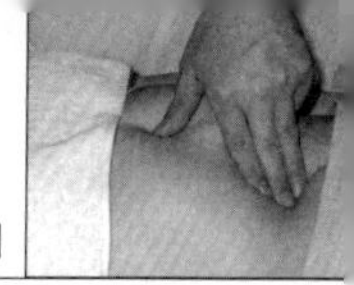

（2）患兒俯臥於治療床上，醫者坐其身旁，先用中指指端揉風池、天柱穴，每穴 1 分鐘；接著用按揉法在頸椎的兩側做緩緩地按揉，由上向下往返 3～5 遍；然後用一手指和食、中指拿風池 30 次；用掌根揉肝俞、腎俞約 3 分鐘；其後用拇指指端按揉肝俞、腎俞、命門，每穴 1～2 分鐘；最後用全掌擦法作用於腰骶部，以溫熱為度。

【面部全息按摩治療】

反射區：首面區、肝區、腎區（圖 7–6–1）。

操作：在面部均勻塗抹按摩介質，用拂法和拇指平推法使面部放鬆並產生溫熱感。中指揉、點首面區 3～5 分鐘，每分鐘 60～100 次，至局部產生溫熱感。點按肝區、腎區 3～5 分鐘，每分鐘 100～200 次，至局部產生酸痛感為度。做面部放鬆。結束治療。

【耳部全息按摩治療】

反射區：眼、肝、腎、耳尖、降壓溝（圖 1–2–9）、交感、神門、腎上腺、目$_1$、目$_2$（圖 7–6–2）。

操作：清洗耳部數，輕揉耳周和耳廓部，由上至下，4～5 次。在相應反射區部加中重度手法，緩慢放鬆，共操作 10 分鐘左右。點掐眼、目$_1$、目$_2$、交感部施中度手法，反覆 10 次，以患者耐受為度，雙耳交替施術。點按肝、腎、腎上腺 5～6 分鐘，反覆 3～4 次，至紅潤為止。提捏耳尖部 1 分鐘，力度適

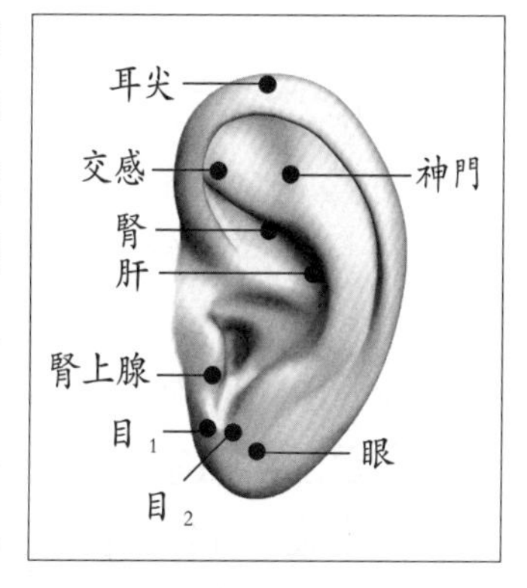

圖 7–6–2

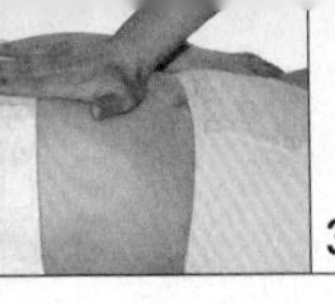

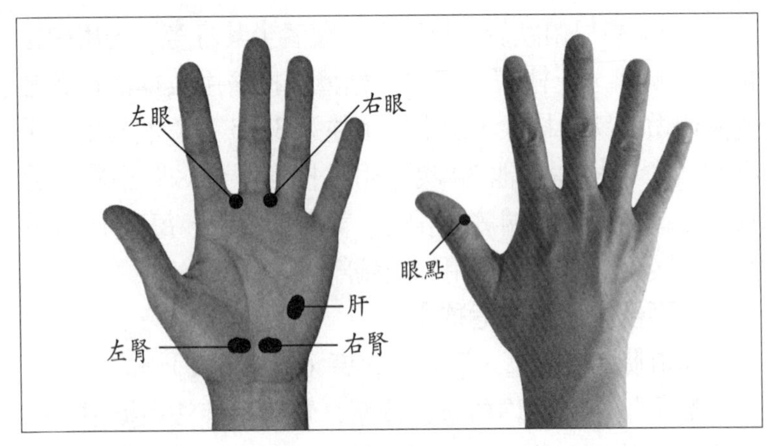

圖 7-6-3

中，在患者耐受範圍內逐漸加力，反覆5～6 次。由上向下施點按揉降壓溝，反覆 3～4 次，至耳部由熱感即止。輕揉每穴 3～5 次，持續 7～8 分鐘。力度由輕至重，再由重到輕，反覆 3～4 次。均勻施術，一般持續 4～5 分鐘。雙耳交替放鬆。

【手部全息按摩治療】

反射區：肝、腎、眼、眼點（圖 7-6-3）。

操作：在手部均勻塗抹少量按摩介質，按摩整個手部，使其完全放鬆並產生熱感。按揉肝、腎、眼反射區 3～5 分鐘，每分鐘 100～200 次，然後再點按 2～3 分鐘，手法柔和滲透，用力由輕到重。點按眼點施 60～100 次，每分鐘 60～100 次，至局部產生酸痛感。

【足部全息按摩治療】

反射區：眼、肝、額竇、腎、腎上腺、心（圖 7-6-4）。

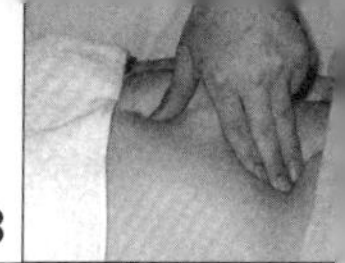

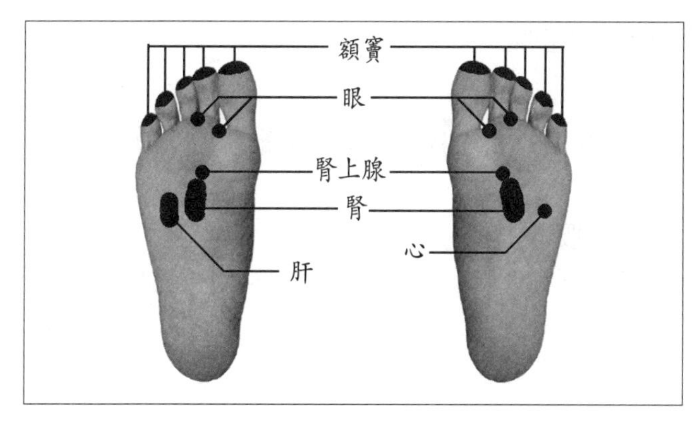

圖 7-6-4

操作：在全足均勻塗抹按摩介質，全足放鬆操作，檢查心臟反射區，按摩腎、輸尿管和膀胱這三個基本反射區。拇指點按眼、肝、額竇、腎、腎上腺、心反射區 30～40 次，按揉 1 分鐘左右，以酸脹或微微疼痛為度。再次刺激基本反射區，促進治療後機體產生的代謝產物儘快排出體外。再次進行全足放鬆操作。結束治療。

【自我保健】

患者平時可用中指指端按揉雙側睛明、攢竹、魚腰、絲竹空穴各 2 分鐘。再用食指指端按揉雙側太陽穴，每側 2 分鐘。每日 2 次為宜。

【注意事項】

（1）對本病手法宜中度偏重，不可太輕。對降壓溝施術時，注意由上向下施術，不可反向施術。

（2）按摩治療時應防止對耳部皮膚的負損傷。

（3）保持情緒樂觀舒暢，有助於防止病情加重。

（4）避免在昏暗處用眼，如看電影，電視等。飲食忌

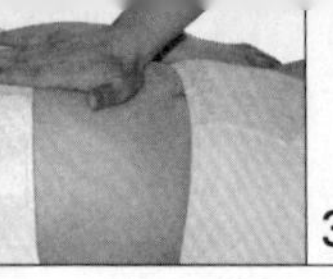

辛辣刺激，少飲酒。

第七節　視神經萎縮

【常規按摩治療】

取穴：太陽、頭維、睛明、瞳子髎、魚腰、風池、肝俞、腎俞（圖 7-7-1）。

操作：

（1）患者仰臥於治療床上，醫者坐其右側，先用偏峰一指禪推法從右側太陽穴起始，慢慢地向右頭維穴移去，再沿前髮際向左頭維、左太陽穴推去，然後沿眶上緣緩慢移動，推向右太陽穴，如此反覆 3 遍；然後用拇指指端按揉睛明、瞳子髎、魚腰（眉心中點）穴，每穴 2 分鐘；再用偏峰一指禪推法自左睛明沿上眼眶向外、下眼眶向內的順序呈「∞」形環，往返操作約 3～5 遍；抹眼周 3～5 次。

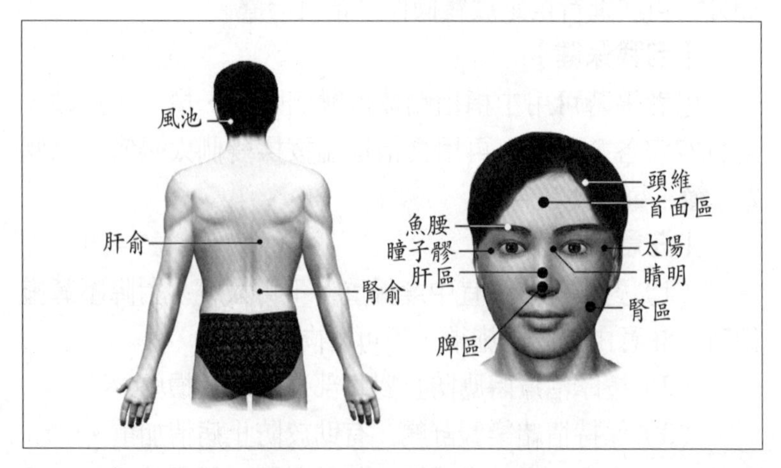

圖 7-7-1

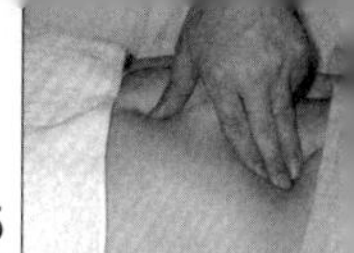

（2）患者俯臥於治療床上，醫者坐其身旁，先用右手拇、食指端揉風池穴約 1 分鐘；接著用按揉法在頸椎的兩側做緩緩的按揉，由上向下，往返 3～5 遍；然後用一手拿風池 30 次；隨後用掌根揉法作用於背部膀胱經第一側線的俞穴上，重點在肝俞、腎俞，約 3 分鐘；其後用拇指指端按揉肝俞、腎俞、命門各 1～2 分鐘。

【面部全息按摩治療】

反射區：首面區、肝區、腎區、脾區（圖 7–7–1）。

操作：在面部均勻塗抹按摩介質，用拂法和拇指平推法使面部放鬆並產生溫熱感。中指揉、點首面區 3～5 分鐘，每分鐘 60～100 次，至局部產生溫熱感。點按肝區、腎區、脾區 3～5 分鐘，每分鐘 100～200 次，至局部產生酸痛感為度。做面部放鬆。結束治療。

【耳部全息按摩治療】

反射區：眼、目 $_1$，目 $_2$、心、肝、腎、神門（圖 7–7–2）。

操作：清洗耳部，輕揉耳周和耳廓部，由上至下 4～5 次。在相應反射區部加中重度手法，緩慢放鬆，共操作 10 分鐘左右。點掐眼、目 $_1$、目 $_2$ 10 次，以患者耐受為度，雙耳交替施術。點按肝、腎、心 5～6 分鐘，反覆 3～4 次，至紅潤為止。點按神門部數次，至耳部熱感即止。輕揉每穴 3～5 次，持續 7～8 分鐘。力度由輕至重，再由重到輕，反覆 3～

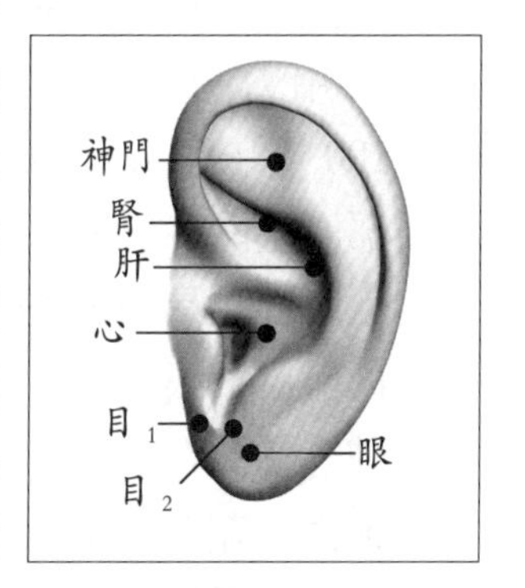

圖 7–7–2

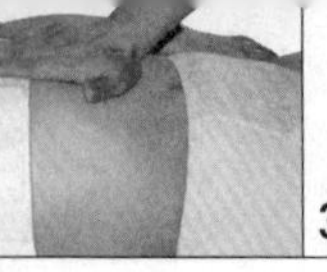

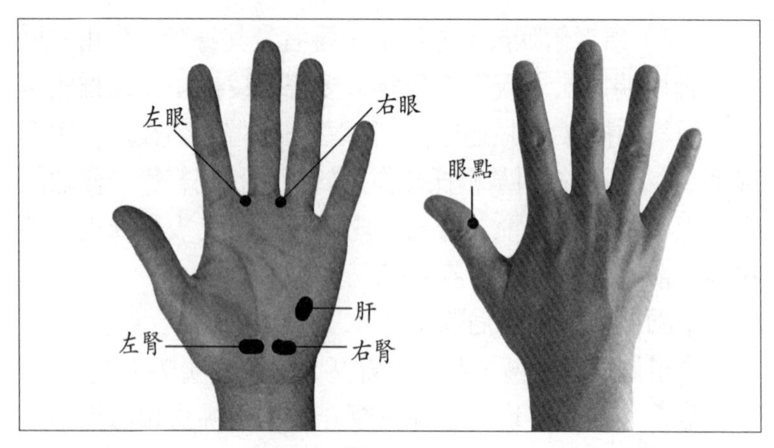

圖 7–7–3

4 次。均匀施術，一般持續 4～5 分鐘。雙耳交替放鬆。

【手部全息按摩治療】

反射區：肝、眼、腎、眼點（圖 7–7–3）。

操作：在手部均匀塗抹少量按摩介質，按摩整個手部，使其完全放鬆並產生熱感。按揉肝、眼、腎反射區 3～5 分鐘，每分鐘 100～200 次，然後再點按 2～3 分鐘，手法柔和滲透，用力由輕到重。點按眼點 60～100 次，每分鐘 60～100 次，至局部產生酸痛感。

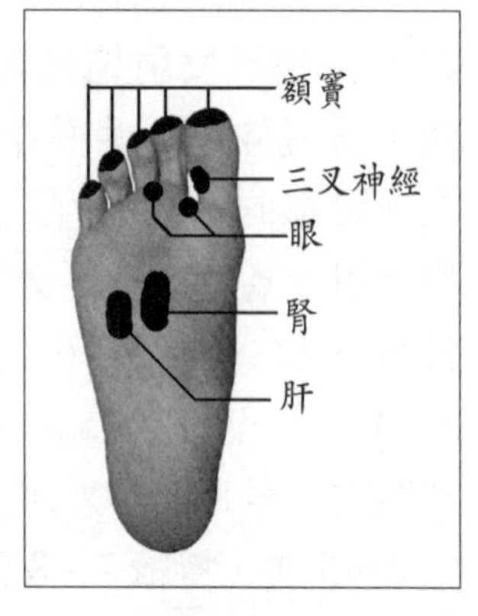

圖 7–7–4

【足部全息按摩治療】

反射區：眼、肝、額竇、腎、三叉神經（圖7–7–4）。

操作：在全足均匀塗抹按摩介質，全足放鬆操作，檢查心臟反射

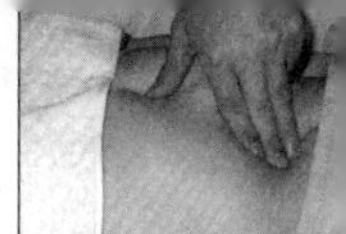

區，按摩腎、輸尿管和膀胱這三個基本反射區。拇指點按眼、肝、額竇、腎、三叉神經反射區30～40次，按揉1分鐘左右，以酸脹或微微疼痛為度。再次刺激基本反射區，促進治療後機體產生的代謝產物儘快排出體外。再次進行全足放鬆操作，結束治療。應重點按摩眼反射區，肝、三叉神經反射區的手法宜重，但應以耐受為度，其他反射區手法由輕到重，到身體感覺可以耐受為度。

【自我保健】

患者平時可用中指指端按揉雙側睛明、攢竹、魚腰、太陽、四白穴，每穴2分鐘。每日2次為宜。

【注意事項】

（1）對本病手法宜中度偏重，不可太輕。

（2）慎用藥物，防止某些藥物對視神經的毒害。如抗瘧疾藥物奎寧、抗結核藥物乙胺丁醇等。

（3）調情志、慎起居。本病治療難度甚大，有較高的致盲性。因此，患者多存在嚴重的精神壓力，情緒低沉，心理緊張，這不僅可加重病情，有的甚至可能有輕生行為，故精神上的安慰、開導，生活上的細緻護理是極為重要的。在按摩時一定要注意不可心急，放鬆手法做完整，一般讓患者有安慰感，療效較佳。

（4）戒菸酒，調和飲食。

第八節　老年性耳聾

【常規按摩治療】

取穴：耳門、聽會、風池、翳風、外關、橋弓、肝俞、腎俞（圖 7–8–1）。

操作：患兒仰臥於治療床上，醫者坐其右側，先用偏峰一指禪推法從右太陽始，慢慢地向右頭維穴移去，再沿前髮際向左頭維、左太陽穴推去，然後，沿眶上緣緩慢移動，推向右太陽穴，如此反覆 3 遍；從印堂沿鼻兩側向下經迎香沿顴骨，至兩耳前，往返 2～3 次，再揉耳門、聽會；推患側橋弓穴 30 次；按揉雙側外關穴各 20 次。推患側橋弓穴 30 次；拿雙側合谷各 20 次。患兒俯臥於治療床上，醫者坐其身旁，先用拇指指端揉風池、翳風穴各 1 分鐘；接著用按揉法在頸椎的兩側做緩緩地按揉，由上向下往返 3～5 遍；然後用一手拇、食指拿風池 30 次；隨後用掌根揉法作用於背部膀胱經第一側線的俞穴上，重點在肝俞、腎俞，約 3 分鐘；其後用拇指指端按揉肝俞、腎俞、命門，每穴 1～2 分鐘；最後用全掌擦法作用於腰骶部，以溫熱為度。

【面部全息按摩治療】

反射區：首面區、肝區、腎區、脾區（圖 7–8–1）。

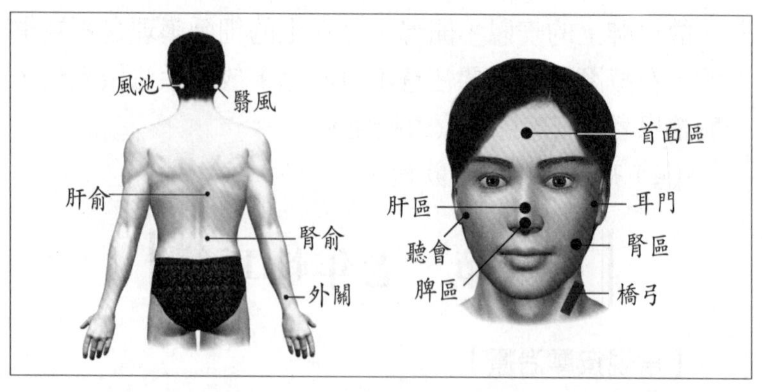

圖 7–8–1

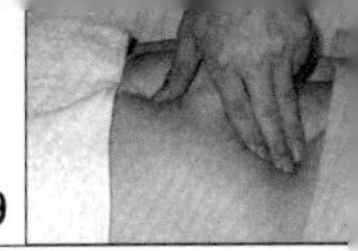

操作：在面部均勻塗抹按摩介質，用拂法和拇指平推法使面部放鬆並產生溫熱感。中指揉、點首面區 3～5 分鐘，每分鐘 60～100 次，至局部產生溫熱感。點按肝區、腎區、脾區 3～5 分鐘，每分鐘 100～200 次，至局部產生酸痛感為度。做面部放鬆。結束治療。

【耳部全息按摩治療】

反射區：內耳、外耳、腎、內分泌、枕（圖 7–8–2）。

操作：清洗耳部，輕揉耳周和耳廓部，遇上述穴位時可在輕揉的同時加入按壓手法，壓力由輕到重，再由重到輕，均勻施術，一般持續半分鐘即可。雙耳交替。內耳、外耳、腎部施重按快放手法，反覆 10 次，以患者耐受為度，雙耳交替施術，點壓內分泌、枕部 2～3 分鐘，不離開皮膚，力度適中，反覆 3～4 次。擦每穴 5～6 次，持續 4 分鐘。結束手法。

【手部全息按摩治療】

反射區：耳、腎、腎點（圖 7–8–3）。

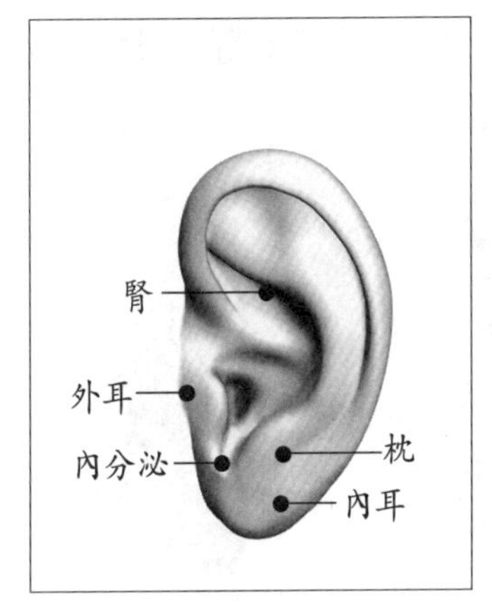

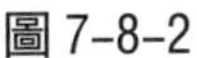

圖 7–8–2

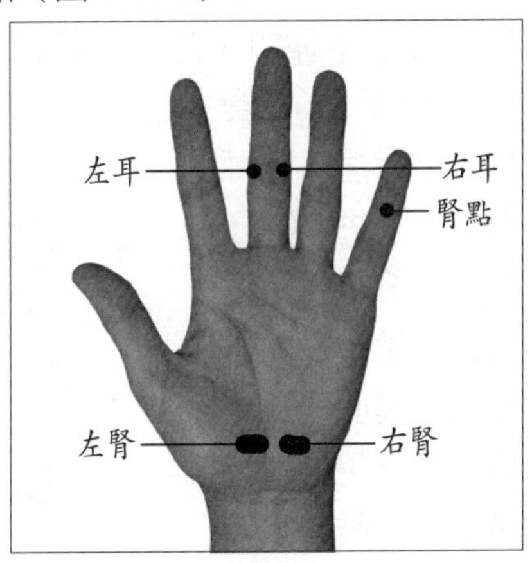

圖 7–8–3

操作：在手部均勻塗抹少量按摩介質，按摩整個手部，使其完全放鬆並產生熱感。按揉耳、腎反射區 3～5 分鐘，每分鐘 100～200 次，然後再點按 2～3 分鐘，手法柔和滲透，用力由輕到重。指推腎點 60～100 次，每分鐘 60～100 次，至局部產生熱感為度。

【足部全息按摩治療】

反射區：耳、腎、內耳迷路（前庭器官）、三叉神經（圖 7-8-4）。

操作：在全足均勻塗抹按摩介質，全足放鬆操作，檢查心臟反射區，按摩腎、輸尿管和膀胱這三個基本反射區。拇指點按耳、腎、內耳迷路（前庭器官）、三叉神經反射區 30～40 次，按揉 1 分鐘左右，以酸脹或微微疼痛為度。再次刺激基本反射區，促進治療後機體產生的代謝產物儘快排出體外。再次進行全足放鬆操作。結束治療。

【自我保健】

患者平時可用拇、食、中指揉搓耳廓及耳後頸部 10 多次，再按揉耳門、聽宮、聽會、翳風等穴，每穴 15～30 秒。用拇指、食指、中指捏住耳廓做牽引法 10 多次，然後用中指插入耳內做快速的震顫法。與此同時，病者自己用手捏往鼻子向外鼓氣，可反覆做 2～3 次。

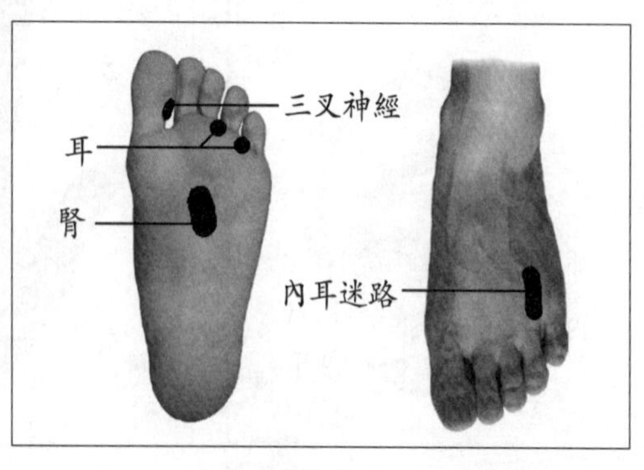

圖 7-8-4

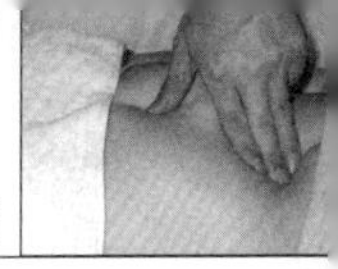

每日早晚捏提耳廓 20～30 次。

【注意事項】

（1）按摩對本病的治療療效較好，尤其是早期，可起到較好的治療作用，所以當發現本病時應儘早治療。對耳部有皮損的患者不使用於耳部按摩。可改用它法。

（2）加強身體鍛鍊，增強體質。保持心情舒暢，避免憂鬱與惱怒。應積極治療容易引起的耳鳴耳聾的原發病。

（3）注意飲食調理。減少肥甘飲食，防止積滯成痰，痰火壅結而致耳鳴耳聾。避免辛辣的食物，防止腎陰虛。清淡而易於消化的食物對於脾胃虛弱者有一定的幫助。注意養息，尤忌房勞過度。

（4）在治療中，可配合自我按摩療法。其法為以兩手掌緊按外耳道口，並以四指反覆敲擊枕部乳突部。再以手掌對外耳道作有規律的一開一合，每天早晚各 1 次，每次 3～5 分鐘。

第九節　鼻　炎

【常規按摩治療】

取穴：攢竹、陽白、太陽、迎香、巨髎、鼻通、通天、風池、肺俞、風門、天柱、肩井（圖 7–9–1）。

操作：患者取坐位，醫者面對患者而立，用偏峰一指禪推法分別作用在雙側攢竹、陽白、太陽穴上各 1～2 分鐘；用中指指端按揉雙側鼻通、巨髎穴，每側 1 分鐘；按揉雙側迎香穴，每側 2～3 分鐘；用小魚際擦法沿鼻梁兩側治療，以患者感到溫熱為度；用兩拇指螺紋面緊貼在兩攢

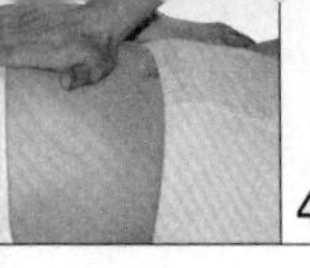

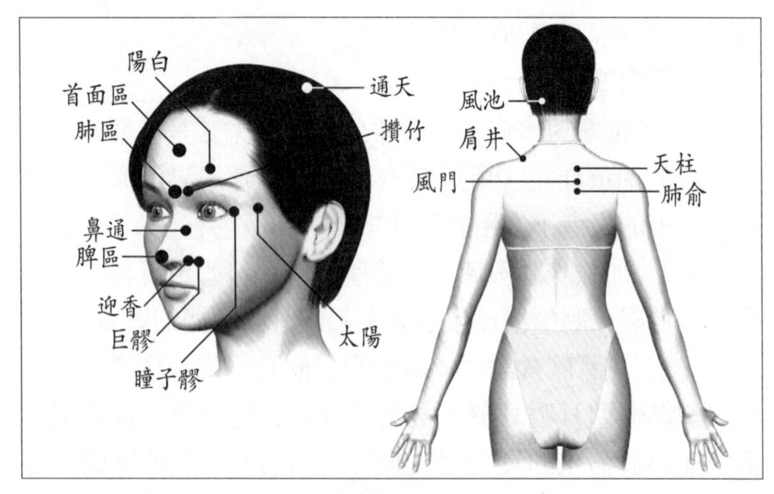

圖 7-9-1

竹穴，然後在眉之上方向左右太陽穴移動，再由太陽穴沿眉之上方向攢竹穴移動，即在此部位做來回移動的抹法，約 5～7 遍；用大拇指指端按揉雙側曲池、合谷穴各 1 分鐘。患者仍取坐位，醫者站其身後，用按揉法作用在通天、風池穴位上，每穴 1 分鐘；用一指禪推法沿頸椎棘突兩側上下往返操作 2～3 分鐘；自上而下拿風池 3～4 遍；拿兩側肩井約 1 分鐘；再按揉肺俞、風門穴各 1 分鐘。

【面部全息按摩治療】

反射區：首面區、肺區、脾區（圖 7-9-1）。

操作：在面部均勻塗抹按摩介質，用拂法和拇指平推法使面部放鬆並產生溫熱感。中指揉、點首面區 3～5 分鐘，每分鐘 60～100 次，至局部產生溫熱感。點按肝區、脾區 3～5 分鐘，每分鐘 100～200 次，至局部產生酸痛感為度。做面部放鬆。結束治療。

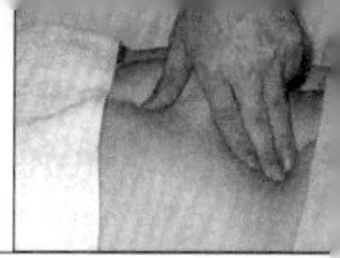

【耳部全息按摩治療】

反射區：內鼻、肺、腎上腺、咽喉、神門、額（圖 7–9–2）。

操作：清洗耳部，輕揉耳周和耳廓部，由上至下 4～5 次。先在內鼻、肺部施重按輕提手法，反覆 10 次，手不離開皮膚，以患者耐受為度，雙耳交替施術。點按神門 2～3 分鐘，力度適中，反覆 3～4 次。之後在腎上腺、咽喉部施以掐法，至紅潤為止。輕揉每穴 5～6 次，持續 4 分鐘。此為結束手法。力度由輕到重，再由重到輕，均勻施術，一般持續半分鐘即可。雙耳交替放鬆。

【手部全息按摩治療】

反射區：鼻、肺、脾、肺氣虛（圖 7–9–3）。

操作：在手部均勻塗抹少量按摩介質，按摩整個手部，使其完全放鬆並產生熱感。按揉肺、脾反射區 3～5 分鐘，每分鐘 60～100 次，然後再點按 2～3 分鐘，手法柔和

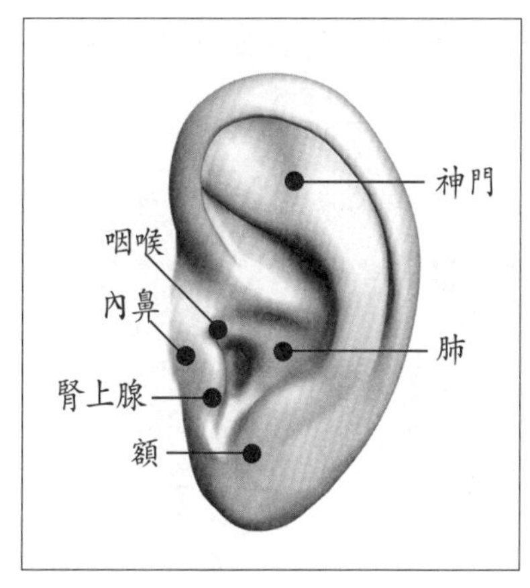

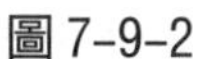
圖 7–9–2

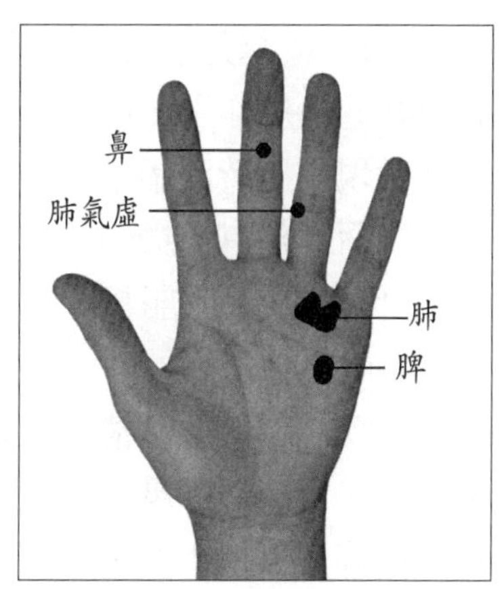

圖 7–9–3

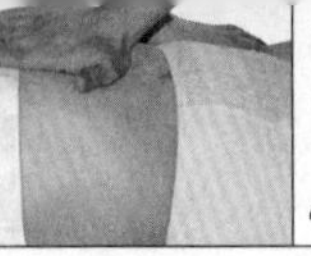

滲透，用力由輕到重。指推肺氣虛、鼻 60～100 次，每分鐘 60～100 次，至局部產生熱感。

【足部全息按摩治療】

反射區：鼻、額竇、胃、上身淋巴腺（圖 7–9–4）。

操作：在全足均勻塗抹按摩介質，全足放鬆操作，檢查心臟反射區，按摩腎、輸尿管和膀胱這三個基本反射區。拇指點按鼻、額竇、胃、上身淋巴腺反射區 30～40 次，以酸脹或微微疼痛為度。再次刺激基本反射區，促進治療後機體產生的代謝產物儘快排出體外。再次進行全足放鬆操作。結束治療。

【自我保健】

患者平時可用中指指端按揉迎香、鼻通、太陽、攢竹穴，每穴 2 分鐘；再用兩食指指面分別置於鼻之兩旁，沿鼻旁做上下方向的擦動，使之局部發熱，往返 30 次。以上方法可早晚各做一次。

【注意事項】

（1）按摩對本病的治療療效較好，尤其是早期，可起到較好的治療作用，所以當發現本病時應儘早治療。對耳部有皮損的患者不使用於耳部按摩。可改用他法。

（2）保持鼻竅清潔濕潤，及時清除鼻內積涕或痂皮。但不要用手挖鼻，要養成良好的

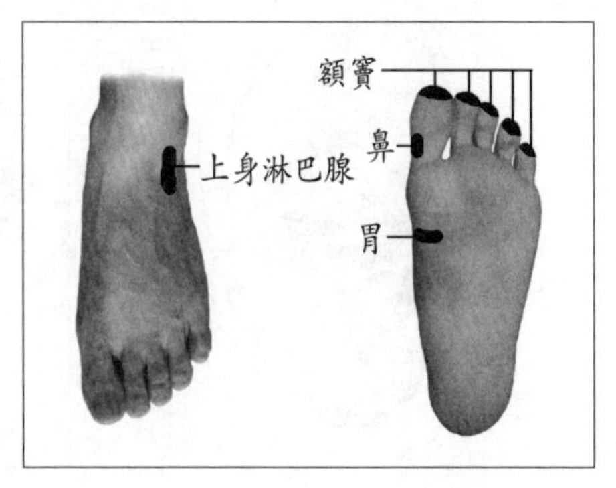

圖 7–9–4

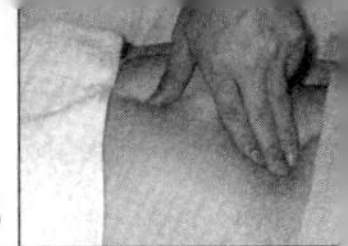

個人衛生習慣。加強鍛鍊，增強體質，預防感冒。積極防治全身性慢性疾患。調整飲食、多吃蔬菜水果。

（3）改善工作環境，注意勞動保護。高溫、粉塵多的場所，一定要採取降溫通風除塵措施，並注意工作人員的鼻腔衛生。對於過敏性鼻炎注應增強體質，儘量戒除過敏因素。

第十節　慢性咽喉炎

【常規按摩治療】

取穴：天突、廉泉、膻中、內關、神門、脾俞、胃俞、肝俞（圖 7-10-1）。

操作：患者取正坐位，醫者站其身旁，先用一手中指指端分別按揉廉泉、天突、膻中穴各 1～2 分鐘；然後用拇指、食指（或中指）指腹夾住廉泉穴兩側做揉捏法 2 分鐘；隨後用拇指指腹分別按揉神門和內關穴各 1 分鐘。患者坐位，雙前臂交叉放在治療臺上，前額枕在雙前臂上。醫者坐或站在其身體旁，用一手拇指指腹施按揉法或一指禪推法於膈俞、肝俞、膽俞、脾俞、胃俞穴位上，每穴 1 分鐘。患者仍取坐位並囑其放鬆上肢，醫者站其身後，將雙手拇指貼在患者的背部、雙手掌面稍稍挾住其胸脇部，由腋下至腰部做輕柔地快速來回搓揉，重複 3～5 遍。

【面部全息按摩治療】

反射區：咽喉區、肺區、首面區、肝區、脾區（圖 7-10-1）。

操作：在面部均勻塗抹按摩介質，用拂法和拇指平推

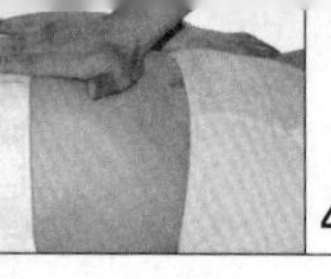

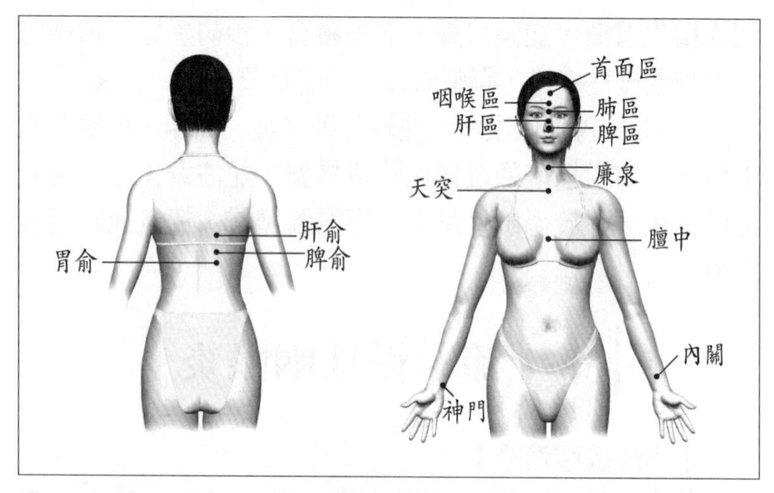

圖 7-10-1

法使面部放鬆並產生溫熱感。中指揉、點咽喉區 3～5 分鐘，每分鐘 60～100 次，至局部產生溫熱感。點按肺區、首面區、肝區、脾區 3～5 分鐘，每分鐘 100～200 次，至局部產生酸痛感為度。做面部放鬆。結束治療。

【耳部全息按摩治療】

反射區：咽喉、扁桃體、神門、肺、皮質下（圖 7-10-2）。

操作：清洗耳部，捏揉耳周和耳廓部，由上至下 4～5 次。在上述反映區上施以重度捏法，持續 1～2 分鐘，加入揉法，再持續 1～2 分鐘。雙耳交替施術。先在咽喉、扁桃體部施重按輕提手法，反覆 10 次，手不離開皮膚，以患者耐受為度，雙耳交替施術。點按神門 2～3 分鐘，力度以中重度為宜，反覆 3～4 次。之後在肺、皮質下部施以掐法，至紅潤為止。輕揉每穴 5～6 次，持續 4 分鐘。此為結束手法。力度由輕到重，再由重到輕，均勻施術，一般持續半

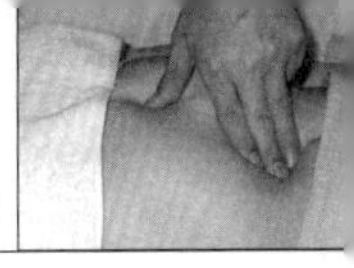

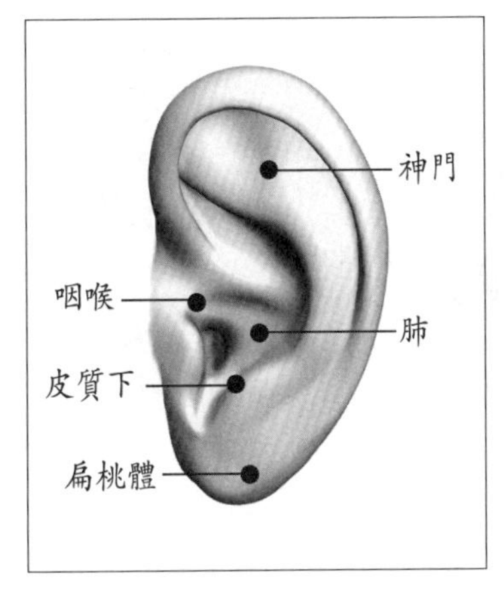

圖 7-10-2

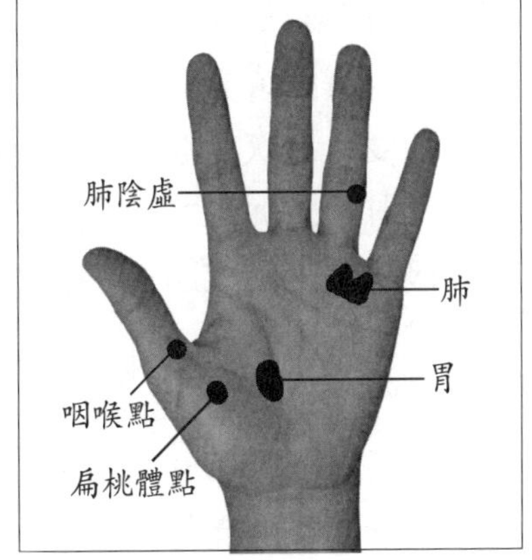

圖 7-10-3

分鐘即可。雙耳交替放鬆。

【手部全息按摩治療】

反射區：咽喉點、肺、胃、扁桃體點、肺陰虛（圖 7-10-3）。

操作：在手部均勻塗抹少量按摩介質，按摩整個手部，使其完全放鬆並產生熱感。按揉肺、胃反射區 3～5 分鐘，每分鐘 100～200 次，然後再點按 2～3 分鐘，手法柔和滲透，用力由輕到重。點按肺陰虛、扁桃體點、咽喉點 3～5 分鐘，每分鐘 60～100 次，至局部產生酸痛感。

【足部全息按摩治療】

反射區：扁桃腺、肺、咽喉、胸部淋巴腺（圖 7-10-4）。

操作：在全足均勻塗抹按摩介質，全足放鬆操作，檢查心臟反射區，按摩腎、輸尿管和膀胱這三個基本反射區。拇指點按扁桃體、肺、咽喉、胸部淋巴腺反射區 30～

40 次，按揉 1 分鐘左右，以酸脹或微微疼痛為度。再次刺激基本反射區，促進治療後機體產生的代謝產物儘快排出體外。再次進行全足放鬆操作，結束治療。

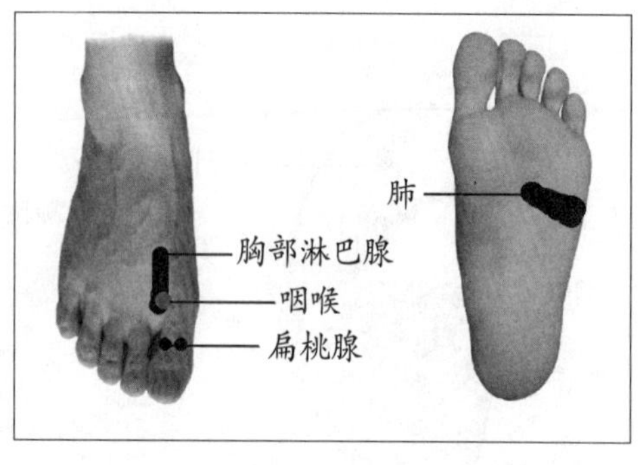

圖 7–10–4

一般咽喉腫痛應重點按摩咽喉及扁桃腺反射區，肺反射區的手法宜重，但應以耐受為度，其他反射區手法由輕到重，到身體感覺可以耐受為度。

【自我保健】

患者平時可用拇指指按揉廉泉穴 3～5 分鐘。再用食指指腹輕輕地按揉天突穴 2～3 分鐘，隨後用一手拇指、食指指腹輕揉喉結周圍，約 2 分鐘，最後用一手拇指指端按雙側曲池、合谷穴各 1 分鐘。

【注意事項】

（1）注意口腔衛生，及時治療附近組織疾病。

（2）從外因方面考慮，虛邪賊風避之有時，故居處宜通風光亮，衣著要冷暖適中，謹防冒寒感暑。

（3）從內因方面考慮「平調陰陽」，保護和扶助正氣，所以要積極鍛鍊身體，增強體質，提高機體抵抗力。

（4）避免過分忌口或過食辛辣刺激食物。減少菸酒辛辣刺激，多飲潤肺飲料。

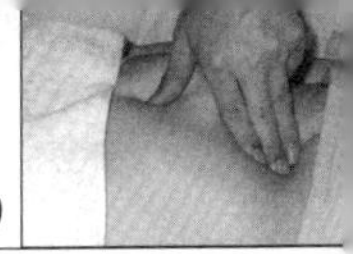

第八章 養生美容美體

第一節　美白防皺

【常規按摩治療】

取穴：睛明、魚腰、童子髎、太陽、陽白、承泣（圖 8-1-1）。

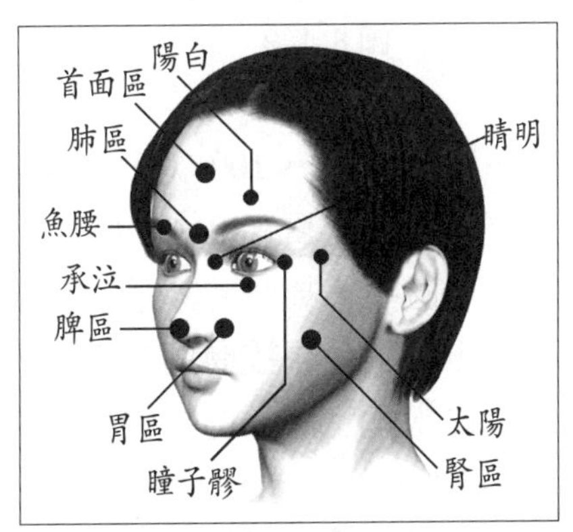

圖 8-1-1

操作：取坐位，儘量使眼睛眯起，但不要眯緊，然後用雙手將上下眼部的肌肉推向鼻部，保持大約 15 秒鐘，慢慢鬆開，往返 3～4 次。用雙手的食指及拇指旋轉按壓睛明、魚腰、童子髎、太陽、陽白、承泣等穴各 2～3 分鐘，中等力量，以穴位出現酸脹為度，於睡前及起床前各做一次，可祛除魚尾紋和眼袋。

【面部全息按摩治療】

反射區：首面區、肺區、脾區、胃區（圖 8-1-1）。

操作：在面部均勻塗抹按摩介質，用拂法和拇指平推法使面部放鬆並產生溫熱感。中指揉、點首面區 3～5 分

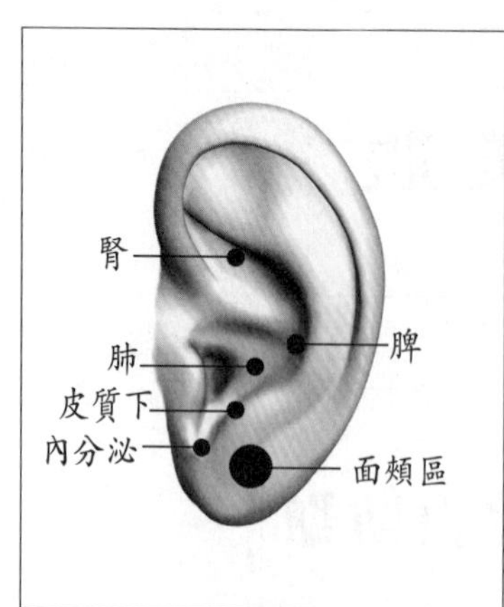

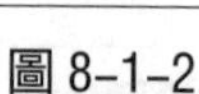
圖 8-1-2

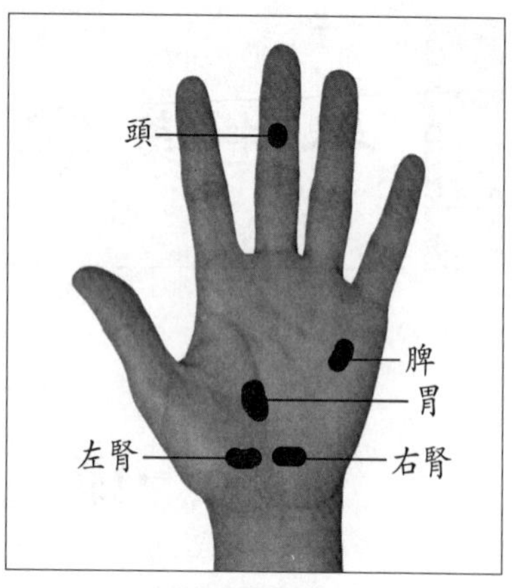

圖 8-1-3

鐘，每分鐘 60～100 次，至局部產生溫熱感。點按肺區、脾區、胃區、腎區 3～5 分鐘，每分鐘 100～200 次，至局部產生酸痛感為度。做面部放鬆。結束治療。

【耳部全息按摩治療】

反射區：面頰區、腎、內分泌、皮質下、脾、肺（圖 8-1-2）。

操作：清洗耳部，輕揉耳周和耳廓部，由上至下 4～5 次。先在面頰區、內分泌、皮質下、腎部施重按輕提手法，反覆 10 次，手不離開皮膚，以患者耐受為度，雙耳交替施術。點按脾 2～3 分鐘，力度適中，反覆 3～4 次。掐肺部至紅潤為止。輕揉每穴 5～6 次，持續 4 分鐘。此為結束手法，力度由輕到重，再由重到輕，均勻施術，一般持續半分鐘即可，雙耳交替放鬆。

【手部全息按摩治療】

反射區：頭、脾、腎、胃（圖 8-1-3）。

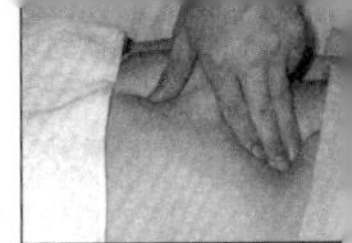

操作：在手部均勻塗抹按摩介質，對全掌進行放鬆手法，拇指按揉頭部反射區 2～3 分鐘，至局部產生酸痛感為度。但注意手法要滲透柔和，逐漸加力。用拇指指腹從指尖向指根方向頭反射區，至局部產生熱感為度。再用拇指按揉 2～3 分鐘，每分鐘 60～100 次。點按脾、腎、胃反射區 2～3 分鐘，手法由輕到重，逐漸滲透。

【足部全息按摩治療】

反射區：腦垂體、腎上腺、肝、腎、脾（圖 8–1–4）。

操作：在全足均勻塗抹按摩介質， 全足放鬆操作，檢查心臟反射區，按摩腎、輸尿管和膀胱這三個基本反射區。拇指點按腦垂體、腎上腺反射區 30～40 次，以酸脹或微微疼痛為度。拇指由外向內推肝、脾反射區 10～20 次，拇指由上至下推腎反射區 10～20 次。再次刺激基本反射區，促進治療後機體產生的代謝產物儘快排出體外。再次進行全足放鬆操作，結束治療。

【注意事項】

（1）注意防曬及日常面部的保養。

（2）矯正不良的生活習慣，注意生活規律，保證睡眠，合理搭配飲食營養，不偏食，不吸菸。

（3）注意飲食平衡，營養豐富。每天喝 5～7 杯水，保持皮膚水分。要經常

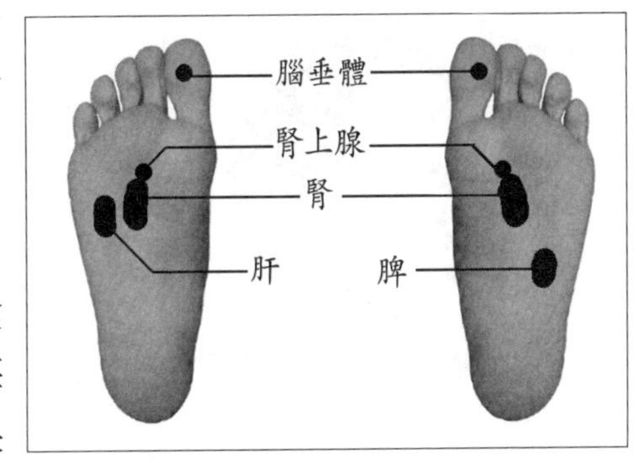

圖 8–1–4

運動，多呼吸新鮮空氣，運動可加快血液循環，升高皮溫，使皮膚獲得更多的養料及排出更多的廢物。

（4）全身性慢性消耗性疾病者，要及時到醫院治療。

第二節　養顏潤膚

【常規按摩治療】

選穴：脾俞、肝俞、腎俞、督脈長強至大椎穴之間（圖 8-2-1）。

操作：摩腹 10～15 分鐘。點按脾俞、肝俞、腎俞各 2 分鐘左右。自長強穴至大椎穴捏脊 7～9 遍，在脾俞、肝俞、腎俞上按揉 50～60 次。

【面部全息按摩治療】

反射區：首面區、背區、肺區、脾區、肝區、腎區（圖 8-2-1）。

操作：在施術部位均勻塗抹按摩介質，用拂法和拇指

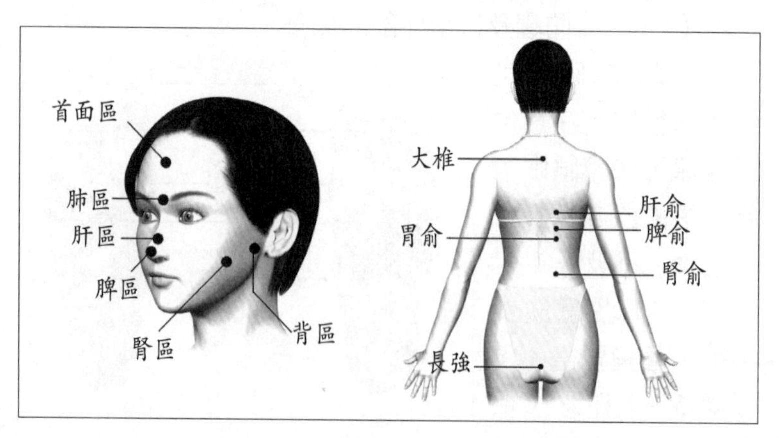

圖 8-2-1

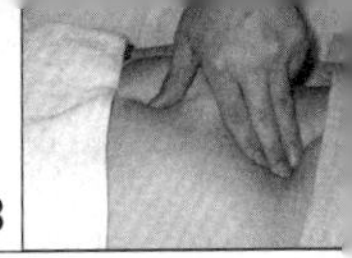

平推法使面部放鬆並產生溫熱感。中指揉、點首面區 3～5 分鐘，每分鐘 60～100 次，至局部產生溫熱感。點按背區、肺區、脾區、肝區、腎區 3～5 分鐘，每分鐘 100～200 次，至局部產生酸痛感為度。做面部放鬆。結束治療。

【耳部全息按摩治療】

反射區：面頰區、腎、內分泌、脾、肺（圖 8-2-2）。

操作：清洗耳部，輕揉耳周和耳廓部，由上至下 4～5 次。先在面頰區、內分泌、腎部施重按輕提手法，反覆 10 次，手不離開皮膚，以患者耐受為度，雙耳交替施術。點按脾 2～3 分鐘，力度適中，反覆 3～4 次。之後在肺部施以掐法，至紅潤為止。輕揉每穴 5～6 次，持續 4 分鐘。此為結束手法，力度由輕到重，再由重到輕，均勻施術，一般持續半分鐘即可，雙耳交替放鬆。

【手部全息按摩治療】

反射區：頭、脾、腎、胃（圖 8-2-3）。

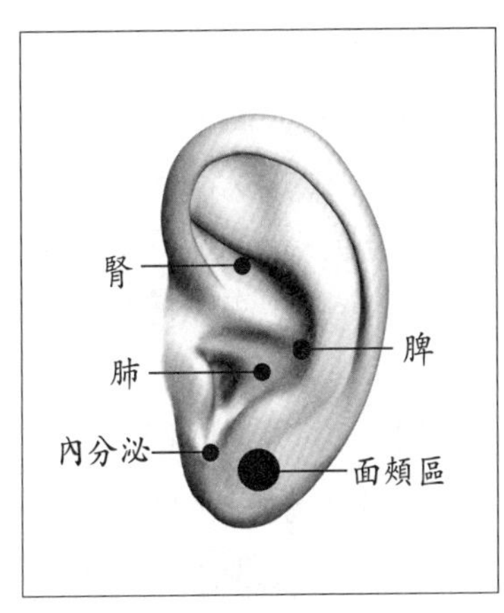

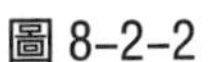
圖 8-2-2

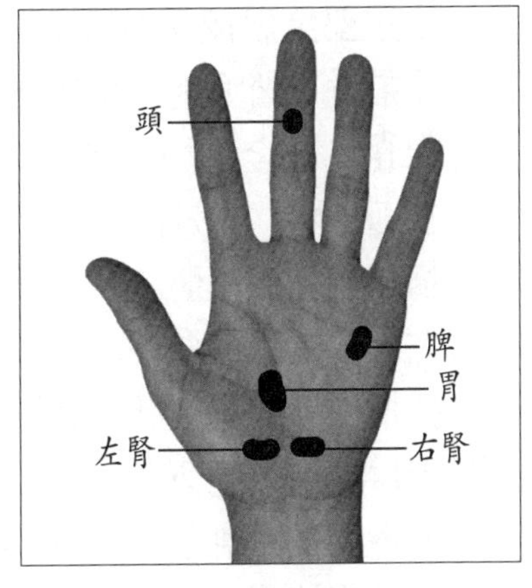

圖 8-2-3

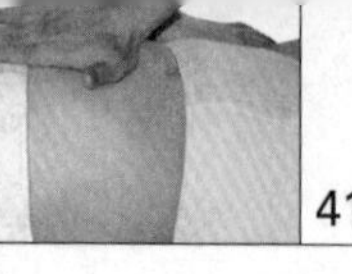

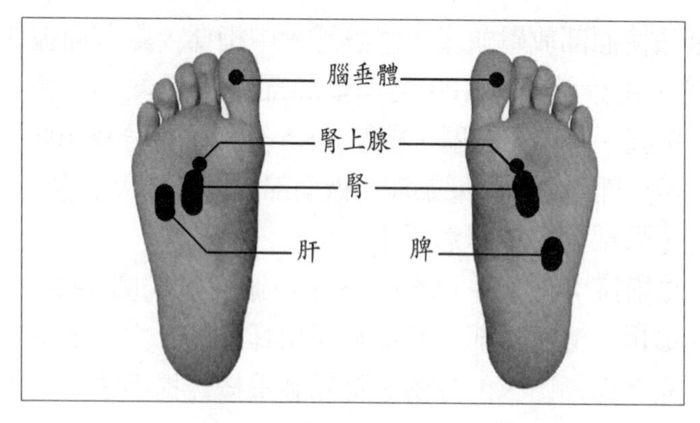

圖 8-2-4

操作：在手部均勻塗抹按摩介質，對全掌進行放鬆手法。拇指按揉頭部反射區 2～3 分鐘，至局部產生酸痛感為度。但注意手法要滲透柔和，逐漸加力。拇指指腹從指尖向指根方向推頭反射區至局部產生熱感為度。再用拇指按揉 2～3 分鐘，每分鐘 60～100 次。點脾、腎、胃反射區 2～3 分鐘，手法由輕到重，逐漸滲透。

【足部全息按摩治療】

反射區：腦垂體、腎上腺、肝、腎、脾（圖 8-2-4）。

操作：在全足均勻塗抹按摩介質，全足放鬆操作，檢查心臟反射區，按摩腎、輸尿管和膀胱這三個基本反射區。拇指點按腦垂體、腎上腺反射區 30～40 次，按揉 1 分鐘左右，以酸脹或微微疼痛為度。

拇指由外向內推肝、脾反射區 10～20 次，拇指由上至下推腎反射區 10～20 次。再次刺激基本反射區，促進治療後機體產生的代謝產物儘快排出體外。再次進行全足放鬆操作。結束治療。

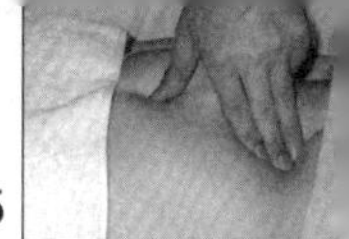

【注意事項】

（1）保持情緒樂觀，心情平和。

（2）注意飲食營養均衡，45 歲以上適當進補。

（3）堅持適度的體育運動，勞逸結合。生活有規律，保證睡眠，不暴飲暴食，不抽菸、酗酒。

（4）注意面部護理，外出防曬，選擇適當的護膚品。

第三節　烏髮潤髮

【常規按摩治療】

取穴：脾俞、胃俞、膈俞、腎俞（圖 8-3-1）。

操作：兩手五指微屈，以十指指端從前髮際起，經頭頂向後髮際推進。反覆操作 20～50 次。雙手手指自然張開，用指端從額前開始，沿頭部正中按壓頭皮至枕後髮際，然後按壓頭頂兩側頭皮，直至整個頭部。按壓時頭皮

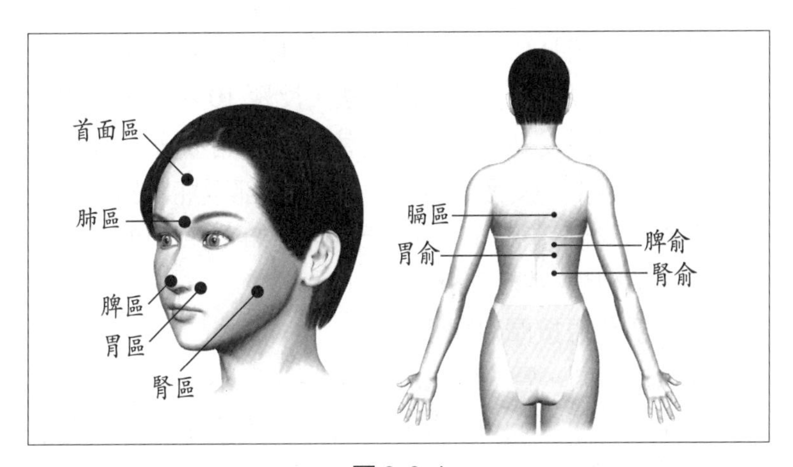

圖 8-3-1

有腫脹感，每次按 3～5 分鐘。兩手抓滿頭髮，輕輕用力向上提拉，直至全部頭髮都提拉 1 次，時間 2～3 分鐘。用兩手手指摩擦整個頭部的頭髮，如洗頭樣，大約 2～3 分鐘。兩手四指併攏，輕輕拍打整個頭部的頭皮 2～3 分鐘。按脾俞、胃俞、膈俞、腎俞 1～2 分鐘，以感受到酸脹感為宜。

以上方法每日早、晚各做一次。

【面部全息按摩治療】

反射區：首面區、脾區、胃區、肺區、腎區（圖 8–3–1）。

操作：在面部均勻塗抹按摩介質，用拂法和拇指平推法使面部放鬆並產生溫熱感。中指揉、點首面區 3～5 分鐘，每分鐘 60～100 次，至局部產生溫熱感。點按脾區、胃區、肺區、腎區 3～5 分鐘，每分鐘 100～200 次，至局部產生酸痛感為度。做面部放鬆。結束治療。

【耳部全息按摩治療】

反射區：腎、脾、肝、心、丘腦（圖 8–3–2）。

操作：清洗耳部，輕揉耳周和耳廓部，由上至下 4～5 次。先在脾、腎部施重按輕提手法，反覆 10 次，手不離開皮膚，以患者耐受為度，雙耳交替施術。點按肝、心 2～3 分鐘，力度適中，反覆 3～4 次。掐丘腦部至紅潤為止。輕揉每穴 5～6 次，持續 4 分鐘。此為結束手法，力度由輕到重，再由重到輕。雙耳交替放鬆。

【手部全息按摩治療】

反射區：頭、腎、脾、心（圖 8–3–3）。

操作：在手部均勻塗抹按摩介質，對全掌進行放鬆手法，然後在頭部反射區上施以拇指按揉法，操作 2～3 分

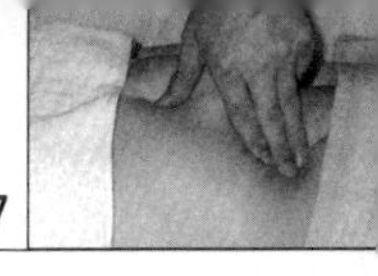

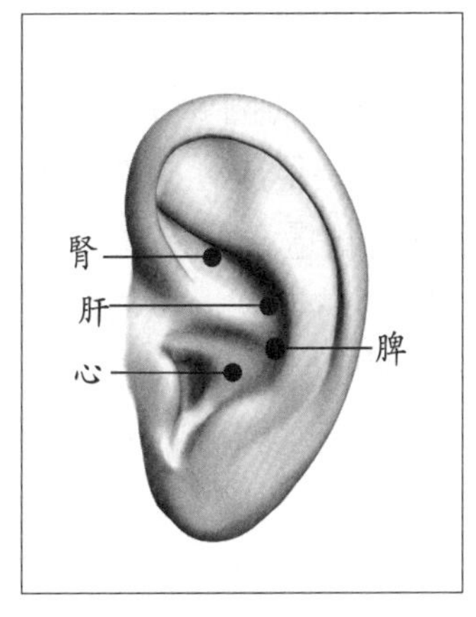

圖 8-3-2

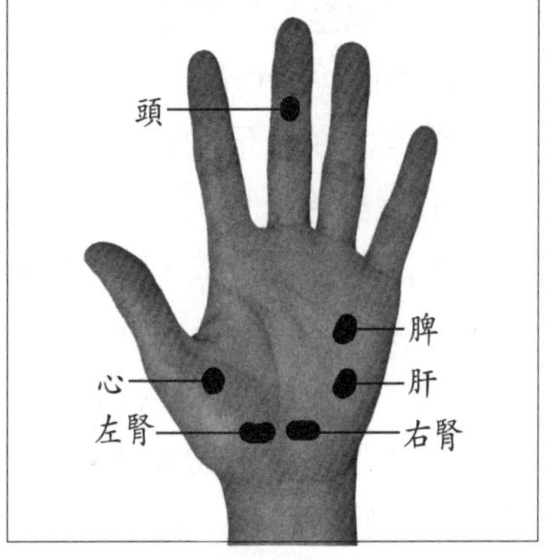

圖 8-3-3

鐘，再點按此反射區，至局部產生酸痛感為度。但注意手法要滲透柔和，逐漸加力。用拇指指腹從指尖向指根方向推腎臟反射區，至局部產生熱感為度。再用拇指按揉 2～3 分鐘，每分鐘 60～100 次。點按脾、心反射區 2～3 分鐘，手法由輕到重，逐漸滲透。

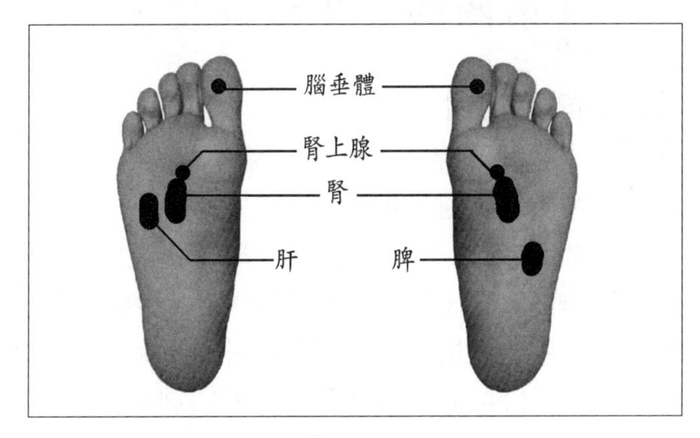

圖 8-3-4

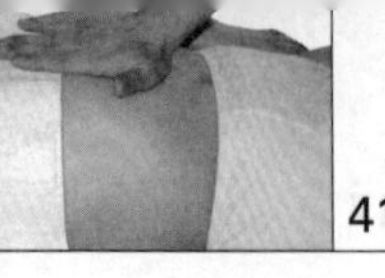

【足部全息按摩治療】

反射區：腦垂體、腎上腺、肝、腎、脾（圖 8–3–4）。

操作：在全足均勻塗抹按摩介質，全足放鬆操作，檢查心臟反射區，按摩腎、輸尿管和膀胱這三個基本反射區。拇指點按腦垂體、腎上腺反射區 30～40 次，以酸脹或微微疼痛為度。拇指由外向內推肝、脾反射區 10～20 次，拇指由上至下推腎反射區 10～20 次。再次刺激基本反射區，促進治療後機體產生的代謝產物儘快排出體外。再次進行全足放鬆操作。結束治療。

【注意事項】

（1）注意合理的飲食營養。常食富含蛋白質和維生素的食物，少食糖和脂肪類食物。

（2）堅持體育鍛鍊，保持充足的睡眠。

（3）保持頭髮清潔，但不用鹼性洗滌用品洗頭。

（4）保護頭髮免受傷害，不過勤地燙髮，不染髮。

第四節　生髮固髮

【常規按摩治療】

取穴：百會、四神聰、風池、翳風、翳明、腎俞、脾俞、肺俞、生髮穴（圖 8–4–1）。

操作：用 1 支 20 毫升的維生素 B_1 液灑在頭上，用右手指從前額神庭穴向後梳到後髮際啞門穴，共梳 36 次，然後用左手和右手的五指分別梳頭部兩側，各梳 36 次。五指合攏叩打百會穴 54 次。再用拇指按壓四神聰、腎俞、肺俞、脾俞、生髮穴。兩拇指分別點振兩側的翳風、翳明、

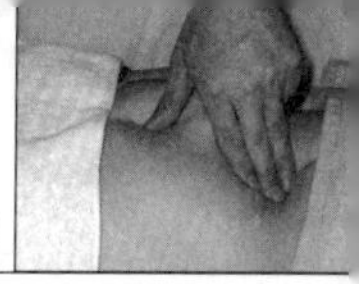

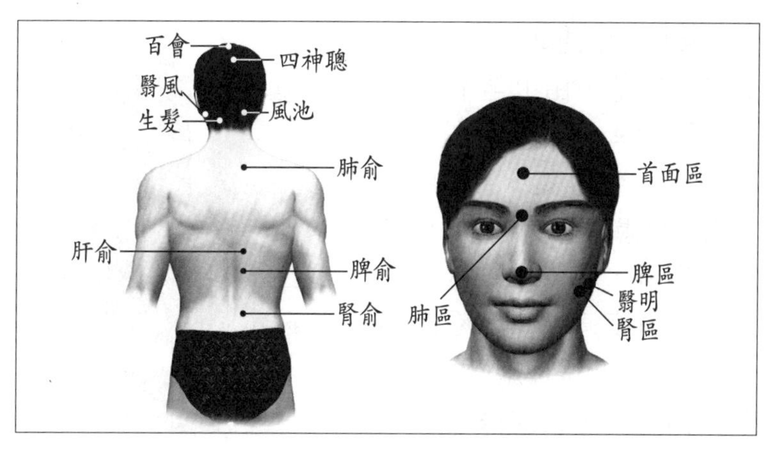

圖 8-4-1

風池穴各 15 秒。用拇指壓揉三陰交 15 秒。用掌心勞宮穴按壓在脫髮或頭髮稀疏處 15 秒。

【面部全息按摩治療】

反射區：首面區、腎區、脾區、肺區（圖 8-4-1）。

操作：在面部位均勻塗抹按摩介質，用拂法和拇指平推法使面部放鬆並產生溫熱感。中指揉、點首面區 3～5 分鐘，每分鐘 60～100 次，至局部產生溫熱感。點按腎區、脾區、肺區 3～5 分鐘，每分鐘 100～200 次，至局部產生酸痛感為度。做面部放鬆。結束治療。

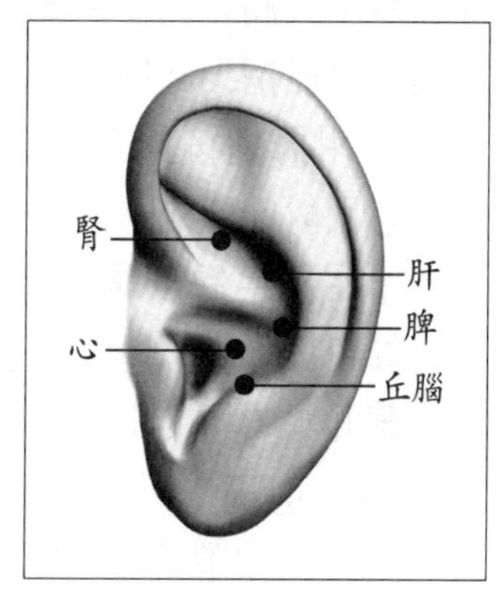

圖 8-4-2

【耳部全息按摩治療】

反射區：腎、脾、肝、心、丘腦（圖 8-4-2）。

操作：清洗耳部，輕揉耳周和耳廓部，由上至下 4～5 次。先在脾、腎部施重按輕提手法，反覆 10 次，手不離開皮膚，以患者耐受為度，雙耳交替施術。點按肝、心 2～3 分鐘，力度適中，反覆 3～4 次。之後在丘腦部施以掐法，至紅潤為止。輕揉每穴 5～6 次，持續 4 分鐘。此為結束手法，力度由輕到重，再由重到輕。雙耳交替放鬆。

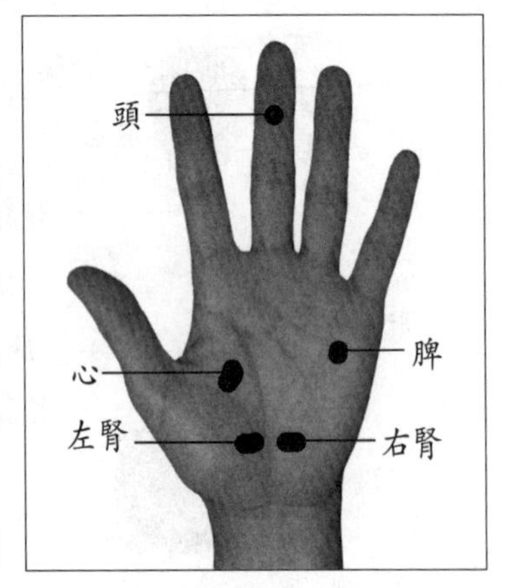

圖 8–4–3

【手部全息按摩治療】

反射區：頭、腎、脾、心（圖 8–4–3）。

操作：在手部均勻塗抹按摩介質，對全掌進行放鬆手法，拇指按揉頭部反射區 2～3 分鐘，再點按此反射區，至局部產生酸痛感為度。但注意手法要滲透柔和，逐漸加力。拇指指腹從指尖向指根方向推腎臟反射區至局部產生熱感為度。再用拇指按揉 2～3 分鐘，每分鐘 60～100 次。點按脾、心反射區 2～3 分鐘，手法由輕到重，逐漸滲透點。

【足部全息按摩治療】

反射區：腦垂體、腎上腺、肝、腎、脾（圖 8–4–4）。

操作：在全足均勻塗抹按摩介質，全足放鬆操作，檢查心臟反射區，按摩腎、輸尿管和膀胱這三個基本反射區。拇指點按腦垂體、腎上腺反射區 30～40 次，以酸脹或微微疼痛為度。拇指由外向內推肝、脾反射區 10～20 次，

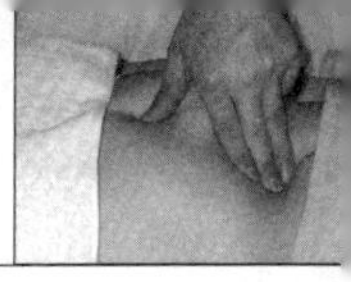

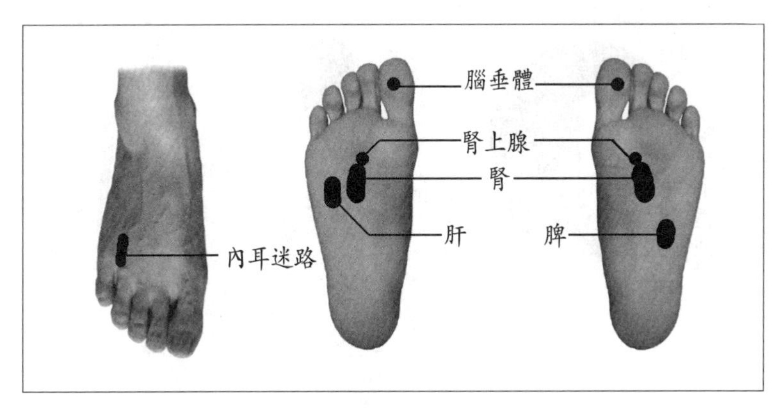

圖 8-4-4

拇指由上至下推腎反射區用 10～20 次。再次刺激基本反射區，促進治療後機體產生的代謝產物儘快排出體外。再次進行全足放鬆操作。結束治療。

【注意事項】

（1）保持頭髮清潔。少吹風，少燙髮、染髮。不用過熱的水洗頭，避免使用鹼性肥皂。

（2）適當進行體育鍛鍊，勞逸結合，不操勞過度，不熬夜，不縱慾過度。經常進行頭部保健按摩。

（3）注意飲食調養，多食含維生素的食物，少食脂肪和糖，不吃辛辣食品，不酗酒。

第五節　酒齇鼻

【常規按摩治療】

取穴：睛明、迎香、印堂、太陽、合谷、風池、曲池、足三里、肺俞、肝俞、膽俞、膈俞（圖 8-5-1）。

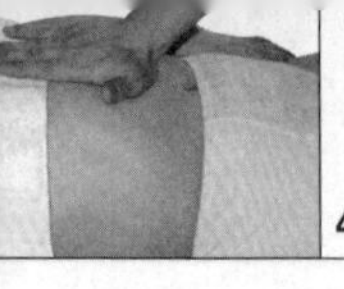

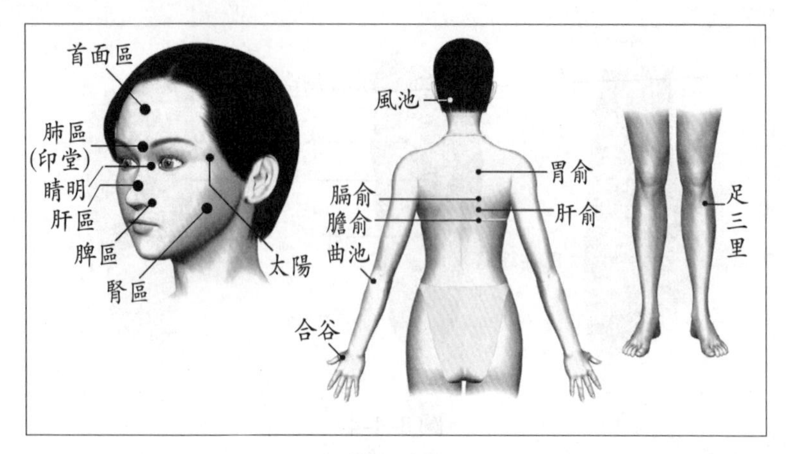

圖 8-5-1

操作：用兩大拇指指腹從睛明穴開始，沿鼻梁向下推抹至迎香穴 2 分鐘。用中指的頂端或指腹按、揉面部的迎香、印堂、太陽。掐上肢部的合谷、曲池，頸項部的風池及下肢部足三里，以強刺激為主。用點、按、揉背部的肺俞、肝俞、膽俞、膈俞穴，其壓力由輕到重，每次治療大約 5 分鐘左右。

【面部全息按摩治療】

反射區：首面區、肺區、腎區、肝區（圖 8–5–1）。

操作：在面部均勻塗抹按摩介質。用拂法和拇指平推法使面部放鬆並產生溫熱感。中指揉、點首面區 3～5 分鐘，每分鐘 60～100 次，至局部產生溫熱感。點按肺區、肝區、腎區 3～5 分鐘，每分鐘 100～200 次，至局部產生酸痛感為度。做面部放鬆。結束治療。

【耳部全息按摩治療】

反射區：外鼻、內鼻、丘腦、皮質下、脾、腎上腺

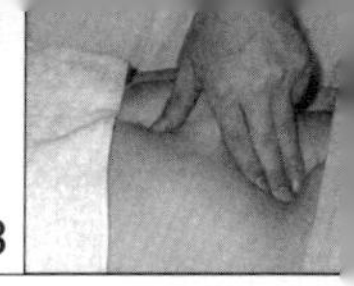

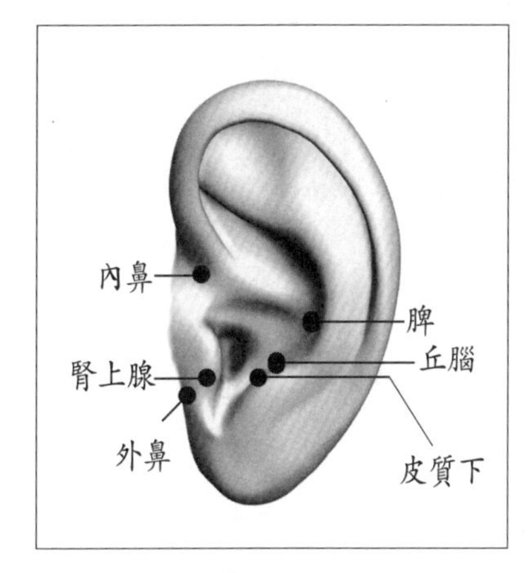

圖 8-5-2

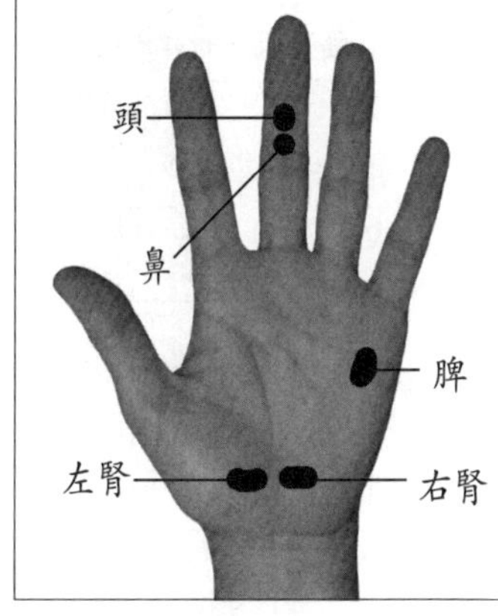

圖 8-5-3

（圖 8-5-2）。

操作：清洗耳部，輕揉耳周和耳廓部，由上至下 4～5 次。先在外鼻、內鼻部施重按輕提手法，反覆 10 次，手不離開皮膚，以患者耐受為度，雙耳交替施術。點按丘腦、皮質下、脾 2～3 分鐘，力度適中，反覆 3～4 次。之後在腎上腺部施以掐法，至紅潤為止。輕揉每穴 5～6 次，持續 4 分鐘。此為結束手法，力度由輕到重，再由重到輕。雙耳交替放鬆。

【手部全息按摩治療】

反射區：鼻、頭、脾、腎（圖 8-5-3）。

操作：在手部均勻塗抹按摩介質，對全掌進行放鬆手法。拇指按揉鼻、頭反射區 2～3 分鐘，再點按此反射區，至局部產生酸痛感為度。但注意手法要滲透柔和，逐漸加力。用拇指指腹從指尖向指根方向推鼻、頭反射區，至局部產生熱感為度。再用拇指按揉 2～3 分鐘，每分鐘 60～

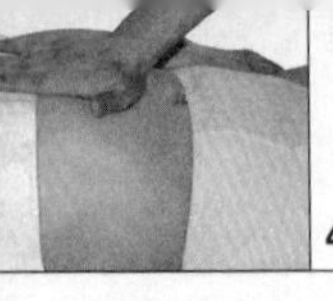

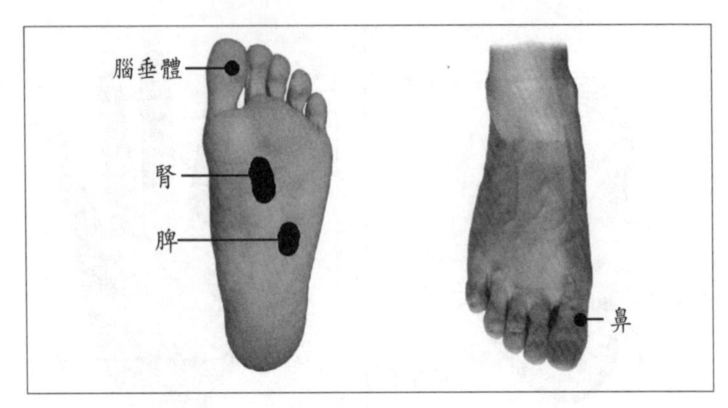

圖 8–5–4

100 次。點按脾、腎反射區 2～3 分鐘，手法由輕到重，逐漸滲透。

【足部全息按摩治療】

反射區：鼻、腦垂體、脾、腎（圖 8–5–4）。

操作：在全足均勻塗抹按摩介質，全足放鬆操作，檢查心臟反射區，按摩腎、輸尿管和膀胱這三個基本反射區。拇指點按鼻、腦垂體反射區 30～40 次，以酸脹或微微疼痛為度。拇指由外向內推脾反射區 10～20 次，拇指由上至下推腎反射區 10～20 次。再次刺激基本反射區，促進治療後機體產生的代謝產物儘快排出體外。再次進行全足放鬆操作。結束治療。

【注意事項】

（1）本病發生在鼻面，影響面容，因此要關心開導患者不要有精神負擔，保持心情舒暢和情緒穩定，避免不良精神刺激。

（2）注意飲食調理。飲食應以清淡為主，忌食辛辣、

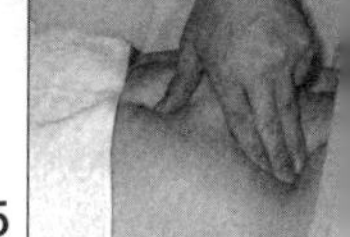

油膩等刺激性食物，戒除菸酒。

（3）洗臉水溫要適宜，避免冷熱水刺激及不潔之物接觸鼻面。

第六節　眼圈浮腫

【常規按摩治療】

取穴：睛明、肺俞、腎俞、脾俞、膀胱俞（圖 8-6-1）。

操作：

1. **按摩雙眼**：早醒後，端坐位於床上，雙手互相摩擦感覺有熱感後，置於閉合的雙眼上，再適當用力旋轉按摩雙眼 100 次，輕輕地按壓眼球約 1 分鐘。

2. **按摩顏面**：用雙手掌面按摩兩側顏面，上、下、

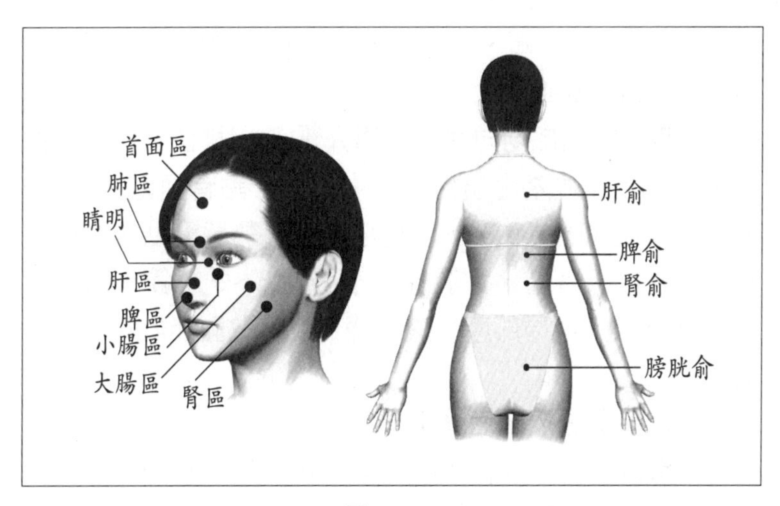

圖 8-6-1

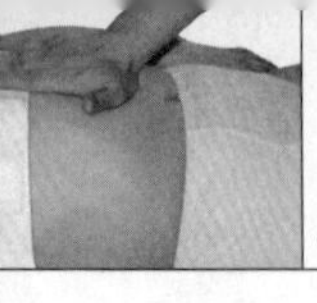

左、右摩至顏面皮膚有微熱感即可，重點按摩眉眼部。按摩時用力要均勻，不可間斷。

3. 搓揉髮根部：雙手五指分開自然屈曲，用手指指腹搓揉全部頭髮髮根部，從前髮際搓揉至後髮際，從中間搓揉至兩側。重複搓揉幾遍。

4. 叩擊清腦：口眼微閉，雙眼視鼻尖，用雙手五指指尖，五指併攏，指尖齊平，適當用力，輕微叩擊從前髮際至後髮際。

5. 穴位指壓、按摩推拿：用雙手食指、中指、無名指三指指腹，在前額部左右推運 10～20 次，再由兩側眼的內眥至外眥間向上前髮際處推運 10～20 次。用左手或右手拇指和食指指尖分別按壓睛明穴，然後向上做一擠一按 100 次。點按雙側的水分、肺俞、腎俞、脾俞、膀胱俞，每穴 1～2 分鐘。

【面部全息按摩治療】

反射區：首面區、腎區、肝區、肺區、脾區、大腸區、小腸區（圖 8–6–1）。

操作：在面部均勻塗抹按摩介質。用拂法和拇指平推法使面部放鬆並產生溫熱感。中指揉、點首面區 3～5 分鐘，每分鐘 60～100 次，至局部產生溫熱感。點按肝區、腎區、肺區、脾區、大腸區、小腸區 3～5 分鐘，每分鐘 100～200 次，至局部產生酸痛感為度。做面部放鬆。結束治療。

【耳部全息按摩治療】

反射區：眼、目$_1$、目$_2$、腎、肺、脾（圖 8–6–2）。

操作：清洗耳部，輕揉耳周和耳廓部，由上至下 4～5

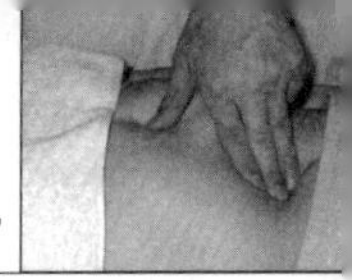

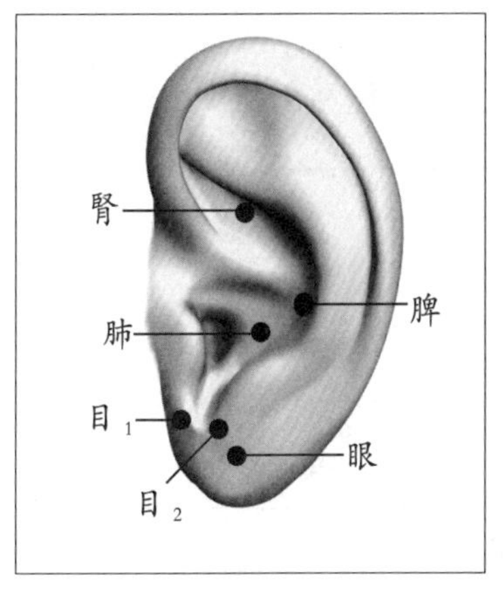

圖 8-6-2

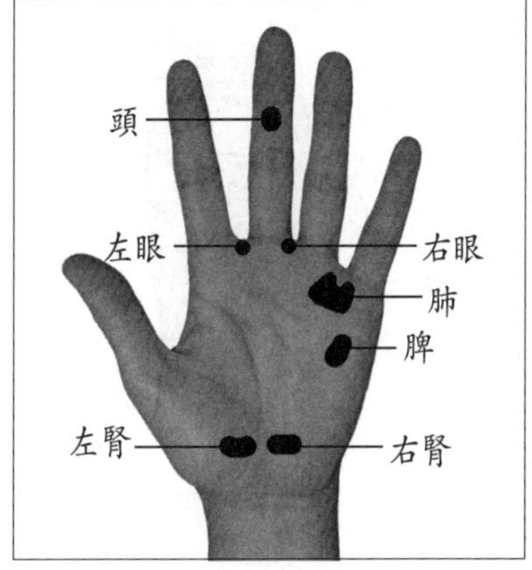

圖 8-6-3

次。先在眼、目$_1$、目$_2$部施重按輕提手法，反覆 10 次，手不離開皮膚，以患者耐受為度，雙耳交替施術。點按腎、肺 2～3 分鐘，力度適中，反覆 3～4 次。之後在脾部施以掐法，至紅潤為止。輕揉每穴 5～6 次，持續 4 分鐘。此為結束手法，力度由輕到重，再由重到輕，均勻施術，一般持續半分鐘即可，雙耳交替放鬆。

【手部全息按摩治療】

反射區：眼、頭、肺、脾、腎（圖 8-6-3）。

操作：在手部均勻塗抹按摩介質，對全掌進行放鬆手法。拇指按揉眼反射區 2～3 分鐘，再點按此反射區，至局部產生酸痛感為度。但注意手法要滲透柔和，逐漸加力。拇指指腹從指尖向指根方向推頭、腎臟反射區，至局部產生熱感為度。再用拇指按揉 2～3 分鐘，每分鐘 60～100 次。點按脾、肺反射區 2～3 分鐘，手法由輕到重，逐漸滲透。

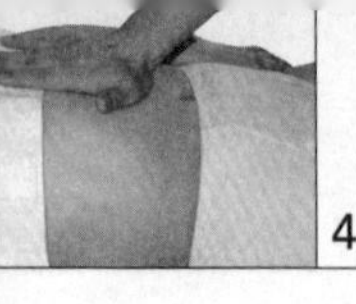

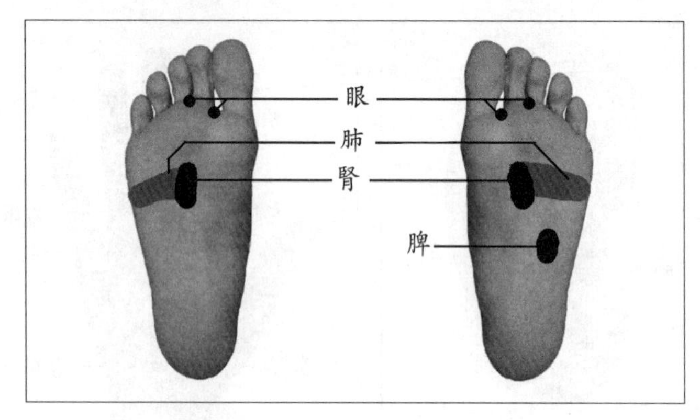

圖 8-6-4

【足部全息按摩治療】

反射區：眼、腎、肺、脾（圖 8-6-4）。

操作：在全足均勻塗抹按摩介質，全足放鬆操作，檢查心臟反射區，按摩腎、輸尿管和膀胱這三個基本反射區。拇指點按眼反射區 30～40 次，按揉 1 分鐘左右，以酸脹或微微疼痛為度。拇指由外向內推肺、脾反射區 10～20 次，拇指由上至下推腎反射區 10～20 次。再次刺激基本反射區，促進治療後機體產生的代謝產物儘快排出體外。再次進行全足放鬆操作。結束治療。

【注意事項】

（1）注意檢查腎臟功能有無異常，在排除腎臟疾病的前提下進行眼部的保健。

（2）檢查眼睛有無器質性病變。

（3）注意休息，勞逸結合，保證睡眠。

（4）加強眼區的運動，加快血液循環。

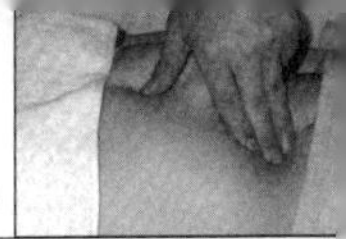

第七節　眼圈青黑

【常規按摩治療】

取穴：睛明、攢竹、陽白、絲竹空、四白（圖 8-7-1）。

操作：睛明、攢竹、陽白、絲竹空、四白穴各 1 分鐘左右。用雙手食指、中指腹由眼內角沿上眼皮至外眼角絲竹空穴推運 10～20 次，再由眼內角沿下眼眶推運至外眼角絲竹空穴 20～30 次。將雙手十指自然分開彎曲，以手指當梳子，由前髮際向後髮際梳抹 15～30 次。

【面部全息按摩治療】

反射區：首面區、腎區、肝區（圖 8-7-1）。

操作：在面部均勻塗抹按摩介質。用拂法和拇指平推法使面部放鬆並產生溫熱感。中指揉、點首面區 3～5 分鐘，每分鐘 60～100 次。至局部產生溫熱感。點按肝區、腎區 3～5 分鐘，每分鐘 100～200 次，至局部產生酸痛感為度。做面部放鬆。結束治療。

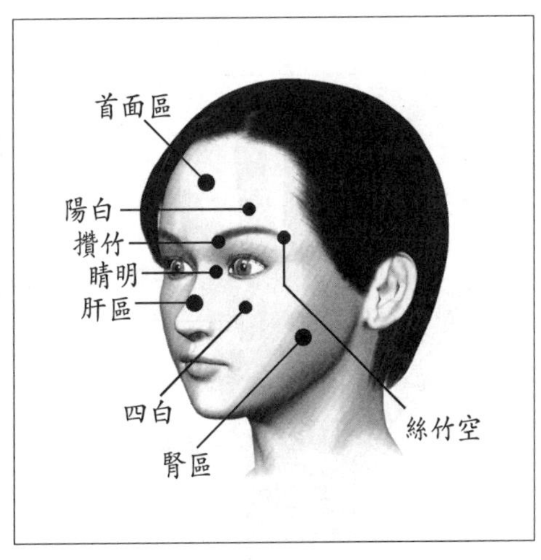

圖 8-7-1

【耳部全息按摩治療】

反射區：眼、目$_1$、目$_2$、腎、肝（圖 8–7–2）。

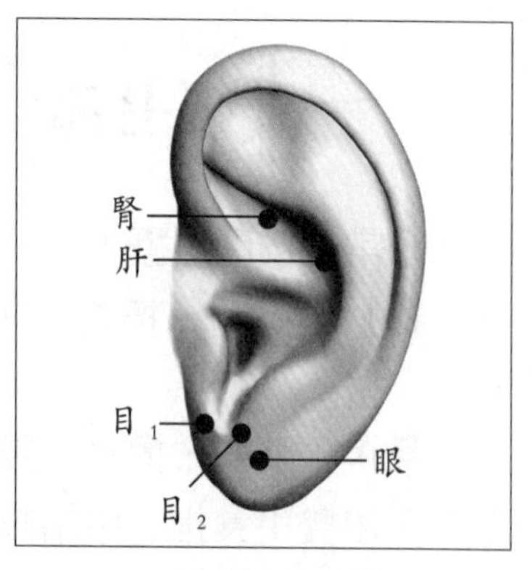

圖 8–7–2

操作：清洗耳部，輕揉耳周和耳廓部，由上至下 4～5 次。先在眼、目$_1$、目$_2$部施重按輕提手法，反覆 10 次，手不離開皮膚，以患者耐受為度，雙耳交替施術。點按腎 2～3 分鐘，力度適中，反覆 3～4 次。之後在肝部施以掐法，至紅潤為止。輕揉每穴 5～6 次，持續 4 分鐘。此為結束手法，力度由輕到重，再由重到輕，均勻施術，一般持續半分鐘即可，雙耳交替放鬆。

【手部全息按摩治療】

反射區：眼、頭、肺、脾、腎、肝（圖 8–7–3）。

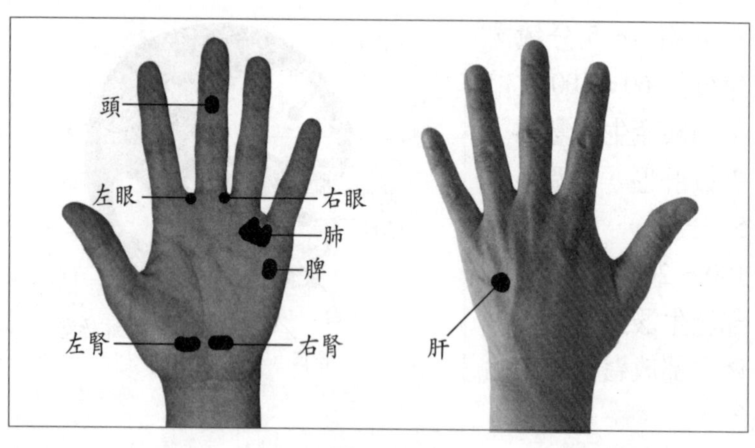

圖 8–7–3

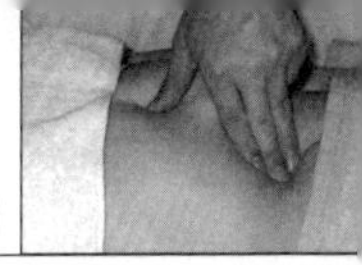

操作：在手部均勻塗抹按摩介質，對全掌進行放鬆手法，拇指按揉眼反射區 2～3 分鐘，再點按此反射區，至局部產生酸痛感為度。但注意手法要滲透柔和，逐漸加力。拇指指腹從指尖向指根方向推頭、腎反射區，至局部產生熱感為度。再用拇指按揉 2～3 分鐘，每分鐘 60～100 次。點按脾、肺、肝反射區 2～3 分鐘，手法由輕到重，逐漸滲透。

【足部全息按摩治療】

反射區：眼、腎、肺、脾（圖 8–7–4）。

操作：在全足均勻塗抹按摩介質，全足放鬆操作，檢查心臟反射區，按摩腎、輸尿管和膀胱這三個基本反射區。拇指點按眼反射區 30～40 次，以酸脹或微微疼痛為度。拇指由外向內推肺、脾反射區 10～20 次，拇指由上至下推腎反射區 10～20 次。再次刺激基本反射區，促進治療後機體產生的代謝產物儘快排出體外。再次進行全足放鬆操作。結束治療。

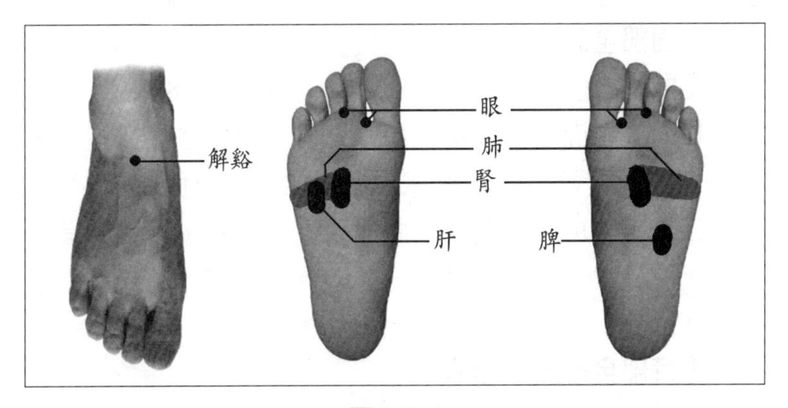

圖 8–7–4

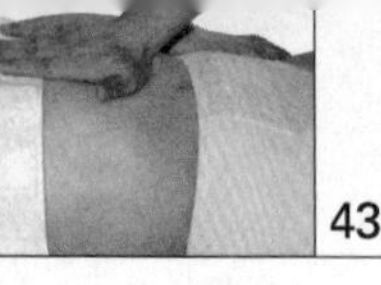

【注意事項】

（1）注意休息，勞逸結合，保證睡眠，解除大腦的緊張疲勞狀態。

（2）注意飲食合理，增加營養，合理補充維生素，不吸菸，不酗酒。

（3）保持心情愉悅，精神舒暢，調整好緊張的情緒。

（4）注意生活規律化，加強運動，以改善體內的血液循環，改善顏面部的營養狀況。

第八節　痤　瘡

【常規按摩治療】

取穴：大椎、太淵、曲池、合谷、肺俞、膈俞、三陰交（圖 8-8-1）。

操作：拇指沿督脈、膀胱經第一側線、膀胱經第二側線從上往下推，以皮膚略紅為度，然後點按大椎、肺俞、膈俞、曲池、合谷、三陰交各 1～2 分鐘，以出現脹感為宜。

【面部全息按摩治療】

反射區：首面區、肝區、膽區、脾區（圖 8-8-1）。

操作：在面部均勻塗抹按摩介質，用拂法和拇指平推法使面部放鬆並產生溫熱感。中指揉、點首面區 3～5 分鐘，每分鐘 60～100 次，至局部產生溫熱感。點按肝區、膽區、脾區 3～5 分鐘，每分鐘 100～200 次，至局部產生酸痛感為度。做面部放鬆。結束治療。

【耳部全息按摩治療】

反射區：面頰區、丘腦、皮質下、腎、肝、脾（圖 8-

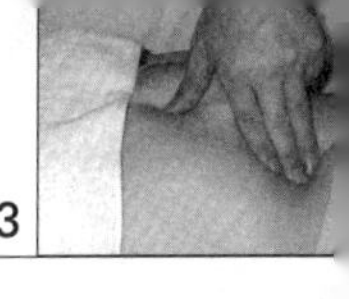

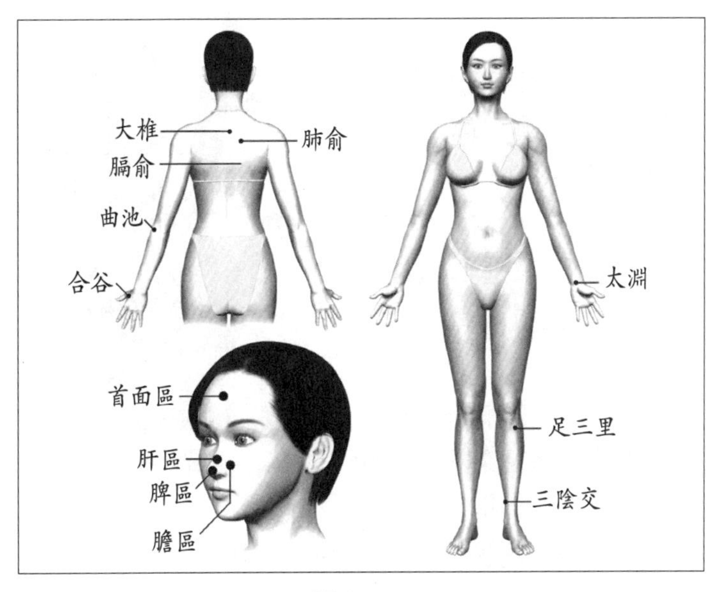

圖 8-8-1

8-2）。

操作：清洗耳部，輕揉耳周和耳廓部，由上至下 4～5 次。先在面頰區部施重按輕提手法，反覆 10 次，手不離開皮膚，以患者耐受為度，雙耳交替施術。點按丘腦、皮質下、腎，力度適中，反覆 3～4 次。之後在肝、脾部施以掐法，至紅潤為止。輕揉每穴 5～6 次，持續 4 分鐘。此為結束手法，力度由輕到重，再由重到輕，均勻施術，一般持續半分鐘即可，雙耳交替放

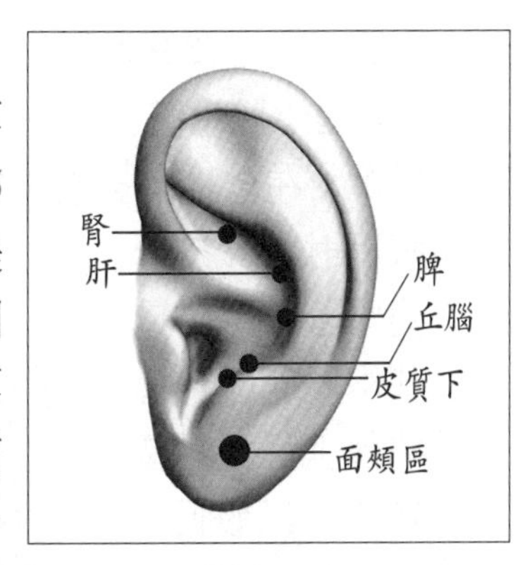

圖 8-8-2

鬆。

【手部全息按摩治療】

反射區：頭、鼻、肝、脾、腎（圖 8–8–3）。

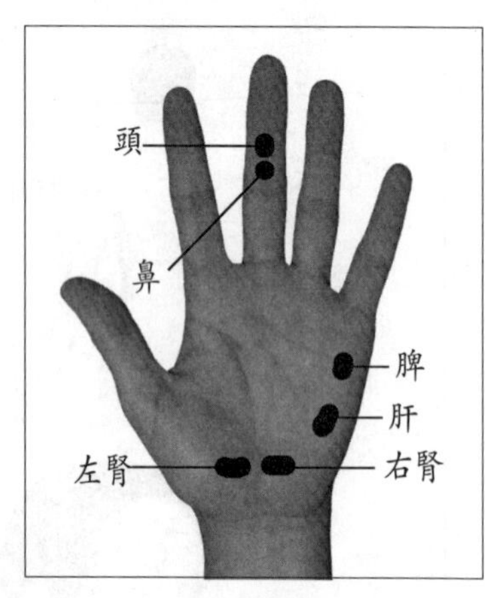

圖 8–8–3

操作：在手部均勻塗抹按摩介質，對全掌進行放鬆手法。拇指按揉頭、鼻反射區 2～3 分鐘，再點按此反射區，至局部產生酸痛感為度。但注意手法要滲透柔和，逐漸加力。拇指指腹從指尖向指根方向推頭、鼻反射區，至局部產生熱感為度。再用拇指按揉 2～3 分鐘，每分鐘 60～100 次。點按肝、脾、腎反射區 2～3 分鐘，手法由輕到重，逐漸滲透。

【足部全息按摩治療】

反射區：腦垂體、肝、脾、腎（圖 8–8–4）。

操作：在全足均勻塗抹按摩介質，全足放鬆操作，檢查心臟反射區，按摩腎、輸尿管和膀胱這三個基本反射區。拇指點按腦垂體反射區 30～40 次，以酸脹或微微疼痛為度。拇指由外向內推肝、脾反射區 10～20 次，拇指由上至下推腎反射

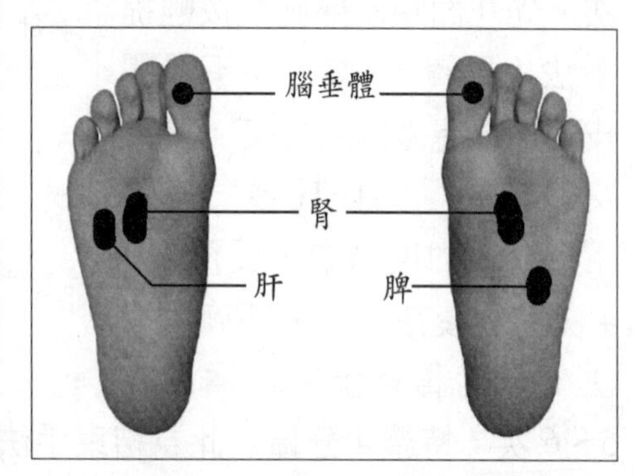

圖 8–8–4

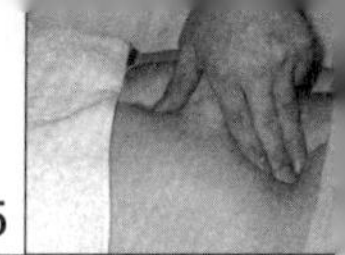

區 10～20 次。再次刺激基本反射區，促進治療後機體產生的代謝產物儘快排出體外。再次進行全足放鬆操作。結束治療。

【注意事項】

（1）注意飲食，少吃含脂高，含糖高，刺激性強的食物；少飲可樂、茶、咖啡及含酒精的飲料。

（2）常用溫水和硫磺皂或硼酸皂清洗面部。

（3）不要擠捏粉刺，可使用痤瘡針壓出。最好去醫院，由專業醫師操作。

（4）不要隨便使用外用藥物，尤其是不要用含皮質類固醇激素的藥物。

（5）治療期間忌用油性化妝品以及含有粉質的化妝品，以免堵塞毛囊加重病情。

（6）避免長期精神緊張，注意勞逸結合。保證睡眠，放鬆面部肌肉和給予皮膚自我修復的時間。

第九節　豐　胸

【常規按摩治療】

取穴：乳四穴（在以乳頭為中心的垂直和水平線上，分別距乳頭 2 寸）、足三里、三陰交、太衝、大椎（圖 8-9-1）。

操作：按壓乳四穴、足三里、三陰交、太衝、大椎穴各 1 分鐘。先用右手掌面在左側乳房上方著力，均勻柔和地向下直推至乳房根部，再向上沿原路線推回，反覆 20～30 次。再換左手按摩右乳房。用左手掌跟和掌面自胸正中

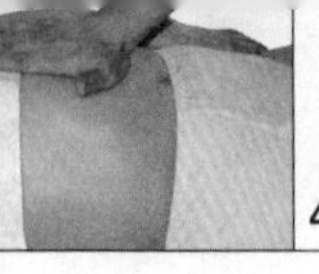

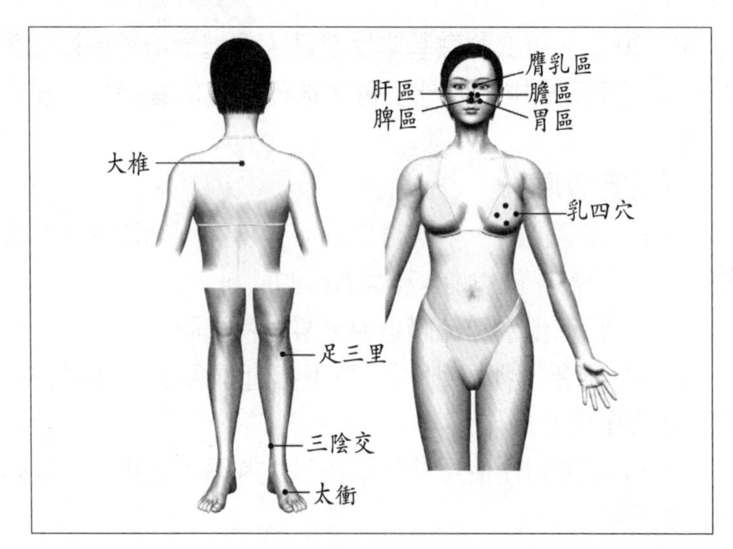

圖 8-9-1

著力，橫向推按右側至腋下，返回時五指面連同乳房組織帶回，反覆推 25～30 次。再換右手按摩左乳房，右手托扶右側乳房的底部，左手放在右乳房上部與右手相對，兩手相對向乳頭推摩 20～30 次，然後左右交替。若乳頭下陷，可在按摩同時用手指將乳頭向外牽拉數次。

【面部全息按摩治療】

反射區：膺乳區、肝區、膽區、脾區、胃區（圖 8-9-1）。

操作：在面部均勻塗抹按摩介質，用拂法和拇指平推法使面部放鬆並產生溫熱感。中指揉、點膺乳區 3～5 分鐘，每分鐘 60～100 次，至局部產生溫熱感。點按肝區、膽區、脾區、胃區 3～5 分鐘，每分鐘 100～200 次，至局部產生酸痛感為度。做面部放鬆。結束治療。

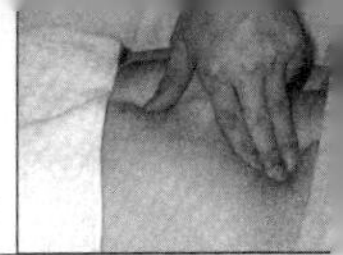

【耳部全息按摩治療】

反射區：乳腺、胸、丘腦、腎上腺（圖 8-9-2）。

操作：清洗耳部，輕揉耳周和耳廓部，由上至下 4～5 次。先在乳腺、胸部施重按輕提手法，反覆 10 次，手不離開皮膚，以患者耐受為度，雙耳交替施術。在丘腦施點按法，持續 2～3 分鐘，力度適中，反覆 3～4 次。之後在腎上腺部施以掐法，至紅潤為止。輕揉每穴 5～6 次，持續 4 分鐘。此為結束手法，力度由輕到重，再由重到輕，均勻施術，一般持續半分鐘即可，雙耳交替放鬆。

【手部全息按摩治療】

反射區：內分泌、胸點、脾、腎（圖 8-9-3）。

操作：在手部均勻塗抹按摩介質，對全掌進行放鬆手法。拇指按揉內分泌反射區 2～3 分鐘，再點按此反射區，至局部產生酸痛感為度。但注意手法要滲透柔和，逐漸加力。拇指指腹從指尖向指根方向推胸點反射區，至局部產

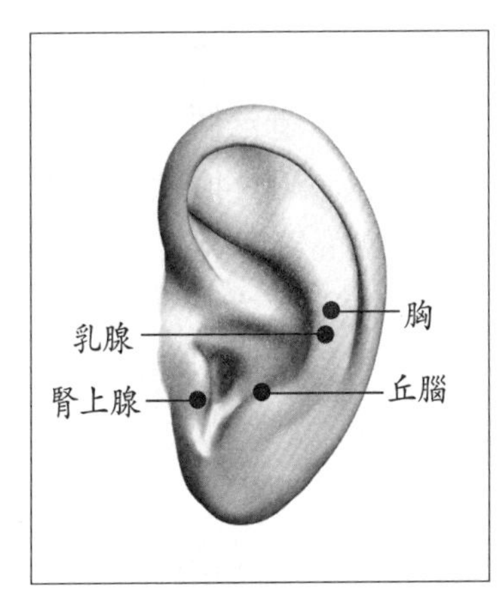

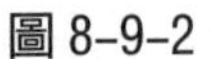

圖 8-9-2

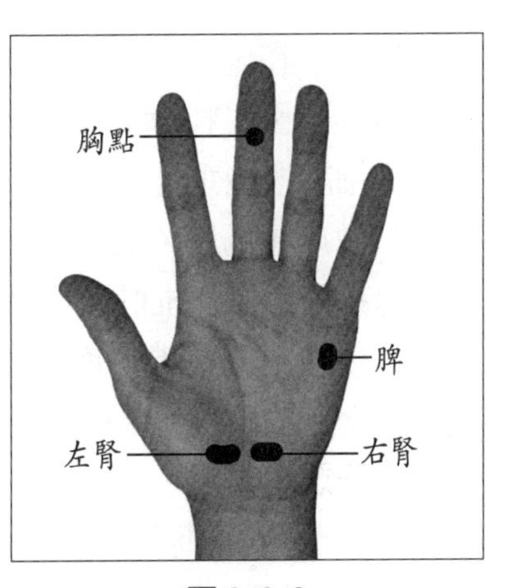

圖 8-9-3

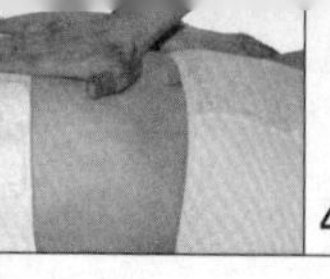

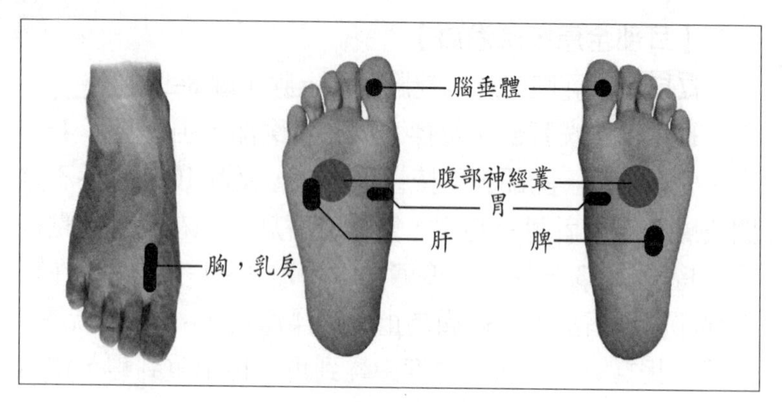

圖 8-9-4

生熱感為度。再用拇指按揉 2～3 分鐘，每分鐘 60～100 次。點按脾、腎反射區 2～3 分鐘，手法由輕到重，逐漸滲透。

【足部全息按摩治療】

反射區：腦垂體、胸部和乳房、脾、胃、肝（圖 8-9-4）。

操作：在全足均勻塗抹按摩介質，全足放鬆操作，檢查心臟反射區，按摩腎、輸尿管和膀胱，這三個基本反射區。拇指點按腦垂體、胸部和乳房反射區 30～40 次，以酸脹或微微疼痛為度。拇指由外向內推脾、胃反射區 10～20 次，拇指由上至下推肝反射區 10～20 次。再次刺激基本反射區，促進治療後機體產生的代謝產物儘快排出體外。再次進行全足放鬆操作。結束治療。

【注意事項】

（1）加強運動和鍛鍊，尤其是胸部肌肉的鍛鍊。

（2）選擇合適的胸罩，過鬆會使乳房下垂，過緊則影

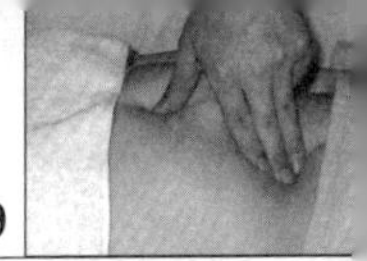

響乳房的血液循環。

（3）注意飲食，增加營養，身體健康才會有豐滿健美的乳房。

第十節　纖　腰

【常規按摩治療】

取穴：腎俞、志室、腰眼、委中（圖 8-10-1）。

操作：分別用兩手背、兩手拇指、兩手多指從第 1 腰椎平面起，自上而下同時摩擦、按揉、捏拿兩側腰骶部到骶尾交界附近各 7～10 遍。按揉兩側腎俞穴、志室穴、腰眼穴和委中穴各 1 分鐘。自我用兩手手背由前向後反覆交替搓兩側腰骶部，以有溫熱感為宜。以兩手叉腰，徐徐進

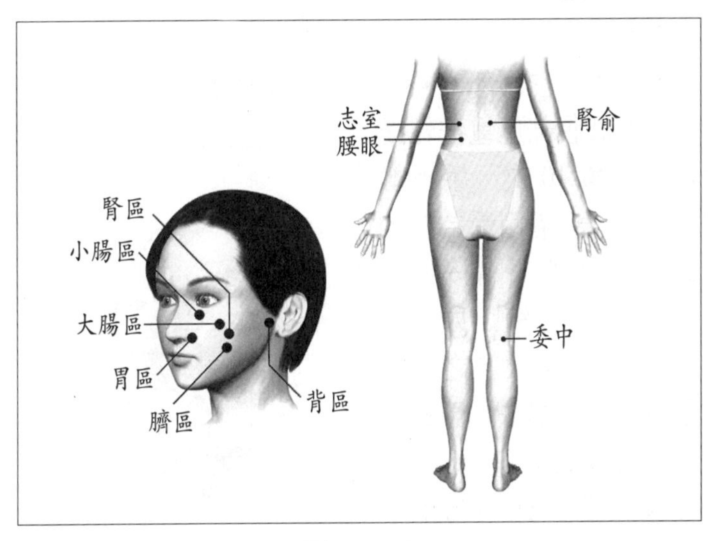

圖 8-10-1

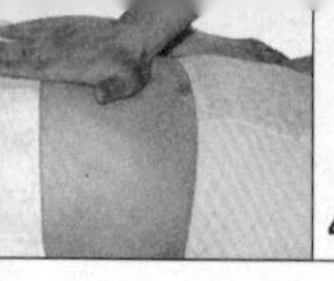

行腰部的主動前屈、後伸，左右側屈和順或逆時針方向旋轉運動（各 10 遍）。端坐位或直立站位，雙手掌面伸直，撫按在腰臀部的兩側，進行上下按揉、推搓 100 次。然後雙手握空拳，虎口側對準腎腰區及脊柱兩側，適中用力叩擊 100～200 次。

【面部全息按摩治療】

反射區：腎區、背區、臍區、胃區、小腸區、大腸區（圖 8–10–1）。

操作：在面部均勻塗抹按摩介質，用拂法和拇指平推法使面部放鬆並產生溫熱感。中指揉、點腎區 3～5 分鐘，每分鐘 60～100 次，至局部產生溫熱感。點按背區、臍區、胃區、小腸區、大腸區 3～5 分鐘，每分鐘 100～200 次，至局部產生酸痛感為度。做面部放鬆。結束治療。

【耳部全息按摩治療】

反射區：腹、皮質下、脾、肝、胃（圖 8–10–2）。

操作：清洗耳部，輕揉耳周和耳廓部，由上至下 4～5 次。先在肺腹部施重按輕提手法，反覆 10 次，手不離開皮膚，以患者耐受為度，雙耳交替施術。點按脾、肝、胃 2～3 分鐘，力度適中，反覆 3～4 次。之後在皮質下部施以掐法，至紅潤為止。輕揉每穴 5～6 次，持續 4 分鐘。此為結束手法，力度由輕到重，再由重

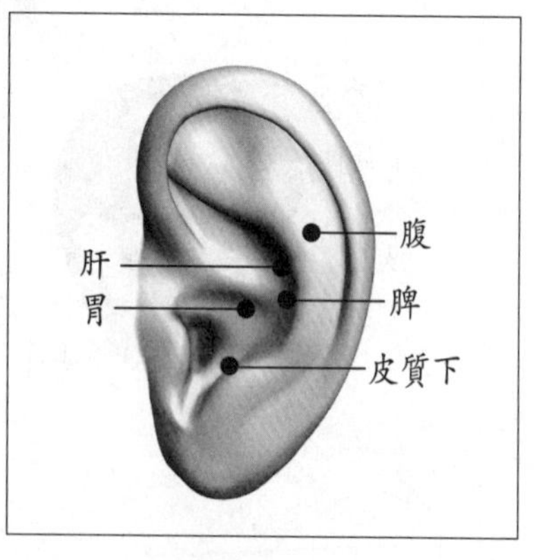

圖 8–10–2

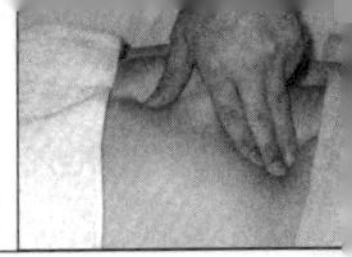

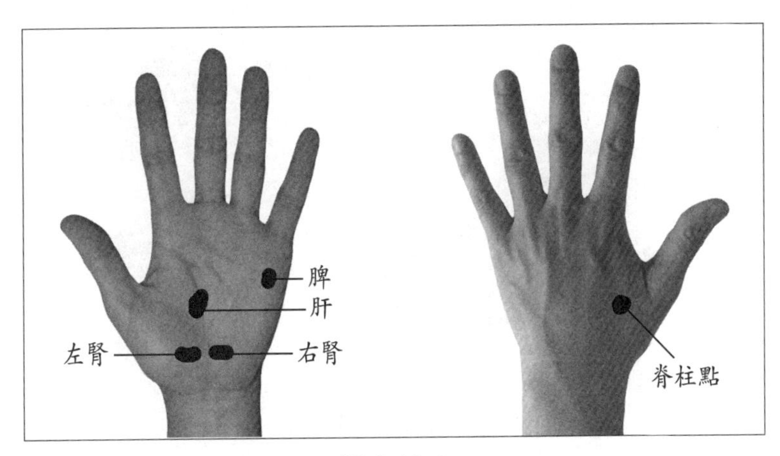

圖 8-10-3

到輕，均勻施術，一般持續半分鐘即可，雙耳交替放鬆。

【手部全息按摩治療】

反射區：脾、胃、腎、脊柱點（圖 8-10-3）。

操作：在手部均勻塗抹按摩介質，對全掌進行放鬆手法，拇指按揉脊柱反射區 2～3 分鐘，再點按此反射區，至局部產生酸痛感為度。但注意手法要滲透柔和，逐漸加力。拇指指腹從指尖向指根方向推脾、胃反射區，至局部產生熱感為度。再用拇指按揉 2～3 分鐘，每分鐘 60～100 次。點按腎反射區 2～3 分鐘，手法由輕到重，逐漸滲透。

【足部全息按摩治療】

反射區：腦垂體、下腹部、脾、胃（圖 8-10-4）。

操作：在全足均勻塗抹按摩介質，全足放鬆操作，檢查心臟反射區，按摩腎、輸尿管和膀胱這三個基本反射區。拇指點按腦垂體、下腹部反射區 30～40 次，以酸脹或微微疼痛為度。拇指由外向內推脾反射區 10～20 次，拇指

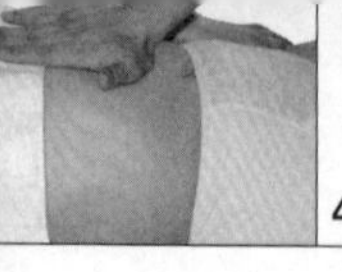

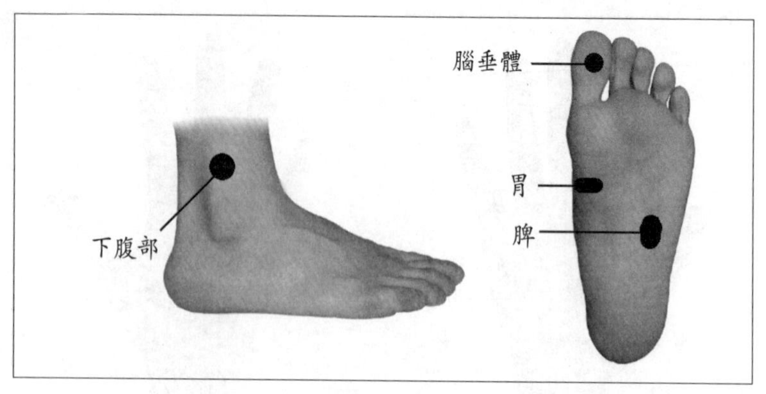

圖 8–10–4

由上至下推胃反射區 10～20 次。再次刺激基本反射區，促進治療後機體產生的代謝產物儘快排出體外。再次進行全足放鬆操作。結束治療。

【注意事項】

（1）注意飲食，少吃富含脂肪的食物。

（2）加強體育鍛鍊，尤其是腰部的鍛鍊。

第十一節　美　腿

【常規按摩治療】

取穴：委中、委陽、殷門、承扶、中瀆、風市、陰陵泉、地機、漏谷、三陰交、合陽、承筋、承山、飛揚、跗陽、築賓、復溜、交信、懸鐘（圖 8–11–1）。

操作：用㨰法自膕窩的委中穴向上操作至臀溝處的承扶穴 1～2 分鐘，手法由輕漸重，力量深透至肌肉、骨骼。拇指分別點按委中、委陽、殷門、承扶、中瀆、風市穴各

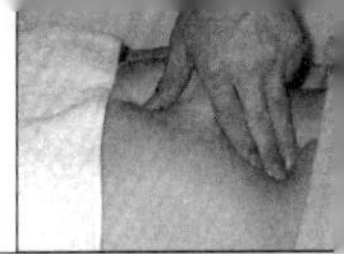

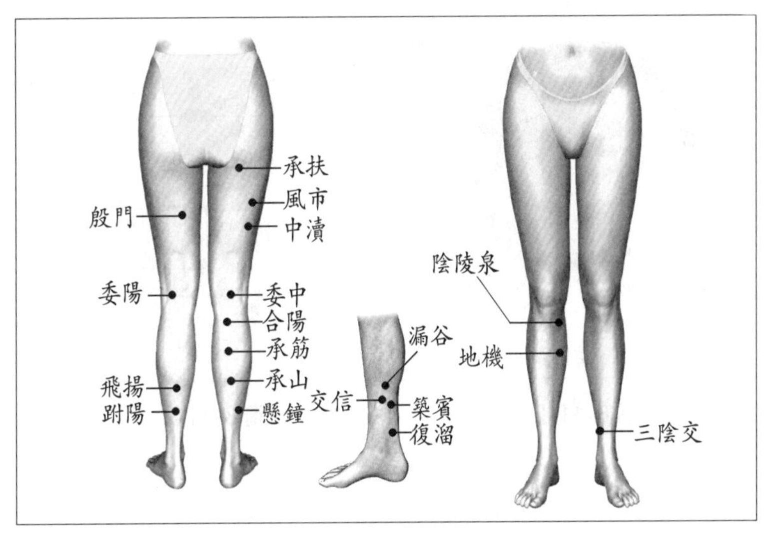

圖 8-11-1

半分鐘。五指拿捏大腿後部肌群，用力不可過猛，以其拿捏時感覺酸脹，微痛，放鬆後感覺舒展為宜。再用㨰法操作於大腿前側肌群，再分別點按髀關、伏兔、梁丘、血海、箕門、陰谷、足五里、急脈、陰廉穴各半分鐘。從大腿根部向下拿捏至膝部，以有酸脹感為宜。兩手微握拳，用拳的尺側緣著力叩擊大腿，使按摩後的肌肉緩解放鬆。再用同樣的方法對小腿前、後兩側進行拿捏和揉按，分別點按陰陵泉、地機、漏谷、三陰交、合陽、承筋、承山、飛揚、跗陽、築賓、復溜、交信、懸鐘、犢鼻、足三里、豐隆、陽陵泉、光明穴各半分鐘，有酸張感後再輕揉片刻。

【面部全息按摩治療】

反射區：腎區、股裏區、股區、膝區、膝脛區、脛區、

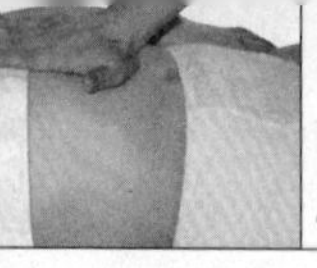

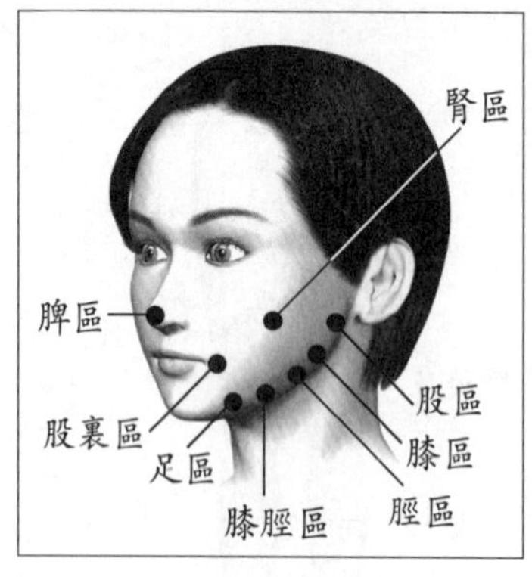

圖 8–11–2

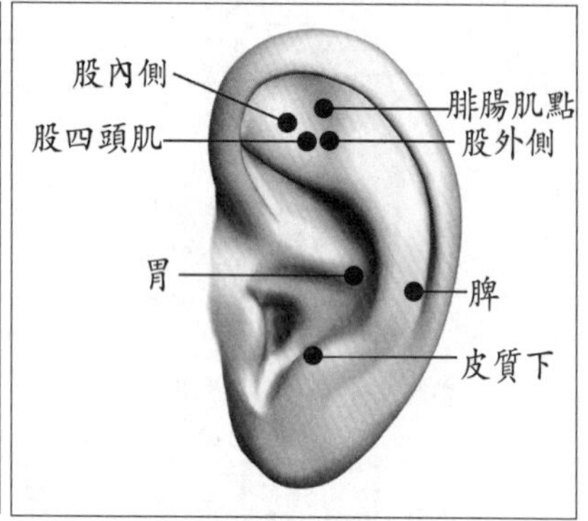

圖 8–11–3

足區、脾區（圖 8–11–2）。

操作：在面部均勻塗抹按摩介質，用拂法和拇指平推法使面部放鬆並產生溫熱感。中指揉、點腎區 3～5 分鐘，每分鐘 60～100 次，至局部產生溫熱感。點按股裏區、股區、膝區、膝脛區、脛區、足區 3～5 分鐘，每分鐘 100～200 次，至局部產生酸痛感為度。做面部放鬆。結束治療。

【耳部全息按摩治療】

反射區：股四頭肌、腓腸肌點、股外側、股內側、皮質下、脾、胃（圖 8–11–3）。

操作：清洗耳部，輕揉耳周和耳廓部，由上至下 4～5 次。先在股四頭肌、腓腸肌點、股外側、股內側部施重按輕提手法，反覆 10 次，手不離開皮膚，以患者耐受為度，雙耳交替施術。點按脾、胃 2～3 分鐘，力度適中，反覆 3～4 次。之後在皮質下部施以掐法，至紅潤為止。輕揉每穴 5～6 次，持續 4 分鐘。此為結束手法，力度由輕到重，

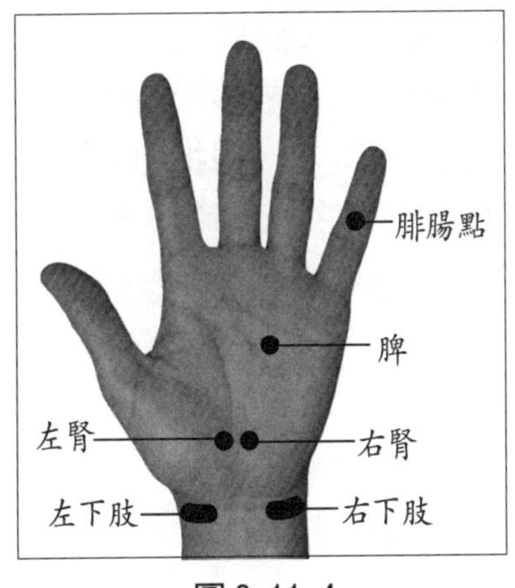

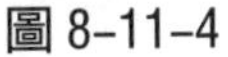
圖 8-11-4

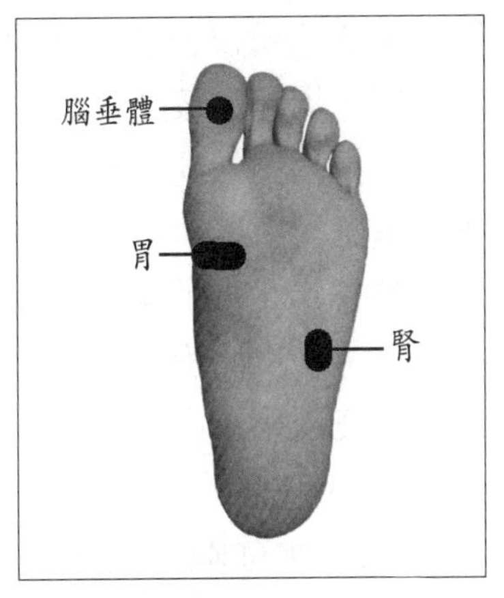

圖 8-11-5

再由重到輕，均勻施術，一般持續半分鐘即可，雙耳交替放鬆。

【手部全息按摩治療】

反射區：左下肢、右下肢、腓腸點、脾臟、腎臟（圖 8-11-4）。

操作：在手部均勻塗抹按摩介質，對全掌進行放鬆手法。拇指按揉左下肢、右下肢反射區 2～3 分鐘，再點按此反射區，至局部產生酸痛感為度。但注意手法要滲透柔和，逐漸加力。拇指指腹從指尖向指根方向推腓腸點反射區，至局部產生熱感為度。再用以拇指按揉 2～3 分鐘，每分鐘 60～100 次。點按脾、腎反射區 2～3 分鐘，手法由輕到重，逐漸滲透。

【足部全息按摩治療】

反射區：脾、胃、腦垂體（圖 8-11-5）。

操作：在全足均勻地塗抹上按摩介質，全足放鬆操作，檢查心臟反射區，按摩腎、輸尿管和膀胱這三個基本反射區。拇指點按脾反射區 30～40 次，以酸脹或微微疼痛為度。拇指由外向內推胃反射區 10～20 次，拇指由上至下推腦垂體反射區 10～20 次。再次刺激基本反射區，促進治療後機體產生的代謝產物儘快排出體外。再次進行全足放鬆操作。結束治療。

【注意事項】

（1）注意飲食，少吃富含脂肪的食物。

（2）加強體育鍛鍊，尤其是腿的鍛鍊。

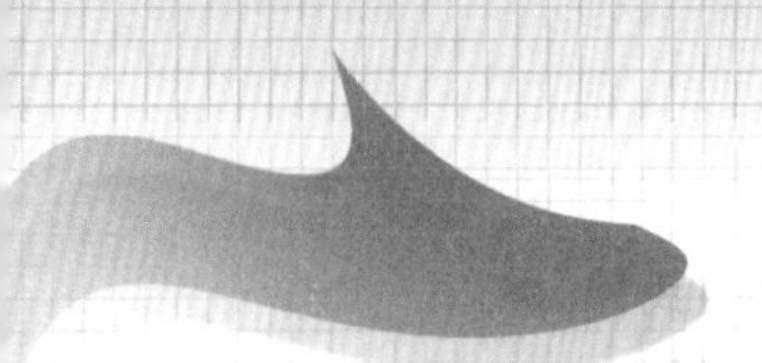

歡迎至本公司購買書籍

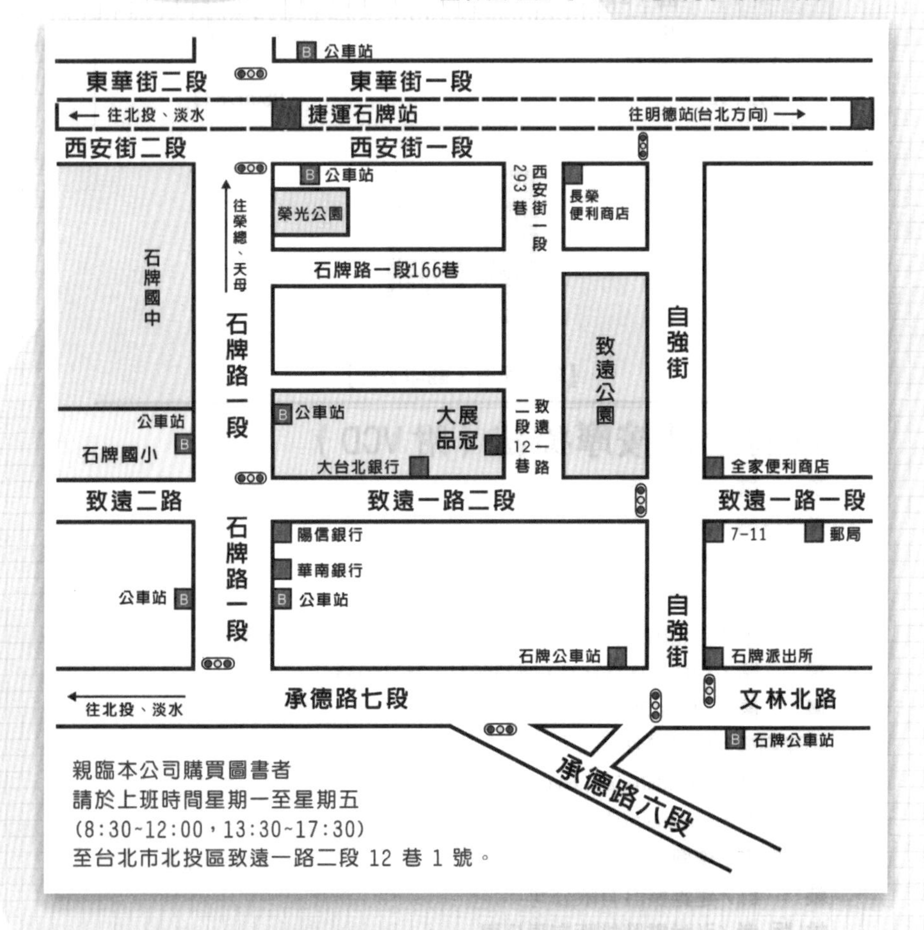

建議路線

1.搭乘捷運・公車

淡水線石牌站下車，由出口出來後，左轉(石牌捷運站僅一個出口)，沿著捷運高架往台北方向走(往明德站方向)，其街名為西安街，至西安街一段293巷進來(巷口有一公車站牌，站名為自強街口)，本公司位於致遠公園對面。搭公車者請於石牌站(石牌派出所)下車，走進自強街，遇致遠路口左轉，右手邊第一條巷子即為本社位置。

2.自行開車或騎車

由承德路接石牌路，看到陽信銀行右轉，此條即為致遠一路二段，在遇到自強街(紅綠燈)前的巷子(致遠公園)左轉，即可看到本公司招牌。

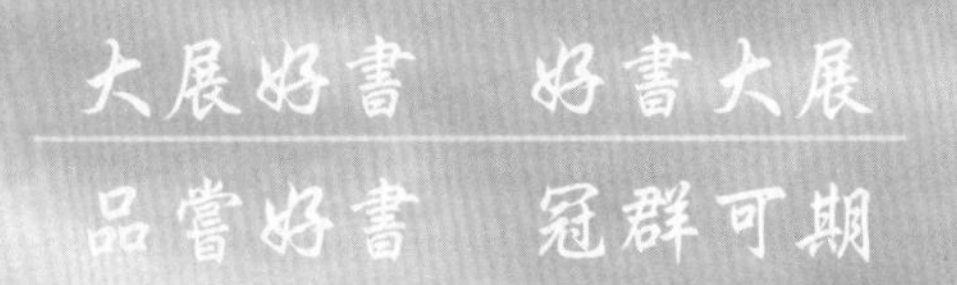
大展好書　好書大展
品嘗好書　冠群可期

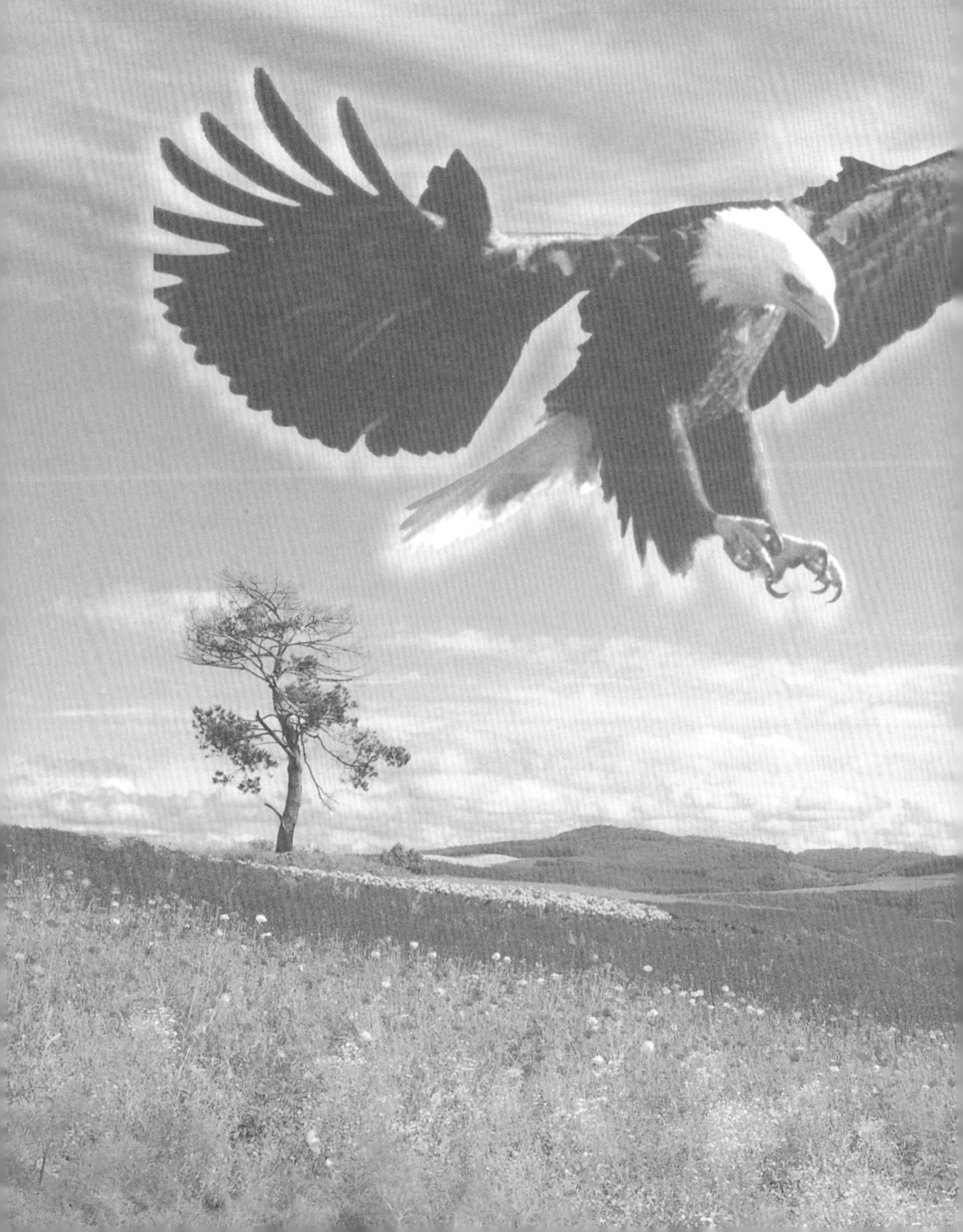